新生儿疾病诊疗速查

主　编　戴淑凤
副主编　张　兰　张宏文　李铁耕　杜京斌
编　委（按姓名汉语拼音排序）

常宏宇　陈　瑛　戴淑凤　杜京斌　谷一超　黄小玲
李　辉　李铁耕　卢庆晖　邱丽漪　肖媛媛　袁贵龙
曾镇罡　张宏文　张　兰　张少萍　赵　强

北京大学医学出版社

XINSHENG'ER JIBING ZHENLIAO SUCHA

图书在版编目（CIP）数据

新生儿疾病诊疗速查 / 戴淑凤主编 .— 北京：北京大学医学出版社，2022.3
ISBN 978-7-5659-2567-2

Ⅰ. ①新… Ⅱ. ①戴… Ⅲ. ①新生儿疾病 – 诊疗 Ⅳ. ① R722.1

中国版本图书馆 CIP 数据核字（2021）第 273126 号

注　意

相关从业人员必须凭借其自身经验和知识对文中描述的信息、数据、方法策略、搭配组合进行评估和使用。临床诊断和给药剂量尤其需要经过独立验证。作者、编辑、出版者或发行者均不对本书或因产品责任、疏忽或其他操作造成的人身及（或）财产伤害及（或）损失承担责任，亦不对由于使用文中提到的方法、产品、说明或思想而导致的人身及（或）财产伤害及（或）损失承担责任。

出版者

新生儿疾病诊疗速查

主　编：戴淑凤	
出版发行：北京大学医学出版社	
地　址：（100191）北京市海淀区学院路 38 号 北京大学医学部院内	
电　话：发行部 010-82802230；图书邮购 010-82802495	
网　址：http://www.pumpress.com.cn	
E-mail：booksale@bjmu.edu.cn	
印　刷：北京强华印刷厂	
经　销：新华书店	
责任编辑：靳新强　　**责任校对**：靳新强　　**责任印制**：李　啸	
开　本：889 mm×1194 mm　1/32	
印　张：15.625　　**字数**：518 千字	
版　次：2022 年 3 月第 1 版　2022 年 3 月第 1 次印刷	
书　号：ISBN 978-7-5659-2567-2	
定　价：128.00 元	

版权所有，违者必究

（凡属质量问题请与本社发行部联系退换）

前　言

中国新生儿医学诞生于20世纪50年代，从缓慢前行到快速发展经历了50多个年头。20世纪70年代从三甲医院开始成立新生儿病房、NICU、开展CPAP和肺表面活性物质治疗，经历了30多年缓慢前行阶段，2000年后新生儿医学进入全面快速发展的阶段。国际新生儿学科骨干开展了欧美国际合作，国内也广泛开展了危重儿呼吸与急救基本技术的培训（ACORN），逐步掌握了体外膜肺氧合（ECMO）等技术。中国新生儿医学经历了半个多世纪的努力越来越成熟，新生儿医学也越来越接近世界先进水平，特别是政府在保护母婴健康、确保人生开端方面给予了相应政策和大量资金投入，早产儿及高危新生儿的存活率与生存质量明显提高。

《新生儿疾病诊疗速查》是在《袖珍新生儿疾病诊疗手册》（2007年版）基础上，重新组织新生儿学科方面具备学术实力的中青年作者撰写而成，是一本专门供住院医生和跨学科医生使用的新生儿疾病诊治信息速查的工具书。撰写过程中，参考资料以新生儿学专家共识、相关专业新版教材为主，以确保本手册具备以下特点：资料前沿、科学规范、内容丰富、信息量大、实用性强，文字叙述风格秉持简明扼要。对临床一线医生、实习医生、跨学科医生来说，一册在手便能快捷查询新生儿疾病诊治相关信息。

随着分子生物医学、发育神经精神疾病学、发育心理行为学的快速发展，我们在《新生儿疾病诊疗速查》中围绕新生儿疾病的多学科的常见内容，不仅包括新生儿内科的内容，还增加了常见的新生儿外科、五官、皮肤、眼科、口腔等跨学科的内容，以及常用数据、药物等，力求使本书内容更加丰富、前沿、科学、规范、实用。诚望这本《新生儿疾病诊疗速查》能成为围生科、新生儿科医生随手可查的便捷小工具，帮助住院医师、进修医师、年轻的主治医师尽快熟悉新生儿各科常见疾病、重症的诊治程序，并帮助他们在新生儿急危重症的处理中做出快速、正确判断。

由于我们参与撰写者的水平有限，《新生儿疾病诊疗速查》一定会有很多不足，恳请广大读者提出修改意见，不胜感激之至。

戴淑凤

2022 年 1 月 22 日

编委简介

戴淑凤

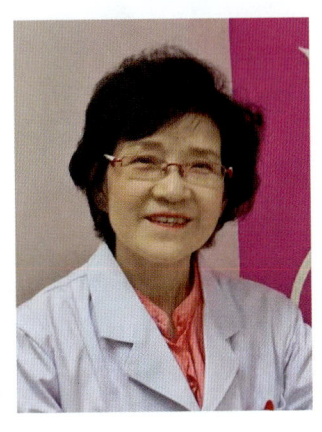

北京大学第一附属医院妇产科及新生儿专业教授、主任医师,发展与教育心理学硕士,中国蒙特梭利学会终身教授,世界中医药联合会理事,世界中医药学联合会儿童保健与健康教育专业委员会会长,北京保护健康协会妇女儿童健康专业委员会会长,北京保护健康协会中医外治专业委员会会长,《中国生育健康杂志》等刊物常务编审。

于2015年在世界中医药学会联合会主办的"首届世界中医药大会夏季峰会"上,筹建了世界中医药学会联合会儿童保健与健康教育专业委员会,至今已经举办了4届国际学术论坛,30多期儿童健康公益适宜技术培训,联合技术学者,特别是国医大家,共同携手,为儿童健康,为健康中国努力贡献。

主要专业著作:《袖珍新生儿疾病诊疗手册》《新生儿掌中宝》《家庭小儿推拿调理》《少儿推拿实用教程》《三优大百科:优生卷》。

健康教育类著作:《0~3岁感觉教育同步指导手册》《中国儿童早期教养工程丛书》《SOS救助父母,救助儿童丛书》《儿童运动发育迟缓康复训练图谱》等,共计50多部。

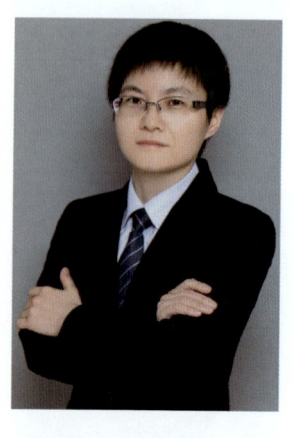

张 兰

东莞市妇幼保健院，主任医师。2001年毕业于北京大学医学部临床医学专业，毕业后从事新生儿科临床及教学工作。为AHA认证的BLS、PALS导师及广东省认证NRP导师。任广东省精准医学应用学会新生儿分会常务委员，广东省医学会围产医学分会第七届委员会青年委员会委员，广东省临床医学学会新生儿专业委员会委员，广东省妇幼保健协会儿童康复专业委员会委员，广东省医学教育协会住院医师规范化培训管理专业委员会委员，虚拟仿真实验教学创新联盟临床医学类专业工作委员会委员。

擅长新生儿营养、新生儿呼吸支持、新生儿急救、新生儿超声及模拟教学。

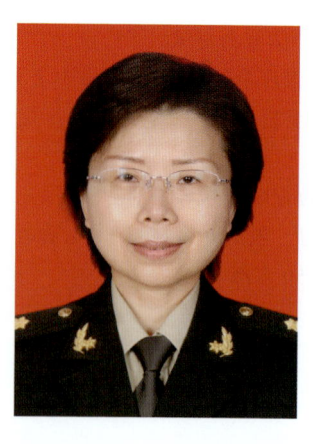

常宏宇

火箭军特色医学中心儿科主任，副主任医师，博士。北京市科学技术委员会专家库成员，火箭军儿科专业委员会主任委员，中国中医药研究促进会中医儿科医师合作共同体常务委员、综合儿科分会理事，中国医学救援协会儿科救援分会委员。擅长新生儿危重症、儿童重症感染及儿童过敏性疾病的诊治。主持北京市科技计划首都特色项目一项，获得军队科技进步三等奖及医疗成果三等奖各一项，享受军队优秀专业技术人才三类岗位津贴。

陈瑛

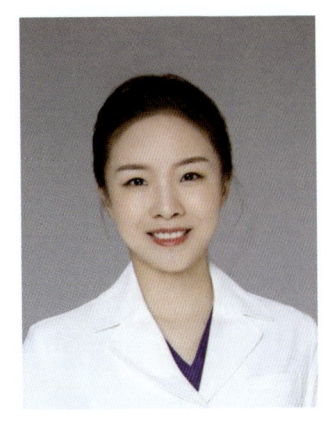

首都儿科研究所附属儿科医院，新生儿内科，主治医师。2011年毕业于大连医科大学儿科专业，硕士。担任北京大学医学部及住院医师规范化培训基地临床带教及授课老师。在新生儿内科领域工作10年余，擅长新生儿危重症的诊疗及抢救，尤其早产儿的救治和管理。参与多项全国多中心研究，主持临床培育基金一项，以第一作者发表Q1区SCI论文1篇，核心期刊论著数篇，拥有实用新型发明专利2项，参加了"中国-加拿大新生儿围产医学学术提升项目"。临床治疗擅长：

1. 新生儿营养管理（母乳喂养、早产儿肠内营养、早产儿代谢性骨病等）。

2. 新生儿窒息复苏（新生儿窒息、复苏后管理及特殊情况的处理、窒息多器官损害等）。

3. 新生儿感染性疾病（巨细胞病毒感染、败血症、化脓性脑膜炎、百日咳等）。

4. 呼吸系统疾病（新生儿呼吸窘迫综合征、新生儿肺出血、乳糜胸、支气管肺发育不良、持续性肺动脉高压等）。

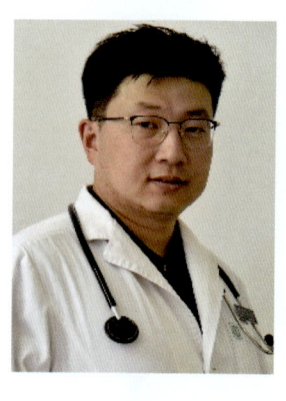

杜京斌

首都医科大学附属北京儿童医院，新生儿外科，副主任医师。2006年毕业于首都医科大学临床儿科系，获硕士学位，毕业后一直从事外科临床工作，具有多年临床普通外科及新生儿外科临床经验，擅长根据患儿临床情况具体分析制订个体化治疗方案。

1. 临床擅长　新生儿危重症处理及普外科各种消化系统疾病的诊断和手术及微创手术，如先天性巨结肠、胆总管囊肿、胆道闭锁坏死性小肠结肠炎、先天性肛门直肠畸形、新生儿腹部盆腔肿瘤等。

2. 临床教学及学术　主管科室临床教学查房工作，曾获得首都医科大学基础医学院英语教学比赛二等奖，院优秀教师奖，多次参加国内小儿外科年会，参加2018年IPEG国际小儿腔镜大会发言交流，参加国际儿科学会议和交流活动，并以第一作者发表多篇学术文章，获临床实用型腹腔镜专利一项。

3. 社会活动　在2008年被派往北京急救中心进行奥运会期间儿童急救转运工作，多次参加医院和福棠儿童医学发展研究中心组织的下乡医疗扶贫工作，为中国妇幼保健协会妇幼专业委员会新生儿微创学组成员。

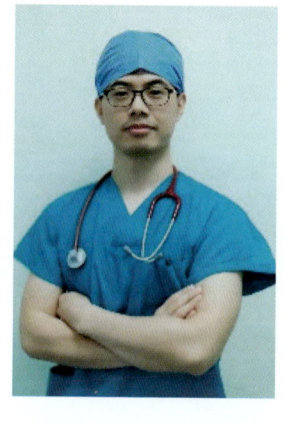

谷一超

首都医科大学附属北京儿童医院，新生儿外科，主治医师，医学硕士。2017就职于首都医科大学附属北京儿童医院，国家儿童医学中心，从事新生儿外科专业，对小儿外科常见疾病有着丰富治疗经验，擅长新生儿先天性畸形的诊断与治疗，如食管闭锁、十二指肠梗阻、肛门闭锁、先天性巨结肠、胆道闭锁、膈疝等。

黄小玲

东莞市妇幼保健院，儿童遗传代谢科，主任医师。从事儿科临床工作 20 余年，熟悉儿科常见病、多发病的诊治，尤其擅长儿童发育障碍性疾病以及儿童遗传代谢病，例如先天性甲状腺功能减退症、苯丙酮尿症，游离肉碱缺乏症、甲基丙二酸血症、丙酸血症等疾病的诊断及治疗。

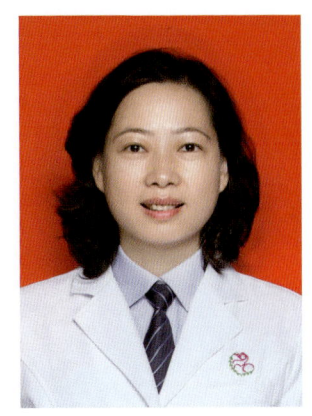

李 辉

北京大学第一医院，小儿外科，主治医师。毕业于北京大学医学部外科学专业，博士。从事小儿外科临床工作多年。

擅长小儿普通外科、泌尿外科、新生儿外科、肿瘤外科疾病的诊断与治疗。

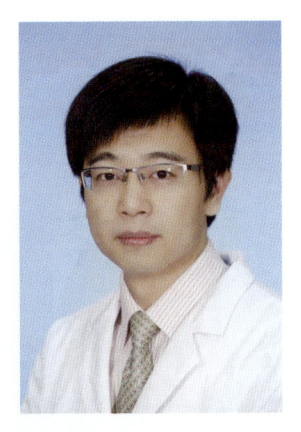

1. 消化道系统疾病　先天性肥厚性幽门狭窄、新生儿消化道穿孔、肠重复畸形、梅克尔憩室、巨结肠、肛门直肠畸形。

2. 儿童腹腔镜手术　腹腔镜下腹股沟斜疝及鞘膜积液手术，腹腔镜阑尾切除、梅克尔憩室切除、卵巢囊肿剥离等。

3. 泌尿外科疾病　包茎、隐睾、尿道下裂、肾积水等疾病。

4. 肿瘤外科　肾母细胞瘤、腹膜后神经母细胞瘤、畸胎瘤以及肿瘤患儿化疗输液港植入。

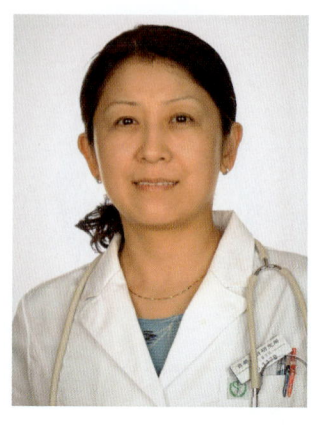

李铁耕

首都儿科研究所附属儿童医院，新生儿内科，主任医师。1995年毕业于同济医科大学儿科系，医学硕士。现任新生儿内科副主任，新生儿重症医学科党支部书记，首都儿科研究所同仁诊疗中心主任（医联体）。从事小儿内科临床及教学工作近30年，新生儿疾病诊治20余年。曾在费城儿童医院NICU和宾夕法尼亚大学附属医院NICU进修学习。目前担任亚太卫生健康协会儿科医学分会常委，北京中西医结合学会围产医学专业委员会委员。专业方向为新生儿及早产儿疾病以及急重症救治。

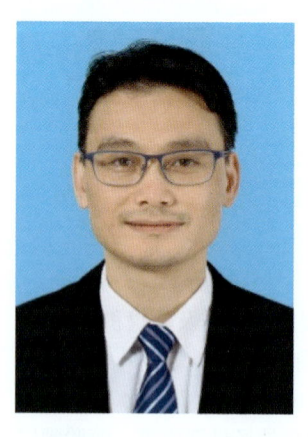

卢庆晖

广州中医药大学深圳医院，新生儿科，主任医师。1994年毕业于江西医学院儿科系儿科专业，医学硕士，硕士研究生导师。从事儿科、新生儿科临床及教学工作近30年。擅长新生儿科疾病，尤其是婴儿危重症的诊疗及抢救。包括：极早产儿救治，以及各种并发症防治和远期营养管理；新生儿复苏，以及复苏后管理和并发症处置；新生儿感染等。对于婴儿各类肝病的诊疗以及儿童早期发育与发展评估与干预也有较丰富的经验。

邱丽漪

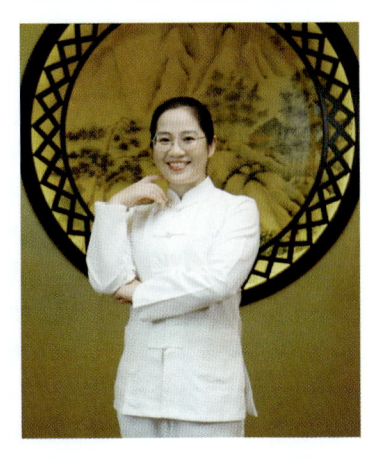

北京按摩医院，儿科，副主任医师。毕业于北京中医药大学，硕士生导师。现任北京按摩医院儿科主任，山东省滨州医学院副教授，国家级第六批师承人员，北京市非物质文化遗产项目"中医推拿按动疗法"传承人，京派洪氏小儿推拿洪学滨老专家的关门弟子，北京市中医药管理局特聘"京津冀一体化"小儿推拿指导老师。曾主编《儿童常见病特效穴位挂图》，被译成英、日、韩、俄、西班牙5种语言，《京派洪氏小儿推拿》英文版、中文版。主持2项省部级课题，参与1项部级课题，指导1项局级课题，多项院级课题。长期从事儿科临床工作，门诊应用推拿、针灸、揿针、铍针、中药、艾灸、拔罐等治疗儿童疾病。擅长治疗小儿斜颈、小儿脑瘫、臂丛神经损伤、面瘫、脊柱侧弯等神经肌肉骨骼疾病，鼻炎、便秘、咳嗽、厌食、遗尿、湿疹、近视等儿科常见疾病，及猫叫综合征、21-三体综合征等疑难杂症。

社会任职：

国家中医药管理局小儿推拿标准化建设与认证委员会委员

北京市中医药管理局特聘"京津冀一体化"小儿推拿指导老师

中国针灸学会小儿推拿专业委员会常务理事

世界中医药联合会理事

世界中医药学会儿童保健与健康教育委员会副秘书长

中国盲人按摩学会小儿推拿分会副会长兼秘书长

北京中西医结合学会中医适宜技术委员会常务理事

北京中医药学会儿科分会青年委员

北京保护健康协会妇女儿童专业委员会特聘专家

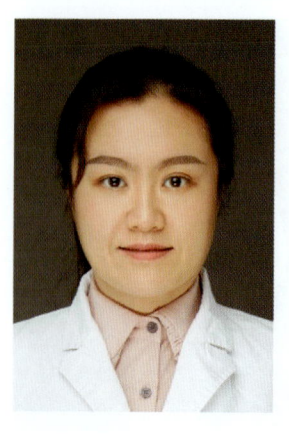

肖媛媛

首都医科大学附属北京儿童医院，皮肤科，副主任医师。2006年毕业于北京大学医学部临床医学专业本硕连读七年制，硕士。从事小儿皮肤科临床工作多年，擅长儿童感染性疾病、色素减退性疾病、儿童少见性皮肤肿瘤及先天性免疫缺陷病的诊断及综合治疗。

1. 儿童感染性疾病　各种类型头癣、孢子丝菌病、各种类型皮肤结核等。
2. 色素减退性疾病　白癜风、结节性硬化症等。
3. 儿童少见性皮肤肿瘤　Kaposi血管内皮瘤，皮肤白血病等。
4. 免疫缺陷病　慢性肉芽肿病等。

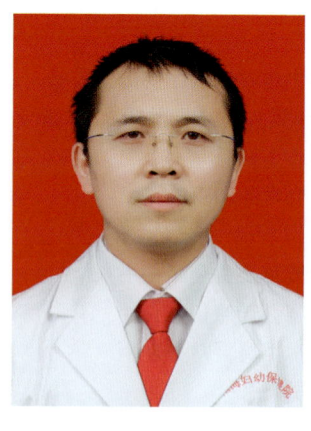

袁贵龙

佛山市南海区妇幼保健院，新生儿科，副主任医师，现任主任。2000年毕业于中国医科大学临床医学系儿科专业，从事新生儿科临床工作21年，对新生儿科各种常见病，尤其在危重新生儿转运，早产儿、极低出生体重儿的救治与精细化管理、监护、机械通气的管理及新生儿疑难病例诊治方面有丰富的临床经验及教学经验。

曾镇罡

北京大学第一医院，耳鼻咽喉头颈外科，副主任医师。2012年毕业于北京大学医学部耳鼻咽喉专业，临床医学博士。从事耳鼻咽喉头颈外科临床工作多年，擅长成人及儿童耳聋、人工助听、中耳炎、眩晕、鼻炎、鼻窦炎等疾病的诊断与治疗。目前担任中国国际医疗保健交流促进会耳内科分会青年委员、中国国际医疗保健交流促进会眩晕分会青年委员及中国优生科学协会听觉医学分会委员。作为课题负责人获批科研基金项目2项、发表科研文章10余篇。

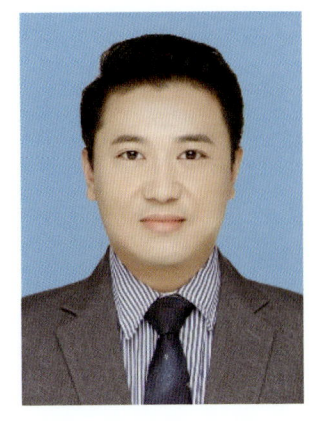

张宏文

北京大学第一医院儿科，副主任医师、副研究员，博士。熟悉多种儿科常见病的诊断、治疗。专业方向为儿科肾病，精通儿科常见肾病的诊治，特别擅长儿科疑难性、遗传性肾病的诊断，对儿童肾病的分类、诊断和治疗有自己独特的经验和见解。

作为项目负责人，完成国家自然科学基金青年科学基金一项。以第一或责任作者发表相关论文120余篇，其中SCI收录9篇。

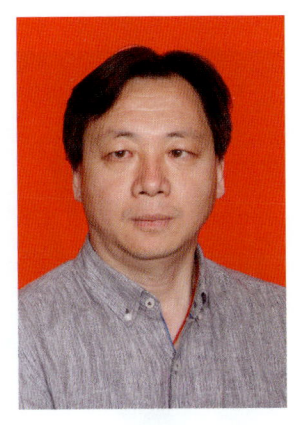

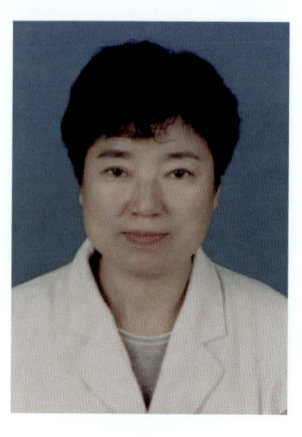

张少萍

北京大学第一医院，眼科，副主任医师。1974毕业于北京医学院医学系医疗专业，1977年到北京医学院第一附属医院眼科工作。熟练掌握眼科专业知识及专业技术。

临床擅长：

对眼科系统疾病和急、重症疾病的快速明确诊断并及时给予治疗。眼外科手术操作轻巧，精准细致，效果良好。

熟悉眼底血管荧光造影的诊断技术，具有丰富的眼底疾病的诊断治疗经验。

尤擅长眼科美容手术，青年人的双重睑缝线美容术，老年人的眼睑皮肤松弛去皮成形术，效果持久良好。

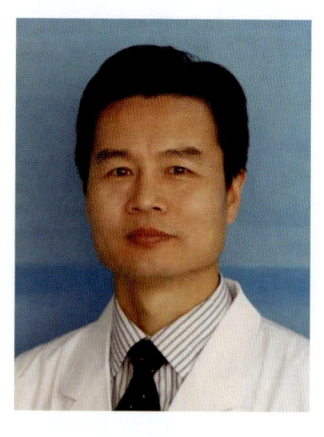

赵 强

中国医科大学航空总医院，口腔医学中心主任，主任医师，教授，国际牙医师学院(ICD)中国区院士。擅长口腔门诊各种常见病、疑难杂症的诊治。擅长无痛微创复杂拔牙，牙种植，老年人、儿童及体质不佳患者的无痛微创拔牙、齿槽外科手术等。

目 录

第一章　新生儿医学基础 ···1
　第一节　名词与概念 ··1
　第二节　新生儿的评估与管理 ································3
　第三节　不同类型新生儿的特点、护理与治疗 ········9
　第四节　新生儿治疗总论 ····································26
　第五节　新生儿期常用诊疗操作 ·························44
第二章　新生儿营养管理 ··64
　第一节　肠内营养支持 ·······································64
　第二节　肠外营养支持 ·······································66
　第三节　肠内联合肠外营养支持 ·························72
第三章　新生儿窒息及复苏 ····································73
　第一节　新生儿窒息 ··73
　第二节　新生儿复苏技术 ···································73
第四章　新生儿黄疸 ··80
　第一节　新生儿胆红素代谢特点 ·························80
　第二节　生理性黄疸与病理性黄疸 ·····················82
　第三节　新生儿溶血病 ·······································83
　第四节　新生儿黄疸的治疗 ·······························86
第五章　新生儿感染性疾病 ····································89
　第一节　巨细胞病毒感染 ···································89
　第二节　单纯疱疹病毒感染 ·······························92
　第三节　败血症 ···95
　第四节　化脓性脑膜炎 ····································101
　第五节　破伤风 ···104
　第六节　新生儿先天性结核 ·····························106
　第七节　新生儿真菌感染 ································110
　第八节　先天性梅毒 ··114
第六章　呼吸系统疾病 ···118
　第一节　呼吸系统先天畸形 ·····························118
　第二节　新生儿呼吸暂停 ································121

第三节 新生儿呼吸窘迫综合征 ……123
第四节 吸入综合征 ……126
第五节 感染性肺炎 ……128
第六节 湿肺 ……130
第七节 肺出血 ……132
第八节 支气管肺发育不良 ……134
第九节 新生儿持续性肺动脉高压 ……137
第十节 新生儿气漏综合征 ……140

第七章 消化系统疾病 ……143
第一节 新生儿呕吐 ……143
第二节 胃食管反流 ……146
第三节 腹泻 ……148
第四节 坏死性小肠结肠炎 ……152
第五节 先天性食管闭锁和食管-气管瘘 ……157
第六节 先天性肥厚性幽门狭窄 ……160
第七节 先天性胃壁肌层缺损 ……161
第八节 先天性肠闭锁和肠狭窄 ……163
第九节 肠旋转不良 ……166
第十节 环状胰腺 ……168
第十一节 胆道闭锁 ……170
第十二节 先天性肛门直肠畸形 ……173
第十三节 巨结肠 ……176
第十四节 卵黄管残留畸形 ……178
第十五节 腹壁畸形 ……180
第十六节 膈肌缺损性疾病 ……182

第八章 心血管系统疾病 ……188
第一节 先天性心脏病 ……188
第二节 心肌炎 ……194
第三节 心律失常 ……196
第四节 早产儿动脉导管未闭 ……198
第五节 心力衰竭 ……200
第六节 休克 ……205

第九章 血液系统疾病 ……211
第一节 新生儿贫血 ……211
第二节 新生儿出血病 ……216
第三节 弥散性血管内凝血 ……218

第四节　新生儿红细胞增多症 ·· 221
第十章　泌尿系统疾病 ·· 224
第一节　先天性泌尿生殖系统畸形 ································ 224
第二节　先天性肾病综合征 ·· 233
第三节　泌尿系统感染 ·· 235
第四节　新生儿急性肾衰竭 ·· 236

第十一章　神经系统疾病 ·· 239
第一节　缺氧缺血性脑病 ·· 239
第二节　颅内出血 ·· 242
第三节　新生儿惊厥 ·· 244
第四节　早产儿脑白质损伤 ·· 249
第五节　新生儿脑梗死 ·· 251
第六节　新生儿脑积水 ·· 255

第十二章　骨骼、肌肉疾病 ····································· 260
第一节　软骨发育不全 ·· 260
第二节　先天性成骨不全 ··· 261
第三节　发育性髋关节发育不良 ································· 264
第四节　先天性肌性斜颈 ··· 265

第十三章　代谢、内分泌及遗传性疾病 ····················· 267
第一节　新生儿低、高钙血症 ···································· 267
第二节　新生儿低、高镁血症 ···································· 270
第三节　新生儿低、高钠血症 ···································· 272
第四节　新生儿低、高钾血症 ···································· 274
第五节　糖代谢紊乱 ·· 277
第六节　甲状腺问题 ·· 286
第七节　先天性肾上腺皮质增生症 ······························ 292
第八节　半乳糖血症 ·· 296
第九节　糖原累积症 ·· 298
第十节　苯丙酮尿症 ·· 301

第十四章　新生儿产伤性疾病 ·································· 305
第一节　出血 ··· 305
第二节　骨折 ··· 308
第三节　胸锁乳突肌血肿 ··· 310
第四节　分娩性臂丛神经损伤 ···································· 312

第十五章　其他疾病 ·· 315
第一节　新生儿硬肿症 ·· 315

第二节　新生儿撤药综合征 ································· 320
　　第三节　新生儿快速恢复的无法解释事件与猝死 ··· 325
第十六章　新生儿皮肤疾病 ··· 328
　　第一节　新生儿脓疱疮 ··· 328
　　第二节　新生儿葡萄球菌性烫伤样皮肤综合征 ····· 329
　　第三节　新生儿血管性肿瘤及血管畸形 ··················· 330
　　第四节　新生儿过敏性疾病 ······································· 340
　　第五节　新生儿遗传性皮肤病 ··································· 347
　　第六节　新生儿一过性皮肤病 ··································· 358
　　第七节　新生儿红斑狼疮 ··· 363
　　第八节　朗格汉斯细胞组织细胞增生症 ··················· 364
　　第九节　胎记 ··· 367
第十七章　眼科疾病 ··· 371
　　第一节　眼部炎症 ··· 371
　　第二节　先天性眼部疾病 ··· 373
　　第三节　早产儿视网膜病 ··· 376
第十八章　耳鼻喉疾病 ··· 379
　　第一节　先天性耳畸形 ··· 379
　　第二节　常见的耳部疾病 ··· 380
　　第三节　鼻先天性发育异常 ····································· 386
　　第四节　喉先天性发育异常 ····································· 388
第十九章　口腔疾病 ··· 391
　　第一节　口腔溃疡 ··· 391
　　第二节　马牙 ··· 392
　　第三节　乳牙早萌 ··· 393
　　第四节　舌固连 ··· 394
　　第五节　唇腭裂 ··· 395
　　第六节　鹅口疮 ··· 397
　　附1　面颈部淋巴结炎 ·· 398
　　附2　牙齿受伤 ·· 399
　　附3　牙齿萌出迟缓 ·· 401
　　附4　地包天 ·· 402
第二十章　新生儿疾病的预防与疫苗接种 ··················· 404
第二十一章　常用新生儿数据 ······································· 409
第二十二章　新生儿常用药物剂量表 ··························· 432
参考文献 ··· 477

第一章 新生儿医学基础

第一节 名词与概念

一、围生期

围生期（perinatal period）指孕 22 周至生后 7 天。

二、围生医学

围生医学（perinatology）是研究胎儿出生前后影响胎儿和新生儿健康的一门学科，包括产科、新生儿科和有关的遗传、生化、免疫、生物医学工程等领域。

三、胎母医学

胎母医学（maternal fetal medicine，MFM）包含围生期咨询和母亲严重并发症的处理等多个方面。涵盖胎儿的基础医学到围产儿的专科护理，包括胎儿诊断学、胎儿治疗学、胎母医学、围生期咨询和母亲严重并发症的处理等多个方面。

四、新生儿

新生儿（neonate，newborn）指从脐带结扎到生后 28 天内的婴儿。又分为：①早期新生儿：出生后 1 周以内的新生儿；②晚期新生儿：出生后第 2 到第 4 周的新生儿。

五、足月新生儿

足月新生儿（full term infant）指出生时胎龄满 37 周至不足

42周，即259～293天。

六、早产儿

早产儿（preterm infant）指出生时胎龄小于37周（小于259天）。又分为：①晚期早产儿（late preterm）：出生时胎龄大于34周至不足37周；②中期早产儿（moderately preterm）：出生时胎龄大于32周至不足34周；③极早早产儿（very preterm）：出生时胎龄大于28周至不足32周；④超早早产儿（extremely preterm）：出生时胎龄大于22周至不足28周。

七、过期产儿

过期产儿（postterm infant）指出生时胎龄大于等于42周。

八、正常出生体重儿

正常出生体重儿（normal birth weight infant）指出生后1 h内体重大于等于2500 g且小于等于4000 g的新生儿。

九、低出生体重儿

低出生体重儿（low birth weight infant，LBWI）指出生后1 h内体重＜2500 g的新生儿，不论其是否足月或过期产。又分为：①极低出生体重儿（very low birth weight infant，VLBWI）：出生后1 h内体重＜1500 g；②超低出生体重儿（extremely low birth weight infant，ELBWI）：出生后1 h内体重＜1000 g。

十、巨大儿

巨大儿（macrosomia）指出生后1 h内体重＞4000 g的新生儿，不论其是否足月或过期产。

十一、适于胎龄儿

适于胎龄儿（appropriate for gestational age，AGA）指出生

体重在同胎龄出生体重的第 10 到 90 百分位之间。

十二、小于胎龄儿

小于胎龄儿（small for gestational age，SGA）指出生体重在同胎龄出生体重的第 10 百分位以下。

十三、大于胎龄儿

大于胎龄儿（large for gestational age，LGA）指出生体重大于同胎龄平均出生体重的第 90 百分位。

十四、高危新生儿

高危新生儿（high risk infant）指已发生或可能发生危重情况而需要密切观察和监护的新生儿。符合以下条件的为高危新生儿：

1. 孕母存在高危因素　如年龄超过 40 岁或小于 16 岁；有慢性疾病如糖尿病、高血压等；羊水过多或过少；妊娠出血；羊膜早破和感染。
2. 出生过程存在高危因素　如早产或过期产、急产或滞产。
3. 胎儿或新生儿存在高危因素　如多胎，胎儿心率或节律异常，有严重先天畸形。

第二节　新生儿的评估与管理

一、不同出生体重新生儿的暖箱温度

不同出生体重新生儿的暖箱温度见表 1-1。

表 1-1　不同出生体重新生儿的暖箱温度

出生体重 /kg	暖箱温度 /℃			
	35	34	33	32
1.0	出生 10 天内	10 天后	3 周后	5 周后
1.5	-	出生 10 天内	10 天后	4 周后
2.0	-	出生 2 天内	2 天后	3 周后
>2.5	-	-	出生 2 天内	2 周后

二、简易胎龄评估法

简易胎龄评估法见表1-2。

表1-2 简易胎龄评估法

体征	0分	1分	2分	3分	4分
足底纹理	无	前半部红痕,褶痕不明显	红痕>前半部,褶痕<前1/3	褶痕>前2/3	明显深的褶痕>前2/3
乳头	难辨认,无乳晕	明显可见,乳晕淡、平,直径<0.75 cm	乳晕呈点状,边缘突起,直径<0.75 cm	乳晕呈点状,边缘突起,直径>0.75 cm	……
指甲	……	未达指尖	已达指尖	超过指尖	……
皮肤组织	很薄,胶冻状	薄而光滑	光滑,中等厚度,皮疹或表皮翘起	稍厚,表皮皱裂翘起,手足最明显	厚,羊皮纸样,皱裂深浅不一

三、新生儿评分

新生儿评分（Apgar 评分）见表 1-3。

表 1-3 新生儿评分（Apgar 评分）

体征	评分			1 min	5 min	10 min
	0 分	1 分	2 分			
肤色	青紫或苍白	四肢青紫	全身红润			
心率	无	<100	>100			
呼吸	无	弱，不规则	良好，哭			
肌张力	松弛	四肢屈曲	四肢活动			
对刺激反应	无反应	有反应，哭声弱	哭声响，反应好			
总分						

四、20 项 NBNA 评分表

20 项 NBNA 评分表（足月新生儿行为神经评分见表 1-4）。

五、新生儿危重病例评分法

新生儿危重病例评分法见表 1-5。

新生儿危重病例单项指标：凡符合下列指标一项或以上者可确诊为新生儿危重病例：

1. 需行气管插管机械辅助呼吸者或反复呼吸暂停对刺激无反应者。

2. 严重心律失常，如阵发性室上性心动过速合并心力衰竭、心房扑动和心房颤动、阵发性室性心动过速、心室扑动和心室颤动、房室传导阻滞（二度Ⅱ型以上）、心室内传导阻滞（双束支以上）。

3. 弥散性血管内凝血者。

4. 反复抽搐，经处理抽搐仍持续 24 h 以上不能缓解者。

5. 昏迷患儿，弹足底 5 次无反应；体温 ≤ 30℃ 或 > 41℃。

6. 硬肿面积 ≥ 70%。

7. 血糖 < 1.1 mmol/L（20 mg/dl）。

8. 有换血指征的高胆红素血症。

9. 出生体重 ≤ 1000 g。

表 1-4 20 项 NBNA 评分表（足月新生儿行为神经评分表）

	项目	检查时状态	评分 0分	评分 1分	评分 2分	日龄（天）2~3	5~7	12~14	26~28
行为能力	1. 对光习惯形成	睡眠	≥11次	7~10次	≤6次				
	2. 对声音习惯形成	睡眠	≥11次	7~10次	≤6次				
	3. 对"格格"声反应	安静觉醒	头眼不转动	头或眼转动<60°	头或眼转动≥60°				
	4. 对说话的脸反应	安静觉醒	头眼不转动	头或眼转动<60°	头或眼转动≥60°				
	5. 对红球反应	安静觉醒	头眼不转动	头或眼转动<60°	头或眼转动≥60°				
	6. 安慰	哭	不能	困难	容易或自动				
被动肌张力	7. 围巾征	觉醒	环绕颈部	肘略过中线	肘未到中线				
	8. 前臂弹回	觉醒	无	慢，弱>3 s	活跃，可重复≤3 s				
	9. 腘窝角	觉醒	>110°	90°~110°	<90°				
	10. 下肢弹回	觉醒	无	慢，弱>3 s	活跃，可重复≤3 s				

表 1-4　20 项 NBNA 评分表（足月新生儿行为神经评分表）（续表）

	项目	检查时状态	评分			日龄（天）			
			0 分	1 分	2 分	2~3	5~7	12~14	26~28
主动肌张力	11. 颈屈、伸肌主动收缩（头竖立）	觉醒	缺或异常	困难，有	好，头竖立 1~2 s，可重复				
	12. 手握持	觉醒	无	弱	好，可重复				
	13. 牵拉反射	觉醒	无	提起部分身体	提起全部身体				
	14. 支持反应直立位	觉醒	无	不完全，短暂	有力，支持全部身体				
原始反射	15. 踏步或放置	觉醒	无	引出困难	好，可重复				
	16. 拥抱反射	觉醒	无	弱，不完全	好，完全				
	17. 吸吮反射	觉醒	无	弱	好，和吞咽同步				
一般评估	18. 觉醒度	觉醒	昏迷	嗜睡	正常				
	19. 哭	哭	无	微弱、尖、过多	正常				
	20. 活动度	觉醒	缺或过多	略减少或增多	正常				

总分：
评价：

检查者：

表 1-5 新生儿危重病例评分法

NCIS	测定值	评分			
		入院分值 月 日	病情1 月 日	病情2 月 日	出院分值 月 日
心率 （次/分）	<80 或 >180	4	4	4	4
	80~100 或 160~180	6	6	6	6
	其余	10	10	10	10
收缩压 （mmHg）	<40 或 >100	4	4	4	4
	40~50 或 90~100	6	6	6	6
	其余	10	10	10	10
呼吸 （次/分）	<20 或 >100	4	4	4	4
	20~25 或 60~100	6	6	6	6
	其余	10	10	10	10
PaO_2 （mmHg）	<50	4	4	4	4
	50~60	6	6	6	6
	其余	10	10	10	10
pH	<7.25 或 >7.55	4	4	4	4
	7.25~7.30 或 7.50~7.55	6	6	6	6
	其余	10	10	10	10
Na^+ （mmol/L）	<120 或 >160	4	4	4	4
	120~130 或 150~160	6	6	6	6
	其余	10	10	10	10
K^+ （mmol/L）	>9 或 <2	4	4	4	4
	7.5~9 或 2~2.9	6	6	6	6
	其余	10	10	10	10
Cl^- （mmol/L）	>132.6	4	4	4	4
	114~132.6 或 <87	6	6	6	6
	其余	10	10	10	10

表 1-5 新生儿危重病例评分法（续表）

NCIS	测定值	评分			
		入院分值 月 日	病情 1 月 日	病情 2 月 日	出院分值 月 日
BUN (mmol/L)	>14.3	4	4	4	4
	7.1~14.3	6	6	6	6
	其余	10	10	10	10
血细胞比容	<0.2	4	4	4	4
	0.2~0.4	6	6	6	6
	其余	10	10	10	10
胃肠表现	腹胀并消化道出血	4	4	4	4
	腹胀或消化道出血	6	6	6	6
	其余	10	10	10	10

摘自：中华医学会急诊学会分会儿科学组，中华医学会儿科分会急诊学组、新生儿学组.新生儿危重病例评分法（草案）.中华儿科杂志，2001，39：42-43.

注：①分值>90 分为非危重，70~90 分为危重，<70 分为极危重；②用镇静药、麻醉药及肌松剂后不宜进行 Glasgow 评分；③选 24 h 内最异常检测值进行评分；④首次评分，若缺项（≤2 项），可按上述标准折算评分。如缺 2 项，总分则为 80，分值>72 为非危重，56~72 分为危重，<56 分为极危重（但需加注说明病情、何时填写）；⑤当某项测定值正常，临床考虑短期内变化可能不大，且取标本不便时，可按测定正常对待，进行评分（但需加注说明病情、时间）；⑥不吸氧条件下测 PaO_2；⑦ 1 mmHg=0.133 kPa。

第三节 不同类型新生儿的特点、护理与治疗

一、早产儿的特点和管理

（一）早产儿的概念

胎龄<37 周（<259 天）出生的新生儿。根据体重分类：<2500 g 称为低出生体重儿，<1500 g 称为极低出生体重儿，

＜1000 g 称为超低出生体重儿。根据胎龄分类：＜37 周，≥34 周称为晚期早产儿；≥32 周，＜34 周称为中期早产儿；≥28 周，＜32 周称为极早产儿；＜28 周称为超早产儿。

（二）早产儿的发生率

全世界范围内约为 11%，根据我国卫计委资料，我国早产儿的发生率约为 7%。

（三）早产的原因

1. 母亲生殖因素

有早产史，母亲年龄＜16 岁或＞35 岁。

2. 母亲疾病

如感染、贫血、高血压、子痫前期/子痫、心血管和肺部疾病、糖尿病。

3. 母亲生活方式

如体力活动、物质滥用或吸烟史、饮酒、超重和压力较大。

4. 宫颈、子宫和胎盘因素

如宫颈短、宫颈手术、子宫畸形、阴道异常出血、前置胎盘或胎盘早剥。

5. 多胎妊娠。

6. 胎儿因素

如存在先天异常、生长受限、胎儿感染和胎儿窘迫。近年来认为，50%～80% 的早产与绒毛膜炎症有关，其病原体可以为大肠埃希菌、B 组溶血性链球菌（GBS）、李斯特菌、解脲脲原体、人型支原体等。

7. 产科干预如羊水穿刺操作不当。

（四）早产儿与足月儿的外观特点区别

见表 1-6。

（五）早产儿生理解剖特点

1. 外表特点

①头大，囟门大，颅缝分开，头发短绒样，耳壳软，耳舟不清；②皮肤薄嫩，胎毛多，胎脂多，趾（指）甲不超过趾（指）端；③乳腺结节不能触到；④足跖纹仅在足前部见 1～2 条足纹，足跟光滑；⑤生殖系统，男性睾丸未降或未全降，女性大阴唇不

能盖住小阴唇。

表1-6 早产儿与足月儿的外观特点区别

	足月儿	早产儿
皮肤	红润、皮下脂肪丰满和毳毛少	绛红、水肿和毳毛多
头	头大（占全身比例1/4）	头更大（占全身比例1/3）
头发	分条清楚	细而乱
耳壳	软骨发育好、耳舟成形、直挺	软、缺乏软骨、耳舟不清楚
乳腺	结节＞4 mm，平均7 mm	无结节或结节＜4 mm
外生殖器		
男婴	睾丸已降至阴囊	睾丸未降或未全降
女婴	大阴唇遮盖小阴唇	大阴唇不能遮盖小阴唇
指、趾甲	达到或超过指、趾端	未达指、趾端
趾纹	足纹遍及整个足底	足底纹理少

2. 体温调节功能

①体温调节中枢发育不全；②体表面积大，皮下脂肪少，易散热，出现低体温及硬肿症；③汗腺发育不良，散热困难，包裹过多出现发热。

3. 呼吸系统

①呼吸中枢未成熟，发生呼吸暂停；②肺泡表面活性物质少，可发生新生儿呼吸窘迫综合征（RDS）；③肺泡数量少，呼吸肌发育不全，肋骨活动差，易引起肺膨胀不全；④咳嗽反射弱，黏液在气管内不易咳出，容易引起呼吸道梗阻和吸入性肺炎；⑤易发生支气管肺发育不良（BPD）。

4. 心血管系统

①早产儿PDA关闭延迟，可导致充血性心力衰竭和新生儿坏死性小肠结肠炎（NEC）；②心肌收缩力低、心排出量少，易发生低血压。

5. 消化系统

①吸吮及吞咽反射不健全，易呛咳；②贲门括约肌松弛，幽门括约肌相对紧张，易发生胃食管反流和呕吐；③胃肠分泌及消化能力弱，易导致消化功能紊乱及营养障碍；④脂肪消化能力差，

尤其对脂溶性维生素吸收不良；⑤易发生 NEC。

6. 肝功能

①葡萄糖醛酰转换酶不足，黄疸持续时间长且较重；②肝贮存维生素 K_1 较少，凝血因子合成障碍，易致出血；③维生素 A、维生素 D 储存量较少，易患佝偻病；④肝糖原转变为血糖的功能低，易发生低血糖；⑤合成蛋白质的功能不足，血浆蛋白水平低下，易致水肿。

7. 造血系统

①促红细胞生成素（erythropoietin，EPO）生成障碍，贫血出现早且重；②血小板数略低，凝血、抗凝和纤溶功能发育不成熟，易出血及出现血栓；③常因维生素 E 缺乏而引起溶血。

8. 肾功能

①肾小球滤过率（GFR）低，限制了水、钠、钾的排泄，易导致水肿和少尿；②肾小管对电解质和葡萄糖的重回收差，易导致电解质紊乱和糖尿；③早产儿最大尿浓缩能力差，体表面积相对大，不显性失水多，需水量较多；④肾酸、碱调节功能差，容易出现代谢性酸中毒；⑤肾排泄能力差，经肾排泄的药物间隔时间应拉长。

9. 免疫功能

固有免疫系统、体液免疫和细胞免疫均不成熟，容易引起败血症。

10. 神经系统

①胎龄愈小，各种反射愈差；②室管膜下胚胎生发层基质对脑血流的波动、缺氧、高碳酸血症及酸中毒极为敏感，容易发生脑室周-脑室内出血（periventricular-intraventricular hemorrhage，PVH、IVH）；③早产儿易发生脑室周白质软化（PVL），主要是大脑大动脉的长短分支发育不全及脑白质的少突胶质细胞对缺血性损伤存在着先天易感性。

11. 早产儿视网膜病

由于视网膜在生理和解剖结构上的发育不成熟，从而用氧可引起早产儿视网膜病变（ROP）。

（六）早产儿的管理

管理要点见表 1-7。

早产儿并发症多，且这些并发症有一定的时间顺序，只有掌握要点进行管理，才能取得较好的临床效果。

（七）早产儿出院标准

1. 呼吸系统

呼吸平稳，自主呼吸良好，无呼吸暂停1周，无吸氧下 SpO_2 维持在90%以上，无明显呼吸困难表现（如气促、吸气性三凹征等）。

表1-7 早产儿的管理要点

系统	早期（0~7天）	中期（8~21天）	晚期（>22天）
置管	置管管理	置管管理	
体温	低体温		
水电解质平衡	出入量，电解质紊乱		
感染	早发型败血症	晚发型败血症	晚发型败血症
神经系统	颅内出血		PVL
呼吸系统	RDS，呼吸暂停，呼吸支持		BPD，肺炎
循环系统	低血压，PDA	PDA	
消化系统	胃肠道喂养，肠外营养	肠道营养，NEC识别	胆汁淤积症，胃食管反流
血液系统	血小板减少，贫血，黄疸	黄疸	贫血
泌尿系统	尿量、肾功能		
骨骼系统			代谢性骨病
筛查		新生儿疾病筛查	视网膜病变（ROP）筛查和听力筛查

2. 消化系统

经口喂养良好，喂养期间不伴有氧饱和度和心率下降。满足120 kcal/（kg·d），平均每天体重增加15~20 g/kg，体重≥1800 g。

3. 体温调解系统

出暖箱后稳定至少24 h以上，正常穿衣开放式小床室温下维持体温正常。

4. 纠正胎龄

纠正胎龄达36周。

（八）出院前准备

1. 父母参与早产儿日常护理，指导父母给早产儿洗澡，喂养，更换尿片，监测体温。

2. 完善新生儿筛查

①新生儿疾病筛查：胃肠营养72 h后进行，任何临界值和不正常的结果均需要复查。②听力筛查：所有早产儿出院前进行耳声发射（OAE），有条件进行脑干听觉反应（ABR）检查；同时在4周内或最迟3月龄前进行脑干听觉诱发电位（BAER）检测。③早产儿视网膜筛查：按《中国早产儿视网膜病变筛查指南（2014年）》进行，筛查结果记录于病历中，并对需要出院后复查患儿注明时间地点。

3. 颅脑超声及MRI

胎龄≤34周的早产儿在生后4周完成颅脑超声检查，除外脑室周围白质软化症（PVL）；颅脑超声仅能发现局灶性PVL，MRI检查可能发现弥散性PVL。

4. 血常规及网织红细胞计数检查

应进行骨密度测定，测定微量元素。

5. 疫苗接种

早产儿应根据出生年龄而不是矫正年龄按正常的时间顺序与足月儿同样的剂量进行免疫接种。根据《国家免疫规划疫苗儿童免疫程序及说明（2021年版）》规定要求：①乙肝疫苗接种：对于母亲HBsAb阳性的早产儿，生后12 h内给予乙肝免疫球蛋白和乙肝疫苗注射，此次不计入乙肝免疫接种程序，另外应该生后婴儿满1月龄、2月龄、7月龄时按程序再完成3剂次HepB接种；②卡介苗接种：早产儿胎龄＞31周且临床情况稳定时，可以接种BCG。胎龄≤31周的早产儿，临床情况稳定时可在出院前接种；未接种卡介苗的＜3月龄儿童可直接补种，3月龄~3岁儿童对结核菌素纯蛋白衍生物（TB-PPD）或卡介菌纯蛋白衍生物（BCG-PPD）试验阴性者，应予补种，≥4岁儿童不予补种；已接种卡介苗的儿童，即使卡痕未形成也不再予以补种。

（九）早产儿出院后随访

关注生存质量，为早产儿及家属提供服务，为产科和新生儿科医生提供信息反馈，优化早产儿的干预措施。并注意关注远期并发症：

1. 再入院

胎龄越小，再入院风险越大。入院主要因呼吸道疾病及消化道疾病。

2. 神经发育结局

胎龄越小，神经发育不良结局风险越大，如脑瘫、视力障碍、认知或听力障碍等。

3. 慢性健康问题

慢性肾疾病，生长发育障碍，肺功能障碍等。

4. 对成年期健康的影响

胰岛素抵抗和高血压风险增加；生育率更低，女性生育早产风险增加。

二、小于胎龄儿的特点和护理

（一）概念

小于胎龄（SGA）儿又称宫内生长迟缓（IUGR）儿，但二者并非完全同义。SGA 是一个基于指定人群的统计学概念，指出生体重低于同胎龄儿平均体重第 10 百分位或低于平均体重 2 个标准差的新生儿。SGA 有早产、足月及过期小于胎龄儿之分。足月小于胎龄儿出生体重多低于 2500 g，又称足月小样儿。近年来，产科倾向用"胎儿生长限制（FGR）"来替代"宫内生长迟缓，IUGR"一词，以避免将"生长迟缓（growth retardation）"与"精神发育迟滞（mental retardation）"相混淆。不同胎龄新生儿出生体重百分位数参考值见表 1-8。

表 1-8　不同胎龄新生儿出生体重百分位数参考值（g）

出生胎龄（周）	P_{10}	P_{90}	出生胎龄（周）	P_{10}	P_{90}
24	409	814	26	620	1187
25	513	1003	27	728	1368

表 1-8　不同胎龄新生儿出生体重百分位数参考值（g）（续表）

出生胎龄（周）	P_{10}	P_{90}	出生胎龄（周）	P_{10}	P_{90}
28	840	1546	36	2245	3347
29	955	1723	37	2493	3589
30	1078	1906	38	2695	3773
31	1217	2103	39	2821	3887
32	1375	2320	40	2898	3959
33	1557	2559	41	2954	4012
34	1765	2814	42	3004	4058
35	1996	3080			

（二）小于胎龄儿病因

1. 母亲因素

（1）母亲患有慢性疾病：妊娠期高血压、糖尿病，严重青紫型先天性心脏病及辅助生殖技术。

（2）母亲营养状况：营养状况不良（严重贫血、微量元素缺乏等）及妊娠期母亲营养不足均导致 SGA。

（3）药物：滥用酒精及药物、接触放射线、吸烟。

（4）遗传因素：母亲身材矮小。

（5）社会行为方面：受教育程度低、经济条件低下，没有产前检查或产前检查不规律、妊娠期间体重增加慢、妊娠间隔期短（＜6 个月）、年龄（＜16 岁或＞35 岁）、心理压力等。

2. 胎儿因素

（1）慢性宫内感染（如 TORCH 感染）或缺氧是导致 IUGR 的重要原因。

（2）双胎或多胎。

（3）染色体畸变及染色体疾病，如唐氏综合征、猫叫综合征等。

（4）先天性代谢异常及综合征：先天性胰岛素缺乏、苯丙酮尿症、软骨发育不良等。

（5）性别、胎次不同：女婴、第一胎平均出生体重通常低于男婴和以后几胎；另外，种族或人种不同，出生体重也有差异。

3. 胎盘因素

胎儿通过胎盘从母体摄取营养。胎儿近足月时,其体重与胎盘重量、绒毛膜面积成正相关。胎盘营养转运能力取决于胎盘大小、形态、血流及转运物质(尤其是营养素)是否丰富。母亲子宫异常(解剖异常,子宫肌瘤),胎盘功能不全(如小胎盘,胎盘血管异常,胎盘梗死,胎盘早剥)将影响胎盘转运功能。

4. 内分泌因素

任何一种先天性激素缺陷均可致胎儿生长迟缓,如胰岛素样生长因子(IGF),尤其是 IGF-1(主要调节孕后期胎儿及新生儿生后早期的生长)、IGF-2(主要调节胚胎的生长)、胰岛素样生长因子结合蛋白(insulin-like growth factor binding protein, IGFBP)(尤其是 IGFBP-3)以及葡萄糖-胰岛素-胰岛素样生长因子代谢轴等,均是调节胎儿生长的中心环节。

(三)临床分类及其特点

1. 根据重量指数[出生体重(g)×100/身长(cm)^3]和身长头围之比,分为匀称型、非匀称型和混合型。

(1)匀称型:患儿出生时头围、身长、体重成比例下降,体型匀称。其重量指数>2.00(胎龄≤37周),或>2.20(胎龄>37周);身长与头围比>1.36。

(2)非匀称型:其重量指数<2.00(胎龄≤37周),或<2.20(胎龄>37周);身长与头围比<1.36。

2. 小于胎龄儿的临床特点(表1-9)。

3. 大多数小于胎龄儿具备以下特征性生理表现

(1)躯干四肢相比较,头相对较大,面容似"小老头"。

(2)舟状腹,四肢皮下脂肪明显缺乏,皮肤松弛多皱纹,易脱屑。

(3)颅骨骨缝可增宽或重叠。

(4)由于膜性成骨不足,致使前囟门较大,膝关节骨髓成骨延迟。

(5)指(趾)甲、皮肤及脐带可因羊水胎粪污染而呈黄绿色,脐带往往较细。

(6)由于血液重新分布,皮肤血流灌注减少,雌三醇合成受抑制(雌三醇具有促进胎脂合成作用),胎儿皮肤胎脂减少或消失。

(7)由于缺乏胎脂保护的皮肤一直暴露于羊水中,生后皮肤呈现脱屑。

(8)乳房组织的发育也明显不足。

(9)当排除中枢神经系统和代谢异常后,SGA新生儿的神经电生理发育如视觉或听觉诱发电位反应基本与胎龄相适应,甚至显得更为成熟。

(10)脏器发育加速成熟,早产的SGA患儿RDS发生率低。

(11)少部分SGA伴有明显畸形、先天性综合征、代谢性疾病,部分为匀称型。

表1-9 小于胎龄儿的临床特点

特点	匀称型	非匀称型	混合型
生长潜能	降低	受限	病因复杂,两者同时存在,少见;先天畸形高,死亡率高
发生时间	孕早期	孕晚期	
可能因素	遗传因素、染色体异常、TORCH感染	胎儿慢性缺氧、母子痫前期、慢性高血压、能量摄入不足	
窒息发生	危险性小	危险性大	
脑发育	脑发育同等程度受限	脑发育相对不受影响	
血流重新分布	无	重新分布	
低血糖	发生少	易发生	

(四)小于胎龄儿在新生儿期的异常疾病及处理

小于胎龄儿在新生儿期的异常疾病及处理见表1-10。

表1-10 小于胎龄儿在新生儿期的异常疾病及处理

异常情况	发病机制	评估、预防及处理
胎儿死亡	胎盘功能不全,胎儿慢性宫内缺氧	胎儿监测,监测胎儿脐动脉血流速度,脐带穿刺,母亲吸氧,提前分娩
围生期窒息	胎儿急性及慢性缺氧,酸中毒,胎盘功能不全,心肌糖原储备下降	产前及产时监测,及时有效地复苏

表 1-10 小于胎龄儿在新生儿期的异常疾病及处理（续表）

异常情况	发病机制	评估、预防及处理
胎粪吸入	缺氧应激	胎粪吸引管气管内吸引
低血糖	肝糖原储备下降，糖异生减弱，胰岛素水平高，儿茶酚胺水平低；游离脂肪酸和三酰甘油少，寒冷应激，窒息缺氧	尽早开奶，能量不足可给予部分静脉营养
喂养困难	慢性缺氧，肠道缺氧，激素水平不足	早期微量喂养，母乳喂养或者深度水解奶喂养
高血糖	胰岛素	葡萄糖速度 < 8 mg/(kg·min)
红细胞增多症-高黏滞综合征	胎盘输血，胎儿缺氧，红细胞生成素增加	部分交换输血*
体温不稳定	寒冷应激，脂肪储备不足，儿茶酚胺不足，低氧血症，低血糖	中性温度环境，早喂养
畸形	TORCH 综合征，染色体异常，畸形原暴露	病因治疗或预防
肺出血	低温，红细胞增多症，低氧血症，DIC	避免寒冷应激，低氧，肾上腺素气管内给药，PEEP 压力支持
免疫功能低下	营养低下，TORCH 综合征	病因治疗，避免感染

* 注：部分交换输血方法：

（1）周围静脉血 HCT > 0.65（65%）且有症状者，应部分换血。

（2）周围静脉血 HCT 0.60（60%）~ 0.70（70%）但无症状者，应每 4 ~ 6 h 监测 HCT，同时输入液体或尽早喂奶。

（3）周围静脉血 HCT > 0.70（70%）但无症状者是否换血尚存争议。所谓症状：如呼吸窘迫、青紫、低血糖、心脏扩大、肝大、黄疸、坏死性小肠结肠炎等。

换血量计算方法如下：换血量（ml）= [血容量 ×（实际 HCT – 预期 HCT）× 体重（kg）]/ 实际 HCT。

新生儿血容量约为 100 ml/kg，糖尿病母亲的婴儿为 80 ~ 85 ml/kg，预期血细胞比容（HCT）以 0.55 ~ 0.60（55% ~ 60%）为宜，换出血量代以补充生理盐水或 5% 白蛋白。

（五）远期预后

1. 除先天性感染及严重畸形的新生儿外，其他 IUGR/SGA 新生儿的神经系统功能及智商主要取决于 SGA 的病因及是否存在围生期严重并发症。出生时和出生后窒息以及低血糖均可造成和加重脑损伤。

2. SGA 出生后的体格生长取决于 SGA 的病因、生后营养的摄入及社会环境因素。先天性病毒感染、染色体异常等因素可造成 SGA 新生儿的体格生长始终受到限制。由于胎盘功能的降低以及营养不足所造成的孕后期 IUGR 新生儿，当生后环境因素适宜，其体格生长将追上同胎龄的健康新生儿，并最终达到其遗传所决定的体格发育程度。

三、大于胎龄儿的特点和护理

概念：大于胎龄儿（LGA）意为出生体重大于同胎龄平均体重的第 90 百分位，约相当于平均体重的 2 个标准差以上。可以是早产儿、足月儿和过期产儿。出生体重≥ 4000 g 的新生儿称巨大儿或高出生体重儿。部分 LGA 为健康新生儿。

1. 病因

（1）遗传因素。

（2）孕期饮食过量。

（3）病历因素：母亲糖尿病，Rh 溶血，大血管错位及贝-维综合征。

（4）其他：母亲年龄，是否为经产妇。

2. 临床表现

（1）低血糖：尤其是糖尿病母亲新生儿，因胰岛素量增加所致，多为暂时性。Rh 溶血病巨大儿除溶血表现外，易发生低血糖。贝-维综合征巨大儿其外表呈突眼、舌大、体型大伴脐疝，在新生儿早期约 50% 可发生暂时性低血糖。本症病死率高。

（2）窒息：由于身体体积的过大，在分娩过程中发生第二产程延长，发生难产、窒息。

（3）产伤：可见：①锁骨、肱骨骨折，颅骨骨折；②臂丛神经、面神经损伤；③颅内出血，帽状腱膜下出血，肾上腺出血；④产钳助产所致皮肤软组织损伤、头颅血肿、眼结合膜出血和角膜损伤。

（4）新生儿肺透明膜病，尤其是近足月儿，早产儿的大于胎龄儿（LGA）常见。

（5）红细胞增多：血黏稠度高，易发生血管内凝血，形成静脉血栓。常见肾静脉血栓，临床可出现血尿及蛋白尿。

（6）高胆红素血症：生后48～72 h内可出现，尤以胎龄<36周更为常见。Rh溶血病伴有LGA，需查血型和抗人球蛋白试验确诊。

（7）低血钙：可能与甲状旁腺功能减退有关。

（8）先天性畸形：约有10%伴有先天性畸形，如大动脉转位伴LGA，主要表现为发绀、气促、心脏扩大，生后早期易发生心力衰竭，尽早行心脏彩超明确。

3. 治疗

（1）预期为LGA的新生儿，需要在产房做好实施现场复苏的准备工作，一旦出生时发生窒息及时积极抢救。

（2）检查婴儿血糖，如血糖低，即予10%葡萄糖液输注，按60～80 ml/kg计算，以6～8 mg/（kg·min）的速度缓慢静脉滴入，一次量不宜过大，因会刺激胰岛素的分泌。能进食尽早喂乳，以免发生早期低血糖症。

（3）出生后即检查是否发生产伤。锁骨、颅骨骨折无须特殊处理，局部制动；肱骨骨折采用T-shirt悬吊式制动，细致护理，谨慎搬动；如损伤范围过大涉及神经损害需手术治疗。

（4）处理低血钙、高胆红素血症等，红细胞增多和血黏稠度高者，可用等量血浆或生理盐水进行部分交换输血（10 ml/kg）。

（5）巨大儿不一定成熟，尤其母亲有糖尿病的患儿，需加强护理，观察呼吸情况，防止RDS，注意并发症的发生。

4. 预防

动态超声测量和胎儿生长速率评价对LGA儿特别是巨大儿进行产前预测，选择合适的终止妊娠时机和分娩方式，对防止产伤及及时处理相应并发症至关重要。临床上需要在母亲存在孕期体重获得过快、糖尿病、肥胖、既往LGA或巨大儿生产史等高危因素时，动态评估胎儿体重和体积大小进展情况。

四、过期产儿的特点和护理

概念：妊娠期超过42周（294天）出生的婴儿称过期产儿（post term infant）。多数过期产儿因胎盘功能尚正常，生长发育可不受影响。少部分婴儿因胎盘功能减退，致营养受阻产生一系列症状，称过期产儿综合征或胎盘功能不全综合征。

1. 病因

（1）孕妇体质肥胖和遗传因素。

（2）孕妇内分泌异常。

（3）高龄初产。

（4）孕期中卧床休息过多。

（5）胎位异常或头盆不称。

（6）子宫收缩无力。

（7）胎儿异常如无脑儿和肾上腺发育不全等。

2. 发病机制及病理生理

过期妊娠的胎盘多有生理性衰老及变性现象，过期越长，衰老越重。胎盘内出现新生绒毛簇，可互相之间紧密靠近，造成绒毛间隙狭窄甚至完全消失，使母体血液转运困难。由于氧气和营养物质的通过受影响，脐带静脉血的氧饱和量下降，使胎儿缺氧和发生营养障碍。

3. 临床表现

临床特点：明显体重轻，营养不足，皮下脂肪少；身体细长，皮肤松弛且多皱纹，状如老人。常睁眼，貌似老练。因宫内缺氧，胎粪污染，胎盘、胎膜、脐带、胎儿皮肤及指（趾）甲均染成黄绿色。头颅钙化良好，指甲较长。出生时多有窒息。易发生低血糖、胎粪吸入性肺炎以及颅内出血，有时出现中枢神经系统症状。心电图ST段和T波下降，提示心肌缺氧。血气分析显示呼吸性和代谢性酸中毒。根据出生后病情轻重，过期产儿大致可分成3期：

（1）第1期　胎盘功能不足的程度较轻，供氧尚充足，但胎儿营养受影响。临床主要呈现营养不良状态，表现为四肢瘦长。皮肤松弛、干瘪伴有脱皮，无黄疸，胎脂消失，皮下脂肪少，体重落后于身长，神态"老练"。

（2）第2期　胎盘功能衰退显著，但胎儿无窘迫和缺氧。除第1期体征外，胎粪排出污染羊水，胎儿、胎膜及脐带可绿染或黄染。

（3）第3期　除上述两期体征外，胎儿出生时均呈呼吸窘迫，有呼吸道和中枢神经系统症状，预后严重。

4. 治疗

（1）窒息者积极复苏：因窒息发生率高，应做好窒息复苏抢救的准备。尤其在过期产儿头部娩出而肩部尚未娩出前即应及时吸尽口、鼻、咽内污染羊水,保持呼吸道通畅,以防胎粪吸入肺中。

(2)补充能量:轻者无需处理,可置母婴同室,尽早给予母乳喂哺。情况较差者,可置高危儿室观察,静脉输入10%葡萄糖液,以防低血糖。过期产儿的能量及营养的供应要较同体重者高。

(3)积极治疗并发症:过期产儿尤易引起胎粪吸入综合征,且易引发气胸及PPHN,需积极诊治。积极防治低血糖、宫内生长迟缓以及颅内病变。

5. 预后

过期妊娠越长,死亡率越高。以第2期患儿预后最差,出生死亡率达50%。第3期死亡率较少,但有后遗症。

6. 预防

准确判断预产期,定期产前检查,对妊娠期延长超预产期的密切观察,对小于42周有并发症如妊高征、胎动减少、羊水过少的考虑终止妊娠。分娩时加强产儿合作,预防出生窒息及并发症。

五、糖尿病母亲婴儿的特点和护理

糖尿病母亲新生儿(infants of diabetic mother,IDM)是指患胰岛素依赖性糖尿病或妊娠糖尿病(gestational diabetes mellitus,GDM)母亲所生的新生儿。近年我国糖尿病发病率明显上升,根据人群调查,孕妇血糖异常发生率达3%~8%。IDM与胎龄对照组相比,发生严重产伤的危险性增加2倍,剖宫产率增加3倍,需要进入NICU监护的比例增加4倍,围生期病死率也明显增加。

(一)病理生理

高血糖-高胰岛素学说认为,糖尿病母亲血糖高,大量葡萄糖通过胎盘进入胎儿,刺激胎儿胰岛B细胞增生肥大,胰岛素分泌增加,发生高胰岛素血症。高胰岛素血症和高血糖促进氨基酸摄取、蛋白合成,并抑制脂肪分解,促使组织增生,对胎儿各脏器的生长发育及内分泌代谢产生严重影响,引发一系列的临床问题。高胰岛素血症可拮抗胎儿器官的成熟。

(二)临床特点

1. 对体格生长的影响

高胰岛素血症和高血糖能促进胎儿过度生长,导致巨大儿发生。IDM 多为大于胎龄儿或巨大儿。巨大儿表现为肥胖、面色潮红、满月脸、四肢粗大。

2. 产伤和产科并发症

因胎儿巨大,产程延长,易发生新生儿窒息、骨折、内脏出血、肩难产、神经损伤,糖尿病产妇前置胎盘、羊水增多症发生率较高。

3. 对糖代谢的影响和低血糖症

IDM 出生后葡萄糖来源突然中断,而胰岛素水平仍然较高,低血糖发生率显著增加,在生后数小时最易发生。由于高胰岛素血症持续 1~2 周,使低血糖加重和时间延长。糖尿病母亲婴儿早产、围生期窘迫及胎儿生长障碍发生率较高。

4. 呼吸窘迫综合征

胰岛素可抑制糖皮质激素的分泌,而糖皮质激素能促进 PS 的合成和分泌,因此,糖尿病母亲新生儿 PS 合成分泌减少,尽管已足月或是巨大儿,但肺发育未成熟,易发生 RDS。此外,剖宫产率高、易发生窒息,也是发生 RDS 的因素。

5. 低钙血症和低镁血症

低钙血症发生率可达 50%~60%,低钙血症是由于母体高血糖环境引起胎儿肾丢失镁增加、新生儿甲状旁腺激素分泌延迟所致。糖尿病母亲肾小管镁吸收较差,易发生低镁血症,导致胎儿低镁。

6. 红细胞增多症

因高胰岛素血症、高血糖症、慢性宫内缺氧,易发生红细胞增多症,表现为高黏滞综合征、嗜睡、呼吸暂停、发绀、抽搐等。

7. 高胆红素血症

主要原因有早产、肝酶发育未成熟、低血糖、红细胞增多症等,其中早产和红细胞增多症是主要原因。红细胞破坏增多,黄疸及核黄疸的危险性增加。

8. 心脏问题

胎儿高胰岛素血症和高血糖可促使糖原、蛋白质、脂肪合成增加,导致心肌细胞增生和肥厚,以室间隔肥厚为主,大多数在

1岁时心肌肥厚可逐渐恢复。心肌及室间隔肥厚新生儿表现为心脏增大，心肌酶异常。

9. 对神经系统的影响

IDM在新生儿期或以后出现神经精神方面并发症，母亲糖尿病对新生儿神经系统影响逐渐增多。

（1）低血糖脑损伤：胰岛素水平高，低血糖持续时间越长，反复发作，顽固性低血糖，严重低血糖可引起不同程度脑损伤；高血糖急性期可以引起渗透压增高诱发脑水肿，破坏血脑屏障，减少脑血流，造成后期脑皮质萎缩，严重者危及生命。

（2）缺氧性脑损伤：母亲糖尿病时血液中的糖化血红蛋白增高，阻碍红细胞携带氧及释放氧，致使胎儿通过胎盘所获得的氧量受影响。慢性缺氧可诱发红细胞增多症，加重组织缺氧缺血性损伤。

（3）脑成熟障碍：影像学检查表现为脑回增宽、脑室大、脑实质含水量多等，脑成熟度低于实际胎龄，似早产儿脑。

（4）脑发育畸形：主要为神经管畸形，严重者在影像学检查显示脑中线消失，双侧脑室及脉络丛融合。

（5）脑功能活动减弱。

10. 先天畸形，主要表现为先天性心脏病，中枢神经系统异常，其他还有泌尿生殖系统及肢体缺陷，消化道出现肛门直肠畸形、内脏错位，泌尿系统畸形，有多囊肾，双重输尿管，其他如多指畸形，胸腺发育不良，先天性隐睾等。

（三）治疗

1. 预防母亲妊娠糖尿病

对于母亲出现糖尿病，早期诊断，及时治疗。加强孕期血糖、血脂控制。加强餐后血糖管理，控制餐前血糖为3.3～5.9 mmol/L，尤其餐后血糖＜7.8 mmol/L。

2. 出生时

防止产伤，做好新生儿复苏准备，预防新生儿窒息发生。

3. 监护

监测心率、呼吸，血氧饱和度，血气分析，血糖，血钙，血镁，血细胞比容等。

4. 新生儿各种并发症的处理

（1）纠正低血糖，尽量用10%葡萄糖，防止出现高胰岛素血症。

(2)纠正代谢紊乱,如低血钙,低血镁,代谢性酸中毒。

(3)如发生 RDS,应行机械通气及 PS 替代治疗。

(4)如发生红细胞增多症,考虑部分换血。

(四)预后

1. 近期预后

病死率增加。

2. 远期预后

肥胖、2 型糖尿病、心血管疾病及运动神经功能障碍增加。

第四节　新生儿治疗总论

一、新生儿疼痛管理

机体对疼痛和应激的生理反应包括体循环中儿茶酚胺水平升高,心率增快,血压、颅内压升高。疼痛刺激可导致迷走反射,使机体发生缺氧和脑血流变化,可引起缺氧、高碳酸血症、酸中毒、高血糖、呼吸对抗(辅助通气时)、气胸等病理生理改变。新生儿科常见的反复疼痛刺激,母婴分离可引起外周神经、脊髓痛觉神经通路、神经内分泌功能及神经发育发生改变,后期表现为疼痛状态或痛阈改变,出现焦虑/应激紊乱,注意缺陷。新生儿期的疼痛和应激可影响神经发育及后期对疼痛刺激的感觉和行为反应,因此,应该重视预防和控制疼痛,重视新生儿疼痛管理。

(一)新生儿疼痛和应激的评估

1. 行为反应指标

包括面部表情、哭、四肢活动等。

2. 生理指标

包括心率增快或减慢、血压升高、呼吸增快或呼吸暂停、氧饱和度降低、手掌出汗、迷走神经兴奋、血浆可的松或儿茶酚胺水平变化等。评估时还应该考虑胎龄因素。

新生儿评估急性疼痛最常用的工具:早产儿疼痛量表(Premature Infant Pain Profile,PIPP)、修订版早产儿疼痛量表(Premature Infant Pain Profile-Revised,PIPP-R)、新生儿疼痛/激惹与镇静量表（Neonatal Pain Agitation and Sedation Scale，N-PASS）、新生儿疼痛量表（Neonatal Infant Pain Scale，NIPS）等。

（二）预防和处理新生儿疼痛的原则

1. 预防

尽可能减少疼痛性或应激性操作。集中进行护理和操作、尽量采用无创监测方法（如经皮氧饱和度、经皮二氧化碳监测）、放置外周动脉导管，平时减少声光刺激、鸟巢式护理。

2. 处理

包括非药物镇痛和药物镇痛。

（1）非药物镇痛：包括非营养性吮吸、皮肤接触护理（skin-to-skin care，SSC）、母乳喂养、袋鼠式护理，以及操作前轻揉、拍、抚摸肢体等。非药物镇痛在新生儿具有很好的安全性和有效性，是重要的新生儿镇静镇痛方法。

（2）药物镇痛

1）口服蔗糖/葡萄糖：用于短时间的轻、中度疼痛性操作。操作前 2 min 给予 24% 的蔗糖溶液 0.1~1 ml（或 0.2~0.5 ml/kg）口服，镇痛效果可持续 4 min；20%~30% 的葡萄糖溶液可减轻短时操作的疼痛反应，具有短时的镇痛效果。可引起高血糖等副作用。

2）阿片类药物：吗啡和芬太尼是新生儿最常用的镇痛药，用于非紧急气管插管、胸腔穿刺放置引流管等。

3）苯二氮䓬类：咪达唑仑是 NICU 最常使用的苯唑类镇静药，镇痛作用较弱，存在安全性问题，不推荐。

4）局部麻醉药：用于外周动静脉穿刺、腰穿等操作，包括丁卡因凝胶、2.5% 利多卡因和 2.5% 丙胺卡因组成的局部麻醉药低共熔混合物（eutectic mixture of local anesthetics，EMLA）。

（三）不同操作时的药物治疗

1. 微创操作时的镇痛

局部麻醉药如 EMLA 用于某些操作（如静脉穿刺、静脉置管、腰穿等）安全有效，但对足跟采血的镇痛无效。

2. 侵袭性操作镇痛

进行有创或非常疼痛的操作时用镇痛药（吗啡或芬太尼最常用）和镇静药（如咪达唑仑或苯巴比妥）。

（1）气管插管：芬太尼 1~3 μg/kg 静脉缓慢输注［< 1 μg/

（kg·min）]，如胎龄＞35周，可加用咪达唑仑0.1 mg/kg。

（2）机械通气：不推荐在机械通气的新生儿常规使用鸦片类药物。如需镇痛，可予芬太尼0.5~2 μg/kg或吗啡0.02~0.1 mg/kg，每4 h使用一次。

（3）胸腔闭式引流：胸腔穿刺、放置引流管、拔除胸腔引流管可使用非药物镇痛，或芬太尼。

（4）ROP检查：非药物镇痛。

（5）手术后镇痛：术后即刻使用鸦片类间断或持续输入，吗啡和芬太尼有相似的镇痛效果。

3. 镇静　苯二氮䓬类镇静药物常与镇痛药物联合使用，术后与镇痛药物联合使用可减少鸦片类药物用量。

二、新生儿氧疗

氧疗法的作用是提供适当浓度的氧，以提高血氧分压和血氧饱和度，从而保证组织的供氧，消除或减少缺氧对机体的不利影响。

（一）呼吸道护理

必须使呼吸道通畅，保证有足够的通气。措施如下：

1. 呼吸道分泌物的清除

（1）对吸入气体进行湿化：理想的室内空气相对湿度为60%~65%。

（2）胸部物理治疗：翻身、拍击胸背、吸痰等措施。新生儿气管插管吸痰常应用6~6.5 Fr吸痰管，外径＜2/3气管插管内径，吸引压力（负压）为60~100 mmHg。

2. 气管插管

正确的位置是管端处第二、三胸椎之间水平。

（二）氧疗的方法

1. 给氧指征

吸入空气时，PaO_2低于50 mmHg应考虑给予吸氧。

2. 给氧方法

（1）鼻导管法：为低流量给氧法，置于鼻前庭，氧流量为0.3~0.6 L/min。

（2）鼻旁管法：于鼻导管旁开一长约1 cm的狭窄小孔，固定于鼻孔前，封闭一侧断端，另一侧接气源供氧，流量为 0.5～1 L/min。

（3）面罩给氧：常用氧流量为 1～1.5 L/min，可与雾化吸入同时应用。

（4）头匣给氧：一般用空–氧混合仪，总流量为 5～8 L/min。

3. 给氧浓度

给氧浓度以能保持患者的 PaO_2 在 50～80 mmHg（早产儿 50～70 mmHg）为度。

三、辅助通气技术

（一）持续气道正压呼吸

持续气道正压呼吸（CPAP）系用鼻塞或气管插管接呼吸机或专用 CPAP 装置进行辅助呼吸和氧疗方法。整个呼吸周期内气道压力均为正压。NCPAP 是新生儿最常采用的无创伤性呼吸治疗方法，适用于有自主呼吸、肺泡功能残气量减少、肺顺应性降低的肺部疾病如 RDS、暂时性呼吸困难（湿肺）、肺水肿、肺出血、早产儿呼吸暂停及呼吸机撤离后的过渡。

1. 应用指征

①有自主呼吸的极早产儿（出生胎龄 25～28 周），产房早期预防性应用；②可能发生呼吸窘迫综合征（respiratory distress syndrome，RDS）的高危新生儿；③RDS 患儿应用肺表面活性物质（pulmonary surfactant，PS）拔除气管插管后呼吸支持，INSURE（intubation-surfactant-extubation-CPAP）技术；④鼻导管、面罩或头罩吸氧时，当吸入氧浓度分数（fraction of inspired oxygen，FiO_2）＞0.30 时，动脉血氧分压（arterial oxygen tension，PaO_2）＜50 mmHg（1 mmHg=0.133 kPa）或经皮血氧饱和度（transcutaneous oxygen saturation，$TcSO_2$）＜0.90；⑤早产儿呼吸暂停；⑥有创机械通气拔除气管插管后出现的明显吸气性凹陷和（或）呼吸窘迫。

2. 下列情形不适合使用 NCPAP

①无自主呼吸；②呼吸窘迫进行性加重，不能维持氧合氧饱和度（FiO_2＞0.40，PaO_2＜50 mmHg），动脉血二氧化碳分压（arterial partial pressure of carbon dioxide，$PaCO_2$）＞60 mmHg，pH＜7.25；③先天畸形：包括先天性膈疝、气管-食管瘘、后鼻

道闭锁、腭裂等；④心血管系统不稳定，如低血压、心功能不全、组织低灌注等。此外，肺气肿、气胸、消化道出血、严重腹胀、局部损伤（包括鼻黏膜、口腔、面部）也不主张使用。

3. 参数设定及调节

通常为 $3 \sim 8$ cmH$_2$O，呼吸暂停（无肺部疾病）为 $3 \sim 4$ cmH$_2$O，RDS 至少保证 6 cmH$_2$O，但一般不超过 8 cmH$_2$O。气体流量应大于每分钟通气量的 3 倍，即（$6 \sim 8$）ml/kg × 呼吸次数 / 分 × 3，通常供气流量为 $4 \sim 8$ L/min，FiO$_2$ 则根据 TcSO$_2$ 进行设置和调整，范围为 $0.21 \sim 0.40$。

4. NCPAP 撤离

尚无统一的撤离标准。当压力 < $4 \sim 5$ cmH$_2$O、FiO$_2 \leq 0.25$ 时，无呼吸暂停及心动过缓，无 TcSO$_2$ 下降，呼吸做功未增加可考虑撤离。

5. CPAP 的并发症

鼻塞或导管的位置不正、堵塞、局部刺激和鼻中隔损伤、腹胀、肺过度扩张压迫肺毛细血管使静脉回流受限和通气/血流比值失调、压力过高（> 8 cmH$_2$O）引起心排出量降低、PaCO$_2$ 潴留、气漏等。

（二）加温加湿高流量鼻导管给氧

加温加湿高流量鼻导管（heated humidified high-flow nasal cannula，HHHFNC）流量 > 2 L/分，建议鼻导管插入端直径小于鼻孔直径 50%。

1. 应用指征

①早产儿呼吸暂停；②经鼻持续气道正压通气（NCPAP）或双水平正压通气（BiPAP）或无创正压通气（NIPPV）撤离；③有创机械通气拔出气管导管后出现的明显三凹征和（或）呼吸窘迫。

2. 禁忌证

同 NCPAP。

3. 参数设定及调节

气体流量一般设置为 $2 \sim 8$ L/min，FiO$_2$ 根据维持 TcSO$_2$ 进行调节，范围为 $0.21 \sim 0.50$。

4. 撤离时间

当气体流量降低至 2 L/min，FiO$_2$ < 0.25 时可考虑撤离。

(三)常频机械通气(conventional mechanical ventilation,CMV)

机械通气的目的在于改善通气、换气功能,纠正低氧和高碳酸血症,改善临床状态,为治疗引起呼吸衰竭的原发病争取时间。

1. 新生儿机械通气的适应证

①频繁的呼吸暂停,经药物或 CPAP 干预无效;② RDS 患儿需使用 PS 治疗时;③ $FiO_2 > 0.6 \sim 0.7$,$PaO_2 < 50 \sim 60$ mmHg 或 $TcSO_2 < 85\%$(紫绀型先天性心脏病除外);④ $PaCO_2 > 60 \sim 65$ mmHg,伴有持续性酸中毒(pH 值 < 7.20);⑤全身麻醉的新生儿。

2. 新生儿常频呼吸机常用触发方式

(1)目前应用较多的为流量触发(flow trigger)。

(2)神经调节的呼吸辅助(NAVA)触发模式:由膈肌收缩的电活动信号触发呼吸机的辅助通气模式,是相对较理想的同步触发和辅助通气模式。

3. 新生儿常用的通气方式

(1)间歇指令通气(intermittent mandatory ventilation,IMV):设置机械强制的通气次数,患儿在两次机械通气间隙,可借呼吸机的持续气流进行自主呼吸。

(2)同步间歇指令通气(synchronized intermittent mandatory ventilation,SIMV):SMIV 与 IMV 区别在于前者的强制通气的发生与患儿的吸气同步。SIMV 能减少人机对抗、镇静药的使用及气漏的发生。

(3)辅助控制呼吸(assist/controlled ventilation,A/C):辅助通气根据患儿的自主呼吸的频率,每次均给以触发,即机械通气的频率与自主呼吸的频率相同。设置背景频率,作为在呼吸暂停或不能触发时的支持和保障,存在有效自主呼吸情况下,背景频率不起作用。

(4)压力支持:压力支持模式(PSV)是压力限制、流量切换、患儿自主呼吸触发的通气模式。

多数情况下 PSV 与 SIMV 联用,即对在 SIMV 间隙的自主呼吸给以一定的正压辅助支持。

(5)容量保证(volume guarantee,VG):以时间切换、压力限制模式开始,允许压力在所设置的限制内变化;确立目标潮气量,常设置为 $4 \sim 5$ ml/kg;呼吸机自动、实时地根据此潮气量要求变动压力,以达到为满足设置目标潮气量的最小压力,避免容量损伤的发生。肺顺应性急剧变化者尤为适用。VG 可与 PSV 或 SIMV 联合应用。

(6) 压力调节的容量控制模式 (pressure regulated volume control, PRVC):PRVC 模式类似 VG。设置目标潮气量与最高吸气压力限制,呼吸机递送尽可能满足此潮气量的最低压力。

4. 新生儿呼吸机参数的调节

初调参数因人、因病而异。各种疾病的初始参数有所差异,但尚无统一的标准去借鉴。参数设定是否适宜,应密切观察患儿皮肤颜色、胸廓起伏及血氧饱和度情况,动脉血气分析是评价参数是否适宜的金标准。

(1) 吸气峰压(PIP):指机械通气 IMV/SIMV 达到的最大吸气压力。

(2) 呼吸末正压(PEEP):其作用与 CPAP 同,呼气末保持一定的正压,以防止肺泡萎陷。

(3) 呼吸频率:呼吸频率是影响每分肺泡通气量的重要因素之一。频率增加,$PaCO_2$ 下降。

(4) 平均气道压力(MAP):MAP 不需要直接调节,由呼吸机计算得出。受到压力、频率和吸气时间的影响。其公式为:MAP=K×(PIP×TI+PEEP×TE)/(TI+TE)。K 为常数(正弦波 0.5,方形波为 1.0),TI 为吸气时间,TE 为呼气时间。动脉氧合主要取决于 MAP 和 FiO_2。

(5) 吸气时间(inspiration time,TI):根据疾病性质、呼吸机频率、氧合情况和肺时间常数等调节。时间常数(TC)是指吸气时气道开口的压力与肺泡压力达到平衡所需要的时间。TI 一般设在>时间常数的 3~5 倍。

(6) 流量:目前多数新生儿呼吸的流量是自动调节的。

(7) 吸入氧浓度(FiO_2):根据血氧调整。

(8) 潮气量:设置为 4~6 ml/kg。

5. 新生儿呼吸机的撤离

(1) 当患儿原发病好转,感染基本控制,一般状况较好,血气分析正常时应逐渐降低呼吸机参数,锻炼和增强自主呼吸。先降低 FiO_2 和 PIP,再降呼吸频率,同时应观察胸廓起伏、监测 SaO_2 及动脉血气结果。

(2) 当 PIP ≤ 18 cmH_2O,PEEP 为 2~4 cmH_2O,频率 ≤ 10 次/min,FiO_2 ≤ 0.4 时,动脉血气结果正常,可考虑撤机。

(四)高频通气(high-frequency ventilation,HFV)

1. 应用指征

常用于 CMV 失败后的补救性治疗。如下情况下可考虑使用 HFV:①肺气漏综合征:如气胸、间质性肺气肿、支气管胸膜瘘等;②某些先天性疾病:如膈疝、肺发育不良、严重胸廓畸形;③持续性肺动脉高压:特别是需联合吸入 NO 者;④严重的非均匀性改变的肺部疾病,如胎粪吸入综合征、重症肺炎;⑤足月儿严重肺疾病应用体外膜肺氧合(ECMO)前最后尝试;⑥早产儿 RDS:在 CMV 失败后可作为选择性应用,也可作为首选。

2. 高频呼吸模式

(1)高频喷射通气(high frequency jet ventilation,HFJV):是高压气源通过小孔射气管,以高频率提供潮气量而实现,所提供的潮气量可大于或小于解剖无效腔,呼气模式是被动的。HFJV 可与 CMV 模式同时使用。

(2)高频气流阻断通气(high frequency flow interrupter ventilation,HFFIV):是通过间歇阻断高压气源,以高频率提供较小潮气量而实现,所提供的潮气量大于或小于解剖无效腔,呼气模式也是被动的。

(3)高频振荡通气(high frequency oscillation ventilation,HFOV):在目前新生儿 HFV 中使用频率最高。与其他高频呼吸机不同的是,HFOV 呼气模式是主动的,所提供的潮气量一般小于解剖无效腔。

3. HFV 应用

高频通气应用主要有:其一,是在尽可能低的 MAP 条件下提供足够的通气,减少气道压力,如气漏综合征、肺发育不全、MAS、肺炎伴肺萎陷和伴有肺实质疾病的 PPHN 等;其二,是采用高频通气提供最佳的肺容量,如早产儿 RDS 时肺萎陷常较突出,而 HFV 可提供相对较高的 MAP,开放更多的肺泡。

(1)不同气道压力策略:HFV 最大的好处是以相对较高的 MAP 使肺均一扩张,而同时肺组织牵拉所致的剪切伤最小。RDS 时强调肺复张,相对较高的 MAP 策略;气漏等疾病时,采用相对较低的 MAP 策略。具体 MAP 调节通过血氧监测和胸部 X 线片所示的肺扩张情况而定。

(2）呼吸频率：呼吸频率增加，CO_2 的排出减少。体重越大或肺顺应性越好，共振频率越低，HFOV 早产儿 < 1500 g 设为 15 Hz，> 1500 g 设为 10～12 Hz，将吸气时间设置为 33%。

(3）振幅：振幅与 CO_2 的排出有关系，适当的振幅是以达到胸部振动为宜。

4. 初调参数

（1）平均气道压力（MAP）：如插管后直接 HFV，先选择较低 MAP（6～8 cmH_2O），当 FiO_2 > 0.4 时，逐步缓慢增加（每次 1～2 cmH_2O）以达到持续肺扩张、$TcSO_2$ ≥ 95% 所需压力；如从 CMV 过渡到 HFV，MAP 应高于 CMV 时 2～3 cmH_2O；肺气漏综合征，MAP 与 CMV 时相同。

（2）吸气时间百分比：33%。

（3）频率：10～15 Hz；体重越小，频率越高。

（4）振幅：根据胸廓起伏及 PCO_2 而调定，初调为 MAP 的 2 倍。

（5）通过 FiO_2、MAP 调控氧合，通过振幅调控 $PaCO_2$。

5. 肺充气的评估

动态拍摄胸片观察横膈位置和肺野透亮度评估肺容积。理想使横膈位于第 8 后肋下缘，不超过第 9、第 10 肋间隙（如有肺气漏，应较无并发症者高一肋间隙）。

6. 呼吸机撤离

无统一撤离标准。可直接拔管脱机或 CPAP，也可过渡到 CMV 再撤离。撤离先下调 FiO_2，后降低 MAP，振幅根据 $PaCO_2$ 调节，呼吸频率一般不需调节。极低出生体重儿，当 MAP < 6～8 cmH_2O，FiO_2 < 0.25～0.30，可考虑撤机，体重较大新生儿，即使参数高于此值，也可撤机。如果过渡到 CMV，一般 PEEP=5 cmH_2O，PIP < 20 cmH_2O，潮气量为 5～7 ml/kg。

四、一氧化氮吸入治疗

NO（nitric oxide，NO）具有舒张血管、降肺动脉压力的作用，其机制主要是通过环磷酸鸟苷（cyclic guanosine monophosphate，cGMP）途径造成细胞内钙离子浓度降低。同时收缩蛋白对钙的敏感性减低，肌细胞膜上钾通道活性下降，从而引起血管扩张。

1. 应用 NO 吸入治疗的指征

存在 PPHN 的低氧性呼吸衰竭新生儿，氧合指数（oxygenation index, OI）≥ 16，应考虑 NO 吸入治疗。

在机械通气恰当的情况下仍出现严重低氧血症，除外气胸及紫绀型先天性心脏病（congenital heart disease，CHD）者均应考虑存在 PPHN。PPHN 主要通过超声来诊断，直接征象包括：①以彩色多普勒直接观察心房水平卵圆孔的右向左分流；②测定三尖瓣反流流速，以简化柏努利方程计算肺动脉压；③根据开放的动脉导管水平分流方向和流速计算肺动脉压力。间接征象包括：①测定右室收缩前期与右室收缩期时间的比值，正常新生儿为 0.35，若 > 0.5 则肺动脉高压（PAH）可能性大；②测定肺动脉血流加速时间/右室射血时间比值，比值缩小，提示 PAH；③测定左或右肺动脉平均血流速度，流速降低提示肺血管阻力增加及 PAH。

NO 改善缺氧性呼吸衰竭足月儿和晚期早产儿的氧合情况，减少 EMCO 的使用，而且并不影响远期神经系统发育预后。

2. 应用 NO 吸入治疗的适应证

（1）特发性持续性肺动脉高压（PPHN）。特发性 PPHN 占所有 PPHN 的 10%，也称为肺血管发育不良，指无肺实质病变的 PPHN，由于肺血管重构，肺血流量因血管重塑异常而减少，进而导致肺血管收缩。特发性 PPHN 的发病机制包括内源性 NO 合成减少和对血管扩张剂的反应性异常。因为缺乏肺部疾病和肺血管减少导致的胸部 X 线片特征性表现，特发性 PPHN 也被称为黑肺 PPHN。

（2）继发于胎粪吸入综合征（meconium aspiration syndrome，MAS）的 PPHN。MAS 是 PPHN 的主要原因之一。多见于足月儿或过期产儿。

（3）继发于早产儿呼吸窘迫综合征（respiratory distress syndrome，RDS）的 PPHN。

（4）继发于新生儿脓毒症（neonatal sepsis）的 PPHN。

（5）CHD 术后相关 PAH，推荐用较低剂量的 NO。

（6）继发于 CHD 的 PAH，术前可使用低剂量 NO。

（7）继发于先天性膈疝（congenital diaphragmatic hernia，CDH）的 PAH。

（8）继发于出生窒息的 PPHN。

（9）继发于先天性肺炎的 PPHN。

3. 应用 NO 吸入治疗的禁忌证

（1）严重的左心发育不良，或动脉导管依赖的 CHD。

（2）致命性的先天性缺陷和充血性心力衰竭。

（3）先天性高铁血红蛋白血症。

（4）严重出血，如颅内出血、脑室内出血、肺出血。

4. NO 吸入治疗的使用方法

（1）在吸入 NO 治疗过程中，二氧化氮（nitrogen dioxide，NO_2）的浓度应尽可能低，一般要求吸入氧浓度为 0.60、NO 为 40×10^{-6}，NO_2 不超过 1.0×10^{-6}。治疗过程中实时监测吸入 NO 和呼出 NO_2 的浓度。

（2）NO 治疗气体的输送：与呼吸机联用，将 NO 标准气体通过治疗仪的输气管道与呼吸机供气管道混合，形成 NO 治疗气体。根据 NO 气体输送系统的不同，将 NO 治疗仪分为呼吸机联用式、呼吸机一体式及独立便携式 3 大类。这 3 种类型的 NO 治疗仪都包括 NO 输送系统、NO/NO_2 浓度监测系统、报警系统、数据传输系统、输入输出系统和电源等。

（3）NO 吸入浓度：对于足月儿和晚期早产儿，建议起始治疗浓度 20×10^{-6}。并根据治疗效果进行调整，最大剂量不超过 20×10^{-6}。以 NO 最低有效浓度为治疗原则，在治疗中逐渐降低 NO 浓度至 $(1 \sim 2) \times 10^{-6}$，避免不良反应。以 20×10^{-6} 开始，每 4 h 将 NO 降低 5×10^{-6}，NO 的需求在治疗 24 h 后减少，治疗 96 h 后停止 NO 治疗。

（4）NO 撤离应逐渐降低浓度至 1×10^{-6} 或更低，并在完全撤离前提高 FiO_2。在 PPHN 血氧改善，右向左分流消失，吸入氧浓度 < 0.60，氧分压 > 60 mmHg（$SpO_2 \geq 0.90$）持续超过 60 min，或氧合指数（OI）< 10 时，可考虑开始 NO 撤离。NO 治疗有效：暴露 30 ~ 60 min 后氧合改善，PaO_2/FiO_2 较基础值增加 > 20 mmHg。以每 4 h 减少 5×10^{-6} 的速度减至 5×10^{-6}，再以每 4 h 减少 1×10^{-6} 的速度减至 1×10^{-6}，此时患儿氧合状态仍稳定（FiO_2 < 0.60，PaO_2 > 60 mmHg），可最终撤离。如果在下调 NO 剂量的过程中出现反跳性低氧（SpO_2 下降 > 5%，FiO_2 需增加 0.15 来维持 PaO_2 > 60 mmHg），需把 NO 剂量恢复至下调前水平，待临床状况进一步改善后在 24 ~ 48 h 内撤离。NO 治疗无效，可在暴露 30 min 内选择直接撤离。

五、体外膜肺氧合生命支持技术

体外膜肺氧合生命支持技术（extracorporeal membrane

oxygenation，ECMO）是一种特殊的心肺支持技术，通过动静脉插管，将血液从体内引流到体外，经人工膜肺氧合后，再将氧合血灌注入体内，维持机体各器官的供血和供氧，对严重的心肺功能衰竭患者进行较长时间呼吸心脏支持，使患者心肺得以充分的休息，为进一步治疗和心肺功能的恢复赢得宝贵的时间。

1. ECMO 应用指征

（1）严重呼吸衰竭新生儿：①氧合指数＞40 超过 4 h；②氧合指数＞20 超过 24 h 或呼吸困难持续恶化；③积极呼吸支持下，病情仍迅速恶化，严重的低氧血症 PaO_2＜40 mmHg；④血 pH＜7.15，血乳酸≥5 mmol/L，尿量＜0.5 ml/（kg·h）持续 12～24 h；⑤肺动脉高压导致右心室功能障碍，需要持续大剂量正性肌力药物剂量维持心功能（正性肌力药物评分＞40 分；正性肌力药物评分 = 肾上腺素 ×100+ 异丙肾上腺素 ×100+ 米力农 ×10+ 氨力农 ×1+ 多巴胺 ×1+ 多巴酚丁胺 ×1）。

（2）导致呼吸衰竭病因可逆。

2. 禁忌证

（1）致死性出生缺陷。

（2）Ⅲ级或Ⅲ级以上脑室内出血。

（3）难以控制的出血。

（4）其他不可逆的脑损伤。

3. 相对禁忌证

（1）不可逆的脏器损害（除非考虑器官移植）。

（2）体重＜2 kg；胎龄＜34 周。

（3）机械通气＞14 d。

4. ECMO 支持模式

（1）静脉-动脉（veno-arterial，V-A）模式：同时具备心、肺辅助功能，适用于呼吸衰竭合并 PPHN，严重影响心脏功能和循环功能稳定的患儿。

（2）静脉-静脉（veno-venous，V-V）模式：仅辅助肺功能，不具备心脏辅助功能，选择该模式前需严格评估患儿心脏功能，包括心脏射血分数、动脉导管开放情况及分流情况、应用正性肌力药物指数等。

5. ECMO 的撤离

（1）撤离评估：ECMO 支持严重呼吸衰竭新生儿，临床症状改善，胸 X 线片检查透光度增加，可逐渐调整 ECMO 参数，同时提高呼吸机参数，体外支持仅为患儿自身肺部功能 30%，考虑做 ECMO 试停试验。

（2）ECMO 撤离方法

1）V-V ECMO：将机械通气条件从肺休息状态调整为完全支持状态（PIP 25～30 cmH$_2$O，PEEP 5～6 cmH$_2$O，频率 30 次/分，FiO$_2$ 0.30～0.50），断开氧合器气源接口，并连接到出气口，将氧合器与外界隔绝，停止任何形式气体交换。评估 1～2 h，如此时机械通气条件可以接受，进入拔管程序。

2）V-A ECMO 试停技术：试停试验前，ECMO 流量以每小时 20 ml 逐渐降低，同时提高呼吸机参数设置；当流量降至 50 ml/min，机械通气调整为完全支持状态，此时可以夹闭插管，进入静脉-桥连接-动脉转流模式，为防止插管凝血，每 5 min 打开静脉插管，夹闭桥连接、打开动脉插管冲刷一次，持续 5～10 s，然后夹闭插管恢复桥连接。夹闭插管状态下，血气满意即可进入拔管程序。

3）V-A ECMO 非试停技术：ECMO 流量以每小时 20 ml 逐渐降低，同时提高呼吸机参数设置，最终 ECMO 流量降至 50 ml/min，观察 2～3 h，患儿生命体征和血气各项指标良好，则直接进入拔管程序。

有 ECMO 支持病史的危重新生儿存在一定的神经发育风险，建议长期随访。

六、新生儿连续性血液净化

连续性血液净化（continuous blood purification，CBP），亦称连续肾替代（continuous renal replacement therapy，CRRT）是所有连续性、缓慢经过体外循环和滤器进行清除水分和溶质的治疗方式的总称。CBP 主要通过弥散、对流和吸附等清除血液中过多水分和溶质、改善重要脏器功能。弥散主要能够清除小分子溶质（相对分子质量小于 500），临床对应为透析技术。对流可清除中分子溶质（相对分子质量为 500～5000），临床对应为滤过技术。吸附可清除不同相对分子质量的溶质，尤其是大分子溶质（5000～50 000），临床对应为血液灌流、免疫吸附等。单次治疗持续时间＜24 h 的肾替代治疗称为间断性肾替代治疗（IRRT）；将治疗持续时间≥24 h 的 RRT 称为 CRRT。新生儿急性肾损伤（acute kidney injury，AKI）是指由于各种原因导致的新生儿肾功能迅速下降，临床表现少尿或无尿、电解质紊乱、酸碱平衡失调及血浆中全身代谢产物（尿素、肌酐等）浓度增高，是常见的新生儿危重临床综合征之一。AKI诊断标准为肾功能在48 h内迅速减退，血肌酐升高绝对值≥26.5 μmol/L，或较基础值升高≥50%；或尿量＜0.5 ml/（kg·h）超过6 h。

1. CBP治疗新生儿AKI的方法

血液净化技术包括肾替代治疗（renal replacement therapy，RRT）、血液灌流及血浆置换等。RRT基本模式：血液透析、血液滤过和血液透析滤过（hemodiafiltration，HDF）。CBP常用的4种治疗模式包括：缓慢持续超滤、连续静脉-静脉血液滤过（continuous veno-venous hemofiltration，CVVH）、连续静脉-静脉血液透析、连续静脉-静脉血液透析滤过（continuous veno-venous hemodiafiltration，CVVHDF）。

CBP治疗新生儿AKI的常用模式为CVVHD和CVVHDF，参数设置血泵初始流速为3~5 ml/（kg·min），置换液为20~30 ml/（kg·h），透析液为15~25 ml/（min·m²）[也可以用20~30 ml/（kg·h）]。体表面积（m²）= 0.0061×身长（cm）+ 0.0128×体重（kg）- 0.1529。

2. CBP治疗新生儿AKI的病种条件和具体指标

CBP治疗新生儿AKI的病种条件为新生儿AKI伴有血流动力学不稳定等，如代谢异常、少尿或无尿、酸中毒、容量超负荷或液体超载。

（1）CBP治疗新生儿AKI的病种条件：①新生儿AKI伴有血流动力学明显紊乱。②新生儿AKI伴颅内压增高或脑水肿。③新生儿AKI伴心功能不全。④新生儿AKI伴高分解代谢。⑤新生儿AKI伴严重液体超载。⑥新生儿AKI伴肺水肿。

（2）CBP治疗新生儿AKI的具体指标：①代谢异常（如下列有1项或以上的即为代谢异常），尿素氮＞26.5 mmol/L或相对升高≥50%，经内科治疗失败的血钾＞6.5 mmol/L，血钠＞155 mmol/L，血钠＜120 mmol/L，血镁＞4 mmol/L伴无尿和腱反射消失。②少尿或无尿，非梗阻性少尿[尿量＜1.0 ml/（kg·h）]；无尿[尿量＜0.5 ml/（kg·h）]。③酸中毒，pH＜7.15。④容量超负荷或液体超载，利尿剂无反应的水肿（尤其肺水肿），或液体超负荷超过10%时；液体超载=（当日体重-入院时体重）/入院时体重×100%。

3. CBP治疗新生儿AKI的禁忌证

CBP治疗新生儿AKI的相对禁忌证为，出生胎龄＜34周，

或者体重 < 2.0 kg；不可纠正的低血压；出血倾向；颅内出血等。

（1）出生胎龄与体重：出生胎龄 < 34 周，或者体重 < 2.0 kg，置管非常困难情况者。

（2）不可纠正的低血压：新生儿容量性低血压应补足血容量，其他性质低血压应行扩容、血管活性药物及其余相应措施。

（3）出血倾向：凝血功能部分纠正后可行 CBP 治疗，或者根据患儿凝血功能情况减少抗凝剂应用。

（4）颅内出血：Ⅲ级或Ⅲ级以上脑室周围 - 脑室内出血。

（5）体内重要脏器出血应止血后开始治疗。

新生儿 CBP 没有绝对禁忌证。

4. CBP 治疗新生儿 AKI 的时机和终止指征

CBP 治疗新生儿 AKI 的时机为，当肾功能和机体需求之间失衡，内科保守治疗失败，或出现威胁生命的并发症；终止指征为患儿自身肾功能明显好转，或者威胁生命并发症解除危险，可终止 CBP 治疗。

5. CBP 治疗新生儿 AKI 过程中的监测

CBP 治疗新生儿 AKI 治疗过程中的监测，包括血流动力学、体温、体液量、凝血功能、血电解质和血糖。

6. CBP 治疗新生儿 AKI 过程中并发症的处理

CBP 治疗新生儿 AKI 过程中可发生机械并发症和临床并发症，主要包括低血压、血流感染、血小板减少、低体温。

七、新生儿腹膜透析术

新生儿腹膜透析术（peritoneal dialysis，PD）是新生儿最常用的肾替代疗法。布满血管的腹膜起透析膜作用，腹膜腔注入高张、含电解质的透析液，形成跨膜渗透梯度可移除液体，起超滤作用（ultra-filtration，UF）。废物通过浓度梯度弥散达到溶质清除。把滤液从腹膜腔抽出完成一个循环。间隔一定的时间重复一次。结果是逐渐、持续把溶质和液体移除，代替肾的功能。PD 的短期优点：操作简单、保护血管、可用于血流动力学不稳定的患儿。远期优点是：减少饮食限制、可居家透析、可能提升保存的肾功能。

1. 技术要点

Tenckhoff 导管（近端套囊到管端 11 cm）在 PD 中最常用。

Flex-Neck 导管（近端套囊到管端 7.5 cm）或 Cook 急性腹膜透析管（近端套囊到管端 8 cm）在某些情况下更好。PD 可出现：导管周围漏、感染、疝。

初始透析容量（10 ml/kg 或 200 ml/m²），停留时间（30～50 min）第一周渐加至 30 ml/kg 或 800 ml/m²。

2. 手动 PD 及自动 PD

PD 操作有两种方式：基于重力的手动 PD（manual PD，MPD），自动 PD（automated PD，APD）。

3. 营养要点

接受透析的婴儿营养不良的原因包括超滤钠的丢失，透析蛋白/氨基酸丢失，呕吐肠道营养丢失，因为胃排空延迟而减少自主摄入。要满足适当的营养需要：①补充钠（每 100 ml 超滤液 13 mmol）；②适当的能量摄入，从透析液中补充葡萄糖获取 10 kcal/(kg·d)；③按标准体重给与适当的蛋白［0～6 个月婴儿 1.8 g/(kg·d)，7～12 月婴儿 1.5 g/(kg·d)］。

4. 禁忌证

膈疝，近期腹腔手术，腹腔内恶性肿瘤，腹膜表面不足，坏死性小肠结肠炎。肺功能不全的婴儿亦应注意。

5. 并发症

机械并发症：大网膜堵塞导管，导管移出盆腔，纤维蛋白或凝块堵塞导管，插入导管时引起出血，罕见的插入导管引起肠穿孔。其他并发症包括高血糖、低蛋白血症、腹膜炎、导管出口部位感染。采用无菌技术，使用卷的、双套囊、鹅颈式导管，积极的肠道管理减少因粪便负担引起导管移位和不能使用，可减少并发症。

八、新生儿换血疗法

换血（exchange transfusion）是治疗高胆红素血症最迅速有效的方法。主要用于重症母婴血型不合的溶血病，可及时换出抗体和致敏红细胞、减轻溶血；降低血清胆红素浓度，防止胆红素脑病；同时纠正贫血，防止心力衰竭。

1. 换血指征

(1) 各种原因所致的高胆红素血症达到换血标准时均应进行换血。

(2) 产前诊断明确为新生儿溶血病，出生时脐血胆红素＞76 μmol/L，血红蛋白低于 110 g/L，伴有水肿、肝脾大和心力衰竭者。

（3）凡有早期急性胆红素脑病症状者，不论血清胆红素浓度是否达到换血标准，或血清胆红素在准备换血期已明显下降，都应换血。

（4）胆红素/白蛋白（B/A）可作为考虑换血的附加依据。如胎龄≥38周新生儿B/A值达8.0，胎龄≥38周伴溶血或胎龄35～37周新生儿B/A值达7.2，胎龄35～38周伴溶血新生儿B/A值达6.8，可作为考虑换血的附加依据。

（5）在准备换血的同时先给予患儿强光疗4～6 h，若血清胆红素水平未下降甚至持续上升，或对于免疫性溶血患儿在光疗后血清胆红素下降幅度未达到34～50 μmol/L，立即给予换血。

2. 血液的选择

新生儿溶血病时换血血源的选择：Rh血型不合，采用和母亲相同的Rh血型，ABO血型与新生儿同型或O型血。ABO血型不合，母亲是O型，新生儿是A型或B型，采取AB型血浆和O型红细胞混合后换血，也可选用抗A及抗B效价<1∶32的O型血液。胎儿所有抗Rh、抗A或抗B IgG都来自母体，故换血用的血液应该与母亲血清无凝集反应。红细胞与血浆之比为2～3∶1。

3. 外周动静脉同步快速换血术

外周动脉（如桡动脉或颞浅动脉）和静脉（如大隐静脉、腋静脉或股静脉）各一条。换血量为新生儿血容量的2倍，换血量一般为150～160 ml/kg。控制整个换血全程时间在90～120 min内。换血前后监测：血常规、离子、血气分析、血糖、胆红素等。换血后继续蓝光照射并监测血清胆红素变化。预防性使用抗生素。换血后需禁食6～8 h。

九、亚低温疗法

1. 亚低温治疗（mild hypothermia）的适应证和禁忌证

亚低温治疗新生儿HIE的适应证如下：胎龄>35周，出生体重>1800 g且在生后6 h之内，同时存在下列情况：①有胎儿窘迫的证据；②有新生儿窒息的证据；③生后6 h内有中重度脑病的表现。其中胎儿窘迫的证据至少包括以下任意一项：①急性围生期事件，如胎盘早剥或脐带脱垂或严重胎心率异常变异或晚期减速；②脐血pH<7.0或碱剩余（base excess，BE）

>16 mmol/L。新生儿窒息的证据，满足以下 3 项中的任意一项：① 5 min Apgar 评分 < 5 分；②脐血或生后 1 h 内动脉血气分析 pH < 7.0 或 BE > 16 mmol/L；③需正压通气至少 10 min。中重度脑病的表现至少包括以下任意一项：惊厥、不同程度的意识障碍，自主活动减少、肌张力低下、原始反射减弱或消失、多器官损伤；通常推荐在早期给予脑电监测提供脑病严重程度判断的证据。

新生儿 HIE 有以下情况不适合进行亚低温治疗：①存在严重先天畸形，特别是复杂发绀（紫绀）型先天性心脏病、复杂神经系统畸形以及 21-三体等染色体异常；②颅脑创伤或中、重度颅内出血；③全身性先天性病毒或细菌感染；④临床有自发性出血倾向或血小板计数 < 50×10^9/L。

2. 临床亚低温的实施

主要采用轻中度低温（33.5~34.5℃）持续治疗 72 h 的全身降温方案。亚低温治疗的最佳时间窗是在生后 6 h 之内。1~2 h 达到亚低温治疗的目标温度（33.5~34℃），直肠温度降至 33.5℃下时，应开启暖箱或远红外辐射式抢救台电源给予维持体温。维持治疗阶段：达到亚低温治疗的目标温度后转为维持治疗 72 h。连续监测皮肤、鼻咽部或食管温度。采用自然复温法：关闭亚低温治疗按钮，关闭远红外辐射式抢救台电源或暖箱电源，逐渐开始复温。人工复温法：设定鼻咽部温度或直肠温度为每 2 h 升高 0.5℃，复温期间每小时记录 1 次鼻咽部温度或直肠温度，直至温度升至 36.5℃。

3. 亚低温治疗的不良反应

包括心血管并发症（如窦性心动过缓、心律失常、低血压）、凝血功能异常（凝血障碍、血小板减少症）、内环境紊乱（低血钾、低血糖）、脓毒症、肝功能异常等，其中窦性心动过缓和血小板减少是低温治疗期间最常见的并发症。

第五节 新生儿期常用诊疗操作

一、经外周置入中心静脉导管

经外周静脉置入中心静脉导管（peripherally inserted central catheter，PICC）是利用导管从外周静脉（上臂贵要静脉或正中静脉、下肢大隐静脉或头部颞浅静脉）穿刺插管，使导管尖端位于上腔静脉或下腔静脉内的深静脉导管置入技术。

1. 操作前准备

（1）明确需要经外周静脉置入中心静脉导管的临床情况的适应证：①需长时间（大于1周）静脉输液或给药；②需给予外周静脉无法耐受的高渗性液体。

（2）判断患儿是否可以进行经外周静脉置入中心静脉导管的禁忌证：①上腔静脉压迫综合征；②穿刺部位有感染或破损；③凝血功能障碍；④有血栓病史。

（3）与患儿家属沟通，签署知情同意书。告知其可能的并发症，如出血、感染、损伤周围组织（包括血管、神经）、置管不成功以及其他不可预料的意外等。

（4）准备用物：PICC穿刺包、无菌帽子和口罩，无菌手套，隔离衣，无菌孔巾，无菌镊，无菌剪或剪割器，新生儿经皮插管装置，新生儿一般选用直径为1.9~2.0 Fr，透明贴膜（固定导管用），无菌盘，络合碘液，10 ml注射器2个，无菌止血带，0.9% NaCl溶液、肝素盐水冲洗液，T型管和无菌胶布，垃圾桶，医疗废料桶，医疗锐器桶等。

2. 操作步骤

（1）复习操作流程，准备好物品；核对患儿姓名、性别、年龄、床号；查阅病历及相关辅助检查资料，确定有无适应证和禁忌证。

（2）与家长沟通：自我介绍，说明要进行的操作名称、目的、可能的并发症与应对方法。

（3）再次确认患儿的病情：再次查体，确认需要的操作无误。

（4）口服24%蔗糖水，或使用安慰奶嘴吸吮减轻疼痛、也可以使用阿片类药物（芬太尼或吗啡）镇痛。

（5）选择静脉和导管插入深度。常选用上臂的贵要静脉、正中静脉及下肢的大隐静脉。经上肢静脉所置的PICC导管末端最适位置位于上腔静脉下1/3，最深不超过上腔静脉与右心房的连接处。下肢静脉置管时，导管末端的最适位置位于下腔静脉（第9~11胸椎或第4~5腰椎）。

PICC置入长度的体表测量方法是通过静脉走行体表投影而制定。上肢静脉置管体外测量方法：手术侧上肢手臂外展90°，从穿刺点沿静脉走向至右胸锁关节后，向下至第2肋间（足月儿）或第 1 肋间（极低出生体重儿）。下肢静脉置管体外测量方法：仰卧位，下肢与躯干成直线，测量从穿刺点沿静脉经腹股沟至剑突下（足月儿）或脐与剑突中点上方 0.5~1 cm（极低出生体重儿）。

PICC 置管体表测量的长度与体内静脉解剖长度不完全一致，多种因素均可影响 PICC 的最适长度。实际操作可将导管稍微插深一点，以便调整时可往外退，放浅了就不能再往里送了。如导管放置过深触及右心房，操作者会感觉到阻力突然增大，或新生儿出现心率或心律的改变。此时须把导管往回撤 0.5~1 cm。PICC 置管后均需经 X 线拍片来确定导管末端的位置。

（6）用无菌技术准备导管和所需的器械。上臂选择贵要静脉或正中静脉、下肢大隐静脉或头部颞浅静脉。约束其他肢体以免污染。

（7）消毒铺巾：①术者洗手，戴好口罩帽子。②以穿刺点为中心，由内向外消毒（络合碘消毒 2 遍；或碘酒消毒 1 遍后，再用 75% 乙醇溶液消毒 2 遍），注意勿留空隙，棉签不要返回已消毒区域。③检查穿刺包消毒日期，打开穿刺包外层，戴无菌手套（注意无菌观念），打开穿刺包内层，检查消毒指示卡。④检查包内器械，确认导管在套管针内。⑤系好止血带，以穿刺点为中心铺孔巾，注意无菌原则。

（8）穿刺过程：①将套管针刺入静脉，一旦见到套管针内有回血即停止进针。松开止血带，握住套管针保持其在静脉内的位置，用镊子将导管通过套管针缓慢送入静脉。②当导管达到预定位置时，稳住已经进入的导管，小心撤出引导针并用纱布压迫局部止血。③去掉套管针针尖部的卡子后小心掰开引导针，直到引导针完全裂开。在撤出引导针时如果有部分导管被拉出，需要再送入到预定的部位。④将引导丝从导管中缓慢撤出。在撤出导管丝时可见到导管内有回血，此时可将 T 型管连接到导管并固定，随后可用肝素生理盐水冲洗导管。注意冲洗时力量不要太大，以免引起导管破裂、断裂和形成栓塞。用无菌胶带在插入部位将导管固定于肢体，将留在外面的导管卷起呈圆形并用无菌透明贴膜固定在皮肤上。连接静脉输液。

3. 操作后处理

（1）检查体温、血压、脉搏、呼吸等生命体征。注意针刺处渗血情况。

（2）置管结束后，将用过的手套、注射器、纱布放入指定医疗垃圾桶，将穿刺包放在指定回收地点。

（3）用X线证实导管尖端的位置。理想的导管尖端位置应该位于中心静脉。过深可适当回拨调整，但过浅不能再往里送。如果导管有回血并且通畅，即使不能进入到中心位置，仍然可以作为周围静脉通路使用。在这种情况下输注高渗溶液需要慎重。

4. 操作注意事项

（1）置管前注意检查患儿凝血功能，有出血倾向者应特别注意。注意核对患儿姓名。操作前一定要检查有无禁忌证。

（2）置管时如发现患儿突然呼吸、脉搏、面色异常，应停止操作，并进行抢救。

（3）注意保温，注意无菌原则。

5. 并发症预防及处理

（1）导管堵塞：不用PICC导管抽血，掌握脉冲式冲管和正压封管技术，使用正压输液接头，更换药物时充分冲洗导管。发生导管堵塞后，用10 ml注射器缓慢回抽，切不可暴力推注，确认导管尖端位置，必要时用1∶5000尿激酶溶液溶栓或酌情拔管。

（2）穿刺部位渗血：加压止血，加压敷料固定，避免置管部位过度活动，如凝血功能异常，予输血浆等处理。

（3）静脉炎：①严格无菌操作，消毒剂自然风干后再行穿刺；②熟练掌握操作技巧，置管动作轻柔，匀速送管，切忌反复硬插；③置管后加强护理：置管后24 h内换药1次，每周更换肝素帽1次，保持局部干燥，导管脱出不能再送入血管内。一旦发生静脉炎，应及时处理，如抬高患肢、行热敷或50%硫酸镁湿敷。

（4）血栓形成：拔除导管并予抗凝治疗。

（5）导管相关血流感染：严格无菌操作，不需时及时拔出导管。怀疑导管相关血流感染时及时取导管内、导管侧肢体和对侧肢体的血做培养，给予抗感染。

（6）导管体内断裂：按压导管远端血管或上臂靠近腋部绑扎止血带，病人制动，影像学明确导管残端位置，静脉切开取出导管。

（7）导管移位：多移位于颈内动脉，X线片可观察到。部分移位导管用生理盐水冲管，可随回心血流回到上腔静脉，继续使用。部分不能复位的只能外拔，如拔至锁骨下静脉可短期内作为外周静脉通路使用。

（8）导管拔除困难：手臂外展平卧位，适当按摩上肢、热敷使血管松弛，可用硝酸甘油贴剂敷于穿刺手臂，必要时手术取出。

（9）胸腔积液、心包积液：罕见严重并发症，拔除 PICC 导管，胸腔闭式引流或心包穿刺。

二、脐血管置管

（一）脐动脉置管

1. 操作前准备

（1）明确需要脐动脉置管（umbilical artery catheterization，UAC）的临床情况（适应证）：①需要频繁或持续监测动脉血气者；②持续监测中心动脉血压者；③同步交换输血；④血管造影。

（2）判断患儿是否可以进行脐动脉置管（禁忌证）：脐膨出、脐炎、脐带畸形、腹膜炎、坏死性小肠结肠炎、下肢或臀部有局部血供障碍时等。

（3）与患儿家属沟通，签署知情同意书。告知其可能的并发症，如出血、感染、血管意外如血栓形成或梗死、血管穿孔、置管不成功以及其他不可预料的意外等。

（4）准备用物：无菌帽子和口罩，无菌手套，隔离衣，脐血管导管（体重< 1500 g 用 3.5 Fr，≥ 1500 g 用 5.0 Fr），三通开关，10 ml 注射器，脐穿刺包［眼科镊、弯头镊，有齿钳，纱条（结扎脐带用），剪刀，手术刀，无菌巾，缝合线］，肝素生理盐水（1 U/ml），输液泵，消毒用品，胶布，绷带，测量尺，垃圾桶，医疗废料桶，医疗锐器桶等。

2. 操作步骤

（1）复习操作流程，准备好物品；核对患儿姓名、性别、年龄、床号；查阅病历及相关辅助检查资料，确定有无适应证和禁忌证。

（2）与家长沟通：自我介绍，说明要进行的操作名称、目的、可能的并发症与应对方法。

（3）再次确认患儿的病情：再次查体，确认需要的操作无误。

（4）计算置管的长度：测量患儿的肩至脐的距离以确定导管的长度。如果用高位脐动脉插管（UAC），导管尖端于第6至第9胸椎之间，约在横膈膜之上。如为低位UAC，导管尖端位于第3与第4腰椎之间位置，约在肾动脉及肠系膜动脉之间。

①根据肩-脐距离与插管深度关系图估算脐静脉置管（UVC）置管深度，或根据肩-脐距离查置管插入深度（图1-1，表1-11）。

②体重法估算UAC置管深度：

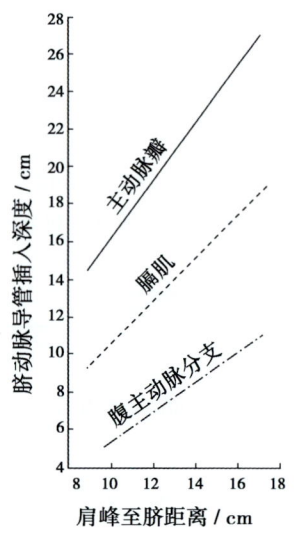

图1-1 肩-脐距离与插管深度关系图

高位UAC置管深度（cm）= 3 × 体重（kg）+9

低位UAC置管深度（cm）= 体重（kg）+7

注：实际置管深度应在估算长度基础上加脐根部长度。

表1-11 肩-脐距离与插管深度表

肩-脐距离/cm	导管放置深度/cm		
	低位UAC	高位UAC	UVC
9	5	9	5.7
10	5.5	10.5	6.5
11	6.3	11.5	7.2
12	7	13	8
13	7.8	14	8.5
14	8.5	15	9.5
15	9.3	16.5	10
16	10	17.5	10.5
17	11	61	11.5
18	12	20	12.5

（5）用无菌技术准备导管和所需的器械。将患儿置于辐射台上，仰卧，手足缚好。

（6）消毒铺巾：①术者洗手，戴好口罩帽子。②用络合碘或2%氯己定、75%乙醇严格消毒脐部及其周围皮肤，让其干燥1～2 min，注意勿留空隙，棉签不要返回已消毒区域。③检查穿刺包消毒日期，打开穿刺包外层，戴无菌手套（注意无菌观念），打开穿刺包内层，检查消毒指示卡。④检查包内器械，将脐导管接上三通管，再连接上内有肝素生理盐水的10 ml注射器，将肝素生理盐水充满整个导管系统，排空气体。⑤覆盖无菌孔巾，在脐带根部系上一条纱条，注意无菌原则。

（7）穿刺过程：①用手术刀在距脐根部约1 cm处将脐带切断，暴露脐动脉和脐静脉，可见两条脐动脉位于切面的4点和7点处。动脉较静脉细，孔小壁厚，呈白色。脐静脉位于12点处，管壁薄，腔大，通常塌陷；②镊子轻轻扩张脐动脉；③用有齿止血钳夹住固定好脐带；④用眼科尖端插入脐动脉内，轻微扩张脐动脉，后将导管慢慢插入，在插入1～2 cm后（腹壁处）如遇到阻力，助手可将脐带向头部牵拉，拉直脐动脉；如在插入5～7 cm处（膀胱水平）遇到阻力，可将导管退出1～2 cm后再旋转推进，直到预定深度，开放三通开关，如立即有血顺畅回流，说明导管已经进入脐动脉；⑤将脐切面做荷包缝合并将线绕插管数圈后系牢。然后将胶布粘贴以固定插管；⑥如患儿在插管过程中或插管后出现一侧下肢发白或发紫，为股动脉痉挛所致，应将导管退出一定长度，并给对侧下肢热敷以使动脉痉挛缓解，下肢颜色恢复正常后再行插管。如经上述处理30 min后无好转，应拔管后改另一条脐动脉插管；⑦脐血管导管、三通开关和注射器等可用无菌巾包裹，并用输液泵将肝素生理盐水按0.5～1 ml/h输注以保持导管通畅，防止血栓形成；⑧在三通开关处采血，先抽取1～2 ml血后再用另外的注射器抽血送检。先前抽取的1～2 ml血回注患儿体内。如需要，且无并发症发生，可维持7～10天。

3. 操作后处理

（1）检查体温、血压、脉搏、呼吸等生命体征。注意脐部渗血情况。

（2）置管结束后，将用过的手套、注射器、纱布放入指定医疗垃圾桶，将穿刺包放在指定回收地点。

（3）用X线证实导管尖端的位置。理想的导管尖端位置：高

位在膈上 $T_6 \sim T_9$，低位在 $L_3 \sim L_4$。过深可适当回拨调整，但过浅不能再往里送。

4. 操作注意事项

（1）置管前注意检查患儿凝血功能，有出血倾向者应特别注意。注意核对患儿姓名。操作前一定要检查有无禁忌证。

（2）置管时如发现患儿突然呼吸、脉搏、面色异常，应停止操作，并进行抢救。

（3）注意保温，注意无菌原则。

（二）脐静脉置管（umbilical vein catheterization, UVC）

1. 操作前准备

（1）明确需要脐静脉置管的临床情况（适应证）：①中心静脉压力测定；②紧急静脉输液或给药；③交换输血或部分交换输血；④超低出生体重儿的长时间中心静脉输液。

（2）判断患儿是否可以进行脐静脉置管（禁忌证）：同脐动脉插管。

（3）与患儿家属沟通，签署知情同意书。告知其可能的并发症，如出血、感染、血管意外如血栓形成或梗死、血管穿孔、置管不成功以及其他不可预料的意外等。

（4）准备用物：同脐动脉插管。

2. 操作步骤

（1）复习操作流程，准备好物品；核对患儿姓名、性别、年龄、床号；查阅病历及相关辅助检查资料，确定有无适应证和禁忌证。

（2）与患儿家长沟通：自我介绍，说明要进行的操作名称、目的、可能的并发症与应对方法。

（3）再次确认患儿的病情：再次查体，确认需要的操作无误。

（4）计算置管的长度：UVC 导管顶端的理想位置是在右心房与下腔静脉的交界点或在胸段的下腔静脉内。

①根据肩-脐距离估算 UVC 置管深度：UVC 置管深度（cm）= 肩到脐距离 +（1.5~2）（同图 1-1 和表 1-11）。

②体重法估算 UVC 置管深度：UVC 置管深度（cm）=1.5×体重（kg）+5.5。

注：实际置管深度应在估算长度基础上加脐根部长度。

（5）用无菌技术准备导管和所需的器械。将患儿置于辐射台上，仰卧，手足缚好。

（6）消毒铺巾：同脐动脉插管。

（7）穿刺过程：①用手术刀在距脐根部约 1 cm 处将脐带切断，暴露脐动脉和脐静脉，可见两条脐动脉位于切面的 4 点和 7 点处。动脉较静脉细，孔小壁厚，呈白色。脐静脉位于 12 点处，管壁薄，腔大，通常塌陷；②镊子轻轻扩张脐静脉；③用有齿止血钳夹住固定好脐带；④用眼科尖端插入脐静脉内，轻微扩张脐静脉，后将导管慢慢插入，推至理想的深度。如插管过程中导管感受到阻力，可能为导管进入门脉系统，可将导管抽出 1~2 cm 后轻轻转动再慢慢推入，直到预定深度，用注射器抽吸，见回血很畅通后连接管道；⑤将脐切面做荷包缝合并将线绕插管数圈后系牢。然后将胶布粘贴以固定插管；⑥脐血管导管、三通开关和注射器等可用无菌巾包裹，如需要，且无并发症发生，可维持 2~3 周。

3. 操作后处理

（1）检查体温、血压、脉搏、呼吸等生命体征。注意脐部渗血情况。

（2）置管结束后，将用过的手套、注射器、纱布放入指定医疗垃圾桶，将穿刺包放在指定回收地点。

（3）用 X 线证实导管尖端的位置。理想的导管尖端位置：左心房与横膈膜之间（膈肌上 1 cm 处）。过深可适当回拨调整，但过浅不能再往里送。

4. 操作注意事项

（1）置管前注意检查患儿凝血功能，有出血倾向者应特别注意。注意核对患儿姓名。操作前一定要检查有无禁忌证。

（2）置管时如发现患儿突然呼吸、脉搏、面色异常，应停止操作，并进行抢救。

（3）注意保温，注意无菌原则。

三、耻骨上膀胱穿刺

1. 操作前准备

（1）明确需要耻骨上膀胱穿刺的临床情况（适应证）：需要做无菌尿培养时。

（2）判断患儿是否可以进行耻骨上膀胱穿刺（禁忌证）：

包括泌尿生殖系统异常，腹壁感染，出血性疾病以及多器官肿大等。

（3）与患儿家属沟通，签署知情同意书。告知其可能的并发症，如出血、感染、膀胱穿孔以及其他不可预料的意外等。

（4）准备用物：无菌手套，络合碘液，5 ml注射器及针头，无菌容器，无菌孔巾，无菌纱布及胶布。

2. 操作步骤

（1）复习操作流程，准备好物品；核对患儿姓名、性别、年龄、床号；查阅病历及相关辅助检查资料，确定有无适应证和禁忌证。

（2）与家长沟通：自我介绍，说明要进行的操作名称、目的、可能的并发症与应对方法。

（3）再次确认患儿的病情：再次查体，确认需要的操作无误。

（4）穿刺过程：①确定患儿膀胱中有充足的尿液，取仰卧，使双下肢屈曲，定于"蛙式位"；②取下腹部正中、耻骨联合上1~2 cm处为穿刺点；③常规消毒皮肤，戴无菌手套并铺孔巾；④用5 ml注射器在穿刺点垂直皮肤进针，边进针边抽吸，见到注射器中有尿液出现，即停止进针。进针一般不要超过2.5 cm，以防止穿透膀胱后壁；⑤取得所需要的尿液标本后即拔出注射器，用无菌纱布压迫穿刺部位并用胶布固定。

3. 操作后处理

（1）检查体温、血压、脉搏、呼吸等生命体征。注意穿刺部位渗液、渗血情况。

（2）穿刺结束后，将用过的手套、注射器、纱布放入指定医疗垃圾桶。

4. 操作注意事项

（1）穿刺前注意检查患儿凝血功能，有出血倾向者应特别注意。注意核对患儿姓名。操作前一定要检查有无禁忌证。

（2）置管时如发现患儿突然出现呼吸、脉搏、面色异常，应停止操作，并进行抢救。

（3）注意保温，注意无菌原则。

四、胸腔穿刺及引流

1. 操作前准备
（1）明确需要胸腔穿刺的临床情况（适应证）：①各种胸腔

积液的诊断、鉴别诊断；②胸腔积液或积气的治疗。

（2）判断患儿是否可以进行胸腔穿刺（禁忌证）：①凝血功能障碍；②穿刺部位感染。

（3）与患儿家属沟通，签署穿刺同意书。告知可能的并发症如出血、感染、损伤周围组织（包括血管、神经）、肺损伤、膈肌损伤、皮下气肿、手术不成功、麻醉意外以及其他不可预料的意外等。

（4）准备用物：胸腔穿刺包、胸腔穿刺用弹簧套针导管（如无，可用连有透明塑料管的 8 号或 9 号针头代替）、蚊式钳、三通开关、20 ml 注射器。如需持续引流，需备一次性使用的 14 G 中心静脉导管包，引流装置/水封瓶，吸引器。0.5% 利多卡因，常规消毒用品，无菌巾，纱布、胶布、弯盘、垃圾桶、医疗废料桶、医疗锐器桶等。

2. 操作步骤

（1）复习操作流程，准备好物品（消毒用品、胸腔穿刺包、手套、麻醉药、胶布，必要时准备培养瓶）。核对患儿姓名、性别、年龄、床号；查阅病历及相关辅助检查资料，确定有无适应证和禁忌证。

（2）与患儿家长沟通：自我介绍，说明要进行的操作名称、目的、可能的不适与应对方法。

（3）再次确认患儿的病情：再次查体，查看检查报告如血常规、凝血功能等，确认需要的操作无误。

（4）帮助患儿摆好体位：患儿置仰卧位，选取穿刺点并标记，如为排出气体，导管穿刺点应放置在胸前第 2 肋间锁骨中线上或腋前线第 4 肋间下一肋的上缘；液体引流应以腋前线第 4、第 5、第 6 肋间为穿刺点。乳头是第 4 肋间的标记。

（5）消毒铺巾：①术者洗手，戴好口罩、帽子；②以穿刺点为中心，由内向外消毒（络合碘消毒 2 遍；或碘酒消毒 1 遍后，再用 75% 乙醇消毒 2 遍），注意勿留空隙，棉签不能返回已消毒区域；③检查穿刺包的消毒日期，打开胸腔穿刺包外层，戴无菌手套（注意无菌观念），打开胸腔穿刺包内层，检查消毒指示卡；④检查包内器械，注意穿刺针是否通畅；⑤以穿刺点为中心铺孔巾，注意无菌原则，不可由有菌区向无菌区方向拉动孔巾。

（6）麻醉：小量利多卡因进行皮下或皮内注射（也可合用安慰奶嘴吸吮，或使用阿片类药物止痛）。

（7）穿刺过程：左手拇指和示指固定穿刺部位皮肤，右手持穿刺针（用无菌纱布包裹），在穿刺点沿着肋骨上缘向内侧与平面呈45°进针，进针时以蚊式钳夹住距针尖1~1.5 cm处，以防止刺入过深损伤肺组织，进针至有落空感时即提示进入胸膜腔，抽吸时可见注射器中不断有气泡或积液抽出。用注射器通过三通开关分次抽出气体或积液，并记录抽取量。拔针后重新消毒皮肤并覆盖以纱布块后，可贴上胶布固定。

需要持续引流者，局麻后用穿刺针从穿刺点进针，有明显落空感，提示进入胸膜腔，然后将导引钢丝从穿刺针针芯送入胸膜腔，固定导引钢丝，退出穿刺针，将14 G中心静脉导管沿导引钢丝插入胸膜腔，取出导引钢丝（拔出一半时夹紧导管，再全部拔出，防止气体进入）。将导管紧贴胸前壁向胸骨方向或向气胸部位推进2~3 cm。穿刺处用透明敷贴将导管固定后行X线检查导管位置。将导管与气胸引流装置连接，再与吸引器连接，吸引负压一般调到0.049~0.098 kPa（5~10 cmH$_2$O）。严重张力性气胸，在应用呼吸机的情况下，必要时可在多个穿刺点插入导管引流，可将吸引负压调节到0.294 kPa（30 cmH$_2$O）。

当胸腔导管无气体引流出，X线胸片示气胸消失24~48 h时，可停负压吸引并夹住导管，如6~12 h后仍无气漏征象，可以拔管。拔管后局部重新消毒，用凡士林纱布块覆盖穿刺点，予纱布覆盖，胶布固定。

（8）标本送检：抽取的胸腔积液进行标记（病室、床号、姓名）并送检。

3. 操作后处理

（1）抽取完毕后拔出穿刺针，以无菌纱布压迫穿刺部位片刻，消毒穿刺点后覆盖无菌纱布，以胶布固定，患儿静卧休息。

（2）观察患儿术后反应，检查体温、血压、脉搏等生命体征。注意并发症，如气胸、复张性肺水肿等。

（3）穿刺结束后，将用过的手套、注射器、穿刺针、纱布放入指定医疗垃圾桶，将穿刺包放在指定回收地点。

4. 操作注意事项

（1）穿刺前阅读X线胸片等影像学检查，确定穿刺部位；操作前一定要检查有无禁忌证。

（2）严格无菌操作，操作中尽量防止空气进入胸腔，始终保持胸腔负压。

（3）进针不要过深，以免刺伤肺；避免在第9肋间以下穿刺，以免穿透膈肌损伤腹腔脏器，穿刺时应沿肋骨上缘进针，以免损伤血管和神经。

（4）一次抽液（气）不能过多或过快，以防发生纵隔摆动等意外。

（5）穿刺过程中要注意观察患儿变化，一旦出现刺激性咳嗽或极度烦躁、大汗、苍白、呼吸困难等现象或抽出鲜血，应立即停止放液，必要时予以 1‰ 肾上腺素 0.01 mg/kg 皮下注射。

（6）如抽不出液体或气体时，可将针缓慢进或退 0.5 ~ 1 cm，或改变针头方向后再抽。并复核诊断是否正确。

（7）注意保暖。

五、腰椎穿刺

1. 操作前准备

（1）明确需要腰椎穿刺的临床情况（适应证）：①怀疑中枢神经系统疾病如脑膜炎、脑炎或颅内出血的诊断性检查；②脑脊液引流；③鞘内注射药物；④检查脑脊液以监测中枢神经系统感染的抗生素疗效。

（2）判断患儿是否可以进行腰椎穿刺（禁忌证）：①凝血功能障碍；②穿刺部位感染或脊柱病变；③颅内占位性病变，尤其是颅后窝占位性病变；④严重颅内高压或出现脑疝迹象者。

（3）与患儿家属沟通，签署穿刺同意书。告知其可能的并发症，如出血、感染、损伤周围组织（包括血管、神经）、脊髓损伤、椎管内表皮样瘤、呼吸暂停和心动过缓、穿刺不成功、麻醉意外以及其他不可预料的意外等。

（4）准备用物：新生儿腰椎穿刺包（无菌孔巾，4 个无菌标本管，无菌纱布，5 ml 注射器，新生儿腰椎穿刺针或 5.5 号头皮针），测压管，无菌棉签，0.5% 利多卡因注射液，弯盘，无菌手套，络合碘液，胶布，垃圾桶，医疗废料桶，医疗锐器桶等。

2. 操作步骤

（1）复习操作流程，准备好物品（消毒液、腰椎穿刺包、手套、麻醉药、胶布、无菌试管，必要时准备培养瓶）。核对患儿姓名、性别、年龄、床号；查阅病历及相关辅助检查资料，确定有无适应证和禁忌证。

（2）与家长沟通：自我介绍，说明要进行的操作名称、目的、可能的不适与应对方法。

（3）再次确认患儿的病情：再次查体，确认需要的操作无误。

（4）摆好体位：患儿沿检查台边缘侧卧，助手固定住患儿的肩部和臀部，使腰椎段尽量弯曲，充分暴露检查部位的椎间隙，颈部不必过度弯曲，以保持呼吸道通畅。穿刺点选择：用示指、中指触摸两侧髂骨嵴，此连线的中点即为第3～4腰椎棘突之间，选择腰4～5间隙为穿刺点。

（5）消毒铺巾：①术者洗手，戴好口罩帽子；②以穿刺点为中心，由内向外消毒（络合碘消毒2遍；或碘酒消毒1遍后，再用75%乙醇溶液消毒2遍），注意勿留空隙，棉签不要返回已消毒区域；③检查穿刺包消毒日期，打开穿刺包外层，戴无菌手套（注意无菌观念），打开穿刺包内层，检查消毒指示卡；④检查包内器械；⑤以穿刺点为中心铺孔巾，注意无菌原则，不可由有菌区向无菌区方向拉动孔巾。

（6）麻醉：皮下注射利多卡因或术前60～90 min外涂5% EMLA止痛剂。

（7）穿刺过程：左手拇指固定穿刺点上一棘突，右手持针，沿其下方水平穿刺至有落空感。早产儿一般进针0.5～0.7 cm，足月儿进针1～2 cm即可。如用头皮针穿刺，穿刺成功后可见到针管中有脑脊液流出。先接测压管进行压力测定。测量脑脊液压力后用无菌标本管收集脑脊液标本。每管分别留取0.5～1 ml（一般第1管送细菌培养和药敏，第2管送糖和蛋白质等生化检查，第3管送细胞计数和分类检查，第4管送其他检查）。操作中注意无菌观念。

（8）标本送检：抽取的脑脊液进行标记（病室、床号、姓名）并送检。

3. 操作后处理

（1）腰椎穿刺完毕后拔出穿刺针，用无菌纱布按压穿刺点片刻，消毒穿刺点，覆盖无菌纱布，以胶布固定。

（2）术后去枕平卧4～6 h，检查体温、血压、脉搏等生命体征。注意针刺处渗血情况。

（3）穿刺结束后，将用过的手套、注射器、纱布放入指定医疗垃圾桶，将穿刺包放在指定回收地点。

4. 操作注意事项

（1）注意检查患儿凝血功能，有出血倾向者应特别注意。注意核对患儿姓名，询问有无过敏史。操作前一定要检查有无禁忌证。

（2）颅内高压患儿在穿刺前应先用脱水剂，降低颅压后再行穿刺，并且放脑脊液时应用部分针芯堵住针口，减慢滴出速度，防止脑疝发生。

（3）镇静。为防止小儿哭闹，可操作前予10%水合氯醛0.5 ml/kg口服或灌肠。

（4）穿刺时如发现患儿突然呼吸、脉搏、面色异常，应停止操作，并进行抢救。

（5）放液过程中如出现脑疝症状：瞳孔散大、意识不清、呼吸节律改变时，应立即停止放液，可向椎管内注入空气或生理盐水10～20 ml，或静脉快速滴注20%甘露醇。如脑疝不能复位，迅速行脑室穿刺引流及立即手术。

（6）如鞘内注射给药，应注意剂量和浓度，避免化学刺激引起不良反应。

六、骨髓穿刺

1. 操作前准备

（1）明确需要骨髓穿刺的临床情况（适应证）：①各种血液病的诊断、鉴别诊断及治疗随访；②不明原因的红细胞、白细胞、血小板增多或减少及形态异常；③不明原因的发热的诊断和鉴别诊断，骨髓培养、骨髓涂片找寄生虫等；④染色体分析和免疫细胞分型；⑤恶性肿瘤累及骨髓的诊断。

（2）判断患儿是否可以进行骨髓穿刺（禁忌证）：①凝血功能障碍；②穿刺部位感染。

（3）与患儿家属沟通，签署穿刺同意书。告知可能的并发症如出血、感染、损伤周围组织（包括血管、神经）、手术不成功、麻醉意外以及其他不可预料的意外等。

（4）准备用物：骨髓穿刺包、无菌手套、消毒液、5 ml注射器、10 ml或20 ml注射器、0.5%利多卡因注射液、胶带、弯盘、玻片、无菌孔巾、无菌纱布、垃圾桶、医疗废料桶、医疗锐器桶等。

2. 操作步骤

（1）复习操作流程，准备好物品（消毒用品、骨髓穿刺包、手套、麻醉药、胶布、玻片，必要时准备培养瓶）。核对患儿姓名、性别、年龄、床号；查阅病历及相关辅助检查资料，确定有无适应证和禁忌证。

（2）与家长沟通：自我介绍，说明要进行的操作名称、目的、可能的不适与应对方法。

（3）再次确认患儿的病情、体征：查看检查报告如血常规、凝血功能等，确认需要的操作无误。

（4）新生儿穿刺部位优先选用胫骨粗隆，也可使用前、后髂棘。仰卧于床上，取胫骨粗隆下 1 cm 之前内侧为穿刺点，标记穿刺点（记号笔或皮肤压痕标记）。

（5）消毒铺巾：以穿刺点为中心，由内向外消毒（络合碘消毒 2 遍；或碘酒消毒 1 遍后，再用 75% 乙醇溶液消毒 2 遍），注意勿留空隙，棉签不能返回已消毒区域。检查穿刺包的消毒日期，打开骨髓穿刺包外层，戴无菌手套（注意无菌观念），打开骨髓穿刺包内层，检查消毒指示卡，检查包内器械（检查穿刺针是否干燥及通畅，调距钮能否固定，穿刺针与注射器头是否密合）。以穿刺点为中心铺孔巾，注意无菌原则，不可由有菌区向无菌区方向拉动孔巾，不可触碰未消毒的区域或物品。

（6）止痛：口服 24% 蔗糖水，或使用安慰奶嘴吸吮减轻疼痛、术前 60 ~ 90 min 使用 5% EMLA 外涂局部麻醉止痛。

（7）穿刺过程：左手拇指和示指固定皮肤，右手持针，进入皮肤时与骨干长径成 60° 角，到达骨膜后垂直旋转进针至落空感，取出针芯，用 5 ml 注射器轻轻抽取约 0.2 ~ 0.5 ml 骨髓送检。骨髓穿刺结束后采集患儿外周血涂片 3 ~ 5 张同时送检。

（8）标本送检：骨髓片自然干燥后收集玻片，置于盒中送检，盒子上应标注患儿姓名、病室及床位号。同法收集血片。

3. 操作后处理

（1）骨髓穿刺完毕后拔出穿刺针，用无菌纱布按压穿刺点片刻，消毒穿刺点，覆盖无菌纱布，以胶布固定。

（2）术后观察患儿 2 ~ 4 h，检查体温、血压、脉搏等生命体征。注意针刺处渗血情况。

（3）穿刺结束后，冲洗穿刺针，将用过的手套、注射器、纱布放入指定医疗垃圾桶，将穿刺包放在指定回收地点。

4. 操作注意事项

（1）检查前注意检查患儿凝血功能，有出血倾向者应特别注意。注意核对患儿姓名，询问有无过敏史。

（2）操作前必须检查有无禁忌证。

（3）穿刺针和注射器必须干燥，以免发生溶血。

（4）镇静。为防止小儿哭闹，可操作前予以10%水合氯醛0.5 ml/kg口服或灌肠。

（5）穿刺针针头进入骨质后要避免过大摆动，以免折断穿刺针。

（6）穿刺过程中如果感觉骨质坚硬，难以进入骨髓腔时，不可强行进针，应考虑到大理石骨病的可能，可进行X线检查。

（7）穿刺时骨髓液的抽取量不能过多。

（8）骨髓液中含有大量的幼稚细胞，极易发生凝固，因此，抽取骨髓液后应立即涂片。

七、腹腔穿刺

1. 操作前准备

（1）明确需要腹腔穿刺的临床情况（适应证）：①诊断性穿刺，为查明腹水性质，明确气腹；②治疗性穿刺，为抽出腹水或腹腔积气，解除腹胀；③行人工气腹；④腹腔内注射药物。

（2）判断患儿是否可以进行腹腔穿刺（禁忌证）：①肠管高度胀气；②因既往手术或炎症腹腔内有粘连者。

（3）与患儿家属沟通，签署穿刺同意书。告知可能的并发症如出血、感染、损伤周围组织（包括血管、神经）、低血压、肠穿孔、持续漏液、膀胱穿孔、手术不成功、麻醉意外以及其他不可预料的意外等。

（4）准备用物：腹腔穿刺包、无菌手套、消毒液、消毒器械、无菌孔巾和纱布，弯盘，22~24 G套管针，20 ml注射器，装腹水标本的无菌管、胶带、垃圾桶、医疗废料桶、医疗锐器桶等。

2. 操作步骤

（1）复习操作流程，准备好物品（消毒用品、腹腔穿刺包、手套、麻醉药、胶布，必要时准备培养瓶）。核对患儿姓名、性别、年龄、床号；查阅病历及相关辅助检查资料，确定有无适应证和禁忌证。

（2）与家长沟通：自我介绍，说明要进行的操作名称、目的、可能的不适与应对方法。

（3）再次确认患儿的病情。

（4）仰卧位，选择并标记穿刺点：脐与髂前上棘连线中外1/3交接处为穿刺点。

（5）消毒铺巾：①术者洗手，戴好口罩帽子；②以穿刺点为中心，由内向外消毒（络合碘消毒 2 遍；或碘酒消毒 1 遍后，再用 75% 乙醇溶液消毒 2 遍），注意勿留空隙，棉签不要返回已消毒区域；③检查穿刺包消毒日期，打开穿刺包，戴无菌手套，打开穿刺包内层，检查消毒指示卡；④检查包内器械；⑤以穿刺点为中心铺孔巾，注意无菌原则，不可由有菌区向无菌区方向拉动孔巾。

（6）穿刺过程：左手向一边绷紧固定穿刺部位局部皮肤，右手持套管针垂直缓慢刺入。为避免穿刺后腹水漏出，体重较大婴儿可以"Z 形轨迹"进针，首先与皮肤垂直进针到皮下，再平移 0.5 cm 后穿过腹壁进入腹腔后与注射器连接。边进针边抽取，直到注射器中出现腹水或气体，抽出足够的腹水或气体后即可撤出套管针，诊断性穿刺抽液体 5~10 ml，治疗性腹穿放液 10~20 ml/kg。

3. 操作后处理

（1）腹腔穿刺完毕后拔出穿刺针，用无菌纱布覆盖穿刺点直至无液体漏出，消毒穿刺点，覆盖无菌纱布，以胶布固定。

（2）术后观察患儿 2~4 h，检查体温、血压、脉搏等生命体征。注意针刺处渗液、渗血情况。

（3）穿刺结束后，将用过的手套、注射器、纱布放入指定医疗垃圾桶，将穿刺包放在指定回收地点。

4. 操作注意事项

（1）操作前一定要检查有无禁忌证。

（2）术前排空膀胱。

（3）抽液过程中要固定好患儿及穿刺针。

（4）抽液不能过多或过快。

（5）镇静。为防止小儿哭闹，可于操作前予以 10% 水合氯醛 0.5 ml/kg 口服或灌肠。

（6）为避免穿刺后腹水漏出，穿刺针进入皮肤后需要斜行，使皮肤的针眼与皮下针眼不在一个位置。

（7）穿刺过程中要注意观察患儿变化，一旦出现心跳加速、面色苍白，应立即停止穿刺，并做适当处理。对于大量腹水患儿，腹水不断流出时，应将预先包扎在腹部的多头绷带逐渐缩紧，防止腹内压骤减而发生休克。

（8）一次大量放液常可导致水、电解质代谢紊乱及大量蛋白质丢失。

（9）如抽不出液体时，可将针缓慢进或退 0.5～1 cm，或改变针头方向后再抽。并复核诊断是否正确。

（10）注意保暖，注意无菌操作。

八、气管插管

1. 操作前准备

（1）明确需要气管插管术的适应证：气管内插管术是将特制适合的气管导管通过口腔或鼻腔经喉插入患者的气管内。其适应证包括：①新生儿窒息复苏；②呼吸心搏骤停；③胎粪性羊水吸入需气管内吸引；④人工呼吸机机械通气；⑤获取气管内分泌物做培养。

（2）判断患者有无不宜行气管插管的情况（通过问病史和查体）：当气管插管作为抢救患者生命的措施时，无绝对禁忌证存在。

（3）与患者和家属沟通，签署同意书，告知可能的并发症（针对选择性气管插管的患者，如为急救气管插管则不需要签同意书）。

（4）用物准备：①喉镜：新生儿喉镜和镜片（00号、0号、1号）；②气管导管，气管导管型号通常以导管内径（ID）标号，每号相差 0.5 cm，新生儿用不带气囊的导管，根据体重选择导管管径及插入深度；③其他用物：导引钢丝（管芯距导管开口 1 cm，便于气管导管塑形）、胶布（用于外固定导管）、吸引装置及吸痰管（随时可启动）、有储氧袋的面罩复苏囊、剪刀、听诊器、脉搏氧饱和度仪、氧源。

2. 操作步骤

（1）着装和环境：操作人员戴帽子、口罩、手套。

（2）与家长沟通：自我介绍，说明要进行的操作名称、目的、可能的不适与应对方法。

（3）摆好体位：放置在辐射保温台或保温箱中，呈仰卧位，让颈部轻微伸展，抽空胃液，吸尽咽部的黏液。选择性或非紧急的插管考虑应用插管前止痛，多选用芬太尼 0.5～2 μg/kg 或吗啡 0.05～0.1 mg/kg 静脉推注。

（4）开放气道：头部置于正中位，头后仰，在肩后垫以棉布卷（2～3 cm），以保持气道平直。必要时先予复苏囊面罩加压给氧 1 min。

（5）插管过程：术者立于患儿头侧，以左手拇指、示指、中指持喉镜，余两指固定于患儿下颌部，喉镜从口腔右边插入并将舌推向左侧，进到会厌软骨谷处使镜片尖略向上提，以暴露声门。如声门暴露不清，可用左手小指在环状软骨上轻压喉部，有助于暴露声门。右手持气管插管从喉镜右侧经声门插入气管，插入深度可按下述方法判断：①在气管插管的前端 2 cm 处有一圈黑线，示进入声门深度，可在喉镜直视下将插管插入声门至黑线处；②插管本身有刻度标记，患儿体重为 1 kg、2 kg、3 kg，插入深度距门齿分别为 7 cm、8 cm、9 cm；③插管完成后行胸部 X 线检查，正确位置导管前端应位于气管隆突上方 1 cm 处。抽出喉镜，用手固定插管位置接复苏囊，进行正压通气。助手用听诊器听诊双侧胸部，如两侧肺呼吸音对称、胸廓起伏对称、心率回升、面色转红，则提示插管位置正确。可用"工"形胶布固定插管。"工"形胶布的一端包绕管壁固定，另一端贴于上唇。整个插管过程要求在 20 s 内完成（不包括插管的固定）（图 1-2，表 1-12）。

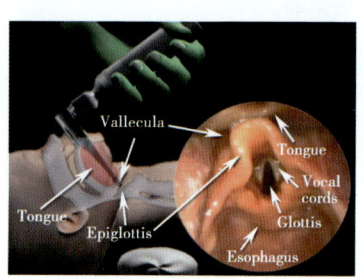

图 1-2　气管插管

表 1-12　新生儿体重与气管导管管径及插入深度

体重 / kg	管内径 / ID	插入深度 / cm
< 1	2.5	6 ~ 7
1 ~ 2	3	7 ~ 8
2 ~ 3	3.5	8 ~ 9
≥ 3	4	9 ~ 10

3. 操作后处理

（1）气管插管成功后，应随时吸痰、湿化和护理，始终保持人工气道畅通；吸痰和湿化的方法要正确，注意无菌操作。

（2）连接好人工正压通气装置，先用复苏囊或 T 组合手控呼吸，后接人工呼吸机进行机械通气。

4. 操作注意事项

（1）气管插管要求动作熟练、快速紧凑，一般应该在 20 s 内完成（不包括插管前的物品准备）。

（2）如果气管插管失败或不顺利，在操作过程中患儿出现发绀、心率减慢时应立即停止操作，用复苏囊面罩加压给氧，直至面色转红、心率回升后再重新插管。

（3）喉镜置入上提会厌时不要以上牙龈为支点以免造成牙龈损伤。

第二章　新生儿营养管理

第一节　肠内营养支持

肠内营养：通过胃肠道提供营养，无论是经口喂养还是管饲喂养。

一、推荐摄入量

1. 能量

足月儿 105~130 kcal/(kg·d)，早产儿 110~135 kcal/(kg·d)，部分超低出生体重（ELBW）儿可能需达 150 kcal/(kg·d)。

2. 蛋白质

足月儿 2~3 g/(kg·d)，早产儿 3.5~4.5 g/(kg·d)[体重<1 kg 者 4.0~4.5 g/(kg·d)；体重为 1~1.8 kg 者 3.5~4.0 g/(kg·d)]。足月儿蛋白质:热量=1.8~2.7 g∶100 kcal，早产儿蛋白质:热量=3.2~4.1 g∶100 kcal。

3. 脂肪

5~7 g/(kg·d)，占总能量 40%~50%。

4. 糖

10~14 g/(kg·d)，占总能量的 40%~50%。

二、喂养方式

1. 母乳喂养

尽可能早期母乳喂养，尤其是早产儿。

但有下述情况者则应酌情考虑：①母亲为人类免疫缺陷病毒（HIV）和人类嗜 T 细胞病毒（HTLV）感染者；②母亲患有活动性结核病；③母亲为乙肝病毒（HBV）感染或携带者；④母亲为巨细胞病毒（CMV）感染或携带者；⑤母亲为单纯疱疹病毒感染者；⑥母亲为梅毒螺旋体感染者；⑦母亲正在接受同位素诊疗，

或曾暴露于放射性物质后；⑧母亲正在接受抗代谢药物及其他化疗药物治疗；⑨半乳糖血症和苯丙酮尿症。

2. 人工喂养

（1）经口喂养：适用于胎龄≥32~34周，吸吮、吞咽和呼吸功能协调的新生儿。

（2）管饲喂养：①胎龄＜32~34周；②吸吮和吞咽功能不全、不能经口喂养者；③因疾病本身或治疗的因素不能经口喂养者；④作为经口喂养不足的补充。管饲途径：口/鼻胃管喂养、胃造瘘术/经皮穿刺胃造瘘术（PEG）、经幽门/幽门后喂养（包括鼻十二指肠、鼻空肠、胃空肠和空肠造瘘/经皮空肠造瘘）。管饲方式：推注法、间歇输注法、持续输注法。

三、管饲喂养的用量与添加速度

见表2-1。

表 2-1 管饲喂养的用量与添加速度

出生体重/g	间隔时间/h	开始用量 ml/(kg·d)	添加速度 ml/(kg·d)	最终喂养量 ml/(kg·d)
＜750	q2 h	≤10（1周）	15	150
750~1000	q2 h	10	15~20	150
1001~1250	q2 h	10	20	150
1251~1500	q3 h	20	20	150
1501~1800	q3 h	30	30	150
1800~2500	q3 h	40	40	165
＞2500	q4 h	50	50	180

微量肠道营养（MEN）适用于无肠内营养支持禁忌证，但存在胃肠功能不良的新生儿，其目的是促进胃肠道功能成熟，改善喂养耐受性，不属于营养性喂养。应生后尽早开始，以输液泵持续或间歇输注法经鼻胃管输注配方奶或母乳10~20 ml/(kg·d)，可持续3~5 d。

四、喂养指征

1. 无先天性消化道畸形及严重疾患、血流动力学相对稳定者应尽早开奶。

2. 出生体重 > 1 000 g 者可于出生后 12 h 内开始喂养。

3. 有严重围生期窒息（Apgar 评分 5 min < 4 分）、脐动脉插管或出生体重 < 1 000 g 可适当延迟至 24 ~ 48 h 开奶（E 级）。

五、肠道喂养禁忌证

1. 先天性消化道畸形等原因所致消化道梗阻。
2. 怀疑或诊断 NEC。
3. 血流动力学不稳定：如需要液体复苏或血管活性药多巴胺 > 5 μg/(kg·min)、各种原因所致多器官功能障碍等情况下暂缓喂养。

六、母乳和肠内营养配方选择

1. 母乳

首选母乳。母乳喂养至少持续至生后 6 个月。

2. 母乳强化剂（HMF）

如果母乳喂养量达到 50 ~ 100 ml/(kg·d)，推荐体重 < 2 000 g 的早产儿使用 HMF。初始时半量强化，根据耐受情况增加至全量强化。

3. 早产儿配方

适用于胎龄在 34 周以内或体重 < 2 kg 的早产儿。

4. 早产儿出院后配方适用于早产儿出院后持续喂养。出院时仍有生长迟缓的早产儿，生长指标达到生长曲线图的第 25 ~ 50 百分位左右（用校正年龄），可以转换成普通配方。

5. 标准婴儿配方适用于胃肠道功能发育正常的足月新生儿或胎龄 ≥ 34 周、体重 ≥ 2 kg 的早产儿。

6. 水解蛋白配方和游离氨基酸配方、无（低）乳糖配方、特殊配方（适用于代谢性疾病患儿，如苯丙酮尿症、枫糖尿病者）。

第二节 肠外营养支持

肠外营养（PN）：当新生儿不能或不能完全耐受经肠道喂养时，完全或部分由静脉供给热量、液体、蛋白质、糖、脂肪、维生素和矿物质等来满足机体代谢及生长发育需要的营养支持方式。

一、适应证

1. 先天性消化道畸形
食管闭锁、肠闭锁等。
2. 获得性消化道疾病
坏死性小肠结肠炎等。
3. 早产儿。

二、途径

1. 周围静脉适用于短期（<2周）应用，并且液体渗透压不超过 900 mOsm/L。主要并发症为静脉炎。
2. 中心静脉适用于液体渗透压高或使用时间长的情况。包括：①经外周静脉导入中心静脉（PICC）置管；②中心静脉导管（CVC）；③脐静脉导管（仅适用于初生婴儿）。

三、输注方式

1. 全合一（all-in-one）脂肪乳剂、氨基酸、葡萄糖、维生素、电解质和微量元素等各种营养素在无菌条件下混合于一个容器中经静脉途径输注。全合一溶液中一价阳离子电解质浓度不高于 150 mmol/L，二价阳离子电解质浓度不高于 5 mmol/L。
2. 多瓶输液氨基酸、葡萄糖电解质溶液和脂肪乳剂，采用输液瓶串联或并联的方式输注。脂肪乳剂输注时间应>20 h。

四、肠外营养液的组成及每日需要量

肠外营养液基本成分包括氨基酸、脂肪乳剂、糖、维生素、电解质、微量元素和水。

1. 关于能量的推荐

早产儿出生第 1 天至少 45~55 kcal/（kg·d）以才能满足最低需求；体重下降至最低点后，VLBWI 体重增长 17~20 g/（kg·d），以防止生长迟缓；VLBWI 瘦体重接近宫内增长，应提供 90~120 kcal/（kg·d）的能量。

2. 关于氨基酸的推荐

早产儿生后第 1 天予氨基酸至少 1.5 g/(kg·d)以达到合成代谢需求；生后 2 d 起氨基酸应 2.5～3.5 g/(kg·d)，并保证非蛋白能量摄入＞65 kcal/(kg·d)和充足的微量营养素；除外临床试验，早产儿肠外营养氨基酸不应高于 3.5 g/(kg·d)。

3. 关于脂肪乳的推荐

早产儿可在出生后立即使用脂肪乳剂，不应晚于生后 2 d，无法肠内营养的患儿，肠外营养开始时即可使用脂肪乳剂。肠外脂肪乳剂摄入量不应超过 4 g/(kg·d)。为预防早产儿必需脂肪酸缺乏，可给予最低含 0.25 g/(kg·d)亚油酸的脂肪乳剂。接受较长时间肠外营养，不应使用纯大豆油配方 ILE，首选含或不含鱼油的混合 ILE。早产儿使用 ILE 时应采取有效的避光措施，首选 20% 浓度的，应连续输注 24 h，不常规加肝素。早产儿或肠外营养使用时间超过 4 周的患儿，可以根据病情考虑是否使用肉碱补充剂。为逆转患儿肠功能衰竭相关肝病（intestinal failure associated liver disease，IFALD），在治疗或处理其他危险因素的同时，应考虑停止大豆油配方 ILE，减少其他配方 ILE 剂量和（或）使用含鱼油的混合制剂。输注 ILE 时，常规监测肝功能及血清或血浆三酰甘油浓度；若婴儿三酰甘油浓度超过 3 mmol/L，应考虑减少脂肪乳剂量。

Hospital of the University of Pennsylvania 指南：TG＞2.3 mmol/L，减少脂肪乳 0.5g/(kg·d)；TG＞2.8 mmol/L，减少脂肪乳 1 g/(kg·d)；TG＞4.0 mmol/L，停用脂肪乳，至 TG＜2.3 mmol/L，重新启用脂肪乳。

4. 关于糖的推荐

早产儿第 1 天开始剂量 4～8 mg/(kg·min)[5.8～11.5 g/(kg·d)]；第 2 天起 2～3 d 渐增至目标量 8～10 mg/(kg·min)[11.5～14.4 g/(kg·d)]；最低量 4 mg/(kg·min)[5.8 g/(kg·d)]，最高量 12 mg/(kg·min)[17.3 g/(kg·d)]。

5. 关于血糖的推荐

高血糖与发病率和病死率增加有关，应避免血糖＞8 mmol/L；如血糖反复＞10 mmol/L，调整葡萄糖输注速度无效时，应使用胰岛素治疗；应避免反复和（或）持续血糖≤2.5 mmol/L。

6. 关于电解质与液体的推荐（表 2-2）。

7. 关于铁与微量矿物质的推荐（表 2-3），如可耐受，应优先肠内途径补充铁，短期肠外营养（＜3 周）不宜在肠外营养中持续补铁。

8. 关于钙、磷和镁的推荐（表 2-4）。

表 2-2 新生儿肠外营养液体和电解质摄入推荐

	过渡期的新生儿（第一阶段）出生后天数/天				
	1	2	3	4	5
液体 [ml/(kg·d)]					
足月儿	40~60	50~70	60~80	60~100	100~140
早产儿>1500 g	60~80	80~100	100~120	120~140	140~160
早产儿 1000~1500 g	70~90	90~110	110~130	130~150	160~180
早产儿<1000 g	80~100	100~120	120~140	140~160	160~180
Na⁺ [mmol/(kg·d)]					
足月儿	0~2	0~2	0~2	1~3	1~3
早产儿>1500 g	0~2(3)	0~2(3)	0~3	2~5	2~5
早产儿<1500 g	0~2(3)	0~2(3)	0~5(7)	2~5(7)	2~5(7)
K⁺ [mmol/(kg·d)]	0~3	0~3	0~3	2~3	2~3
Cl⁻ [mmol/(kg·d)]	0~3	0~3	0~3	2~5	2~5

表 2-2 新生儿肠外营养液体和电解质摄入推荐（续表）

中期新生儿（第二阶段）

	液体 [ml/(kg·d)]	Na⁺ [mmol/(kg·d)]	K⁺ [mmol/(kg·d)]	Cl⁻ [mmol/(kg·d)]
足月儿	140~170	2~3	1~3	2~3
早产儿>1500 g	140~160	2~5	1~3	2~5
早产儿<1500 g	140~160	2~5（7）	1~3	2~5

稳定生长阶段（第三阶段）

	液体 [ml/(kg·d)]	Na⁺ [mmol/(kg·d)]	K⁺ [mmol/(kg·d)]	Cl⁻ [mmol/(kg·d)]
足月儿	140~160	2~3	1.5~3	2~3
早产儿>1500 g	140~160	3~5	1~3	3~5
早产儿<1500 g	140~160	3~5（7）	2~5	3~5

表 2-3 肠外营养铁与微量矿物质需要 [μg/(kg·d)]

矿物质	早产儿	0~3个月	3~12个月	1~18岁	最大剂量
铁	200~250	50~100	50~100	50~100	5 mg/d
锌	400~500	250	100	50	5 mg/d

表2-3 肠外营养铁与微量矿物质需要[μg/(kg·d)]（续表）

矿物质	早产儿	0~3个月	3~12个月	1~18岁	最大剂量
铜	40	20	20	20	0.5 mg/d
碘	1~10	1	1	1	
硒	7	2~3	2~3	2~3	100 μg/d
锰	≤1	≤1	≤1	≤1	50 μg/d
钼	1	0.25	0.25	0.25	5 μg/d
铬					5 μg/d

表2-4 新生儿、儿童肠外营养钙、磷、镁摄入推荐

年龄	推荐肠外摄入量 mmol（mg）/（kg·d）		
	Ca	P	Mg
早产早期	0.8~2.0（32~80）	1.0~2.0（31~62）	0.1~0.2（2.5~5.0）
早产生长期	1.6~3.5（6~140）	1.6~3.5（50~108）	0.2~0.3（5.0~7.5）
0~6个月	0.8~1.5（32~60）	0.7~1.3（20~40）	0.1~0.2（2.4~5）
7~12个月	0.5（20）	0.5（15）	0.15（4）
1~18岁	0.25~0.4（10~16）	0.2~0.7（6~22）	0.1（2.4）

9. 关于维生素的推荐：应尽可能将水溶性、脂溶性维生素添加至脂肪乳剂或含有脂肪乳剂的混合液中以增加维生素的稳定性；早产儿肠外营养液应避光使用，不透氧的多层袋，以防止氧化物的产生；对于 25（OH）维生素 D 血清浓度 < 50 nmol/L（20 ng/ml）的患儿，应额外补充维生素 D。

第三节　肠内联合肠外营养支持

生后第 1 天即可开始肠内喂养（存在肠内喂养禁忌证者除外），不足部分可由肠外营养补充供给。肠外营养补充热量计算公式为：PN =（1−EN/110）× 80，其中 PN、EN 单位均为 kcal/(kg·d)（110 为完全经肠道喂养时推荐达到的热量摄入值，80 为完全经肠外营养支持时推荐达到的热量摄入值）。

第三章　新生儿窒息及复苏

第一节　新生儿窒息

新生儿窒息（asphyxia）是指由于分娩过程中的各种原因使新生儿出生后不能建立正常呼吸，引起缺氧、酸中毒，严重时可导致全身多脏器损害的一种病理生理状况，是围生期新生儿死亡和致残的主要原因之一。

2013 年中国医师协会新生儿专业委员会制定了新生儿窒息诊断和分度标准建议：①产前具有可能导致窒息的高危因素；② 1 min 或 5 min Apgar 评分≤ 7 分，仍未建立有效自主呼吸；③脐动脉血 pH ＜ 7.15；④排除其他引起低 Apgar 评分的病因。以上②~④为必要条件，①为参考指标。

2015 年中华医学会围生医学分会新生儿复苏学组组织相关专家讨论，提出关于结合 Apgar 评分及脐动脉血气 pH 诊断新生儿窒息的具体方案如下：

1. 新生儿生后仍做 Apgar 评分，在二级及以上或有条件的医院生后应即刻做脐动脉血气分析，Apgar 评分要结合血气结果做出窒息的诊断。①轻度窒息：Apgar 评分 1 min ≤ 7 分，或 5 min ≤ 7 分伴脐动脉血 pH ＜ 7.2；②重度窒息：Apgar 评分 1 min ≤ 3 分，或 5 min ≤ 5 分伴脐动脉血 pH ＜ 7.0。

2. 未取得脐动脉血气分析结果的，Apgar 评分异常，可称之为"低 Apgar 评分"。考虑到目前国际、国内的疾病诊断编码的现状，对于"低 Apgar 评分"的病例，Apgar 评分≤ 3 分列入严重新生儿窒息（severe）；Apgar 评分≤ 7 分列入轻或中度新生儿窒息（mild or moderate）的诊断。

第二节　新生儿复苏技术

因新生儿复苏成功的关键是建立充分的通气。新生儿复苏遵循 ABCD 原则，4 个步骤：①快速评估（或有无活力评估）和初步复苏。②正压通气和脉搏血氧饱和度监测。③气管插管正压通气和胸外按压。④药物和（或）扩容（图3-1）。

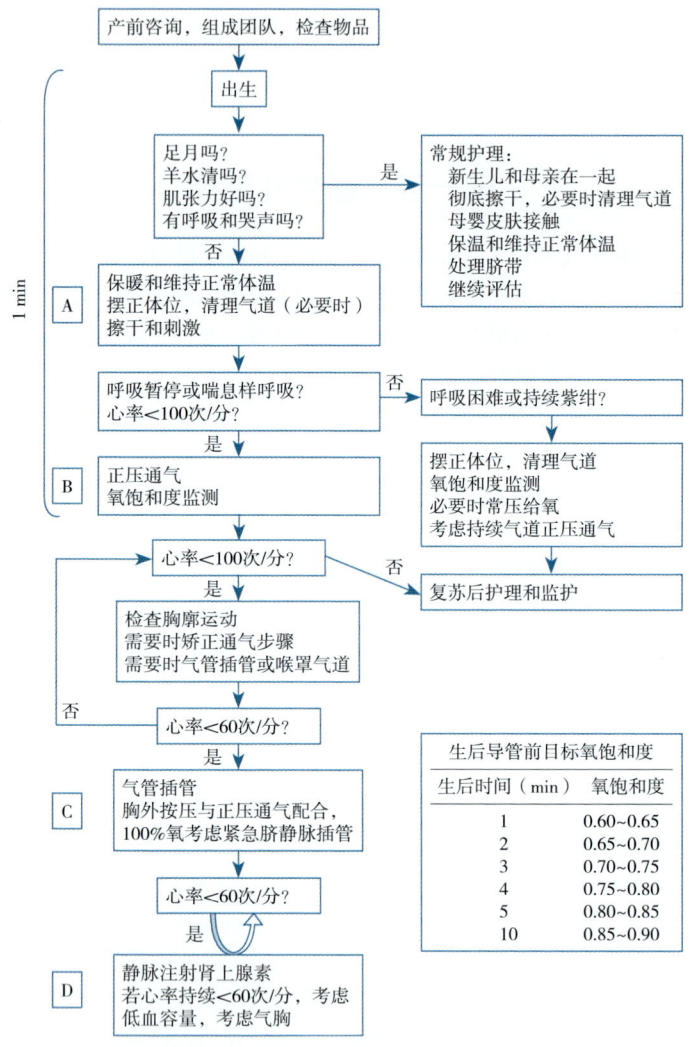

图 3-1　2016年中国指南复苏流程图

一、复苏准备

1. 人员

每次分娩时至少有1名熟练掌握新生儿复苏技术的医护人员

在场,其职责是照料新生儿。高危孕妇分娩时需要组成有儿科医师参加的复苏团队。多胎妊娠孕妇分娩时,每名新生儿都应有专人负责。

2. 物品

新生儿复苏设备和药品齐全,单独存放,功能良好。

二、复苏基本程序

此评估—决策—措施的程序在整个复苏中不断重复。评估主要基于以下3个体征:呼吸、心率、脉搏血氧饱和度。通过评估这3个体征中的每一项来确定每一步骤是否有效。其中,心率对于决定进入下一步骤是最重要的(图3-2)。

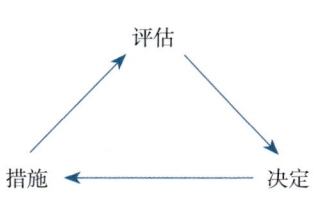

图 3-2 复苏基本程序

三、复苏步骤

(一)快速评估

生后立即快速评估4项指标:①足月吗?②羊水清吗?③有哭声或呼吸吗?④肌张力好吗?如4项均为"是",应快速彻底擦干,和母亲皮肤接触,进行常规护理。如4项中有1项为"否",则需复苏,进行初步复苏。如羊水有胎粪污染,进行有无活力的评估及决定是否气管插管吸引胎粪。

(二)初步复苏

1. 保暖

产房温度设置为25~28℃。提前预热辐射保暖台,足月儿温度设置为32~34℃,或腹部体表温度36.5℃;早产儿用中性温度。用预热毛巾包裹新生儿置于辐射保暖台上,注意头部擦干和保暖。胎龄<32周,可将头部以下躯体和四肢放在清洁的塑料袋内,或盖以塑料薄膜置于辐射保暖台上。

2. 体位

置新生儿头轻度仰伸位(鼻吸气位)。

3. 吸引

必要时（分泌物量多或有气道梗阻）用吸球或吸管（12 Fr 或 14 Fr）先口咽后鼻清理分泌物。应限制吸管的深度和吸引时间（<10 s），吸引器负压不超过 100 mmHg（1 mmHg=0.133 kPa）。

4. 羊水胎粪污染时的处理

2015 年美国新生儿复苏指南不再推荐羊水胎粪污染时常规气管内吸引胎粪（无论有无活力）。我国指南推荐：羊水胎粪污染时，仍首先评估新生儿有无活力：有活力，继续初步复苏；无活力，应在 20 s 内完成气管插管及用胎粪吸引管吸引胎粪。如不具备气管插管条件，新生儿无活力时，应快速清理口鼻后立即开始正压通气（图 3-3）。

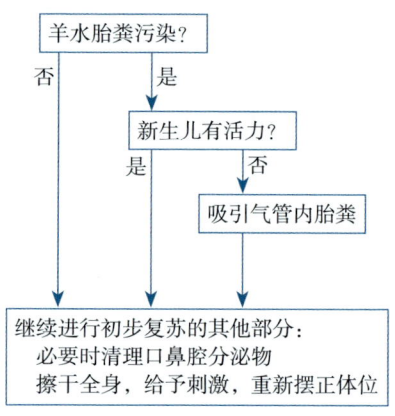

图 3-3 羊水胎粪污染时的处理流程

5. 擦干和刺激

快速彻底擦干头部、躯干和四肢，拿掉湿毛巾。如仍无呼吸，用手轻拍或手指弹患儿足底或摩擦背部 2 次以诱发自主呼吸。

（三）正压通气

1. 指征

①呼吸暂停或喘息样呼吸；②心率<100 次/分。有指征者，要求在"黄金一分钟"内实施有效的正压通气。如新生儿有呼吸，心率>100 次/分，但有呼吸困难或持续紫绀，应清理气道，监测脉搏血氧饱和度，可常压给氧或给予持续气道正压通气，特别是早产儿。

2. 气囊面罩正压通气

（1）压力：通气压力 20~25 cmH$_2$O（1 cmH$_2$O=0.098 kPa），少数可用 2~3 次 30~40 cmH$_2$O 压力通气。

（2）频率：40~60 次/分。

（3）用氧：推荐空氧混合仪、空气压缩器及脉搏血氧饱和度仪。正压通气要在脉搏血氧饱和度仪的监测指导下进行。足月儿开始用空气复苏，早产儿开始予 21%~40% 浓度的氧，用空氧混合仪根据血氧饱和度调整给氧浓度，使氧饱和度达到目标值。胸外按压时给氧浓度提高到 100%。脉搏血氧饱和度仪的传感器应放在新生儿动脉导管前位置（即右上肢手腕或手掌）。在传感器与仪器连接前，先将传感器与婴儿连接有助于最迅速地获得信号。

（4）评估心率：可触摸新生儿的脐带搏动或用听诊器听诊新生儿心跳，计数 6 s。推荐应用脉搏血氧饱和度仪。推荐 3 导心电监护更准确地评估心率。

（5）判断有效通气：开始正压通气时即刻连接脉搏血氧饱和度仪，并观察胸廓是否起伏。有效的正压通气表现为胸廓起伏良好，心率迅速增快。

（6）矫正通气步骤（MRSOPA）：如达不到有效通气，需矫正通气步骤。包括：检查面罩和面部之间是否密闭，再次通畅气道（可调整头位为鼻吸气位，清除分泌物，使新生儿的口张开）及增加气道压力。矫正通气后如心率 < 100 次/分，可进行气管插管或使用喉罩气道。

（7）评估及处理：经 30 s 有效正压通气后，如有自主呼吸且心率 ≥ 100 次/分，可逐步减少并停止正压通气，根据脉搏血氧饱和度值决定是否常压给氧；如心率 < 60 次/分，应气管插管正压通气并开始胸外按压。

（8）其他：持续气囊面罩正压通气（> 2 min）可产生胃充盈，应经口插入 8 Fr 胃管，用注射器抽气并保持胃管远端处于开放状态。

3. T 组合复苏器（T-Piece 复苏器）

T 组合复苏器是气流控制、压力限制的机械装置，能提供恒定的吸气峰压及呼气末正压。使早产儿的复苏更有效、安全。

（四）喉镜下经口气管插管

1. 指征

①需要气管内吸引清除胎粪时；②气囊面罩正压通气无效或

要延长时；③胸外按压时；④经气管注入药物时；⑤需气管内给予肺表面活性物质；⑥特殊复苏情况，如先天性膈疝或超低出生体重儿。

2. 方法

摆好体位，以左手拇指、示指、中指持喉镜柄，右手扶住患儿头，喉镜叶片由右侧嘴角进入，沿着舌面右侧滑入，将舌推至口腔左侧，顶端达会厌谷时，轻轻抬起叶片以小指轻压甲状软骨，见倒"V"字形声带，右手执笔式插入合适气管导管。气管导管端之声门线与声门平齐，确定气管插管位置正确。

（五）喉罩气道

喉罩气道是一个用于正压通气的气道装置。

1. 适应证

①新生儿复苏时如气囊-面罩通气无效，气管插管失败或不可行时。②小下颌或相对大的舌，如 Pierre-Robin 综合征和唐氏综合征。③多用于出生体重≥ 2000 g 的新生儿。

2. 方法

采用"盲插"法，用示指将喉罩罩体开口向前插入新生儿口腔，沿硬腭滑入至不能推进为止，使喉罩气囊环安放在声门上方。向喉罩边圈注入 2 ~ 3 ml 空气，使扩张的喉罩覆盖喉口（声门）。

（六）胸外按压

1. 指征

有效正压通气 30 s 后心率< 60 次 / 分。在正压通气同时需进行胸外按压。

2. 要求

应气管插管正压通气配合胸外按压，以使通气更有效。胸外按压时给氧浓度增加至 100%。

3. 方法

胸外按压的位置为胸骨下 1/3（两乳头连线中点下方），避开剑突。按压深度约为胸廓前后径的 1/3。按压的方法有拇指法和双指法。拇指法是胸外按压的首选方法。

4. 胸外按压和正压通气的配合

通气障碍是新生儿窒息的首要原因，因此胸外按压和正压通气的比例应为 3∶1，即 90 次 / 分按压和 30 次 / 分呼吸，每分钟约 120 个动作。每个动作约 1/2 s，2 s 内 3 次胸外按压加 1 次正压通气。45 ~ 60 s 重新评估心率，如心率仍< 60 次 / 分，除继续胸外按压外，考虑使用肾上腺素。

（七）药物

1. 肾上腺素

①指征：有效的正压通气和胸外按压 45 ~ 60 s 后，心率持续< 60 次 /min。剂量：1∶10 000 的肾上腺素。静脉用量 0.1 ~ 0.3 ml/kg；气管内用量 0.5 ~ 1 ml/kg。必要时 3 ~ 5 min 重复 1 次。②给药途径：首选脐静脉给药。

2. 扩容剂

①指征：有低血容量、怀疑失血或休克的新生儿在对其他复苏措施无反应时。②扩容剂：推荐生理盐水。③方法：首次剂量为 10 ml/kg，经脐静脉或外周静脉 5 ~ 10 min 缓慢推入。必要时可重复扩容 1 次。

3. 脐静脉插管

脐静脉是静脉注射的最佳途径。当胸外按压时即可考虑开始脐静脉插管。

四、复苏后监护

缺氧可致多脏器损害，应继续监护，维持内环境稳定，包括：①体温管理：早产儿要注意保暖，置于合适中性温度的暖箱；足月儿要避免发热，符合条件的予亚低温治疗。②生命体征监测：呼吸、心率、血压、肤色、末梢循环、神经反射、意识状态、哭声、眼神、吸吮力、肌张力等生命体征及神经症状，记录排尿排便。③早期发现、治疗并发症：及时对脑、心、肺、肾及胃肠等器官功能进行监测，早期发现异常并适当干预，以减少死亡和伤残。

第四章 新生儿黄疸

第一节 新生儿胆红素代谢特点

一、胆红素代谢

1. 胆红素的形成

胆红素是血红素降解的最终产物,其来源有三个方面(图4-1)。

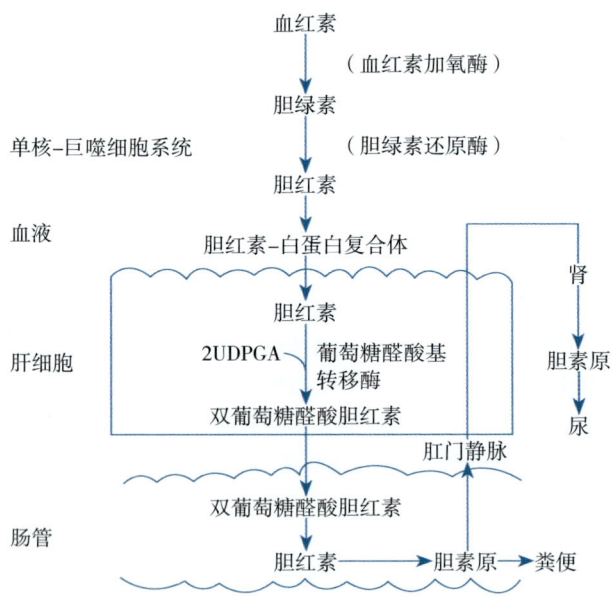

图4-1 胆红素代谢过程

(1)衰老红细胞的血红蛋白:衰老红细胞可被肝、脾和骨髓的单核、吞噬细胞系统(网状内皮细胞)所吞噬和破坏,将血红蛋白分解成血红素、铁和珠蛋白。

（2）旁路胆红素：骨髓内一部分网织红细胞和幼红细胞尚未发育到成熟阶段即被分解，其血红蛋白的血红素再转变为胆红素。正常情况下，这部分胆红素很少，占3%以下。

（3）其他：肝和其他组织内含血红素的血色蛋白，如肌红蛋白、过氧化物酶、细胞色素。由这部分来源的胆红素，约占总胆红素的20%。

2. 胆红素的化学结构

人体内胆红素为亲脂、疏水的Z型胆红素。Z型胆红素在适宜波长的光照下发生光化学反应形成两种异构体：①E型胆红素：易溶于水，未与白蛋白结合的情况下，极不稳定，可逆转为Z型胆红素。②光红素（lumirubin）：比E型胆红素更易溶于水，不再回逆为Z型胆红素。

3. 胆红素在血清中的存在形式

（1）未结合胆红素（unconjugated bilirubin）：从网状内皮细胞释放的胆红素进入血液后，大部分与血清白蛋白呈可逆性的联结，每分子白蛋白可联结15 mg胆红素。

（2）游离胆红素（free bilirubin）：极少部分未与血清白蛋白联结的胆红素，为未联结胆红素（unbounding bilirubin），即游离胆红素，有毒性。

（3）结合胆红素（conjugated bilirubin）：主要为胆红素单葡萄糖苷酸和胆红素双葡萄糖苷酸，亲水性，可经肾与胆道系统排出，与重氮还原剂产生"直接反应"，又称直接胆红素；而未结合胆红素则呈"间接反应"，称间接胆红素。

（4）与血清白蛋白共价联结（covalently bound）的结合胆红素：又称δ胆红素。

二、新生儿胆红素代谢特点

1. 胆红素生成增多

成人每天每千克产生胆红素为 64.6 ± 10 μmol/L，新生儿为 144.5 ± 39 μmol/L。新生儿胆红素生成增多的原因：

（1）红细胞寿命短：新生儿为70~90天，成人为120天。

（2）旁路和其他组织来源的胆红素增多：新生儿生后短期内停止胎儿造血，使此部分胆红素来源增多。足月新生儿旁路系统来源的胆红素占总胆红素的20%~25%，早产儿为30%，而成人仅为15%。

(3) 红细胞数量过多：胎儿在宫内相对缺氧，红细胞生成相对较多；出生后血氧浓度提高，过多的红细胞被破坏。

2. 肝细胞摄取胆红素能力低

新生儿出生时肝细胞的 Y 蛋白含量极微，仅为成人的 5%~20%，不能充分摄取胆红素。

3. 肝细胞结合胆红素的能力不足

新生儿肝酶系统不成熟，尿苷二磷酸葡萄糖醛酸转移酶含量不足，只有成人的 1%~2%，使胆红素结合过程受限。

4. 肝细胞排泄胆红素的功能不成熟

新生儿肝细胞排泄胆红素的能力不足。

5. 肠肝循环的特殊性

肝内形成的结合胆红素，在肠腔通过非酶性水解，或在 β 葡萄糖醛酸苷酶作用下，使部分结合胆红素分解为未结合胆红素，被肠黏膜重吸收回到肝进入血液循环，增加了肠肝循环。如胎粪排出延迟，新生儿肠道内无细菌，不能将结合胆红素还原成尿胆素原类化合物随粪便或经肾排出，也增加胆红素的重吸收。新生儿胆红素生成增多，肝功能不成熟，肠肝循环的特点，易使血胆红素浓度增高。

第二节　生理性黄疸与病理性黄疸

由于新生儿胆红素代谢特点：胆红素生成增多，肝功能不成熟，肠肝循环的特点，新生儿易出现黄疸。成人血胆红素＞34 µmol/L 时，巩膜和皮肤可见黄染。新生儿血胆红素＞85 µmol/L 时，能觉察皮肤黄染。足月儿约有 50%，早产儿中约 80% 肉眼可见黄疸，需辨别是生理性黄疸还是病理性黄疸。

一、生理性黄疸

新生儿生理性黄疸（physiologic jaundice）是在新生儿早期，由于新生儿胆红素代谢的特点，血清未结合胆红素增高到一定范围内的新生儿黄疸，是新生儿正常发育过程中发生的一过性胆红素血症（transient bilirubinemia）。

生理性黄疸的特点：

足月儿生理性黄疸多于生后 2~3 天出现，4~5 天达高峰，黄疸持续 7~10 天消退。

早产儿生理性黄疸多于生后 3~5 天出现，5~7 天达高峰，可延迟到 2~4 周才消退。

血清总胆红素值尚未达到相应小时龄的光疗干预标准，或尚未超出小时胆红素列线图（Bhutani 曲线）的第 95 百分位。

二、病理性黄疸

新生儿病理性黄疸（pathological jaundice）是指血清胆红素水平增高或胆红素增高性质的改变，需要积极寻找病因。目前国际上已不再强调确定新生儿黄疸是生理性还是病理性，更重视确定黄疸的干预值。

新生儿病理性黄疸：①生后 24h 内出现黄疸，TSB > 102 μmol/L；②足月儿 TSB > 220.6 μmol/L，早产儿 > 255 μmol/L；③血清直接胆红素 > 26 μmol/L；④ TSB 每天上升 > 85 μmol/L；⑤黄疸持续时间较长，超过 2~4 周，或进行性加重，或退而复现。

第三节　新生儿溶血病

新生儿溶血病（hemolytic disease of newborn，HDN）是指由于母婴血型不合引起的胎儿或新生儿同族免疫性溶血性疾病，临床以胎儿水肿和（或）黄疸、贫血为主要表现。新生儿溶血病的发病机制为母婴血型不合引起的抗原抗体反应。母体被父源性红细胞血型抗原致敏产生的抗体，经胎盘进入胎儿血液循环，与胎儿红细胞膜表面的相应抗原结合，与抗体结合的红细胞在单核-巨噬细胞系统被巨噬细胞及自然杀伤细胞释放的溶酶体酶溶解破坏而引起溶血。我国 ABO 型血型不合较多见，占 85.3%，大多母为 O 型，婴为 A 或 B 型，40%~50% 发生在第一胎，母婴 ABO 血型不合中仅 1/5 发生 ABO 溶血病。而 Rh 血型不合占 14.6%，母为 Rh（-），婴为 Rh（+），见于经产妇或有过输血 Rh（+）或流产史，母婴 RhD 血型不合者，仅有 1/20 发病。

一、Rh 血型不合溶血病

Rh 血型系统的抗原基因位于 1 号染色体短臂，3 组血型共 5 种抗原：D、C、c、E、e（d 抗原尚未测出）。红细胞缺乏 D 抗原称为 Rh 阴性，为 dd；具有 D 抗原称为 Rh 阳性，为 DD 或 Dd。如 C、c、E、e 也可以致敏机体产生抗体并发生 Rh 溶血病。抗-D 是最常见的 Rh 溶血病抗体，接着是抗-E 抗体和抗-C 抗体。

【临床表现】

1. 胎儿水肿。

2. 贫血

（1）早期贫血：发生在出生后 7 天内，轻度溶血者脐血 Hb > 140 g/L，中度 < 140 g/L，重症 < 80 g/L，且常伴有胎儿水肿。

（2）晚期贫血：是指出生 2 周后发生的明显贫血（Hb < 80 g/L）。

3. 黄疸

黄疸出现早、进展快、程度重是本病特点。可引起急性胆红素脑病或核黄疸。

4. 肝大

髓外造血，常有肝脾大。

5. 其他

低血糖、出血倾向。

【诊断】

Coombs 试验及（或）抗体释放试验阳性可确诊。

【治疗】

1. 出生前治疗

（1）宫内输血：目前宫内输血是治疗 Rh 溶血病的主要方法。

（2）母亲血浆置换术。

（3）母或胎儿注射静脉免疫球蛋白（IVIG）：在妊娠 28 周前，胎儿受累较重而尚未发生胎儿水肿者，给孕妇注射 IVIG 400 mg/(kg·d)×(4~5) 天，间隔 2~3 周重复应用直至分娩。

（4）分娩时机：可延至妊娠 37~38 周分娩。

2. 出生后治疗

（1）产房复苏及胎儿水肿的处理。

（2）大剂量 IVIG：静脉滴注 IVIG 0.5~1 g/kg，于 2 h 内滴入，必要时 12 h 后重复 1 次。

（3）连续监测血清未结合胆红素水平和预防胆红素脑病。

（4）纠正贫血：血红蛋白水平低于 80 g/L，有喂养困难、心动过速、呼吸急促等表现时，应输注红细胞 10~20 ml/kg，输注红细胞应不含可引起溶血的血型抗原。每周 3 次皮下注射促红细胞生成素 200 U/kg，疗程 1~6 周。叶酸 0.025~5 mg/d 可促进红细胞生成和维持叶酸血清水平。

二、ABO 血型不合溶血病

ABO 血型系统的基因位点在第 9 对染色体 3 区 4 带（9q34）上，约 20% 的新生儿有 ABO 血型不合，其中仅 1/5 发生 ABO 溶血病，ABO 血型不合引起的溶血病其临床表现大多明显轻于 Rh 溶血病。大部分病例，溶血程度轻，贫血不重，肝脾大不常见，但是存在某种程度的高胆红素血症。必须严密监测血清胆红素的水平。多数 ABO 溶血病的高胆红素血症通过光疗可缓解，少部分光疗效果不佳，需要换血治疗。

【临床表现】

临床表现多数为轻度，黄疸为 ABO 溶血病主要症状或是轻症患儿的唯一症状。黄疸一般生后 24 h 内出现，极少数病例发展迅速导致胆红素脑病发生。胎儿水肿、苍白和贫血极为罕见。

【诊断】

直接 Coombs 试验和（或）抗体释放试验阳性可确诊。

【治疗】

光照疗法可以有效降低血清胆红素水平。有报道，IVIG 应用于严重病例可以减轻溶血和减少换血治疗。IVIG 在 ABO 溶血病的使用尚有争议。某些严重病例可能需要输注红细胞或换血治疗，以纠正贫血或高胆红素血症的危险程度。换血疗法的血源选择：ABO 溶血病者首选 O 型红细胞与 AB 型血浆混合血，其次为 O 型血或同型血。

三、其他血型不合溶血病

少见红细胞血型系统如 Kell、Duffy、Kidd、Diego 及 MNS 系统等的抗体亦可以引起新生儿溶血病。

四、预防

孕妇妊娠首次产检时做 ABO 和 RhD 血型检测和红细胞抗体筛查。抗体筛查阳性时，需进一步确定抗体特异性和临床意义。

新生儿溶血病的预防包括初级预防、二级预防和三级预防：初级预防主要是避免女性，尤其是未生育女性接触外在的红细胞抗原。

二级预防主要针对 RhD 阴性未致敏（未检出免疫性抗体）的女性，其胎儿为 RhD 阳性或未能确定 Rh 血型，使用抗-D 免疫球蛋白。妊娠 28 周时注射抗-D 免疫球蛋白 1500 U（300 μg），RhD 阴性女性分娩 RhD 阳性新生儿 72 h 内注射抗-D 免疫球蛋白 1500 IU（300 μg）。

三级预防是胎儿贫血宫内输血治疗时，对供血源的红细胞应扩大与母亲其他红细胞抗原相匹配的检测。

第四节　新生儿黄疸的治疗

1. 一般治疗

保暖，保证热卡，纠酸，纠正低血糖，避免用影响胆红素代谢的药物等。

2. 病因治疗

3. 非换血治疗

（1）光疗：按 2014 年新生儿高胆红素血症诊断和治疗专家共识标准。可伴发热、腹泻、皮疹、低血钙、青铜症等。

（2）蛋白低时，输血浆或白蛋白，白蛋白 1 g/kg，或血浆 10 ml/kg。新生儿溶血病，可静脉给予丙种球蛋白（IVIG）0.5～1.0 g/kg 2～4 h 静脉输注，必要时可 12 h 后重复使用 1 剂。

（3）其他药物治疗：临床少用。①酶诱导剂：苯巴比妥 5～10 mg/（kg·d），分 2～3 次口服；或尼可刹米 100 mg/（kg·d），分 3 次口服；②金属卟啉；③益生菌；④活性炭或琼脂：10% 活性炭，5 ml Tid 或琼脂 125～250 mg Tid。

4. 换血疗法

按 2014 年新生儿高胆红素血症诊断和治疗专家共识标准（表 4-1，表 4-2）。

（1）血源的选择：Rh 溶血病换血选择 Rh 血型同母亲，ABO 血型同患儿，紧急情况下也可选择 O 型血。ABO 溶血病如母亲为 O 型血，子为 A 型或 B 型，首选 O 型红细胞和 AB 型血浆的混合血。紧急情况下也可选择 O 型血或同型血。建议红细胞与血浆比例为（2～3）：1。

（2）换血量：为新生儿血容量的 2 倍（150～180 ml/kg）。

（3）换血途径：可选用脐静脉或其他较粗的外周静脉，也可选用脐动脉或外周动脉、外周静脉同步换血。

表 4-1 出生体重 <2500 g 早产儿生后不同时间光疗和换血血清总胆红素参考标准（mmol/L）

出生体重/g	<24 h 光疗	<24 h 换血	<48 h 光疗	<48 h 换血	<72 h 光疗	<72 h 换血	<96 h 光疗	<96 h 换血	<120 h 光疗	<120 h 换血	≥120 h 光疗	≥120 h 换血
<1000	68	137	85	171	102	205	120	205	137	256	137	256
1000~1249	85	171	102	205	120	256	154	256	171	308	171	308
1250~1999	102	171	120	205	154	256	171	256	205	308	205	308
2000~2299	102	205	137	256	171	308	205	342	222	342	239	342
2300~2499	154	205	205	308	239	342	274	376	291	393	308	393

表 4-2 胎龄≥35 周新生儿不同时龄光疗和换血血清总胆红素参考标准（mmol/L）

周数	<12 h 光疗	<12 h 换血	<24 h 光疗	<24 h 换血	<36 h 光疗	<36 h 换血	<48 h 光疗	<48 h 换血	<72 h 光疗	<72 h 换血	<96 h 光疗	<96 h 换血	<7 d 光疗	<7 d 换血	≥7 d 光疗	≥7 d 换血
≥38 周，一般情况好	≥154	≥300	≥205	≥324	≥240	≥359	≥256	≥376	≥308	≥410	≥342	≥428	≥359	≥428	≥359	≥428
≥38 周+高危因素或 35~37+6 周，一般情况好	≥136	≥256	≥171	≥290	≥205	≥308	≥221	≥324	≥274	≥359	≥290	≥376	≥308	≥376	≥308	≥376

表 4-2 胎龄≥35 周新生儿不同时龄光疗和换血血清总胆红素参考标准（mmol/L）（续表）

周数	<12 h 光疗	<12 h 换血	<24 h 光疗	<24 h 换血	<36 h 光疗	<36 h 换血	<48 h 光疗	<48 h 换血	<72 h 光疗	<72 h 换血	<96 h 光疗	<96 h 换血	<7 d 光疗	<7 d 换血	≥7 d 光疗	≥7 d 换血
35~37+6周+高危因素	≥102	≥230	≥136	≥256	≥171	≥274	≥188	≥290	≥240	≥308	≥240	≥324	≥256	≥324	≥256	≥324

备注：高危因素（同族免疫性溶血、G6PD 缺乏、窒息、显著的嗜睡、体温不稳定、代谢性酸中毒、败血症、低蛋白血症）

第五章　新生儿感染性疾病

第一节　巨细胞病毒感染

新生儿巨细胞病毒感染是人巨细胞病毒（HCMV）引起的一种全身性感染综合征，是胎儿及新生儿常见的病毒性感染疾病之一。在全球活产婴儿中 HCMV 先天性感染率约为 0.7%，是新生儿罹患先天性感音神经性耳聋、视力障碍、智力发育迟缓和病毒性肝炎、病毒性肺炎等疾病的常见原因，严重者可导致流产、死胎、早产和新生儿死亡。母亲妊娠期间感染 CMV 可以传播给胎儿并引起症状性或无症状性 CMV 感染。

【病因、发病机制】

新生儿感染 CMV 后的临床表现和结局与孕妇所处的 CMV 感染状态（原发感染、复发感染、再次感染）以及孕期感染时间（围孕期、早孕期、晚孕期）有关（表 5-1、图 5-1）。

表 5-1　孕妇 HCMV 感染对胎儿的影响

孕期感染状态类型	孕期感染状态定义	胎儿受累风险
原发感染	指初次感染 CMV，在被感染前缺乏 CMV-IgG 抗体，在感染后出现 CMV-IgG 抗体转化	（1）30%~40% 发生母婴垂直传播导致胎儿感染 （2）感染胎儿 10%~20% 分娩时出现感染相关临床症状：肝脾大、瘀斑、黄疸、脉络膜视网膜炎、血小板减少症和新生儿死亡 （3）出生时无症状婴儿有约 14% 在 2 岁内出现后遗症：感音神经性耳聋、视力障碍等

表 5-1 孕妇 HCMV 感染对胎儿的影响（续表）

孕期感染状态类型	孕期感染状态定义	胎儿受累风险
复发感染	由潜伏在人体内的 CMV 再激活引起的感染	（1）孕妇体内 CMV-IgG 抗体减少母婴传播，复发感染孕妇 0.5%～2% 发生胎儿感染 （2）感染胎儿约有 1% 出生后会表现出与感染相关的临床症状 （3）8% 的感染胎儿会在 2 岁内出现感音神经性耳聋等远期后遗症
再次感染	CMV-IgG 抗体阳性个体暴露于外源性 CMV 新病毒株所引发的感染，需通过基因测序鉴定有新病毒株出现才能确认	（1）CMV-IgG 阳性的健康女性 3 年内有 1/3 的概率再次感染 CMV 新病毒株 （2）确诊先天性 CMV 感染患儿中 30% 来源于母亲原发感染，70% 来源于母亲非原发感染

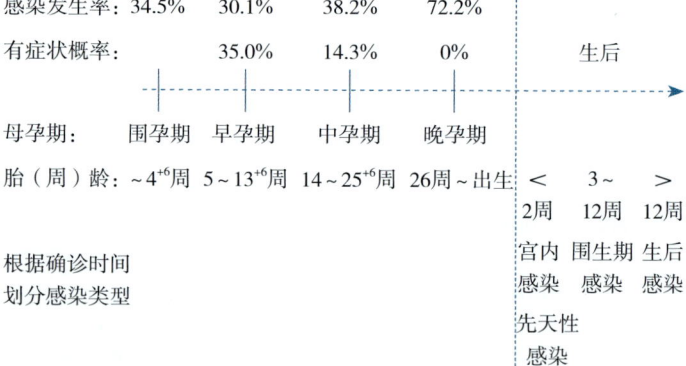

图 5-1　原发感染孕妇的新生儿 CMV 感染发生率、临床特点和分类

如图 5-1 所示：胎儿感染的风险随着孕妇感染孕周的增加而增大；新生儿出现感染症状的概率随着发生感染的孕周增加而逐渐降低。

【诊断】

1. CMV 感染

（1）具有下列四项之一的阳性结果即可进行实验室确诊，包括：

1）病毒分离阳性；

2）检测出病毒抗原；

3）检测出 CMV-mRNA；

4）血清 CMV-IgM 抗体阳性。

（2）根据确诊时间分为宫内感染（即先天性感染）、围生期感染、生后感染。

（3）诊断新生儿先天性 CMV 感染可通过 Q-PCR 法对新生儿出生后 2 周内的唾液或尿液样本以及干血片检测 CMV-DNA。唾液和尿液的敏感度为 97%~100%，特异度为 99%，是目前诊断先天性 CMV 感染的最佳方法。

2. CMV 病

确诊需要 CMV 感染相关症状、体征及 CMV 感染实验室证据，并排除其他病因。受损超过 2 个或 2 个以上器官和系统为巨细胞包涵体病（cytomegalic inclusion，CID）。仅集中损害某一器官或系统，成为某一器官、系统 CMV 病，如 CMV 肝炎等。

3. 将先天性 CMV 感染按照症状严重性划分如下（表 5-2）。

表 5-2 HCMV 感染不同的严重程度的临床特点

严重程度	临床特点
中-重度症状	（1）存在先天性 CMV 感染的新生儿可存在多种表现：如血小板减少、肝脾大、发育迟缓、肝炎（转氨酶升高或胆红素升高）、肺炎 （2）中枢神经系统受累症状：如小头畸形、脑室增大、颅内钙化、脑室周围异常回声、皮质或小脑发育畸形、脉络膜视网膜炎、感音神经性耳聋或脑脊液 CMV-DNA 阳性
轻度症状	仅有 1~2 个孤立和轻微的先天性 CMV 感染相关症状，如肝轻度增大、血小板水平轻度降低或丙氨酸转氨酶轻度升高
仅存在感音神经性耳聋	无明显的 CMV 感染症状，仅存在感音神经性耳聋（听阈≥21 dB）
无症状	无明显的先天性 CMV 感染症状并且听力正常

4. 鉴别诊断

与其他先天性感染鉴别，包括风疹病毒感染、单纯疱疹病毒感染、弓形虫病以及先天性梅毒等，可根据病原学、临床及血清学等鉴别。

【治疗】

1. 尽早应用抗病毒药物可以适度改善先天性 CMV 感染新生

儿的听力或促进神经系统发育,但这些药物毒副作用显著,可能会导致中性粒细胞减少、性腺发育不全、癌症等,因此必须权衡利弊选择用药。

2. 治疗对象

(1)以中、重度先天性CMV感染症状的新生儿作为治疗对象,在生后1个月内开始治疗。

(2)不推荐对CMV-DNA阴性和无症状新生儿进行治疗。

3. 药物推荐

更昔洛韦,每次6 mg/kg,q12h,静脉注射。治疗疗程6周。

4. 治疗期间监测

(1)血中性粒细胞监测:开始治疗时每周监测1次,连续4周,然后每个月监测1次,直至治疗结束。

(2)转氨酶水平监测:开始每2周1次,然后每个月监测1次。

5. 随访

(1)治疗开始后应尽早进行眼科检查,且根据眼科医生建议定期复查。

(2)3岁前每6个月进行1次听力测试,3岁后每年进行1次听力测试,直到渡过青春期(10~19岁)。

(3)1岁前开始生长发育评估可能对一些有症状的先天性HCMV感染患儿有一定帮助。

6. 预防

(1)当母乳CMV-DNA阳性时,母亲血清CMV-IgG阳性者可以直接对足月新生儿哺乳。

(2)最好不要将未经处理的CMV-DNA阳性新鲜母乳直接喂养<32周胎龄或出生体重<1500 g的早产儿。

(3)建议通过冷冻(-20℃)或巴氏消毒处理CMV-DNA阳性新鲜母乳后再哺乳。

第二节 单纯疱疹病毒感染

新生儿单纯疱疹病毒(herpes simplex virus,HSV)感染由Ⅰ型和Ⅱ型HSV感染引起,新生儿以Ⅱ型HSV感染为主(75%~80%)。全球平均发病率约为1/10 000(活产儿),若未及时抗病毒治疗,病死率可高达60%,约60%的幸存者遗留神经系统后遗症。

【病因、发病机制】

见图5-2。

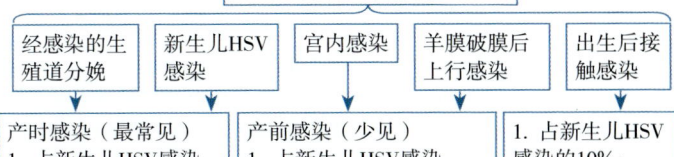

图 5-2 单纯疱疹病毒感染途径

【诊断】

见表 5-3。

表 5-3	新生儿 HSV 感染的诊断
临床表现	分 3 种类型 （1）皮肤、眼、口腔感染（SEM） ①占 40%～50%。 ②常在生后 5～11 天发病，80% 有皮肤损害表现，其中 20% 为眼或口腔感染。 ③如治疗不及时，75% 会进展为全身性或神经系统感染，10% 后期出现神经系统损害，还可发生角膜结膜炎，导致白内障、脉络膜视网膜炎和视网膜病。 ④如及时给予阿昔洛韦治疗，90% 以上可无后遗症。 ⑤ SEM 在 6 个月内反复发生（≥3 次）则提示有神经系统损害的危险性。 ⑥预后最好的类型。 （2）中枢神经系统感染 ①新生儿 HSV 感染约 35% 表现为单纯脑炎，其中 40%～60% 可无皮肤黏膜损害。 ②生后 10～14 天出现脑炎临床表现，50% 出现惊厥，惊厥发生与后遗症有关。 ③最常累及单侧颞叶，其次为双侧颞叶，最后发展成全脑炎。 ④Ⅰ型 HSV 引起中枢神经系统感染较Ⅱ感染预后好。 ⑤Ⅱ型 HSV 脑炎患儿 50% 发生小头，64% 眼部损害，64% 脑瘫，57% 智力低下。 （3）全身播散型 ①是最严重的新生儿 HSV 感染临床类型，占 25%。 ②主要累及肺和（或）肝，还有心脏、肾上腺等，约 2/3 合并脑炎。 ③严重者可出现脓毒症和 DIC，CRP 可升高

表 5-3 新生儿 HSV 感染的诊断（续表）

病原检查	（1）病毒培养：是诊断金标准。取皮损部位标本进行培养，部分患儿无皮损。 （2）PCR 检测：是新生儿 HSV 检测推荐使用的方法。可进行快速诊断。敏感性较高（71%～100%）。 （3）血清学检查：在新生儿意义不大
脑脊液	（1）病初可正常。 （2）细胞数增多（50～100/mm^3），以淋巴细胞为主，蛋白升高，糖正常或轻度降低。 （3）PCR 检测脑脊液对诊断有价值，但 HSV-DNA 阴性不能排除中枢 HSV 感染
影像学	（1）头颅 CT 可正常或为弥漫性低密度改变。 （2）早期 MRI 可发现轻微异常，多个部位受累，后期为全脑炎表现；MRI 异常表现与神经发育预后有关

关注：
新生儿 HSV 感染有较高的致残率与病死率，在母孕期病史方面需要注意以下几点，早期发现，早期治疗，减少遗憾！
①有无反复 HSV 感染史。
②有无活动性的生殖器 HSV 感染。
③是否为初次 HSV 感染。
④孕中晚期若有肝功能异常与出凝血功能障碍应除外 HSV 感染

【治疗】

见表 5-4。

表 5-4 HSV 感染的治疗

症状性感染治疗	新生儿 HSV 感染主要治疗药物为阿昔洛韦 （1）静脉用药 20 mg/kg，q8 h 疗程： ① SEM 14 天； ②全身感染 21 天； ③中枢神经系统感染 21 天。 ◇ 停药前复查脑脊液 PCR-DNA 如仍为阳性，则继续治疗 1 周直至转阴。 （2）口服用药 300 mg/m^2，tid，疗程 6 个月 需静脉疗程结束后，继续口服指征： ①中枢神经系统感染； ②全身感染。 （3）早产儿静脉用阿昔洛韦推荐剂量 ①＜30 周　　20 mg/kg，q12 h； ② 30～35 周　20 mg/kg，q8 h； ③ 36～41 周　20 mg/kg，q6 h；

表 5-4　HSV 感染的治疗（续表）

症状性感染治疗	④如进行连续肾替代疗法（CRRT）或人工膜肺（ECMO）治疗，则剂量为 30 mg/kg，q8 h。 （4）经验性治疗 ①延迟开始治疗与不良预后有关； ②生后 14 天内的新生儿，如果母亲怀疑有 HSV 感染，新生儿出生后应尽快完善 HSV 病原检测，并立即开始治疗； ③为达到最佳效果，治疗应在 HSV 播散到全身，或在中枢神经系统大量复制前开始
感染时无症状新生儿管理	母亲有既往感染史 ↓ 新生儿生后24 h内检测PCR HSV-DNA 　阴性　　　　　　　阳性 不需要治疗　　　➢ 立即检测脑脊液PCR 　　　　　　　　➢ 立即开始治疗 　　　　　　　　　✓ 无临床表现：疗程10天 　　　　　　　　　✓ 有临床表现：疗程14~21天 母亲为活动性感染且既往无HSV感染史 ↓ ➢ 新生儿生后即给予经验性治疗 ➢ 24 h内尽快进行病毒培养及PCR检测 ➢ 脑脊液HSV-DNA、常规、生化检查 ➢ 肝功能等检查 母亲为初次感染　　　　　　母亲为再次感染 无症状者，10天　　新生儿病毒检测（+）　新生儿病毒检测（-） 有症状者，14~21天

第三节　败血症

新生儿败血症（neonatal septicemia）是指病原体侵入新生儿血液循环，并在其中生长繁殖、产生毒素引起的全身性感染。其在存活新生儿中的发病率为 4.5‰ ~ 9.7‰，胎龄或体重越小，发病率越高，病死率达 13% ~ 50%。脓毒症（sepsis）是指各种病原体（包括细菌、病毒、原虫等）感染所引起的全身炎症反应综合征，其中败血症特指血液（或者脑脊液等无菌腔隙）能培养出致病菌（包括细菌和真菌）引起的全身炎症反应综合征。根据发病时间又分为早发败血症（early-onset sepsis，EOS）及晚发败血症（late-onset sepsis，LOS）。EOS 一般发病时间≤生后 3 天，LOS 一般>生后3天；两者在高危因素、致病菌乃至治疗上都有差别。

【病因、发病机制】

见图5-3。

病原菌	危险因素	发病机制
（1）EOS ① B群溶血性链球菌（GBS）； ② 大肠埃希菌； ③ 李斯特菌。 （2）LOS ① 凝固酶阴性葡萄球菌（CONS）； ② 金黄色葡萄球菌； ③ 铜绿假单胞菌； ④ 肺炎克雷伯杆菌； ⑤ 沙雷菌； ⑥ 注：临床较多关注上述发病率高、致死率及并发症较高的病原菌	（1）EOS-母体病原菌垂直传播［产前和（或）产时感染］ ① 早产和低出生体重儿； ② 胎膜早破（PROM≥18 h更高危）； ③ 羊膜腔内感染（产妇发热>38 ℃，子宫触痛，羊水浑浊或发臭）。 （2）LOS-院内感染和社区获得性感染 ① 早产和低出生体重儿； ② 有创诊疗措施（机械通气、中心静脉置管、脐动静脉置管等）； ③ 不合理使用抗生素； ④ 护理中的陋习（挑"马牙"、挤乳房等导致皮肤黏膜破损）	（1）非特异性免疫功能不成熟 ① 屏障功能差（脐部、皮肤、黏膜）； ② 淋巴结和补体系统发育不完善。 （2）特异性免疫功能不成熟 ① IgG来源于母体，胎龄越小含量越低； ② IgM不能经过胎盘，自身产生的IgM和IgA少，易发生革兰氏阴性杆菌感染； ③ T细胞免疫应答能力低下； ④ NK细胞和巨噬细胞活性低

图5-3 新生儿败血症的病因、发病机制

【诊断】

诊断标准见表5-5，表5-6，表5-7，表5-8。

表5-5 新生儿败血症诊断标准

新生儿EOS:（≤3日龄）			新生儿LOS（>3日龄）
疑似诊断	临床诊断	确定诊断	
有下列任何一项： ①异常临床表现（表5-6）； ②母亲绒毛膜羊膜炎； ③早产PROM≥18 h。如无异常临床表现，血培养阴性，间隔24 h的连续2次血非特异性检查<2项阳性，则可排除败血症（表5-7）	有临床异常表现，同时满足下列条件中任何一项： ①血液非特异性检查≥2项阳性； ②脑脊液检查为化脓性脑膜炎改变（表5-8）； ③血中检出致病菌DNA	有临床表现，血培养或脑脊液（或其他无菌腔液）培养阳性	临床诊断和确定诊断条件分别同新生儿EOS

表 5-6 新生儿败血症的常见临床表现

系统位置	临床表现
全身	发热,体温不稳,反应差,喂养差,水肿,Apgar 评分低
消化系统	黄疸,腹胀,呕吐或胃潴留,腹泻及肝脾大
呼吸系统	呼吸困难以及呼吸暂停,发绀等;其中早发败血症可以呼吸暂停或以呼吸窘迫为首要表现且持续超过 6 h
循环系统	面色苍白,四肢冷,心动过速、过缓,皮肤大理石样花纹,低血压或毛细血管充盈时间 > 3 s
泌尿系统	少尿及肾衰竭
血液系统	出血,紫癜

表 5-7 血液非特异性检查

检查名称	正常值及意义
白细胞计数	(1)采血时间一般应等到 6 h 龄以后(EOS)或起病 6 h 以后(LOS)。 (2)白细胞计数为 6 h 龄 ~ 3 日龄 ≥ 30 × 10^9/L,≥ 3 日龄为 ≥ 20 × 10^9/L,或任何日龄 < 5 × 10^9/L,均提示异常。 (3)该项指标在 EOS 中诊断价值不大,白细胞计数减少比增高更有价值
I/T	不成熟中性粒细胞(包括早、中、晚幼粒细胞和杆状核细胞)/总中性粒细胞(I/T)比值,此比值在 25% ~ 50% 无感染患儿可升高,但其阴性预测值高达 99%。 ①出生至 3 日龄 I/T ≥ 0.16 为异常; ② ≥ 3 日龄 ≥ 0.12 为异常
血小板计数	(1)重症感染或真菌感染时可明显减少。 (2)在诊断败血症中特异度及灵敏度均不高,且反应较慢,不能用于对抗菌药物效果的及时评判。 (3)但血小板减低与预后不良有关
C 反应蛋白(CRP)	(1)CRP 在感染后 6 ~ 8 h 升高,24 h 达到顶峰。 (2)如产时感染发生的 EOS,患儿刚出生时 CRP 值可能不高。 ① 6 h 龄内 CRP ≥ 3 mg/L,6 ~ 24 h 龄 ≥ 5 mg/L 提示异常; ② > 24 h 龄 ≥ 10 mg/L 提示异常。 (3)在生后或者怀疑感染后 6 ~ 24 h 以及再延 24 h 后连续 2 次测定,如均正常,对败血症(包括 EOS 以及 LOS)的阴性预测值达到 99.7%,可以作为停用抗菌药物的指征

表 5-7 血液非特异性检查（续表）

检查名称	正常值及意义
降钙素原（PCT）	（1）≥ 0.5 mg/L 提示异常。 （2）通常在感染后 4～6 h 开始升高，12 h 达到峰值，比 CRP 更快地诊断或排除感染。 （3）3 日龄内降钙素原有生理性升高。 （4）对于 EOS/LOS 可以指导治疗 ①在 EOS 疑似病例，一般连续 2 次（间隔 24 h）降钙素原值正常可考虑停用抗菌药物； ②在 LOS 中降钙素原在诊断以及停药方面都有一定指导价值

表 5-8 腰椎穿刺指征及正常值

腰椎穿刺指征（3 项任意 1 项）	（1）血培养阳性。 （2）有临床表现且非特异性感染指标≥ 2 项阳性。 （3）抗感染治疗效果不佳
脑脊液正常值	通常多数足月正常新生儿脑脊液 ①白细胞计数 < 20×10^6 个 /L； ②正常新生儿脑脊液蛋白 < 1.7 g/L； ③糖 > 400 mg/L（或 > 当时血糖的 40%），与年长儿童类似

【治疗】

总原则：抗生素 + 支持治疗（纠正电解质及酸碱失衡，对于感染性休克患儿，则应在用抗菌药物的同时，积极抗休克治疗）+ 清除感染病灶。

1. 抗生素应用原则

（1）及早用药、联合用药（病原不明确时）、足疗程静脉用药。

（2）血培养阴性则抗生素治疗病情好转后继续治疗 5～7 天；血培养阳性至少需 10～14 天；有并发症者（如 GBS 及 G⁻ 菌所致化脓性脑膜炎）应延长至 3 周以上。

（3）疑似 EOS 如在 2～3 日龄排除诊断，则必须停用抗菌药物。

（4）注意药物不良反应：日龄≤ 7 d 新生儿尤其早产儿 q12～24 h 给药；日龄 > 7 d 者 q8～12 h 给药。

2. EOL 处理流程（图 5-4）

3. 抗生素的选择（表 5-9）

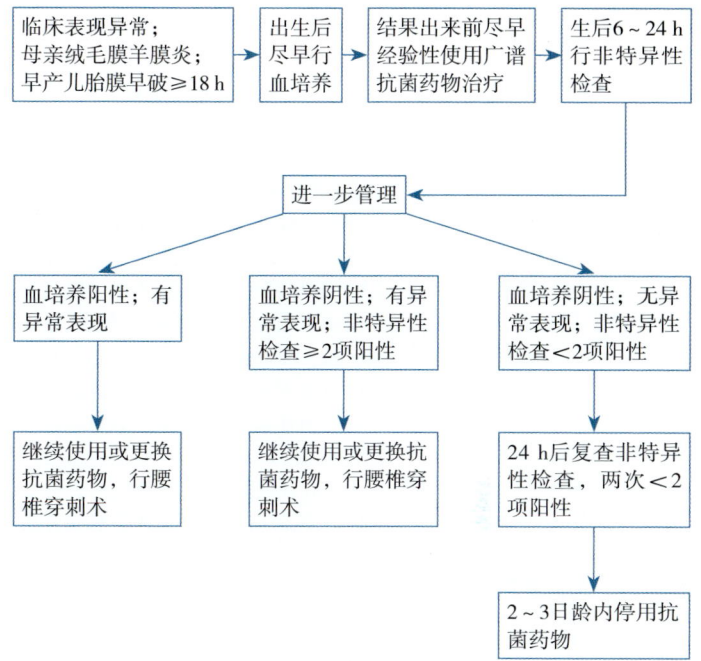

图 5-4 EOL 处理流程

4. 预防性用药

（1）EOL：已经证实，母亲产前静脉点滴抗菌药物（青霉素、氨苄西林或头孢唑林等）能够预防 GBS 引起的 EOS。如预防性使用抗菌药物不恰当，婴儿出生后无异常表现，则根据胎龄决定进一步处理：

1）≥37 周，胎膜早破 < 18 h，密切观察，不用抗菌药物；胎膜早破 ≥ 18 h，则做全套实验室检查（必要时相隔 24 h 的 2 次检查），并院内观察 48 h，未达到前述使用抗菌药物指征时不使用抗菌药物。

2）胎龄 < 37 周，无论有无胎膜早破，完善全套实验室检查（同样必要时相隔 24 h 的 2 次检查），院内观察 48 h，未达到前述使用抗菌药物指征时则不使用。

（2）LOS：控制院内感染是控制 LOS 的关键。

1）动静脉置管的护理是重中之重，包括置管、置管后护理、拔管，后者尽量减少置管时间（尽量不要超过 21 d），血培养阳性［凝固酶阴性葡萄球菌（CONS）除外］立即拔管。

2）手卫生及母乳喂养也是控制院内感染的关键措施。

表 5-9 新生儿败血症抗生素的选择

类型	血培养结果出来前	血培养阳性结果
EOS	（1）经验性选用广谱抗菌药物组合，尽早针对 G^+ 菌、G^- 菌用药。 （2）氨苄西林（或青霉素）+ 第三代头孢菌素作为一线抗菌药物组合	（1）原则上应根据药敏结果进行抗菌药物调整，能单用不联用。如经验性用药不在药敏范围内，临床效果好则继续用。 （2）确认 GBS 感染后可考虑仅用氨苄西林或青霉素，合并脑膜炎者可考虑联合三代头孢菌素。 （3）李斯特菌一般选氨苄西林，或必要时联用氨基糖苷类药物（在查血药浓度、体重 1500 g 以下患儿查耳聋基因以及家长知情同意条件下）。 （4）厌氧菌应当使用克林霉素或者是甲硝唑。 （5）耐甲氧西林金黄色葡萄球菌（MRSA）和凝固酶阴性葡萄球菌（CONS），建议使用万古霉素或利奈唑胺，可考虑联用萘夫西林。 （6）万古霉素或利奈唑胺应作为新生儿败血症治疗的二、三线药物，前者需监测血药浓度。 （7）多重耐药 MRSA 且万古霉素效果欠佳时，若有药敏结果支持，经临床药师会诊同意后选用氟喹诺酮、磺胺甲噁唑联合甲氧苄氨嘧啶等药物。 （8）产 β - 内酰胺酶的病原菌应采用碳青霉烯类抗菌药物如亚胺培南或美洛培南，怀疑或确认合并脑膜炎，应选用美洛培南，避免用亚胺培南（引起惊厥）。 （9）血培养在用药 2～3 d 后应该转阴，持续阳性需要考虑换用抗菌药物。 （10）脑脊液培养出金黄色葡萄球菌，用万古霉素或利奈唑胺；铜绿假单胞菌需头孢他啶或根据药敏调整，脆弱类拟杆菌需要甲硝唑。 （11）置管者导管相关感染如血培养出 G^- 菌、金黄色葡萄糖球菌或者真菌，则应拔出导管
LOS	（1）考虑到凝固酶阴性葡萄球菌（CONS）以及金黄色葡萄球菌感染较多，经验性选用苯唑西林、萘夫西林（针对表皮葡萄球菌）或者万古霉素代替氨苄西林联用第三代头孢。 （2）如怀疑铜绿假单胞菌感染则用头孢他啶。 （3）对于极低出生体重儿或者出生胎龄 < 28 周早产儿预防性使用氟康唑等抗真菌药物尚有争议。 （4）并发脑膜炎一般用头孢噻肟 + 氨苄西林	

第四节 化脓性脑膜炎

新生儿化脓性脑膜炎（neonatal purulent meningitis）是由于各种化脓细菌感染所致的脑膜炎症，发达国家发病率约为0.3‰，发展中国家为0.8‰~6.1‰。一般新生儿败血症中1/4会并发该病。临床主要以体温异常、惊厥、意识障碍及脑脊液化脓性改变为特征。可导致脑损伤，存活者常遗留神经系统后遗症。

【病因、发病机制】

见图5-5。

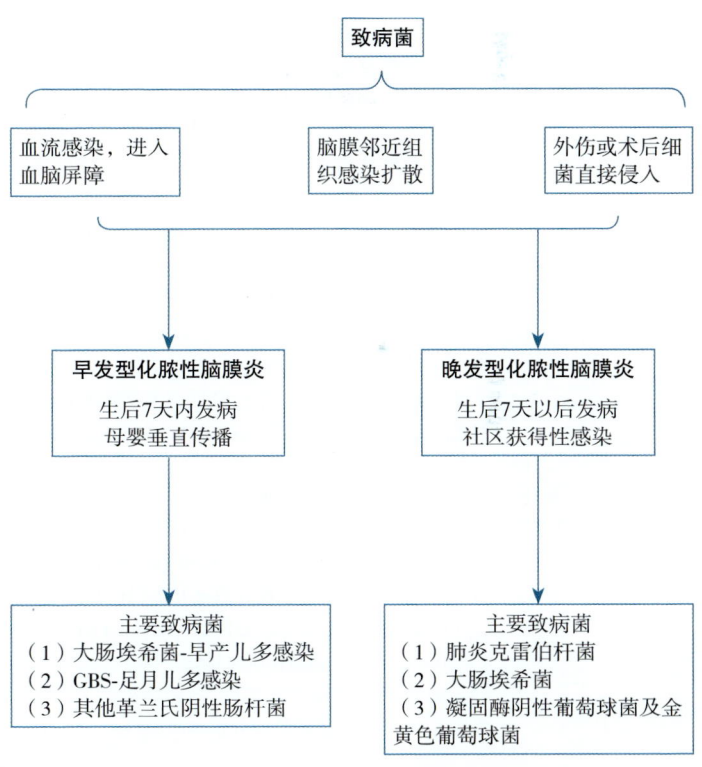

图5-5 新生儿化脓性脑膜炎病因和发病机制

【诊断】

见表5-10。

表 5-10　新生儿化脓性脑膜炎的诊断

新生儿化脓性脑膜炎诊断	临床表现	（1）感染中毒症状：体温不稳定、反应差，少吃少哭少动。 （2）神经系统症状：嗜睡、激惹、肌张力低下、震颤或惊厥以及颅压高表现，即前囟隆起、吐奶或尖叫等，部分可有颈强直
	脑脊液检查↓确诊重要依据	（1）常规： ①压力：>2.94~7.8 kPa（3~8 cmH$_2$O）； ②外观：不清或混浊； ③潘迪试验：++~+++； ④白细胞数（WBC）：≥20/mm^3；WBC 分类：多核白细胞>57%~61%；李斯特菌脑膜炎的单核细胞可达 20%~60%； ⑤血性脑脊液细胞计数需要矫正 WBC/RBC 比值明显高于当日血常规 WBC/RBC 比值。 （2）生化 ①蛋白：足月儿>1.7 g/L。若>6.0 g/L 脑积水发生率高，预后差； ②葡萄糖：常<2.2 mmol/L（40 mg/dl）或低于当时血糖的 40%； ③其他：乳酸脱氢酶>1000 U/L。 （3）涂片及培养 ① CSF 培养阳性是诊断的金标准； ②腰穿前接受抗生素治疗会降低细菌培养阳性率，但是对于 WBC 和中性粒细胞绝对计数不受影响
	实验室检查	（1）血培养和药敏（常规）。 （2）血常规：白细胞总数增高或明显降低，分类以中性粒细胞为主，未成熟粒细胞/中性粒细胞（I/T）≥0.2；可有血小板计数<100×10^9/L。 （3）C 反应蛋白（CRP）：急性感染 6~8 h 后上升，8~60 h 达高峰，感染控制可迅速下降。 （4）血清降钙素原（PCT）：细菌感染后 PCT 出现较 CRP 早，有更高的特异性和敏感性
	神经影像学	（1）超声检查：可作为床旁动态监测手段。 （2）CT 检查：对颅内出血和钙化灶比较敏感，因有辐射，不作为首选方法。 （3）MRI 检查：较好的检查手段，可行增强 MRI 检查，提高更多阳性发现

表 5-10　新生儿化脓性脑膜炎的诊断（续表）

新生儿化脓性脑膜炎诊断	并发症诊断	（1）脑室管膜炎（确诊只需满足①，或②加上③、④之一。） ①脑室液细菌培养或涂片获阳性结果，与腰椎穿刺液一致； ②脑室液白细胞 $\geq 50 \times 10^6/L$，以多核细胞为主； ③脑室液糖 < 1.66 mmol/L（30 mg/dl）或蛋白质 > 0.4 g/L； ④腰穿脑脊液已接近正常，但脑室液仍有炎性改变； ⑤多为 G^- 菌感染。 （2）硬膜下积液 ①诊断标准：硬脑膜下腔的液体如超过 2 ml，蛋白定量 > 0.6 g/L，红细胞 $< 100 \times 10^6/L$； ②常由脑膜炎链球菌、流感杆菌所致。 （3）脑积水 发生率为 24%；GBS Ⅲ 型和大肠埃希菌非 K_1 株所致脑膜炎中脑积水发生率高；影像学诊断。 （4）脑脓肿 ①发生率为 13%；枸橼酸杆菌、黏质沙雷菌、奇异变形杆菌等引起的脑膜炎发生脑脓肿风险增加；影像学诊断； ②化脓性脑膜炎导致脑血管炎症，继发脑血栓形成；影像学诊断
	鉴别诊断	（1）应注意与病毒性脑炎、先天性弓形虫病、真菌性脑膜炎、梅毒性脑膜炎等相鉴别。 （2）鉴别要点主要是流行病学史、脑脊液改变特点、病原学检查等

【治疗】

见表 5-11。

表 5-11　新生儿化脓性脑膜炎的治疗

抗菌药物治疗原则	（1）尽早经验性使用抗生素，后根据药敏调整用药。 （2）宜选用大剂量、透脑膜屏障、广谱杀菌药；静脉给药。 （3）抗感染治疗 48 h 后复查脑脊液。 （4）抗菌药物治疗应足疗程，G^- 菌脑膜炎至少 3 周，G^+ 菌需 2 周
经验性用药	（1）早发型感染选择氨苄西林＋头孢三代抗生素。 （2）晚发型感染根据本区域内感染或社区获得性常见病原菌经验性选择抗生素

表 5-11　新生儿化脓性脑膜炎的治疗（续表）

致病菌明确时用药	（1）G⁻杆菌首选三代头孢：头孢噻肟、头孢他啶。 （2）多重耐药菌选用美罗培南 ① 40 mg/kg，q8h，3～4周； ②胎龄＜30周，q18 h； ③胎龄 30～37周，q12 h； ④胎龄＞37周，q8 h； ⑤如果 CSF 持续阳性，可考虑联合利福平，5 mg/kg，q12 h。 （3）GBS ①选择大剂量青霉素＋头孢三代，疗程 14～21天，直到培养阴性； ②青霉素： a.≤7日龄，25～45万 U/（kg·d），q8 h； b.＞7日龄，45～50万 U/（kg·d），q6 h； （4）李斯特菌 ①头孢菌素天然耐药； ②通常选择氨苄西林＋美罗培南； ③疗程 2～4周
并发症治疗	（1）合并室管膜炎时，抗生素疗程延长至 6～8周。 （2）合并脑积水或脑脓肿时，需联合外科手术治疗
对症支持治疗	（1）维持内环境稳定、控制惊厥、预防低血糖等。 （2）可多次输新鲜血浆或血，以及 IVIG 等支持治疗。 （3）出现休克、脱水等症状时可考虑补液，如出现颅内压增高或抗利尿激素分泌增加，应严格限制输液量（一般可用 70% 的维持量）。 （4）由于地塞米松对新生儿神经发育可能有不良影响，不推荐使用

第五节　破伤风

新生儿破伤风（neonatal tetanus）系破伤风梭状芽孢杆菌由脐部侵入，产生痉挛毒素侵袭神经系统，引起全身以肌肉痉挛为主的疾病，常在生后 7 天左右发病，临床上以全身骨骼肌强直性痉挛、牙关紧闭为特征，故有"脐风""七日风""锁口风"之称。WHO 于 2012 年宣布我国已基本消除新生儿破伤风，我国活产儿发病率低于 1‰。偏远地区或私人接生者仍不罕见。

【病因、发病机制】

见图 5-6。

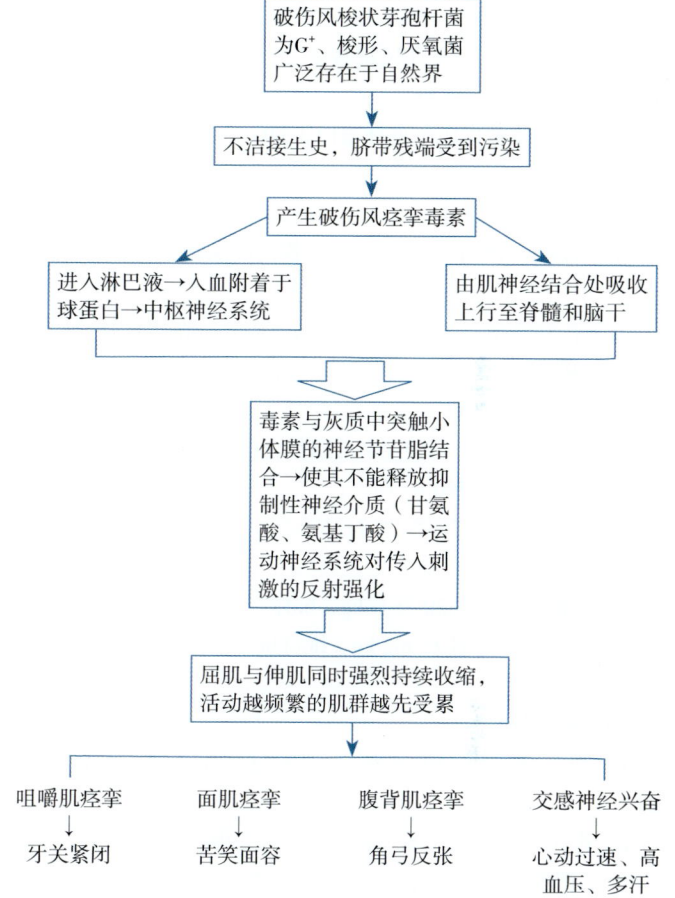

图 5-6 新生儿破伤风发病病因、发病机制

【诊断】

1. 不洁接生史。
2. 生后 4～8 天发病。
3. 牙关紧闭、苦笑面容、有的伴角弓反张。
4. 刺激患儿可诱发痉挛发作、意识清楚。
5. 压舌板试验阳性可确诊

用压舌板检查患儿咽部,若越用力下压,压舌板被咬得越紧,即为阳性。

【治疗】

1. 本病重在预防，严格执行无菌接生。

2. 预防

如有不洁接生史。

（1）生后 24 h 内破伤风抗毒素（TAT）1500~3000 IU 立即肌内或静脉注射。

（2）或人体破伤风免疫球蛋白（TIG）75~250 IU 肌内注射即可。

3. 治疗原则

控制惊厥、预防感染、保证营养，疾病初期控制痉挛尤为重要。

（1）控制痉挛：可用地西泮、苯巴比妥、咪达唑仑、水合氯醛、泮库溴铵。

（2）抗毒素（TAT）

1）只能中和尚未与神经节苷脂结合的毒素；

2）新生儿肌注 500 IU 即可；

3）不会产生血清病等过敏反应。

（3）抗菌药

1）青霉素　10~20 万 U/kg，bid；

2）甲硝唑　首剂 15 mg/kg，维持量 7.5 mg/kg，q12 h，疗程 7 天。

（4）脐部处理

1）用氧化消毒剂清洗脐部：3% 过氧化氢或 1∶4000 高锰酸钾。

2）再涂以碘酒消灭残余破伤风梭状芽孢杆菌。

（5）护理：保持室内安静，减少刺激。

第六节　新生儿先天性结核

新生儿先天性结核是一种严重的全身性血行播散性结核病，由母亲妊娠期结核分枝杆菌经胎盘和脐带垂直传播，或胎儿在分娩过程中吸入/吞入结核分枝杆菌引起，其发病率目前尚无确切报道，取决于地区的结核病流行情况。我国新生儿先天性结核的报道很少，近 30 年来国内仅报道了 48 例。

【病因、发病机制】

见图 5-7。

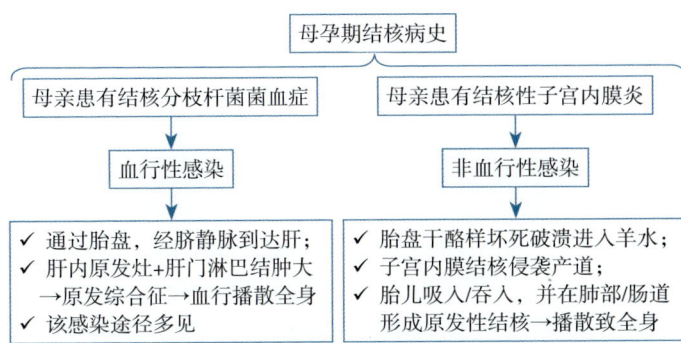

图 5-7 先天性结核的病因、发病机制

【诊断】

1. 新生儿先天性结核的诊断标准

（1）从患儿的临床标本中分离出结核分枝杆菌；

（2）存在肝原发性复合体；

（3）在肝无原发性复合体的情况下，出生数天内出现结核感染的证据，且出生后未接触结核患者。

2. 修订版诊断标准

婴儿必须有结核病变，并符合下列条件之一：

（1）出生1周内的病变；

（2）肝原发性复合体或干酪样肝内肉芽肿；

（3）母亲患生殖器结核或胎盘结核；

（4）全面调查密切接触者，排除出生后感染的可能性。其中，肝内肉芽肿是先天性结核的重要特征，可用于排除出生后感染的新生儿结核。

3. 实验室检查

新生儿先天性结核的确诊有赖于病原学检测（表 5-12）。

表 5-12 新生儿先天性结核的实验室检查

化验项目	方法
结核分枝杆菌培养	①抽胃液检测抗酸杆菌、所有体液（痰液、支气管肺泡灌洗液、脑脊液和血液等）的结核分枝杆菌培养； ②多次抽胃液检测抗酸杆菌是最常用、也是首选方法，阳性率达 80%； ③结核分枝杆菌培养需要 4~10 周才可能呈阳性
组织活检	①淋巴结或肝活检、胎盘组织学和培养； ②肝活检灵敏度高达 100%

表 5-12 新生儿先天性结核的实验室检查(续表)

化验项目	方法
TST	①结核菌素皮肤试验(tuberculin skin testing,TST) ②阳性率 15%
T-SPOT	①结核感染 T 细胞斑点试验(T-SPOT) ②诊断新生儿先天性结核阳性率 100%
PCR	①聚合酶链反应(polymerase chain reaction,PCR) ②灵敏度 60%,特异度 97%

【治疗】

治疗需遵循早期、联合、适量、规则、合理的治疗原则,尽早静脉使用抗结核药(表 5-13)。

表 5-13 新生儿先天性结核的治疗

治疗	用药	注意事项
初始治疗	国内推荐 ①异烟肼+利福平 10~20 mg/(kg·d); ②前者疗程 1 年以上; ③后者疗程 9 个月~1 年	①需注意药物性肝损害; ②利福平干扰维生素 K 的代谢,维生素 K 缺乏的患儿治疗时需警惕颅内出血; ③"结脑"两联治疗注意耳毒性,应在用药前后监测听力; ④使用利奈唑胺同时定期评估周围神经和视神经病变; ⑤治疗过程中需根据患儿体重变化及时调整药物剂量,至少每月评估; ⑥抗结核药物疗程长且具有一定不良反应,患儿可能出现:
重症患儿治疗	①可加用乙胺丁醇 15~25 mg/(kg·d),一次顿服; ②或吡嗪酰胺 20~30 mg/(kg·d),一次顿服。 国外重症患儿推荐四联方案 ①即异烟肼、利福平、乙胺丁醇和阿米卡星,疗程 2 个月,随后服用异烟肼和利福平 6~12 个月; ②或采用与粟粒性结核治疗相似的方案,即异烟肼、利福平、吡嗪酰胺、链霉素和阿米卡星治疗 9~12 个月	

表 5-13　新生儿先天性结核的治疗（续表）

治疗	用药	注意事项
结核性脑膜炎	（1）推荐 ①异烟肼＋利福平，均 20 mg/（kg·d）， ②且应加链霉素 20 mg/（kg·d） （2）推荐 ①建议使用皮质类固醇治疗结核性脑膜炎，以降低死亡率和神经系统后遗症 ②抗结核药使用后 48 h 加用泼尼松 1 mg/（kg·d） （3）对于重症结核性脑膜炎或治疗效果欠佳的患儿可使用：利奈唑胺 10～15 mg/（kg·d），最大剂量不超过 600 mg/d	Ⅰ.恶心、呕吐、喂养不耐受、腹胀、肝功能异常、肾功能异常、听力损害、神经病变、血小板减少等不良反应； Ⅱ.治疗过程中应密切关注，定期评估，适时调整方案。 ⑦坚持遵医嘱用药是治疗成败的关键
其他	（1）多重耐药结核菌株（MDR-TB）和广泛耐药结核菌株（XDR-TB）的出现，治疗失败和死亡率有升高趋势 （2）由于目前尚缺乏新生儿 MDR-TB 和 XDR-TB 感染的治疗指南 （3）根据药物敏感性试验选择二线抗结核药物 ①初始治疗应包含至少 4 种有效药物 ②总疗程 18～20 个月，包括强化期 6 个月，巩固期 12～14 个月 ③且应在培养结果转阴后持续治疗 15～17 个月	
感染防控	（1）先天性结核患儿的传染期定义为从出生到出生后 21 d，认为此期内与该患儿在同一病房内的婴儿均存在暴露风险。 （2）对存在暴露风险的患儿可预防性使用异烟肼（10 mg/kg），并补充维生素 B_6 以预防周围神经病。 （3）关于母乳喂养 ①母亲有开放性肺结核应予隔离； ②如无传染性则应坚持母乳喂养； ③但必须接受抗结核治疗； ④所有抗结核药物可从乳汁排出，但排出量小于其所用剂量的 1%，对婴儿影响不大	

第七节 新生儿真菌感染

新生儿可因早产、免疫功能发育不成熟、各种疾病引起继发性免疫功能低下等多种危险因素引起真菌感染,包括皮肤浅表感染和侵袭性真菌感染(invasive fungal infection,IFI),后者是指深部组织感染及真菌血症。有报道新生儿重症监护室(NICU)真菌血症发生率约为1.2%,极低出生体重儿(VLBW)为3.1%,超低出生体重儿(ELBW)为5.5%,感染者病死率为22.9%,且神经系统后遗症发生率较高。在NICU的VLBW中,念珠菌败血症是晚发感染的第4位病因。新生儿真菌感染的临床表现缺乏特异性,容易延误诊断及治疗。本节主要讨论新生儿念珠菌感染与侵袭性念珠菌病。

【病因、发病机制】

1. 病原学(表5-14)

表5-14 新生儿真菌感染病原菌

念珠菌属(即"假丝酵母菌属")(占新生儿侵袭性真菌感染的90%~95%)		非念珠菌属
白念珠菌	非白念珠菌	曲霉菌属
	近平滑念珠菌	隐球菌
	季也蒙念珠菌	马拉色氏菌
	热带念珠菌	非曲霉菌属
	光滑念珠菌	接合菌(如毛霉菌)
	克柔念珠菌	

(1)白念珠菌及近平滑念珠菌在新生儿侵袭性念珠菌病占80%~90%,其次是曲霉菌属。
(2)近年来在新生儿侵袭性真菌感染中近平滑念珠菌逐渐增加,毒力虽较白念珠菌低,但在NICU极低和超低出生体重(ELBW/VLBW)早产儿仍然可引起严重感染。

2. 新生儿真菌感染的高危因素

(1)早产儿、低出生体重儿,尤其是胎龄小于32周,出生体重小于1500 g者。

(2)长时间使用广谱抗生素和糖皮质激素。

(3)长时间气管插管和机械通气。

(4)各种留置导管如脐动脉、脐静脉及其他中心血管导管。

(5)静脉营养脂肪乳剂输入。

(6)真菌原发定植。

（7）其他病理状况如胃肠道疾病、使用 H_2 受体阻滞剂、休克和凝血功能异常等。

【诊断】

1. 临床特点

（1）真菌感染的临床识别：新生儿 IFI 发病一般在生后 2 周左右，临床表现缺乏特异性，容易与其他疾病症状相交错；或无明显诱因临床状况恶化；或容易与晚发型细菌败血症混淆，应用抗生素治疗效果不佳时，需除外真菌感染。

（2）新生儿 IFI 较细菌感染更易出现血小板减少（IFI＞80%，革兰氏阳性菌败血症约 75%，革兰氏阴性菌败血症在 50% 左右）；且血小板数量最低值较低，持续时间较长。

（3）高血糖在 IFI 也较常见，临床表现前 3 d 可出现以高血糖为特征的糖耐受不良表现。

2. 实验室指标（表 5-15）

表 5-15　新生儿真菌感染实验室指标

检测方法	意义及注意事项
真菌培养	（1）血液和无菌体腔液真菌培养阳性是诊断 IFI 的金标准。 （2）血培养时间较长，最快需要 36 h，阳性率仅 40%～60%，深部组织器官感染血培养可阴性。 （3）脑脊液培养阴性时，仍不能除外中枢神经系统真菌感染
G 试验（BDG 试验）	（1）即细胞壁（1, 3）-β-D-葡聚糖（BDG）试验，BDG 为真菌（念珠菌属、曲霉菌属、毛孢子菌、酵母属）细胞壁成分，可用于血液、脑脊液检测。 （2）真菌定植时呈阴性，IFI 时可存在于血清或脑脊液中，因此有助于深部真菌感染和血流感染的诊断，但不能确定真菌属性。 （3）要注意 BDG 水平可能在某些细菌感染和使用抗生素期间以及输注白蛋白或丙种球蛋白后出现假阳性；感染程度不同和试剂限制也可出现假阴性
PCR	（1）使用 DNA 技术快速诊断全身或深部真菌感染尚未普及。 （2）对于 IFI 念珠菌 PCR 和 BDG 较血真菌培养特异性更高
基于宏基因组二代测序技术	样本中的核酸进行高通量测序能够快速、客观地检测临床样本中的较多病原微生物（包括病毒、细菌、真菌、寄生虫）且无需特异性扩增

3. 其他评估

心脏超声、肾超声、腹部超声、视网膜检查、X 线、MRI 等有助于深部真菌感染的诊断。

【治疗】

1. 抗真菌治疗策略

（1）经验性抗真菌治疗：一般首选氟康唑，治疗效果不佳时可考虑及时更换为更为敏感高效的伏立康唑、两性霉素 B 脂质体、卡泊芬净等。

（2）靶向治疗：确定感染病原和感染部位后，可考虑采用靶向治疗。由于新生儿念珠菌病可累及多个重要器官系统，在选择药物时首先明确是否存在中枢神经系统或泌尿系统感染。

（3）新生儿念珠菌病抗真菌治疗疗程

未累及各器官系统时，疗程为间隔 24 h 2 次血培养阴性且临床表现消失后持续治疗 2 周。中枢神经系统感染则至少 6 周。

累及器官系统时需达到治愈标准，包括：无临床及实验室感染表现，心脏和腹部超声、眼底、头颅影像等检查显示病灶消失。

2. 抗真菌治疗药物（表 5-16）

表 5-16 新生儿抗真菌治疗药物

药物		作用特点	剂量
多烯类（两性霉素 B 及其含脂复合物）	两性霉素 B 去氧胆酸盐（AmB-D）	（1）广谱高效快速抗真菌药物。 （2）为 IFI 首选用药。 （3）肾组织和脑脊液抗菌活性高。 （4）肾毒性和输注相关不良反应少	1 mg/(kg·d)
	两性霉素 B 脂质体（L-AmB）	（1）肾组织浓度低。 （2）脑脊液浓度更高。 （3）可用于 AmB-D 治疗无效或不能耐受者。 （4）泌尿系统感染慎用	3～5 mg/(kg·d)
	两性霉素 B 脂质复合物（ABLC）		
	两性霉素 B 胶质分散剂（ABCD）		

表 5-16 新生儿真菌感染药物治疗（续表）

	药物	作用特点	剂量
三唑类	氟康唑 伏立康唑 伊曲康唑	（1）氟康唑在肾毒性等安全性方面较好，可用于泌尿系统和中枢神经系统感染。 （2）三唑类对光滑念珠菌抗菌活性低。 （3）克柔念珠菌对氟康唑多耐药，对伏立康唑敏感。 （4）伏立康唑对非白念珠菌的抗菌活性较氟康唑强，但缺乏婴儿使用剂量。 （5）其他三唑类药物在新生儿研究很少	氟康唑用法： 12 mg/（kg·d） <2周，q72 h >2周，q48~24 h
棘白菌素类	卡泊芬净 米卡芬净	可有效治疗IFI，对于非白念珠菌抗菌效果好。副作用包括血栓性静脉炎、低钾血症、肝酶升高； 目前在小婴儿及新生儿应用资料很少； 当新生儿感染无法使用氟康唑或AmB-D时考虑使用棘白菌素类药物；或用于新生儿真菌感染挽救性治疗	米卡芬净用法： 10 mg/（kg·d）
氟胞嘧啶		副作用明显，新生儿不推荐使用	

3. 血流感染时需要拔出中心静脉或深静脉置管

导管相关性血流感染（CRBSI）真菌性败血症的病原菌多为假丝酵母菌，在连续血培养均为阴性前，不要重置新的深静脉导管。

4. 预防治疗

（1）预防性使用氟康唑

①早产儿是否需要预防性使用氟康唑尚存在争议。

②美国感染病协会（IDSA）推荐出生体重<1000 g患儿中，

口服或静脉应用预防念珠菌感染。

③低剂量应用：3~6 mg/kg，1周2次，持续应用6周。

（2）减少使用广谱抗生素。

（3）加强对中心静脉置管管理。

第八节　先天性梅毒

先天性梅毒（congenital syphilis）又称胎传梅毒，是梅毒螺旋体由母亲经胎盘进入胎儿血液循环，引起胎儿的全身性感染。发病可出现于胎儿期、新生儿期、婴儿期和儿童期。分为早期先天性梅毒（2岁以内发病）和晚期先天性梅毒（2岁以上发病）。早期患者未经正规治疗可发展为晚期。

【病因、发病机制】

1. 病原

为梅毒螺旋体，又称苍白螺旋体，形似螺旋状纤维；在暗视野可见其运动似波浪形；平均30 h增殖一代；对温度、干燥特别敏感，对潮湿和寒冷耐受性很强。

2. 传播特点

（1）妊娠任何时期都可以发生母婴传播。

（2）梅毒螺旋体可通过胎盘播散到胎儿所有器官，引起死胎、死产、早产或新生儿先天性梅毒。

（3）胎盘发生炎症水肿导致功能障碍，引起其他妊娠不良结局，如宫内发育迟缓、低出生体重儿、流产等。

（4）父亲的梅毒螺旋体不能随精子或精液直接传给胎儿。

（5）胎儿的感染与母亲梅毒的病程、抗体滴度及妊娠期是否治疗以及治疗时机有关。对妊娠合并梅毒的规范筛查和治疗可阻断约99.1%的母婴传播。

3. 病理

主要改变为血管炎、组织坏死和纤维化。先天性梅毒常影响多个脏器，在这些脏器的镀银染色切片中可找到梅毒螺旋体。

【诊断】

1. 流行病学史

生母为梅毒患者。

2. 临床表现（表5-17）

3. 诊断分类

（1）疑似病例：所有未经有效治疗的患梅毒母亲所生的婴

儿，或所发生的死胎、死产、流产病例，证据尚不足以确诊胎传梅毒者。

（2）确诊病例：符合下列任一项实验室检查和随访结果。

1）暗视野显微镜检查或镀银染色在早期胎传梅毒皮肤/黏膜损害及组织标本中查到梅毒螺旋体，或梅毒螺旋体核酸检测阳性。

2）婴儿血清梅毒螺旋体 IgM 抗体检测阳性。

3）婴儿出生时非梅毒螺旋体血清学试验滴度≥母亲滴度的 4 倍，且梅毒螺旋体血清学试验阳性。

4）婴儿出生时非梅毒螺旋体血清学试验阴性或滴度虽未达到母亲滴度的 4 倍，但在其后随访中非梅毒螺旋体血清学试验由阴性转阳性，或滴度上升且有临床症状，且梅毒螺旋体血清学试验阳性。

5）梅毒母亲所生婴儿随访至 18 月龄时梅毒螺旋体血清学试验仍持续阳性。

表 5-17　先天性梅毒患儿的临床表现

早期胎传梅毒	晚期胎传梅毒	隐性胎传梅毒
一般在 2 岁以内发病 类似于获得性二期梅毒 （1）发育不良。 （2）皮损常为红斑、丘疹、扁平湿疣、水疱-大疱。 （3）伴梅毒性鼻炎及喉炎。 （4）骨髓炎、骨软骨炎及骨膜炎。 （5）可有全身淋巴结大、肝脾大、贫血等。 （6）如有神经系统侵犯可出现相关神经系统症状	一般在 2 岁或以后发病 类似于获得性三期梅毒 （1）出现炎症性损害（基质性角膜炎、神经性耳聋、鼻或腭树胶肿、克勒顿关节、胫骨骨膜炎等）。 （2）或标记性损害（前额圆凸、马鞍鼻、佩刀胫、胸锁关节骨质肥厚、哈钦森牙、口腔周围皮肤放射状皲裂等）	（1）未经治疗的胎传梅毒。 （2）无临床症状。 （3）梅毒血清学试验阳性。 （4）脑脊液检查正常。 （5）＜2 岁者为早期隐性胎传梅毒。 （6）≥2 岁者为晚期隐性胎传梅毒

4. 梅毒的免疫性特点见表 5-18。

表 5-18　梅毒的免疫性特点

抗体类型	临床特点	临床意义
IgM 型抗梅毒螺旋体抗体	（1）感染后首先产生，2 周后即可测出。 （2）治疗后可阴转，再感染时又出现阳性	（1）是活动性梅毒的标记。 （2）对诊断最早期一期梅毒（RPR 阴性或可疑时）有用。 （3）可用于诊断先天性梅毒。 （4）脑脊液出现 IgM 提示有活动性神经梅毒

表 5-18 梅毒的免疫性特点（续表）

抗体类型	临床特点	临床意义
IgG 型抗梅毒螺旋体抗体	（1）感染后第 4 周产生。 （2）即使抗梅毒治疗后梅毒螺旋体抗原消失很长时间，仍可通过记忆细胞的作用持续产生，甚至终生阳性。 （3）可通过胎盘	不能区分是否为新发感染
非梅毒螺旋体抗原血清试验：RPR、TRUST 等	（1）属于抗心磷脂抗体（反应素），感染后 5~7 周产生。 （2）未经治疗的病人，其体内非特异性抗体可长期存在。 （3）经正规治疗后此抗体可逐渐减少转为阴性。 （4）可通过胎盘	（1）可用于疗效判定。 （2）多种疾病状态都能导致假阳性，故必须得到梅毒螺旋体抗原血清试验的确证
梅毒螺旋体抗原血清试验：TPPA、CLIA、ELISA 等	（1）以梅毒螺旋体特异蛋白为抗原检测患者血中特异性抗体。 （2）不管患者治疗与否，通常终生阳性。 （3）可通过胎盘	不能区分现症梅毒和既往梅毒

【治疗】

1. 早期胎传梅毒（2 岁以内）推荐方案

（1）脑脊液异常者

1）用青霉素每日 10 万~15 万 U/kg 静脉给药。

2）出生后 7 d 以内的新生儿，以每次 5 万 U/kg 静脉给药，每 12 h 1 次。

3）出生后 7 d 以上的新生儿以青霉素 5 万 U/kg 静脉给药，每 8 h 1 次。

4）总疗程 10~14 d。

5）或普鲁卡因青霉素每日 5 万 U/kg 肌内注射，每日 1 次，疗程为 10~14 d。

6）治疗期间中断 1 天以上，整个疗程需重新开始。

（2）脑脊液正常者

1）用苄星青霉素 5 万 U/kg，单次注射（分两侧臀部肌内注射)。

2)对无条件检查脑脊液者,可按脑脊液异常者治疗。

3)对青霉素过敏者,目前尚无最佳替代治疗方案,可在无头孢曲松过敏史的情况下选用头孢曲松,剂量为 125 mg(脑脊液正常者)~ 250 mg(脑脊液异常者),每日 1 次肌内注射,连续 10 ~ 14 d,但要注意与青霉素可能的交叉过敏反应。

2. 晚期胎传梅毒(2 岁以上)推荐方案

(1)普鲁卡因青霉素每日 5 万 U/kg 肌内注射,连续 10 d 为 1 个疗程(对较大儿童的青霉素用量,不应超过成人同期患者的治疗量)。

(2)对青霉素过敏者,目前尚无最佳替代治疗方案,可在无头孢曲松过敏史的情况下选用头孢曲松,如头孢曲松 250 mg 每日 1 次肌内注射,连续 10 ~ 14 d,但要注意与青霉素可能的交叉过敏反应。

(3)8 岁以下儿童禁用四环素类药物。

先天性梅毒患儿的随访:疗程完后 2、4、6、9、12 个月复查,至非螺旋体抗体滴度持续下降最终阴性。治疗 6 个月内血清滴度未出现 4 倍下降,或滴度保持稳定或增高,为治疗失败或再感染,应重复治疗。神经梅毒应每 6 个月复查脑脊液 1 次,至脑脊液细胞计数正常为止;2 年后细胞计数仍不正常,或每次复查无下降趋势,应重复治疗,6 个月复查脑脊液 1 次,若脑脊液非螺旋体试验阳性,应重复治疗。

第六章 呼吸系统疾病

第一节 呼吸系统先天畸形

呼吸系统先天畸形见表 6-1。

表 6-1 呼吸系统先天畸形

疾病	英文	定义	临床表现	辅助检查	治疗
先天性喉喘鸣	congenital laryngeal stridor	为喉部组织松弛，吸气时喉腔变小引起喘鸣声。出生后即可出现症状，至2岁左右喉鸣逐渐消失	生后或出生后数周有吸气性喉鸣声，可伴三凹征，无声嘶，咳嗽、吞咽正常，可能伴进食易呛	直接喉镜检查，吸气时可见会厌和杓会厌皱襞向喉内卷曲使喉入口呈裂隙状，若挑起会厌，喉鸣声可消失	一般无需特殊治疗，给予足量的钙和维生素D并预防呼吸道感染
皮-罗综合征	Pierre-Robin syndrome	指以下颌骨小、舌后坠为主要表现，出现呼吸困难，为长期低氧血症的常染色体显性遗传疾病，50%～70%伴有腭裂，可有吞咽困难	下颌短小，典型的呈鸟状面容。舌后坠导致呼吸困难。多数伴有腭裂，常发生哺乳困难、窒息、青紫。伴有其他畸形：如先天性心脏病、眼异常、肢体畸形等	基因检查有助于确定诊断	尚无特殊治疗方法，建议加强喂养，通畅呼吸道；手术：包括腭裂修补术、下颌骨正颌手术等

表 6-1 呼吸系统先天畸形（续表）

疾病	英文	定义	临床表现	辅助检查	治疗
先天性喉囊肿	congenital laryngeal cysts, CLC	主要症状为阻塞气道发生呼吸困难，分为两类：由喉室入口狭窄所致的球样囊肿即喉室囊肿，由黏液腺管阻塞位于会厌溪的导管囊肿	喘鸣，可为吸入性或呼出性，哭声弱、尖而嘶哑；约半数患者有呼吸困难、呼吸暂停、发绀症状；部分可伴有食物反流、发音困难	纤维喉镜检查、颈部CT	手术切除
气管支气管软化症	tracheobroncho-malacia, TBM	气管壁因气管软骨环异常或部分气管壁纵行弹性纤维萎缩减少，使肌弹性张力减退或气道软骨完整性破坏，导致气管坍塌狭窄的疾病。生后不久即出现喘鸣、反复咳嗽、呼吸困难	多表现为顽固性咳嗽、持续或反复喘息，及肺炎、肺不张等，常随活动增多而明显，或因伴发感染而加重。反射性呼吸暂停是TBM最严重的临床症状	纤维支气管镜检查是诊断TBM的金标准，CT、MRI等亦有助于明确诊断	绝大多数不需要特殊治疗，多数患儿在2岁左右症状逐渐消失。症状严重者可予CPAP、气道内支架植入或外科治疗

表 6-1　呼吸系统先天畸形（续表）

疾病	英文	定义	临床表现	辅助检查	治疗
先天性气管狭窄	congenital tracheal stenosis，CTS	气管先天性存在完全性的气管软骨环，缺少正常结构的膜性气管导致的气管管腔狭窄和气道阻塞，该病罕见	阵发性或持续性呼吸困难，主要是吸气性呼吸困难、发绀及三凹征。常合并心脑血管异常	纤维支气管镜检查见到完整性的软骨环可诊断。CT检查及三维重建有助于诊断	严重者需手术治疗，包括自体气管组织重建、非气管组织气管成形术及气管移植术等
气管食管瘘	tracheoesophageal fistula，TEF	气管与食管间分隔不全形成气管食管瘘道	生后即出现口吐泡沫、呛咳、呼吸困难、窒息等表现，进食后明显，可有反复呼吸道感染。伴有气管狭窄时可出现呼吸困难	纤维支气管镜、CT三维重建和食管碘液造影有助于诊断	以手术治疗为主
肺隔离症	pulmonary sequestration	又称支气管肺组织分离症，是胚胎肺发育过程中部分肺组织与正常肺分离所造成的先天性肺发育异常，隔离肺接受体循环供血，静脉回流入肺静脉，多发生在左肺	肺叶内型与支气管相通，症状出现较早，可有咳嗽、呼吸困难、反复呼吸道感染，约15%无症状。肺叶外型症状出现较晚，常合并其他先天性畸形如膈疝等	依靠胸部影像学检查，包括X线、CT、MRI等，胸部MRI检查能显示供血动脉和回流静脉，对确定诊断很有帮助	手术治疗

表 6-1 呼吸系统先天畸形（续表）

疾病	英文	定义	临床表现	辅助检查	治疗
先天性膈疝	congenital diaphragmatic hernia, CDH	膈肌缺陷，腹部脏器进入胸腔，压迫肺和心脏，导致不同程度的肺发育不良和畸形，出生后即出现呼吸困难，青紫，呼吸衰竭，病死率较高	出生后即出现呼吸困难，青紫，胸部呼吸运动弱，胸壁饱满，可听到肠鸣音，腹部平坦空虚	胸部 X 线显示胸腔内有胃泡或肠曲影，肺组织受压，心脏和纵隔移位，可明确诊断	给予呼吸支持，尽快气管插管，机械通气，尽早施行手术治疗

第二节　新生儿呼吸暂停

【定义】

呼吸暂停（apnea），指呼吸停止时间＞ 20 s，伴有心率减慢＜ 100 次 / 分，或出现青紫、血氧饱和度降低，称为呼吸暂停。传统上按照存在或缺乏上气道梗阻分为三类，中枢性、梗阻性和混合性。新生儿可以有 5 ~ 10 s 短暂的呼吸停顿，以后又出现呼吸、心率和血氧饱和度都无变化，称为周期性呼吸。周期性呼吸是一个良性过程，而呼吸暂停是一种可导致脑损害的病理过程。

【病因】

1. 原发性

多见于早产儿，与早产儿脑干呼吸控制中枢发育不成熟有关。常见于胎龄＜ 34 周、出生体重＜ 1800 g 的早产儿，多发生于生后 3 ~ 5 天，胎龄越小，发生率越高。

2. 继发性

（1）感染：败血症、脑膜炎、坏死性小肠结肠炎等。

（2）缺氧：窒息、肺炎、肺透明膜病、先天性心肺畸形或发育不良、惊厥发作、休克和严重贫血等。

（3）中枢神经系统疾患：颅内出血、缺氧缺血性脑病等。

(4)体温过高或过低。

(5)代谢紊乱:低血糖、低血钠、低血钙、低血镁、严重代谢性酸中毒和高氨血症等。

(6)胃食管反流。

(7)颈部过度前曲或伸展导致通气不畅。

(8)母亲用镇静剂:麻醉药、硫酸镁、吗啡类等。

【诊断】

根据定义诊断呼吸暂停并不困难,关键是鉴别原发性和继发性(表6-2)。

表6-2 鉴别呼吸暂停病因的一些相关检查及意义

检查项目	意义
血常规、CRP、血培养	识别贫血、感染等
血生化、血气分析	可除外电解质紊乱和酸碱平衡紊乱
脑脊液检查	协助诊断中枢神经系统感染
胸部X线	发现肺部疾病、先天性心脏病
腹部摄片	可排除坏死性小肠结肠炎
头颅超声、CT	有助于发现颅内出血和中枢神经系统疾患
心脏超声	有助于先心病诊断
脑电图	鉴别微小发作型惊厥

【治疗】

1. 积极治疗原发病

控制感染、纠正低血糖及电解质紊乱、纠正贫血、治疗胃食管反流(GER)等。

2. 一般处理

监护呼吸、心率、经皮氧饱和度,减少咽部吸引,避免颈部的过度屈曲或伸展等,可考虑俯卧位。必要时吸氧。

3. 物理刺激

如托背、弹足底等,或用气囊面罩加压通气。

4. 药物治疗

(1)氨茶碱:首次负荷量5 mg/kg,20 min内静脉滴注,12 h后给维持量,2 mg/kg,每隔12 h 1次,静滴或口服。疗程5~7天。治疗量与中毒量接近。

(2)枸橼酸咖啡因:首选。首次负荷量20 mg/kg,20 min内静脉滴注,24 h后给维持量,每次5 mg/kg,每天1次,静滴或口服，疗程 5~7 天。

5. 正压通气

（1）无创通气：鼻塞持续呼吸末正压通气（NCPAP），也可考虑高流量鼻导管治疗，或经鼻间歇正压通气（NIPPV）。

（2）机械通气：如上述治疗不能控制，应气管插管使用进行机械通气。初调参数如下：PIP 0.98~1.47 kPa（10~15 cmH$_2$O），PEEP 0.196~0.392 kPa（2~4 cmH$_2$O），FiO$_2$ 0.21~0.4、呼吸频率 10~20 次/分、吸/呼比 1:3。

第三节　新生儿呼吸窘迫综合征

【定义】

新生儿呼吸窘迫综合征（respiratory distress syndrome，RDS）为肺表面活性物质缺乏所致的两肺广泛肺泡萎陷损伤渗出的急性呼吸衰竭，多见于早产儿和剖宫产新生儿，生后数小时出现进行性呼吸困难、青紫和呼吸衰竭。病理上出现肺透明膜，又称肺透明膜病（HMD）。

【病因、发病机制】

为肺表面活性物质（PS）缺乏所致，见图 6-1。

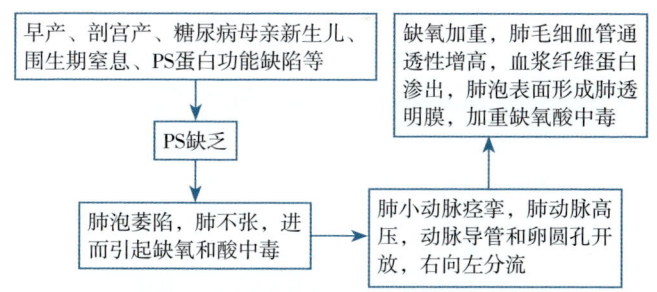

图 6-1　新生儿呼吸窘迫综合征发病机制

【诊断】

1. 病史

多见于早产、剖宫产、糖尿病母亲新生儿、严重缺氧或感染、PS 蛋白功能缺陷等。

2. 临床表现

生后 6~12 h 内出现呼吸困难，呈进行性加重，表现为呼吸急促、三凹征，发绀且吸氧不易缓解，严重者呼吸减慢、节律不整，矛盾呼吸和呼吸暂停。由于严重缺氧和酸中毒，患儿可出现反应迟钝、肌张力低下、体温不升、心功能衰竭、休克等。体格检查有双肺呼吸音减低，深吸气时听到细湿啰音应警惕合并肺水肿或肺出血。病情于 24~48 h 达顶峰，若无呼吸支持，多于 3 天内死于严重低氧性呼吸衰竭。生存 3 天以上而无并发症，则肺泡 Ⅱ 型细胞可产生足够 PS，临床症状逐渐好转。

3. X 线检查有特征性表现，按胸片改变可分为 4 级

Ⅰ级：两肺细小颗粒网状阴影，心影清楚，支气管充气征不明显。

Ⅱ级：两肺见较大密集的颗粒网状阴影，可见支气管充气征。

Ⅲ级：全肺透光度明显减低，呈磨玻璃样，横膈及心界模糊，支气管充气征明显。

Ⅳ级："白肺"。

4. 常见合并症

（1）动脉导管开放

（2）持续性肺动脉高压

（3）肺出血

（4）支气管肺发育不良

【鉴别诊断】

见表 6-3。

表 6-3 肺透明膜病与湿肺、先天性肺炎的鉴别

项目	肺透明膜病	湿肺	先天性肺炎
胎龄	早产儿多见	足月儿多见	早产、足月儿均可见
母妊娠、分娩史	多有围生期窒息史等促发因素	剖宫产，羊水吸入，母用镇静剂过多	母有感染，胎膜早破，羊水腥臭，产道脓性分泌物等
肺泡表面活性物质测定	未达成熟水平	成熟水平	依胎龄而异
临床表现	呼吸窘迫，呼气性呻吟，低血容量，低血压常见	呼吸窘迫，呼气性呻吟少见	呼吸窘迫，感染征象，持续低血压常见
血气分析	pH↓、BE↓、PaO_2↓、$PaCO_2$↓	PaO_2↓，其他变化不明显	pH↓、BE↓、PaO_2↓

表 6-3 肺透明膜病与湿肺、先天性肺炎的鉴别（续表）

项目	肺透明膜病	湿肺	先天性肺炎
X线表现	网状细颗粒影，支气管充气征，后呈毛玻璃状，甚至"白肺"	肺泡、间质、叶间积液，过度充气，肺纹理增强	粗糙点片状阴影或一叶、一节段受累
血常规、C反应蛋白	无特殊	无特殊	感染血常规、C反应蛋白↑
氧疗和辅助通气	常需氧疗+辅助通气	仅需短时给氧	一般仅需氧疗，偶需辅助通气
病程	3~7 d	绝大部分<24 h	一般 10~14 d
预后	死亡率较高	良好	诊疗及时，预后良好

【治疗】

1. 氧疗和无创通气

早产儿使用 21%~30% 的氧，并根据脉搏氧饱和度调节吸入氧浓度（FiO_2）。无创通气包括经鼻 CPAP、双水平气道正压通气（BiPAP）、经鼻间隙正压通气（NIPPV）和无创高频通气（nHFOV）等，目标维持 PaO_2 为 60~80 mmHg，治疗成功的关键是早期应用和保持正压的持续性。

2. 肺表面活性物质（PS）治疗

提倡早期给予天然型 PS 治疗，使用前将药瓶置于 37℃ 预热数分钟，然后将 PS 经气管插管注入肺内，仰卧位给药。给药剂量：PS 剂量范围比较宽，每次 70~200 mg/kg。严重病例需给 2~3 次，但一般最多给 4 次，根据需要一般间隔 6~12 h。

3. 机械通气

机械通气目的是保持可以接受的"血气"，并尽可能减少肺损伤。同时尽可能缩短机械通气时间，推荐使用目标潮气量通气。撤机时早产儿可耐受允许性高碳酸血症，但需维持 pH 值在 7.22 以上。推荐使用咖啡因撤机。机械通气超过 1~2 周的患儿，小剂量或更低剂量、短疗程的地塞米松有助于成功拔管。对于存在新生儿支气管肺发育不良（BPD）高风险的患儿，应考虑吸入布地奈德。

4. 体外膜肺

新生儿体外膜肺氧合（ECMO）技术作为严重呼吸衰竭的最后治疗手段。

5. 支持治疗

核心体温始终维持在 36.5～37.5℃。湿化暖箱中的大多数患儿静脉起始液量应为 70～80 ml/(kg·d)，极早产儿可能需要更多的液量。液体补充应根据血清钠水平、尿量及体重降低情况进行个体化的调整。患儿出生后应给予肠外营养，第 1 天应补充氨基酸，起始剂量 1～2 g/(kg·d)，并迅速增加至 2.5～3.5 g/(kg·d)，出生第 1 天开始补充脂肪乳剂，如果耐受良好，脂肪乳应迅速达到最大 4.0 g/(kg·d)。如果血流动力学稳定，应予出生第 1 天开始母乳肠内喂养。

6. 并发症治疗

并发动脉导管未闭（PDA）出现症状使用药物关闭。布洛芬：首剂 10 mg/kg，第 2、3 剂 5 mg/kg，间隔时间 24 h，口服或静脉滴注，日龄小于 7 天者疗效较好。或吲哚美辛：首剂 0.2 mg/kg，第 2、3 剂：日龄＜7 天且出生体重＜1250 g 者每次 0.1 mg/kg，日龄＞7 天或出生体重＞1250 g 者每次 0.2 mg/kg，每剂间隔 24 h，口服或静脉滴注。并发持续性肺动脉高压时，使用吸入 NO 治疗。

7. 原发病治疗

对继发于重症感染者，应积极抗感染治疗。

【预防】

1. 产前预防

做好孕妇保健，避免早产。对不可避免的早产，34 周之前有早产儿风险的孕妇在分娩前至少 24 h 予单疗程的产前激素。对于妊娠＜32 周再次出现早产征象，如果距第 1 个疗程的类固醇激素治疗超过 1～2 周，可给予重复 1 个疗程的类固醇激素治疗。妊娠＜32 周存在早产风险的孕妇，应给予硫酸镁（$MgSO_4$）。对于先兆早产症状的孕妇，应考虑进行宫颈长度检查和胎儿纤维连接蛋白水平测定，以避免不必要地使用保胎药和（或）产前使用类固醇激素。

2. 产后预防

对高危新生儿，早期使用 PS。

第四节　吸入综合征

【定义】

吸入综合征是指新生儿吸入胎粪、大量羊水、血液或吸入奶液等引起的呼吸系统病理改变。根据吸入发生的时间可分为产前、产时或产后吸入。产前或产时发生者以胎粪吸入综合征

(meconium aspiration syndrome，MAS）最为常见。

【诊断】

1. 临床表现

根据足月儿或过期产儿有羊水胎粪污染的证据，初生儿的指甲、趾甲、脐带和皮肤被胎粪污染而发黄，生后早期出现的呼吸困难，气管内吸出胎粪。胸廓饱满，可闻及干湿啰音，重者还可发生气胸、纵隔气肿以及持续性肺动脉高压（PPHN）、急性呼吸窘迫综合征（ARDS）等合并症。

2. 辅助检查

（1）胸部 X 线：表现为肺斑片影伴肺气肿，横膈平坦；重症者可出现大片肺不张、继发性肺损伤或继发性 PS 缺乏所致的肺萎陷表现；可并发纵隔气肿、气胸等气漏。

（2）动脉血气分析显示有低氧血症、高碳酸血症和代谢性或混合性酸中毒。

【鉴别诊断】

1. 大量羊水吸入

多见于自然分娩儿，尤其是有围生期窒息患儿，羊水无明显粪染。患儿可出现呼吸急促、发绀、肺部啰音等，胸片多见两下肺片影，尤以内带明显。

2. 血液吸入

其血源多来自母亲。故该病临床少见。

3. 新生儿感染性肺炎

有感染的临床表现及实验室证据；母亲可有围生期发热、羊水早破等感染史。经胎盘血行获得的感染性肺炎胸片呈弥漫均匀的肺密度增加，而经产道获得的上行性感染时表现似支气管肺炎，可有胸膜渗出。

4. 足月儿 RDS

多见于选择性剖宫产儿，或糖尿病母亲所生新生儿，常无胎粪污染羊水的证据，临床表现与早产儿 PS 缺乏的 RDS 相同。

5. 乳汁吸入

患儿有突然青紫、窒息或呛咳史，在复苏过程中有呼吸道吸出胃内容物的证据；患儿突然出现吸气性凹陷、肺部啰音增多；有引起吸入性肺炎的原发疾病表现，如极度早产、反应差、喂养困难、流涎增多、吸奶能力差、机械通气应用等。胸部 X 线片表现为广泛的肺气肿和支气管炎性改变，肺门阴影增宽，肺纹理增粗或炎性斑片影。

【治疗】

1. 清理呼吸道

在分娩中见胎粪污染羊水时,应在胎肩和胸尚未娩出前清理鼻和口咽部胎粪,在气道胎粪清除前不应进行正压通气。分娩后,如新生儿"有活力"可进行观察而不需气管插管吸引,如"无活力",应采用气管插管吸引清除胎粪。如果不具备气管插管条件,则应在快速清理口鼻后尽快开始正压通气。

2. 严密监测生命体征、血气、水电解质和代谢平衡。注意观察中枢神经系统、心血管系统、消化道、肾等器官系统有无合并症发生。体温维持在 36~37℃之间。维持血压和各脏器灌注,维持营养及水、电解质、酸碱平衡,纠正低血糖、低血钙等。积极监测感染,选用敏感抗生素。

3. 机械通气治疗

轻症可给予普通吸氧,当 $FiO_2 > 0.4$ 时可用 CPAP 治疗。应用 CPAP 期间若病情短期内迅速恶化,应警惕气胸。当 $PaO_2 < 50 \text{ mmHg}$,$PaCO_2 > 60 \text{ mmHg}$ 时需机械通气治疗。对于常频机械通气效果不佳或已合并气胸的患儿可采用高频通气治疗。

4. 肺表面活性物质的应用

应用 200 mg/kg PS 后有较多的病例 6 h 及 24 h 血氧合状态显著提高,也可将 PS 结合高频通气、吸入 NO 等联合应用。

5. 对胎粪引起的肺炎症损伤的治疗

一般不推荐应用激素;小剂量 NO 吸入除能降低肺血管阻力外,能减轻肺病理损伤,显示出潜在的抗感染作用。

6. 并发症的治疗

MAS 并发症如"气漏"和"新生儿持续性肺动脉高压(PPHN)"的治疗分别见相应章节。

第五节　感染性肺炎

【定义】

新生儿肺炎(infectious pneumonia)是新生儿的常见病,是引起新生儿死亡的重要原因。可发生在宫内、分娩过程中或出生后,细菌、病毒或原虫,支原体等均可引起。

【诊断】

1. 病史

宫内感染有孕母妊娠晚期感染史或早破水史。产时感染有产程中吸入产道分泌物或不洁断脐史。生后感染多因密切接触者有呼吸道感染。新生儿有脐炎、败血症、皮肤感染史以及反复接受侵入性操作史。呼吸机相关肺炎（VAP）经机械通气至少 48 h。

2. 临床表现

宫内感染多于生后 3 天内出现症状，产后及生后感染多于出生 3 天后出现症状。初始可有体温不升或发热、反应低下、拒奶等症状，随后出现咳嗽、喘息、口吐白沫、呛奶等症状。患儿口唇发绀、呼吸浅促、鼻翼扇动、三凹症，两肺可闻细湿啰音。病情严重者可出现呼吸困难、呼吸暂停，甚至呼吸衰竭和心力衰竭。

3. 辅助检查

（1）X 线检查：两肺纹理重，边缘模糊，两肺中、下野内带斑片状阴影，病灶融合时可呈毛玻璃密度影。金黄色葡萄球菌肺炎常出现肺大疱，有时并发肺脓肿等。早发 B 群溶血性链球菌肺炎的 X 线改变显示肺野透明度减低，伴支气管充气影，与 RDS 不易区别。

（2）测血清 IgM 升高提示宫内感染。应进一步测血清特异性 IgG 和 IgM 抗体，气管内分泌物和血培养等有助于病原学诊断，呼吸困难明显者做血气分析。

【治疗】

1. 加强护理、监护和保暖

室温为 23~25℃，湿度为 50%。新生儿皮肤温度达 36.5℃。

2. 供氧及加强呼吸管理，保持呼吸道通畅，必要时给予雾化吸入。供氧，使血 PaO_2 维持在 6.65~10.7 kPa（50~80 mmHg）。当肺炎伴 I 型呼吸衰竭时用持续呼气末正压给氧（CPAP）。严重病例需气管插管，机械通气。

3. 抗感染治疗

根据药敏结果选用抗生素，病毒感染选用抗病毒药物，具体见表 6-4。

表 6-4 不同病原体肺炎用药选择

不同病原体肺炎	药物选择
金黄色葡萄球菌肺炎	治疗选用头孢呋辛、头孢硫脒、苯唑西林、氯唑西林。万古霉素作为二线抗生素，替考拉宁疗效与万古霉素相同，但脑脊液浓度低，不用于化脓性脑膜炎的治疗
B 群溶血性链球菌肺炎	青霉素 G、氨苄西林，亦可用头孢菌素
大肠埃希菌肺炎	第三代头孢菌素或碳青霉烯类抗生素

表 6-4 不同病原体肺炎用药选择（续表）

不同病原体肺炎	药物选择
表皮葡萄球菌肺炎	头孢硫脒或万古霉素，耐药者可与利福平合用
克雷伯杆菌肺炎	根据药敏选用头孢曲松，耐药株选用亚胺培南
铜绿假单胞菌肺炎	羧苄西林、头孢他啶或碳青霉烯类抗生素。
呼吸道合胞病毒肺炎	利巴韦林雾化吸入或用干扰素 100 万 U/d，肌内注射 5～7 天
巨细胞病毒肺炎	更昔洛韦
腺病毒肺炎	利巴韦林或 α 干扰素雾化吸入
卡氏肺孢子虫肺炎	复方磺胺甲噁唑（SMZ Co）100mg/（kg·d），疗程 2 周，减半量再用 2 周，后用 1/4 量连用 2 个月
解脲脲原体肺炎	首选红霉素，红霉素耐药者可用阿奇霉素
衣原体肺炎	首选红霉素，红霉素耐药者可用阿奇霉素
真菌性肺炎	氟康唑（首选），两性霉素 B 脂质体
厌氧菌肺炎	甲硝唑或碳青霉烯类抗生素

4. 供给足够的营养和液体。

5. 对症治疗。

【预防】

1. 产前监测孕妇阴道分泌物，查 TORCH 感染给予治疗或终止妊娠，育龄妇女在婚前应注射风疹疫苗及 GBS 荚膜多糖疫苗等。

2. 分娩过程中避免过多指诊，羊水早破应监测，尽早结束分娩。

3. 母婴同室、婴儿室、新生儿病房、新生儿监护病房（NICU）应严格执行消毒隔离制度、手卫生制度及探视制度，阻断交叉感染。定时监测院内及社区感染及真菌感染情况，防止滥用抗生素，建立与健全一整套完善的院内感染监测体系。

第六节 湿 肺

【定义】

新生儿湿肺（wet lung of newborn）又称暂时性呼吸增快症

（TTN），是一种由肺内液体吸收障碍引起的自限性疾病，一般在 24~72 h 内自行缓解。

【病因】

多种导致肺液吸收清除延迟的因素均可引起湿肺症。常见因素有：

1. 窒息、吸入羊水、孕妇使用大量麻醉剂等，影响新生儿肺扩张，从而影响肺液的吸收和清除。
2. 孕妇产程中或新生儿出生后输液过量。
3. 结扎脐带过迟，胎儿接受胎盘输血而使血容量增多。
4. 动脉导管未闭，导致肺血流量增加，影响肺液吸收清除。
5. 低蛋白血症，导致血管内胶体渗透压下降，影响肺液吸收清除。
6. 选择性剖宫产儿，肺液蓄积过多而易发生湿肺症。
7. 早产儿其肺表面活性物质缺乏，易造成肺泡壁的损伤，肺的顺应性低、气体交换面积小更易导致肺液吸收延迟。

【诊断】

1. 临床表现

生后数小时内出现呼吸窘迫，如呼吸急促（呼吸 > 60 次 / 分，可达 100~120 次 / 分）、发绀、呻吟等，轻症反应正常，哭声响，体温正常。重症可出现呼吸性酸中毒、代谢性酸中毒、低氧血症和高碳酸血症。本症预后良好，病程短者 5~6 h 或 1 天内呼吸恢复正常，长者 4~5 天恢复。

2. 影像学检查

（1）X 线征象有：肺泡和肺间质积液为最为常见的 X 线征象，肺淤血和肺气肿表现亦是常见 X 线征象。

（2）肺部 B 超：主要特征是肺水肿，可出现双肺点、胸膜线异常、彗星尾征、B- 线密集、肺泡 – 间质综合征、弥漫性白肺和胸膜积液。

【鉴别诊断】

1. 与轻型肺透明膜病及先天性肺炎的鉴别，见新生儿呼吸窘迫综合征相关章节。

2. 羊水吸入综合征

常有窒息史或胎儿宫内窘迫，呼吸急促出现在复苏后，X 线征象及动态观察有助于诊断。

3. 脑性过度换气

常见于足月儿伴窒息，由脑水肿引起，肺部无病变但呼吸急促，因此常伴呼吸性碱中毒，预后与窒息程度及病因有关，病史及肺部 X 线有助于鉴别。

【治疗】

1. 轻者无需特殊处理，注意保温，加强监护和对症治疗。

2. 呼吸急促和发绀时给予氧疗并做血气分析，必要时给予呼吸支持，如 CPAP、NIPPV 等。

3. 抗感染治疗

在排除败血症和肺炎以前要给予广谱抗生素。

4. 根据患儿耐受情况选择经口喂养、鼻饲或静脉营养。

5. 输液和电解质控制液速，保证足够水分。

6. 利尿

肺内湿啰音多时，可用呋塞米 0.5~1 mg/kg，并注意纠正心力衰竭。

7. 烦躁、呻吟者用苯巴比妥每次 3~5 mg/kg。

第七节　肺出血

【定义】

新生儿肺出血（pulmonary heamorrhage）是指肺的大量出血，至少累及 2 个肺叶，常发生在一些严重疾病的晚期。因其病因和发病机制比较复杂，病因仍未完全阐明，主要与缺氧、感染、寒冷损伤、早产等因素有关。病死率较高。

【诊断】

1. 主要诊断依据

（1）病史：常有缺氧、感染、寒冷损伤、早产儿等基础病史。

（2）临床表现：突然发生严重呼吸困难和呼吸不规则，口鼻腔或气管插管内出血。肺部可闻中粗湿啰音，或湿啰音比原来增多。

（3）肺 X 线变化：两肺透亮度突发性降低，出现广泛性、斑片状、均匀无结构的密度增高影，两肺门血管影增多，心影轻中度增大，大量肺出血时两肺呈"白肺"。

（4）实验室检查：白细胞一般明显增高，也可以正常或下降。血气分析显示酸中毒，$PaCO_2$ 升高，PaO_2 下降，BE 负值增大。

2. 鉴别诊断（表 6-5）

表 6-5　新生儿肺出血的鉴别诊断

疾病	肺出血	呼吸窘迫综合征	肺部感染
X 线表现	透亮度突然降低，心影增大，肋间隙增宽。两肺呈大片高密度影，以肺门为主，涉及各叶	两肺毛玻璃样，广泛颗粒影，两肺透亮度逐渐降低，心影模糊，肋间隙变窄	肺纹理增多增粗，两肺淡斑片状，双下肺为主，心影不增大

【预防与治疗】

1. 一般治疗

保暖，对低体温者逐渐复温，及时纠正酸中毒，改善循环功能，适当控制液体量，100~120 ml/kg，供氧。

2. 机械通气

立即气管插管正压通气，常频初调参数：吸气峰压 20~25 cmH₂O，呼气末正压（PEEP）6~8 cmH₂O，呼吸频率 40~50 次/分，根据病情调节呼吸机参数。常频机械通气效果不佳者改用高频机械通气，高频机械通气效果优于常频通气。病情好转后下调呼吸机参数调整应慢。

3. 肺表面活性物质治疗

对严重肺出血两肺呈白肺者，给 PS 治疗能缓解病情，改善血氧饱和度。

4. 原发病治疗

积极抗感染治疗，同时辅以免疫治疗，输注人免疫球蛋白等。

5. 对症治疗

（1）改善微循环：可用多巴胺 3~7 μg/(kg·min) 和多巴酚丁胺 5~10 μg/(kg·min)，持续静脉滴注，有早期休克表现者予生理盐水扩容。

（2）纠正凝血功能障碍：可给小剂量肝素，每次 20~30 U/kg，间隔 6~8 h 1 次，皮下注射。

（3）保持正常心功能：可用多巴酚丁胺 5~10 μg/(kg·min) 持续静脉滴注，如发生心力衰竭用地高辛。

（4）补充血容量：贫血者可输新鲜血，每次 10 ml/kg，保持 HCT 在 0.45 以上。

（5）应用止血药：立止血 0.2 U 加生理盐水 1 ml 气管插管内滴入，同时用立止血 0.5 U 加生理盐水 2 ml 静脉滴注。

第八节 支气管肺发育不良

【定义】

支气管肺发育不良（broncho-pulmonary dysplasia，BPD）又称新生儿慢性肺疾病（CLD），由于肺发育不成熟等多种因素共同作用造成肺泡和肺内血管发育受阻的一种慢性肺部疾病。

【病因】

1. 个体和基因易感性。
2. 肺发育不成熟。
3. 氧中毒。
4. 机械通气性肺损伤。
5. 感染和炎性反应。
6. 其他。如 PDA、输液过多、胃食管反流等。

【诊断】

1. 诊断标准

任何氧依赖（$FiO_2 > 0.21$）超过 28 天的新生儿。

2. 病情分度

（1）如胎龄 < 32 周，矫正胎龄（PMA）36 周未用氧为轻度；$FiO_2 < 0.30$ 为中度；$FiO_2 \geq 0.30$，或需 CPAP、机械通气为重度。

（2）如胎龄 ≥ 32 周，生后 56 天未用氧为轻度；$FiO_2 < 0.30$ 为中度；$FiO_2 \geq 0.30$，或需 CPAP、机械通气为重度。肺部 X 线改变不作为疾病严重程度的评估依据。

3. 辅助检查

（1）动脉血气：低氧血症、高碳酸血症，严重者 pH 常低于正常。

（2）肺功能试验：呼吸道阻力（Rrs）增加和顺应性（Crs）减低是其主要特征。

（3）胸部 X 线：经典 BPD 的 X 线主要表现为肺充气过度、肺不张、囊泡形成及间质气肿影，严重病例伴肺动脉高压患者可显示肺动脉干影。Northway 根据 BPD 的病理过程将胸部 X 线分 4 期，即 Ⅰ 期（1~3 天）：双肺野呈磨玻璃状改变，与 RDS 的 X 线改变相同；Ⅱ 期（4~10 天）：双肺完全不透明；Ⅲ 期（11~30 天）：进入慢性期，双肺野透亮区扩大呈囊泡状，伴通气过度和肺不张；Ⅳ期（1个月后）：双肺野蜂窝状透亮区，伴通气过度。

（4）肺部CT：双肺野呈磨玻璃状改变，小囊状影或网格状影，纹理增粗、紊乱，条状密度增高影和胸膜增厚等。病变多发生在两下肺，常呈对称性。

【治疗】

1. 呼吸管理

（1）维持最佳目标SpO_2范围：刚出生初始数分钟内目标SpO_2为85%~92%；此后直至PMA 36周时为91%~95%；康复期为93%~95%。

（2）无创通气：应尽可能应用无创通气，包括NCPAP（压力至少6 cmH_2O）、NIPPV等，以减少机械通气性肺损伤。早产儿出生后早期立即CPAP治疗，可缩短机械通气持续时间，减少以后糖皮质激素的应用。

（3）机械通气：采用目标潮气量通气模式，设置较小潮气量（4~6 ml/kg）、低肺泡通气、允许$PaCO_2$在6.0~7.33 kPa（45~55 mmHg），但<60 mmHg，pH>7.20~7.25（即允许性高碳酸血症）的肺保护通气策略。

（4）重度BPD常用的通气模式为同步间歇指令通气（SIMV）叠加压力支持（PSV）或SIMV叠加PSV和容量保证（VG），常频通气无效时可考虑采用高频振荡通气。当SpO_2为90%~95%，PaO_2 50~70 mmHg，$PaCO_2$在上述可耐受范围，PIP为15~18 cmH_2O，FiO_2<0.4，可考虑拔管。

2. 间歇性低氧发作

气管软化塌陷、支气管痉挛、肺动脉高压（PH）加剧、气道内分泌物阻塞、胃食管反流等，可导致发作性的氧饱和度下降，需针对不同原因做出相应处理。

3. 药物治疗

（1）咖啡因：有助于呼吸机成功撤离。首剂枸橼酸咖啡因20 mg/kg，24 h后开始维持量5 mg/（kg·d），静脉输注或口服，每天1次，一般持续至矫正胎龄33~34周。

（2）糖皮质激素：机械通气1~2周仍不能撤机的BPD高风险患儿，可考虑地塞米松治疗。0.15 mg/（kg·d）静脉推注，连用3 d；0.10 mg/（kg·d）连用3 d，0.05 mg/（kg·d）连用2 d，0.02 mg/（kg·d）连用2 d，整个疗程共10 d，累积剂量0.89 mg/kg。

（3）利尿剂：具有改善肺顺应性、降低氧需求等短期效应。

呋塞米常用剂量为每次 0.5～1.0 mg/kg，静脉推注；氢氯噻嗪和螺内酯的剂量均为 1～2 mg/(kg·d)，分 2 次口服。

（4）支气管扩张剂：可用沙丁胺醇、异丙托溴铵等雾化吸入。

4. 循环管理

（1）PDA 的处理：有血流动力学影响的动脉导管未闭（hsPDA）可促进 BPD 的发展，表现为呼吸暂停、对氧或呼吸机参数的要求增加、代谢性酸中毒、心动过速、心前区搏动增强，低血压（尤其低舒张压）、脉压差增大（>25 mmHg），胸骨左缘第二肋间闻及收缩期或连续性杂音等；心脏超声提示动脉导管直径>1.5 mm、存在左向右分流、左心房直径与主动脉根部直径比值>1.4；可进行药物治疗及手术结扎。①吲哚美辛：每剂 0.2 mg/kg，间隔 12 h，连用 3 剂，年龄>7 日龄的早产儿，第 2、3 剂的剂量增加至 0.25 mg/kg。②布洛芬：首剂 10 mg/kg，以后每剂 5 mg/kg，连用 2 剂，每剂间隔 24 h。药物主要不良反应有肾低灌注、出血倾向、NEC 和自发性肠穿孔。

（2）BPD 相关肺动脉高压（PH）：PH 是 BPD 患儿慢性阶段常见且严重的并发症，甚至进展为肺源性心脏病，显著影响远期预后。心脏超声是 PH 筛查的首选工具。早产儿出现下列情况需要进行心脏超声筛查：①生后早期出现严重低氧性呼吸衰竭和持续 PH；②生后 7 d 内持续机械通气且生后第 7 天心脏超声提示有 PH；③长期呼吸机或氧依赖，特别是反复低氧发作；④矫正胎龄 36 周时正式诊断为 BPD。BPD 相关 PH 的治疗，详见肺动脉高压章节。

5. 营养支持

（1）能量摄入：504～546 kJ/(kg·d)[120～130 kcal/(kg·d)]。

（2）液体量：130～150 ml/(kg·d)。

（3）维生素 D 800～1000 U/d，3 月龄后改为 400 U/d。

维生素 A 5000 U，肌内注射，3 次/周，连续 4 周。

【随访】

（1）监测体重、头围、身高等生长指标，监测血液生化代谢指标。

（2）接受家庭氧疗的患儿，监测氧饱和度，维持在 0.92 以上。

（3）每 2～4 个月行心脏超声检查，若出院前已经诊断 PH，可适当增加检查频次。

（4）定期进行神经发育评估。

（5）各种营养补充剂和药物剂量的调整。

【预防】

1. 预防早产。

2. 对于胎龄＜32 周的早产儿，应：①出生后尽早建立并维持功能残气量，尽早开始呼气末正压（PEEP）或持续气道正压（CPAP）支持，初始压力可设置为 5～6 cmH$_2$O（1 cmH$_2$O=0.098 kPa）。②合理用氧，由 30% 的氧浓度开始复苏，目标氧饱和度以 90%～94% 为宜。③在呼吸窘迫综合征（RDS）阶段，应：a. 补充表面活性物质：若早产儿在 CPAP 支持下仍呼吸窘迫、吸入氧浓度＞30%，应给予外源性表面活性物质。LISA 或 MIST 能够降低早产儿病死率或 BPD 发生率。b. 无创呼吸支持：CPAP、NIPPV、BiPAP 等。c. 机械通气：目标潮气量通气与压力限制性通气相比，可显著缩短机械通气时间，减少重度脑室内出血、气胸和 BPD 的发生率。参数设置建议小潮气量（4～6 ml/kg）、短吸气时间（0.3～0.4 s）、快通气频率（30～60 次/分），足够的 PEEP（5～8 cmH$_2$O），同时注意避免肺过度膨胀。④在 BPD 发展阶段加强呼吸管理，若生后 1 周仍需气管插管机械通气，BPD 的风险显著增加。⑤早期感染的防治。

第九节　新生儿持续性肺动脉高压

【定义】

新生儿持续性肺动脉高压（persistent pulmonary hypertension of newborn，PPHN）是指生后肺血管阻力持续性增高，使由胎儿型循环过渡至正常"成人"型循环发生障碍，而引起的心房和（或）动脉导管水平血液的右向左分流，临床出现严重低氧血症等症状。

【分类】

2013 年法国 Nice 第 5 次世界肺动脉高压论坛对新生儿肺动脉高压分类，分为：①新生儿 PPHN；② BPD 并发的肺动脉高压，两者区别见表 6-6。

【治疗】

常用参数及药物剂量见表 6-7。

表 6-6 新生儿 PPHN 与 BPD 并发的 PPHN 的区别

项目	新生儿 PPHN	BPD 并发的 PPHN
病因	围生期窒息或肺实质性疾病、肺血管发育不良、严重湿肺、先天性膈疝、肺泡毛细血管发育不良、心功能不全、围生期药物应用、基因突变等	BPD 并发
胎龄	多为足月儿、过期产儿或近足月儿	多为早产儿
病史特点	多有围生期窒息、羊水粪染史、胎粪吸入史等	多有宫内生长迟缓、羊水减少、胎膜早破等
症状	多于出生后 24 h 内出现呼吸窘迫，气促、发绀、三凹征或呻吟，严重低氧血症不能用肺部疾患解释	长期呼吸机或氧依赖、呼吸支持要求进行性增高、氧需求与肺本身疾病不成比例、反复发绀发作、明显高碳酸血症、持续肺水肿、利尿药依赖
导管前后动脉 PO_2 差	导管前（右上肢）高于导管后（下肢）10～20 mmHg	导管前（右上肢）高于导管后（下肢）10～20 mmHg
经皮血氧饱和度	导管前（右上肢）高于导管后（下肢）5%～10% 或以上	导管前（右上肢）高于导管后（下肢）5%～10% 或以上
超声心动图检查	肺动脉收缩压（sPAP）升高，＞35 mmHg 或＞2/3 体循环收缩压（sBP）；或存在心房或动脉导管水平的右向左分流。排除发绀型先天性心脏病和评估心脏功能	肺动脉收缩压（sPAP）升高，＞35 mmHg 或＞2/3 体循环收缩压（sBP）；或存在心房或动脉导管水平的右向左分流。排除发绀型先天性心脏病和评估心脏功能
脑钠肽（BNP）和 proBNP	增高	增高

表 6-6 新生儿 PPHN 与 BPD 并发的 PPHN 的区别（续表）

项目	新生儿 PPHN	BPD 并发的 PPHN
治疗原则	①一般治疗：给予最佳环境温度和营养支持、避免应激刺激，必要时镇静和止痛； ②保持最佳肺容量、温和通气，保持肺下界在 8、9 后肋间，避免 $PaCO_2$ 过低，目标 $PaCO_2$ 为 40~50 mmHg； ③维持正常心功能，推荐维持体循环收缩压为 50~70 mmHg，平均压为 45~55 mmHg； ④纠正严重酸中毒，维持 pH 为 7.30~7.40； ⑤肺血管扩张剂的应用：iNO、西地那非、内皮素受体拮抗剂、吸入用前列环素、米力农等； ⑥ ECMO 的应用	①积极治疗原发病，包括慢性胃食管反流（GER）和吸入、气道结构异常如声门下狭窄、气管软化、气道反应性增加、肺水肿和肺功能不全； ②针对 BPD 氧疗，可将 SaO_2 维持在 92%~94%； ③ BPD 合并容量负荷过多时利尿； ④针对血管收缩机制的治疗：iNO，西地那非，内皮素受体拮抗剂等； ⑤随访：超声心动图，住院期间每周 2 次，出院后患儿每 3 个月 1 次，生长迟缓、极低体重儿每 3~6 个月 1 次

表 6-7 常用参数及药物剂量

呼吸机参数设置	呼吸机初调值：吸入氧浓度（FiO_2）＞0.80~1.00，呼吸频率为 50~70 次/分，吸气峰压（PIP）5~25 cmH_2O（1 cmH_2O = 0.098 kPa），呼气末正压（PEEP）为 3~4 cmH_2O，吸气时间为 0.3~0.4 s。如 PIP＞25 cmH_2O、潮气量＞6 ml/kg 才能维持 $PaCO_2$＜60 mmHg，可改为高频通气
肺动脉收缩压（简化 Bernoulli 方程）	肺动脉瓣正常时，肺动脉收缩压（sPAP）= 右心室收缩压 = 右心房压（常假定为 5 mmHg）+ $[4 \times TR \text{ 速度 (m/s)}^2]$。（TR：三尖瓣反流）
氧合指数	氧合指数（OI=$FiO_2 \times$ 平均气道压 $\times 100/PaO_2$）
常用肺血管扩张剂剂量	iNO：常用初始剂量是 20×10^{-6}；如氧合稳定，可在 12~24 h 后逐渐降为 $(5~6) \times 10^{-6}$ 维持；iNO 应逐渐撤离，每 4 h 降低 5×10^{-6}；在已达 5×10^{-6} 时，每 2~4 h 降低 1×10^{-6}，降至 1×10^{-6} 再撤离。应监测血高铁血红蛋白浓度

表 6-7 常用参数及药物剂量（续表）	
常用肺血管扩张剂剂量	西地那非：每次 0.5~1.0 mg/kg，口服每 6 h 1 次 内皮素受体拮抗剂：波生坦，每次 1~2 mg/kg，口服，每天 2 次； 吸入用前列环素：伊诺前列素 1~2 μg/kg，雾化吸入，每 2~4 h 1 次，吸入时间为 10~15 min； 米力农：对于 PPHN 伴左心功能不全时可选用。负荷量：50~75 μg/kg 静脉滴注 30~60 min，以 0.50~0.75 μg/（kg·min）维持；有体循环低血压时不用负荷量。对于 < 30 周的早产儿，负荷量为 135 μg/kg 静脉滴注 3 h，以 0.2 μg/（kg·min）维持

第十节 新生儿气漏综合征

【定义】

新生儿气漏综合征（air leak syndrome）是指由于肺泡内空气外漏而造成的病症，包括间质性肺气肿（PIE）、纵隔气肿、心包积气、皮下气肿、气腹、血管内积气（空气栓塞）和气胸。

【诊断】

见表 6-8。

表 6-8 新生儿气漏综合征的诊断			
类型	概述	临床表现	辅助检查
肺间质气肿	气体在气道外和间质的集聚，可以表现为全肺病变、单侧或单肺叶病变，多与呼吸机使用有关，早产儿胎龄越小，发生肺间质气肿的危险性越高	轻症无明显症状，病变较广泛的，表现为呼吸窘迫，呼吸音减低	血气可出现高碳酸血症和低氧血症。胸部 X 线显示过度膨胀的肺组织中，多处出现小气囊而形成网状影
纵隔积气	气体在纵隔中的集聚，常因肺泡破裂后，由于形成类似"活瓣"结构，使空气不断经由纵隔腔胸膜的破孔进入纵隔腔而形成	少量纵隔腔积气可无症状。积气量多则引起呼吸困难、发绀、听诊心音遥远	胸部 X 线可见集于纵隔腔的空气而确诊。有时空气围绕于胸腺四周而形成"船帆样"阴影。纵隔气肿最好以侧位片检查

表 6-8 新生儿气漏综合征的诊断（续表）

类型	概述	临床表现	辅助检查
气胸	指气体进入胸膜腔形成。气胸对心肺功能影响的大小，因胸腔气体量的大小、气胸形成的快慢及原发肺部病变的严重程度而异	患儿出现呼吸窘迫，重者甚至会出现发绀、心跳缓慢、呼吸暂停。查体见患侧胸廓饱满、呼吸音减弱、叩诊呈鼓音，左侧气胸时可见心音遥远、心音右移等。胸部透光试验（+）	患侧肺可见脏层与壁层胸膜分离的透亮区，横膈平坦和纵隔向对侧移位，同侧肺叶萎陷。仰卧状态下后前位和水平侧卧位X线检查对诊断有决定性意义，必要时加水平侧卧位片
心包腔积气	气体在心包腔集聚形成，较少见，甚少自发性，通常与纵隔气肿伴行，一般为呼吸器使用或急救不当引起	小量积气可无症状，严重者可压迫心脏，出现发绀、心率增快、血压降低、脉压减少和心音低钝等表现	胸部X线片表现为心脏被气体环绕，心脏底部有气体存在具有确诊意义
气腹	纵隔气肿沿主动脉和腔静脉进入腹膜后，再破入腹腔内形成气腹	气腹较少引起严重后果。患儿突然出现腹胀，当气腹较大时可抬高横膈引起呼吸困难而需要引流治疗	腹部X线可见气腹征象
空气栓塞	少见，常是致命的。常由于气道压力很高，气体进入肺静脉系统而导致循环系统的急性衰竭	通过在脐动脉插管处抽出带有气泡的血液可做出诊断	
皮下气肿	气体进入皮下形成皮下气肿	触诊时可于皮下摸到有如碎冰、握雪的感觉，颈部较大的气肿可压迫气管而引起呼吸道梗阻症状。需注意其他气漏症状	

【治疗】

1. 治疗原发病。
2. 针对不同类型气漏治疗

（1）肺间质气肿：本病主要见于早产儿应用机械通气者，是气压损伤的信号。使用呼吸机应尽可能使用低的呼吸机压力，采用较短的吸气时间；严重病例可使用高频通气。让患侧肺部位于低处，有助于严重气肿的自然消退。

（2）纵隔积气：纵隔积气常不需加以特殊处理，如肺功能受损则需引流，用呼吸机病人应尽量减低呼吸机压力。

（3）气胸：临床无症状的气胸可密切观察，严重者应穿刺抽气以缓解症状；对于正使用呼吸器或气胸持续加重（多为张力性气胸）的患儿，可放置胸腔闭式引流管行持续引流，进针位置一般为患侧锁骨中线上第二肋间。

（4）气腹：一般较少引起严重的临床问题，当气腹较严重时可抬高横膈引起呼吸困难而需要引流治疗。

（5）心包腔积气：无症状者仅支持治疗即可。伴有心输出量降低或心脏功能受损的患儿，需要紧急以空针将空气抽出。进针位置从剑突下方，针尖朝左肩的方向进入心包腔。

（6）全身性空气栓塞：无特效治疗，主要是对症、支持治疗。将患儿置头低位左侧卧位可能有利于脑部气栓的排出。

（7）皮下气肿：无特别治疗。

第七章 消化系统疾病

第一节 新生儿呕吐

新生儿呕吐（neonatal vomiting）是新生儿期常见症状之一，由腹肌主动收缩使部分或全部胃内容物通过口腔排出。据报道，发生呕吐者占同期住院新生儿的10%左右。以新生儿急症就诊的患儿中，新生儿呕吐占36%，其中内科性呕吐占80%~90%。

【病因】

新生儿呕吐病因众多，包括内科及外科疾病，具体见表7-1。

表 7-1 新生儿呕吐的病因分析

呕吐分类	疾病分类	病因
内科性呕吐	消化系统疾病	1. 喂养不当 2. 咽下综合征 3. 胃肠动力障碍 ①胃食管反流 ②贲门失弛缓 ③幽门痉挛 ④新生儿便秘 4. 肠内感染、坏死性小肠结肠炎 5. 过敏性胃肠疾病 6. 假性肠梗阻
	全身疾病	1. 肠道外感染 2. 代谢紊乱（低血糖、低血钙、高血钾） 3. 颅内压升高 ①颅内感染 ②缺氧缺血性脑病 ③颅内出血 ④颅内占位性病变 4. 先天遗传代谢性疾病

表 7-1 新生儿呕吐的病因分析（续表）

呕吐分类	疾病分类	病因
外科性呕吐	与前肠发育相关的疾病	1. 食管闭锁、食管气管瘘 2. 肥厚性幽门狭窄、胃扭转 3. 胃流出道梗阻、穿孔、膈疝及食管裂孔疝
	与中肠发育障碍有关的疾病	1. 肠狭窄、肠闭锁、肠重复畸形、肠旋转不良及环形胰腺 2. 胎粪性肠梗阻、胎粪性腹膜炎
	与后肠发育障碍有关的疾病	1. 先天性巨结肠 2. 肛门及直肠闭锁或狭窄

【诊断与鉴别诊断】

在诊断思路方面首先要区别呕吐的类型，根据呕吐的发病时间、伴随症状、相应体征以及特点鉴别是内科性或外科性呕吐，如果是内科性呕吐，应鉴别是病理性呕吐或生理性呕吐。

1. 病史询问内容

（1）母亲妊娠史、分娩史、尤其是有无孕早期患病史。

（2）有无遗传畸形病史。

（3）喂养史。

（4）询问每次呕吐发生的时间、性状、成分、呕吐量和动作及伴随症状。

2. 呕吐类型

（1）溢乳：为哺乳后从口角溢出乳汁，不属于真正的呕吐。

（2）一般呕吐：症状较轻，多见于喂养不当、胃肠道感染或全身感染的伴随症状。

（3）反复呕吐：无规律性，呕吐一般不含胆汁，主要见于胃食管反流。

（4）喷射性呕吐：主要见于大量空气吞入、胃扭转、幽门梗阻，在颅内压增高性疾病时呕吐物可含大量胆汁液。

3. 呕吐发生时间

（1）生后 7 天内发病的早期新生儿呕吐重点考虑食管闭锁、咽下综合征、胃食管反流、胎粪性便秘、胃扭转等；

（2）生后 7 天后发病的中晚期新生儿呕吐应考虑肥厚性幽门狭窄、肠梗阻、新生儿坏死性小肠结肠炎（NEC）等。

4. 根据呕吐物的性状可以对新生儿有初步的定性或定位，具体见表 7-2。

表 7-2 新生儿呕吐的鉴别诊断

呕吐物性状	可能疾病
呛吐唾液，不吃也吐/一吃就吐	咽喉畸形 • 先天性食管闭锁 • 气管食管瘘
奶汁或凝块，酸味	进食过多、牛奶蛋白不耐受，内科疾病居多
大量奶及奶瓣，伴酸腐味，往往不含胆汁	十二指肠壶腹以上梗阻 • 幽门肥厚/狭窄 • 胃扭转 • 十二指肠闭锁或狭窄
大量黄绿色胆汁样液	颅内高压或严重代谢紊乱（不伴有腹胀） 高位肠梗阻（伴有上腹膨隆） • 十二指肠壶腹以下闭锁或狭窄 • 空肠近端闭锁或狭窄 • 肠旋转不良 • 环状胰腺
黄色液或粪便样液，带臭味，同时伴腹胀	低位肠梗阻 • 肠闭锁和肠狭窄 • 胎粪性肠梗阻 • 胎粪性腹膜炎 • 肛门畸形 • 巨结肠
呕吐带血	消化道出血
生后哺乳正常，突然呕吐黄水或胆汁	消化道穿孔 肠旋转不良 粘连性肠梗阻 嵌顿性腹股沟疝 内疝肠狭窄

【辅助检查】

1. 腹部 X 线平片。
2. 胃肠造影检查。
3. 24 h 胃食管 pH 动态监测。
4. 腹部 B 超检查。
5. 胃镜检查。

【处理原则】

1. 病因治疗

首先除外外科性呕吐，以免延误手术时机，再针对病因治疗。

2. 对症治疗

（1）禁食水及静脉补液：呕吐严重者在确诊前应禁食，给予肠道外营养。

（2）体位：采用抬高床头或侧卧位。

（3）洗胃：可用温生理盐水或 1% 碳酸氢钠洗胃。

（4）解痉止吐：幽门痉挛可在每次奶前 15～20 min 滴入 1:（1000～2000）的阿托品，从 1 滴开始，逐步增加剂量直到用药后面部潮红表示用量已足。

（5）胃肠减压：呕吐剧烈、频繁伴严重腹胀者，可持续胃肠减压。

（6）纠正水、电解质紊乱。

（7）营养治疗：牛奶蛋白过敏患儿可选用深度水解蛋白和氨基酸奶粉。

（8）药物治疗：红霉素的治疗效果未予得到肯定，抑酸药物和促胃肠动力药物在新生儿的应用尚存在争论。

第二节　胃食管反流

胃食管反流（gastroesophageal reflux，GER）是指由于全身或局部原因引起下端食管括约肌功能不全，胃动力紊乱、排空延迟而致胃或十二指肠内容物反流入食管的一种疾病。包括生理性和病理性两种。生理性胃食管反流易发生于新生儿期，尤其早产儿更多见，可高达 80%～85%，5% 的患儿每天出现反流≥6 次，90% 患儿 1 岁前可缓解。

【病因】

胃食管反流发病与以下因素相关（表 7-3）。胃食管反流时由于酸性胃液反流，食管长期处于酸性环境中，可发生食管炎、食管溃疡、食管狭窄、反流物吸入气管可引起反复发作的支气管肺炎、肺不张，也可引起窒息、猝死综合征。

【诊断】

1. 临床表现

（1）反流和呕吐：最常见。

（2）哭闹和特殊体位：烦躁、哭闹和体位变化（如躬背或呈现类似斜颈头体后弓的一种特殊"公鸡样头"），喂养困难，睡眠不安等。

表 7-3　胃食管反流病因

1. 食管下括约肌抗反流屏障功能低下
①食管下括约肌压力低下
②食管下括约肌周围组织作用减弱
③食管下括约肌短暂松弛

2. 食管廓清能力降低

3. 食管黏膜的屏障功能破坏

4. 胃、十二指肠功能失常
①胃排空能力低下
②胃内高分泌状态
③十二指肠病变时，幽门括约肌关闭不全导致胃食管反流

（3）食管外表现：体重不增，营养不良，贫血，呼吸暂停或反复发作的肺炎等，常伴其他先天性疾病，如食管裂孔疝、先天性食管闭锁等。

2. 辅助检查
（1）胃食管 X 线造影。
（2）食管 24 h pH 值监测。
（3）胃食管放射性核素闪烁扫描。
（4）消化道 B 超检查。
（5）其他：食管抗阻检测、食管内镜检查、食管测压等。

【治疗】

1. 内科治疗
（1）体位：是一种有效而简单的治疗方法，进食后 1 h 保持直立位，平躺以抬高床头 30° 为宜，俯卧位或左侧卧位，通过食物重力作用使反流物的量减少，而且反流物容易被清除。

（2）饮食及喂养：少食多餐、喂稠厚食物可减少胃内容物，减少反流机会，减少呕吐，减少哭闹时间，重症科采用鼻十二指肠管鼻饲或胃肠外营养。

（3）药物治疗：用于病理性反流患儿。

1）促胃肠动力药：①多巴胺 D_2 受体拮抗剂：如多潘立酮，每次 0.3 mg/kg，每天 2～3 次，喂奶前 30 min 口服，连续 7～10 天，在新生儿期存在争议。②红霉素及其衍生物：为非肽类胃动素受体兴奋剂，一般用小剂量 5 mg/（kg·d），分 3 次口服或静脉给药。

2）抑酸药：①抑制胃酸分泌：H_2 受体阻滞剂，如西咪替丁每次 3～5 mg/kg，日服 2～4 次；雷尼替丁每次 3～4 mg/kg，日服 2 次；法莫替丁每次 1～2 mg/kg，日服 2 次。质子泵抑制剂有

奥美拉唑 0.6~0.8 mg/（kg·d），艾司美拉唑 0.5~1.0 mg/（kg·d），每天 1 次服用。疗程为 4 周。②中和胃酸：铝碳酸镁，较少用于新生儿。

3）黏膜保护剂：能增加黏膜对酸的抵抗力及促进黏膜上皮修复，常用蒙脱石散，每次 1/3 袋，日服 3 次。磷酸铝凝胶 10~15 mg/（kg·d），分 3~4 次服用。

2. 外科治疗

绝大多数 GER 经内科治疗症状可以改善，仅不足 1% 的患儿需抗反流外科手术。

手术指征包括：内科保守治疗 6 周无效；有严重并发症（消化道出血、营养不良、生长迟缓），严重食管炎或缩窄形成，有反复呼吸道并发症等。经腹腔镜行胃底折叠术有效率达 94%，且并发症少。

第三节 腹　泻

新生儿腹泻（neonatal diarrhea）指新生儿期婴儿排便次数增多和粪便性质改变，易导致水、电解质紊乱，包括感染性腹泻、非感染性腹泻和抗生素相关性腹泻。新生儿腹泻不同病因发病率不同。5%~30% 的患儿在抗生素治疗期间或治疗结束后会发生抗生素相关性腹泻。

【病因】

腹泻的分类及病因见表 7-4。

表 7-4 新生儿腹泻的分类及病因

腹泻分类	不同类型腹泻病因
感染性腹泻	1. 细菌性　大肠埃希菌最常见，其中致病性大肠埃希菌及产毒性大肠埃希菌较常见，侵袭性大肠埃希菌引起的腹泻多为散发性
	2. 病毒性　以轮状病毒为多见，诸如病毒、柯萨奇 A、B 病毒、埃可病毒等均可引起新生儿肠炎
	3. 真菌性　多发生在长期应用抗生素后，以白念珠菌为多见
	4. 寄生虫　隐形孢子虫、蓝氏贾第鞭毛虫都可引起新生儿腹泻

表 7-4 新生儿腹泻的分类及病因（续表）

腹泻分类	不同类型腹泻病因
非感染性腹泻	1. 糖不耐受 ①乳糖不耐受症 ②葡萄糖 - 半乳糖不耐受症 ③继发性双糖不耐受症 2. 牛乳蛋白过敏或蛋白质吸收障碍 ①牛乳蛋白过敏 ②肠激酶缺乏症 3. 其他少见原因引起的腹泻 ①先天性失氯性腹泻 ②先天性失钠性腹泻 ③免疫缺陷病 ④极早发型炎症性肠病 ⑤先天性微绒毛包涵体病
抗生素相关性腹泻	是指由于应用抗生素导致肠道菌群失调，而继发的腹泻。多发生于应用抗菌药物后 5~10 天，在用药第 1 天至停药后 6 周均可发病

【诊断】

1. 临床表现

（1）消化道症状：轻症表现为一般消化道症状，一天腹泻次数多在 10 次以下，全身情况尚好，可有轻度脱水及酸中毒。

（2）全身情况：重症患儿可出现全身症状。如高热或体温不升、精神萎靡、腹胀、尿少、四肢发凉、皮肤发花，类似败血症表现等。部分病例可并发坏死性小肠结肠炎。

（3）脱水、酸中毒：新生儿酸中毒症状不典型，常表现为面色灰暗、唇周发绀、鼻翼扇动和（或）唇色樱红、呼吸深快等。

2. 实验室检查

（1）完善便常规＋便细菌和真菌培养，必要时完善粪便其他病原学，如轮状病毒、诺如病毒、艰难梭状芽孢杆菌、粪便找真菌孢子及菌丝、粪便找虫卵等其他检测。

（2）血气及血生化测定。

（3）乳糖或其他双糖不耐受症，可测新鲜粪便中还原物质和粪便 pH。

【治疗】

1. 饮食及营养维持

(1) 如有明显腹胀和呕吐的患儿可禁食 4~6 h，胃肠道适当的休息以利于消化功能。

(2) 一般腹泻只需继续喂母奶，或用新生儿配方奶，稀释成 1:1 或 2:1（奶:水），奶量从少量开始逐步增加。

(3) 对于消化道耐受力低的患儿，可先用深度水解蛋白或氨基酸配方奶，减轻肠道负担，待排便恢复正常后，逐渐过渡到普通配方奶。

(4) 慢性迁延性腹泻患儿多有乳糖不耐受，可用免乳糖奶粉或母乳添加乳糖酶。

2. 液体疗法

(1) 预防脱水：口服补液盐（ORS）新生儿应慎用。如需用应稀释到 1/2 张为妥，凡频繁呕吐或出现脱水症状者均应静脉补液。

(2) 第一天补液

1) 液体总量（表 7-5）：第一天液体总量应包括累积损失量、生理需要量和异常继续丢失量（新生儿细胞外液多，体表面积大，累积损失量和维持量均相对较多。胎龄、日龄越小，需要量相对越多）。

表 7-5 第一天液体总量

脱水程度	累积损失	继续丢失	生理需要	24 h 补液总量（ml/kg）
轻度	50	10	80~100	120~150
中度	80~100	20	80~100	150~200
重度	100~120	40	80~100	200~250

注：体重＜2500 g 者补液总量增加 50 ml/kg，光疗或远红外辐射热暖床者，补液总量可增加 15~20 ml/kg。

2) 液体配制及输液速度：新生儿腹泻常用液体及张力见表 7-6。

速度：以均匀速度于前 8 h 内输入总液量的 1/2（每小时 8~10 ml/kg），后 16 h 输入剩余液量（每小时 5~6 ml/kg）。重度脱水或有明显周围循环障碍者，先以 2:1 等渗（0.9% NaCl:1.4% NaHCO$_3$）20 ml/kg 于 1 h 内静脉快速滴入扩容，并从总液量中扣除。

表 7-6 补液所需液体的张力

脱水程度	总张力	累积损失	继续丢失	生理需要
等渗	1/2 ~ 2/3	1/2	1/2 ~ 1/3	1/5
低渗	2/3 ~ 等张	2/3	2/3 ~ 1/2	1/5
高渗	1/3 ~ 1/5	1/3	1/3	1/5

3）钾的补充：见尿补钾。按 0.15% ~ 0.2% KCl 加入输注液内，时间不应短于 6 h，停止输液后给予口服补钾，10%KCl 1 ~ 2 ml/（kg·d），每天 3 ~ 4 mmol/kg，连续 4 ~ 5 天。

4）纠正酸中毒：轻度酸中毒不需另加碱性药物，中重度酸中毒可酌情先以 1.4% 碳酸氢钠（代替 2:1 等渗液）20 ml/kg 扩容。5% 碳酸氢钠（ml）= –BE × 体重（kg）× 0.5，先给 1/2 量以 2.5 倍注射用水稀释成等渗液，快速静脉滴注（其输入量应从总液量中扣除）。

5）其他：补液期间每天记出入量及体重，监测血气及电解质。酌情调整治疗。

（3）第 2 天以后的补液：如脱水已经基本纠正，只需要再补充异常继续损失量（宜用 1/2 张含钠液）及生理维持量（宜用 1/5 张含钠液），一般可按 120 ~ 150 ml/kg（包括口服入量）补给。

3. 控制感染

（1）对细菌感染性腹泻：针对不同病原，选用高效窄谱抗生素。有条件可根据便培养细菌药敏试验，选用敏感抗生素，否则可选用氨苄西林、阿莫西林等，严重者可选用三代头孢菌素（头孢他啶、头孢哌酮、头孢噻肟）或新型喹诺酮类药物。

（2）病毒性肠炎：不必使用抗生素。

（3）真菌性肠炎应停用抗生素，给予制霉菌素，每次 12.5 万 ~ 25 万 U，每天 2 ~ 3 次口服；或克霉唑 20 ~ 30 mg（/kg·d）分 3 次口服；疑有全身真菌感染时，可选用酮康唑、咪康唑或氟康唑治疗。

（4）对于抗生素相关性腹泻，应停用抗生素，如病情不允许也应换用抗生素，选用对梭状芽孢杆菌敏感的药物，如甲硝唑、万古霉素。

4. 肠黏膜保护剂的应用

足月儿蒙脱石散每日 1 袋，分 3 次服用。

5. 微生态疗法

常见有鼠李糖乳杆菌、布拉氏酵母菌等。

【预防】

1. 一旦发现腹泻病例，必须立即隔离，以免造成感染的蔓延。

2. 健全消毒隔离制度，认真做到接触每个患儿前认真洗手。

3. 提倡母乳喂养。

第四节　坏死性小肠结肠炎

新生儿坏死性小肠结肠炎（neonatal necrotizing enterocolitis, NEC）是新生儿期一种严重的胃肠道疾病。临床以腹胀、呕吐、便血，严重者发生休克及多系统器官功能衰竭为主要临床表现，腹部X线检查以肠壁囊样积气为特征。一般认为是由多因素综合作用所致，包括早产、感染、缺血缺氧、喂养不当和药物等因素。据报道，在新生儿重症监护室，NEC的发病率为2%~5%，其中极低出生体重儿发病率为7%~10%，病死率为23%~30%。

【发病机制】

始动因素（肠道未发育成熟、围生期缺氧或轻度黄染）→肠黏膜轻微受损→人工喂养→肠道菌群增殖，细菌移位到受损的肠上皮→大量炎症介质释放→肠血管壁收缩→缺血和再灌注损伤→肠壁损伤甚至坏死→休克、败血症、死亡。

【诊断】

NEC诊断的金标准为病理检查，但在实际工作中没有可操作性，目前结合临床表现和X线表现，使用Bell分级法进行诊断和评价病情的严重程度（表7-7）。

1. 临床表现

绝大多数NEC发生在出生胎龄<34周的早产儿，一般在出生7天后发病，多发生在经胃肠喂养后，生后2~3周较常见，约25%的病例在生后1个月发病。胎龄越小，起病越晚。临床表现差异很大，起病形式不一，可突然起病、急剧恶化，也可缓慢进展。临床有如下表现可考虑NEC。

（1）非特异性胃肠道表现：喂养不耐受、腹胀、便潜血阳性。

（2）特异性胃肠道表现：腹胀加重伴有腹痛、腹壁水肿、肠鸣音减少或消失、胃引流物可见胆汁、便血。

（3）全身表现：体温不稳、呼吸暂停、持续性酸中毒、血小板减少、贫血、中性粒细胞减少和心血管功能抑制如低血压、少

表 7-7 新生儿坏死性小肠结肠炎修正 Bell 分期标准

分期		全身症状	胃肠道症状	影像学检查	治疗
I. 疑诊期	A. 疑似 NEC	体温不稳定、呼吸暂停、心动过缓	胃潴留、轻度腹胀、便潜血阳性	正常或轻度肠管扩张	绝对禁食、胃肠减压、抗生素治疗 3 天
	B. 疑似 NEC	体温不稳定、呼吸暂停、心动过缓	肉眼血便	正常或轻度肠管扩张	绝对禁食、胃肠减压、抗生素治疗 3 天
II. 确诊期	A. 确诊 NEC（轻度）	体温不稳定、呼吸暂停、心动过缓	胃潴留、轻度腹胀、便潜血阳性和肉眼血便、肠鸣音消失、腹部触痛	肠管扩张、梗阻、肠壁积气征	绝对禁食、胃肠减压、抗生素治疗 3 天、绝对禁食、应用抗生素 7～10 天
	B. 确诊 NEC（中度）	体温不稳定、呼吸暂停、心动过缓、轻度代谢性酸中毒、轻度血小板减少	II A 肠鸣音消失、腹部触痛明显和（或）腹壁蜂窝织炎或右下腹包块	同 II A、门静脉积气、和（或）腹水	同 II A、绝对禁食、补充血容量、治疗酸中毒、应用抗生素 14 天

表 7-7 新生儿坏死性小肠结肠炎修正 Bell 分期标准（续表）

分期		全身症状	胃肠道症状	影像学检查	治疗
Ⅲ. 进展期	A. NEC 进展（重度，肠壁完整）	同ⅡB，低血压、心动过缓、严重呼吸暂停、混合性酸中毒、DIC、中性粒细胞减少、无尿	同ⅡB，弥漫性腹膜炎、腹膨隆和触痛明显、腹壁红肿	同ⅡB，腹水	同ⅡB，液体复苏、应用血管活性药物、机械通气、腹腔穿刺
	B. NEC 进展（重度，肠穿孔）	同ⅢA，病情突然恶化	同ⅢA，腹胀突然加重	同ⅡB，气腹	同ⅢA，手术

尿、休克。

2. 辅助检查

（1）实验室检查

1）血常规、血涂片及CRP：感染性血象，杆状核粒细胞增多及CRP明显升高、血小板减少（$<50 \times 10^9$/L）多见于病情进展的NEC患儿，与其预后不良有关。

2）便常规：镜检可见红细胞、白细胞、潜血试验阳性。

3）血气分析：可有代谢性酸中毒，病情严重者呼吸性酸中毒及PaO_2降低。血气分析提示酸中毒（pH<7.25）提示预后不良。

4）细菌培养：血、粪、腹腔穿刺液可培养出相应细菌。1/3患儿血培养阳性。如腹腔穿刺液外观混浊、白细胞增多提示肠穿孔的可能，如发现胆汁、粪汁或血性腹水是手术探查的指征。

（2）X线检查：NEC的早期X线表现不典型，一旦怀疑本病应立即拍腹部X线平片，并每6~8h复查1次，动态观察变化，非特异性表现包括肠管扩张、肠壁增厚和腹水。典型征象如下：

1）肠壁囊样积气：肠壁黏膜下层及浆膜下可见多囊状、泡沫状、线状、环状透亮影，为较特征性改变，肠袢固定表明该段肠壁病变重。

2）门静脉积气：自肝门向肝内呈树枝状透亮影，可在4h内消失，提示预后不良。

3）气腹征：仰卧位水平透照可显示病发肠穿孔所致游离气体，以左侧卧位摄片最易观察。没有气腹征不能否定消化道穿孔，应结合腹部超声，必要时行诊断性腹腔穿刺检查协诊。

4）肠袢固定扩张：提示肠道可能全层坏死，动力消失。

（3）腹部B超：可见肠蠕动、肠壁血流灌注、肠壁积气、腹水、游离气体等征象，目前研究表明腹部超声在判断肠坏死（76.9% *vs* 38.5%）、肠穿孔（61.5% *vs* 15.4%）的灵敏度均高于X线检查，有助于早期诊断。

【治疗】

1. 基本处理

（1）禁食，胃肠减压。一般认为可疑病例2~3天，确诊病例10~14天。待腹胀消失、肠鸣音恢复、便潜血转阴、一般症状好转后可恢复饮食，推荐母乳开奶，缓慢加奶，最大加奶量不宜超过20 ml/(kg·d)。

（2）密切观察生命体征及腹围变化，观察胃肠道出血情况

(胃肠减压吸出血性液体及便血)。

(3)每6~8 h腹部X线检查,待病情好转后检查间隔时间可延长。

(4)监测血常规、血电解质及血气分析,纠正贫血,血细胞比容保持在40%左右。

(5)抽血送培养,必要时便培养,必要时腹腔穿刺,腹腔穿刺液送培养。

(6)存在脓毒症症状强调1 h内使用抗生素。针对耐药细菌的抗生素用药策略:①产ESBL菌可应用碳青霉烯类、β-内酰胺酶抑制剂等;②产AmpC菌可应用碳青霉烯类、四代头孢等;③若病程进展为Ⅲ期,推荐加用克林霉素或甲硝唑抗厌氧菌治疗。

2. 监护与随访

Ⅰ期和Ⅱ期NEC患儿上述治疗可持续7~14天。第Ⅲ期除上述处理外,密切监测腹部体征变化,维持内环境稳定,监测其他脏器功能,早期识别脓毒性休克,必要时予机械通气及其他对症支持治疗。

3. 外科治疗

(1)外科会诊指征:①腹壁红肿及蜂窝织炎;②X线提示固定扩张的肠管;③右下腹部包块;④或内科保守治疗效果欠佳者。

(2)手术适应证:肠穿孔是外科手术的绝对指征。相对适应证:①诊断Bell分期中ⅢA期内科保守治疗无效或ⅢB期。②腹部X线检查发现肠袢僵直固定、门静脉积气。③高度怀疑肠穿孔,腹腔穿刺液为黄褐色浑浊液体。

(3)手术治疗方式:具有手术指征且能耐受手术的NEC患儿,首选剖腹探查术,仅对无法耐受剖腹探查术的患儿考虑选用腹腔引流术。

【预后】

NEC Ⅰ期和Ⅱ期患儿长期预后良好。经内科保守治疗后治愈者存活率达80%,经手术治疗者存活率约50%,其中25%有胃肠道的长期后遗症,术中探查发现多处肠穿孔(≥3处)及循环衰竭是预后不良的重要因素。胃酸分泌过多、短肠综合征、肠狭窄为NEC术后常见并发症。

【预防】

1. 预防早产、防治感染。

2. 重视并正确处理诱发坏死性小肠结肠炎的因素,如围生期窒息、感染、红细胞增多症、脐动脉插管等。

3. 提倡母乳喂养。
4. 肠道酸化处理。
5. 肠道微生态制剂。

第五节 先天性食管闭锁和食管气管瘘

先天性食管闭锁及食管气管瘘（congenital esophageal atresia and tracheoesophageal fistula）简称食管闭锁-气管瘘（EA-TEF），是一种新生儿期严重危及患儿生命的需要急诊手术矫治的发育畸形。发病率据国外的统计约为3000~4000个新生儿中有1例，但在我国根据目前的资料发病率较国外为低。

【病理分型】

目前国际惯用Gross分型将先天性食管闭锁及食管气管瘘分为6型。

Ⅰ型：单纯性食管闭锁，食管上、下段均闭锁，无食管-气管瘘，占4%~8%。近端食管扩张增厚，远端非常短，因而两端距离甚远。

Ⅱ型：食管上段有瘘管与气管相通，食管下段盲闭，罕见，只占0.5%~1%。瘘管很short很窄从近端食管近盲端处前壁直接通向气管，远端部分通常很短，两端距离亦甚远。

Ⅲ型：临床上常见型，食管上段闭锁，下段有瘘管与气管相通最常见，占85%~90%。近端食管扩张增厚，通常位于T_3水平，其前壁与相邻的气管后壁可以有部分共壁，血运丰富，远端食管的近端变细呈瘘管进入气管下部的后壁，食管两端通常有距离，有些病例上、下两段的距离超过2cm称Ⅲa型，另一些病例两段的距离只有1cm左右，甚至互相紧贴，称Ⅲb型。

Ⅳ型：食管上、下两段皆与气管相通成瘘，占1%。解剖与第Ⅲ型相同，只是加上一个短及窄的从近端食管前壁到邻近气管的瘘管，瘘管通常在手术游离近端食管时或在术前气管镜检查发现，两段食管距离远者少见。

Ⅴ型：无食管闭锁，但有瘘与气管相通，即单纯食管气管瘘，占2%~5%。

【临床表现】

患儿症状包括唾液过多，自鼻腔溢出，呛咳、窒息及暂时性青紫。婴儿有纳奶欲望，但喂奶后呛咳严重，常因生后发现不能喂养来院就医，一般就诊时机较早。

查体：由于Ⅲ型多见，临床上常可见腹部显著膨胀，叩诊呈鼓音，这是因为大量气体从气管通过下段食管瘘进入胃肠道之故（第Ⅲ型及Ⅳ型），但在第Ⅰ型和Ⅱ型中小儿不能吞咽气体，腹部即呈平坦瘪塌状。

【合并畸形】

该病合并畸形率高。超过一半的患儿伴有其他畸形，其中25%是危及生命或需急诊手术的，如肛门闭锁、肠旋转不良、肠闭锁等，这就使食管闭锁的治疗更加复杂化。常用 VATER 综合征表示合并的畸形（V 脊柱，A 肛门直肠，TE 食管气管瘘，R 桡骨/肾）。以后扩展为 VACTERL（C 心脏和 L 肢体）。

患儿往往存在一定程度的气管软化，除气管软化外，进行支气管镜检查的患儿中，约47%见到明显的气管-支气管的解剖异常。肺发育不全，前肠囊性重复，先天性囊性腺瘤样畸形和隔离肺都可见于食管闭锁患儿。其他的罕见的前肠病理如喉气管-食管裂和先天性食管狭窄也可与食管闭锁同时存在。

【预后分级】

食管闭锁-气管瘘的另一特点是早产未成熟儿特别多见，英国学者 Spitz 按照出生体重和存活率的关系提出的分级方法较多为临床采纳（表7-8）。

表7-8 食管闭锁-气管瘘的分级方法

分级	特征	存活率
Ⅰ	出生体重>1500 g，没有严重心脏病	97%
Ⅱ	出生体重<1500 g，或有严重心脏病	59%
Ⅲ	出生体重<1500 g，并有严重心脏病	22%

【诊断】

如患儿在第一次喂食时发生呕吐、窒息、咳嗽、发绀等症状，都应想到食管闭锁的可能，可由鼻孔或口腔插入胃管，插入8~12 cm 时导管受阻，再下行困难，或屡次从口腔翻出时可进一步辅助检查包括：

1. X 线胸腹平片

可见胃管在近端盲端反折则可明确确诊。同时可见 X 线下在第Ⅰ型及第Ⅱ型腹部无气，第Ⅲ型及第Ⅳ型腹部见胃肠充气影。如见到双泡征提示合并十二指肠梗阻。

2. 食管造影检查

可经导管注射少量泛影葡胺，X 线摄片显示食管上段的盲袋和它的位置，摄片后即吸出，以免反流入气管内。

3. CT 检查

CT 三维重建可以清楚地显示食管近端和远端食管气管瘘的位置，为手术做准备。

【鉴别诊断】

1. 咽下综合征

通常发生在生后 3 天内的患儿，由于羊水吸入引起，可经吸痰、洗胃等处理治愈。

2. 新生儿肺炎

食管闭锁由于误吸也可引起肺炎，但通过插入胃管，即可诊断。

3. 先天性心脏病

食管闭锁可合并先心病引起发绀，可通过查体和心脏超声检查确诊。

【治疗】

手术方法：经典术式为经胸膜食管端端吻合术，此方法可避免胸腔引流；对肺挫伤小，术后肺炎恢复快；一旦发生吻合口瘘，感染局限于胸膜外，经禁食、静脉营养及抗炎治疗可自愈。如在分离胸膜时撕裂严重，最好转为经胸手术。

如果发现食管两端距离太远，不能作一期吻合，以往采用食管近端颈部造瘘，胃造瘘，以后二期行结肠或胃管代食管术。

近几年来国际国内开展应用胸腔镜行气管食管瘘结扎 + 食管端端吻合术获得成功，但手术要求高，普及较困难。

【术后并发症】

常见并发症为：食管吻合口瘘、狭窄和复发。小的食管吻合口瘘可期待其自愈，但部分延期愈合需胸腔闭式引流，同时抗生素治疗肺炎，对于吻合口狭窄目前早期常用食管球囊扩张或金属探条进行扩张，两者如保守治疗效果不佳，部分患儿可行再次手术吻合食管，同时也可行胃造瘘手术以保证愈合。

【预后】

食管闭锁术后的患者长期随访结果表明：新生儿期进行一期食管吻合，成年的生活质量无损。生活质量的评定显示一期食管吻合者优于分期结肠代食管者。合并主要的先天性畸形者或在新生儿期需要长时间人工呼吸者的认知行为明显受损。

第六节　先天性肥厚性幽门狭窄

【定义】

先天性肥厚性幽门狭窄（congenital hypertrophic pyloric stenosis）是因幽门管肌层异常增生肥厚，使幽门管腔狭窄并延长而引发的机械性不全梗阻，是新生儿期最常见的外科疾病。

【病因】

病因尚未明确，目前仍将本病归属为先天性疾患。目前已知相关因素包括：①遗传因素；②激素控制紊乱；③幽门的神经支配异常；④肠的起搏系统异常（肠Cajal细胞）；⑤大环内酯类抗生素的应用等。

【病理】

幽门管壁的显著肥厚，环肌为主。幽门长度为20~32 mm，直径为10~16 mm，肌层厚为3~6 mm，而正常儿幽门肌层厚仅为1~3 mm。幽门呈橄榄状肿块，色泽较苍白，质地如硬橡胶。

【诊断和治疗】

见图7-1。

Fredet和Ramstedt术：即幽门环肌切开术，取右上腹横切口，寻找到橄榄形肥厚的幽门，于其前上方无血管区沿肥厚的幽门纵轴全长切开浆膜及部分肌层，用弯钳或幽门分离钳分开幽门肌层，使幽门黏膜向外膨出，直到通向胃与十二指肠连接部。

腹腔镜幽门环肌切开术：已经成为该病的首选手术方式，具体手术步骤：患儿仰卧位后，术者站立在患儿正下方，监视器位于患儿正上方，取在脐上方小切口置入3 mm戳卡放入腔镜镜头，两侧肋缘下方2~3 cm处与左右侧锁骨中线交点处各置入另外两处3 mm戳卡，左手持抓钳持握幽门十二指肠交界处，右手持幽门刀或电钩切开幽门无血管区肥厚处，右手换幽门分离棒扩张该切口，再换抓钳从十二指肠向胃端进行分离，手术结束，少量出血无需特殊处理。

【鉴别诊断】

①幽门痉挛；②胃食管反流；③胃扭转；④喂养不耐受；⑤先天性幽门前瓣膜及闭锁；⑥肾上腺危象：肾上腺功能不全的新生儿可能出现肾上腺危象，表现为呕吐和脱水。

第七章 消化系统疾病

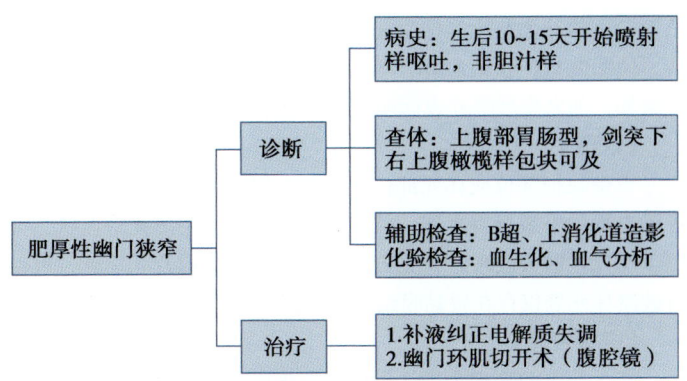

图 7-1 先天性肥厚性幽门狭窄的诊断和治疗

【疑难及并发症处理】

1. 诊断和治疗经验

患儿出生时并没有呕吐，多发于生后 10～15 天，少数呕吐发生于生后 2 个月，3 个月罕见，部分患儿早期门诊检查包块较小可见超声结果尚未达到诊断标准，但患儿呕吐症状明显，可先保守治疗后随诊观察 2～3 天后复查超声，可提高对于该病的检出率。

2. 对于有严重合并症如肺炎及脱水的患儿，应先抗感染，同时，稳定机体内环境后在限期内完成手术，因腹腔镜的应用，该病目前术后 6 h 即可以开始喂养，可加快患儿康复速度。

3. 分离幽门过程中如发现幽门或十二指肠黏膜破损，可在腔镜或开腹下进行全层缝合，另在幽门其他处复行环肌切开术。

第七节 先天性胃壁肌层缺损

新生儿胃穿孔（neonatal gastric perforation）临床上极为少见，但在过去其死亡率和并发症很高，即使是现在医疗资源丰富的今天，如果不能早期发现并手术也容易造成患儿死亡，胃穿孔的病因包括两类，即：自发性胃破裂（胃壁肌层缺损）与胃溃疡穿孔。早在 1826 年，Siebold 就报道了第一例无明显原因的新生儿胃穿孔，称为自发性胃穿孔。但在 20 世纪 90 年代以前我国新生儿对于该病的救治成活率仍在 50% 左右。近年来随着医疗水平的不断提高，新生儿胃穿孔的早期诊断和治疗使得该病的成活率有了很大的提高。

新生儿自发性胃穿孔术中发现很少是单纯类似成人的溃疡型穿孔，而更多的是先天性胃壁缺陷包括先天性胃壁肌层部分缺如（congenital muscular defect of stomach），该病的成因学术上尚有争论,有的认为是远端梗阻如幽门闭锁、十二指肠闭锁、中肠扭转,使胎儿胃扩张缺血部分坏死。也有的人认为是先天性肌层发育缺如,加之生后喂养或远端梗阻造成了胃的自发性破裂。

【病理】

胃壁缺损部位或坏死部位多发生在胃底部及胃大弯处,严重者可自贲门破裂至胃窦部,破溃组织显示出全层坏死缺血状,类似于坏死性肠炎表现,常见胃壁暗紫黑色点状或片状坏死,可见胃破溃坏死处仅存在胃黏膜组织,两侧为坏死的肌层组织。

【临床表现】

新生儿最初表现为生活拒奶和喂养困难,一般在生后 3 天内即出现症状,进而加重表现为呕吐,可含有陈旧性或新鲜血液。病情危重者全身情况急转直下,出现腹胀加剧,呼吸困难,出现休克表现,四肢厥冷,循环不良,反应差等表现。腹壁皮肤红肿发亮,按压腹部有肌紧张或患儿四肢蜷缩疼痛反应。

【诊断】

腹部 X 线平片特点:①膈下大量游离气体将肠管及肝下推,腹部出现类似足球征象;②胃泡影消失或变小,胃管游离于胃泡之外区域;③诊断性腹腔穿刺:可在剑突下两横指处或胃的体表投影部位行诊断性腹腔穿刺,常可见胃内容物的液体,同时也可以为患儿减轻腹腔压力,避免下腔静脉受压回心血量不足加重休克表现。

【鉴别诊断】

需要与新生儿坏死性小肠结肠炎、肠扭转坏死、自发性气腹等相鉴别,但前二者也需要手术,无需特殊检查以免延误手术时机。对于自发性气腹患儿,可见其一般情况较好,没有休克表现,腹胀但无触痛,腹部平片可见游离气体,但量较少,不造成腹部脏器下压,亦可见胃泡显示,穿刺常为阴性,可采取保守治疗。

【治疗】

1. 术前处理

积极抢救患儿休克的前提下积极准备手术,除常规抗生素应用、胃肠减压外,危重症常需要 NICU 共同配合进行气管插管,同时观察血流动力学及循环、尿量的变化,如果腹胀严重影响呼吸及循环,可穿刺吸引减压以抢救生命。在有可能的前提下待病情稍稳定即采取手术探查。

2. 手术方法

胃破裂探查为抢救生命手术,要暴露充分,切忌开小口造成探查暴露不清,造成反复操作延长手术时间,一般取上腹部横切口长约 4~6 cm，对腹腔进行探查要仔细，胃壁破裂最常见位于贲门至胃大弯处，但常需将炎症包裹的大网膜及水肿的小网膜分离后才能将胃暴露，注意胃后壁情况，同时应当充分探查肠管情况，将胃壁缺损坏死处进行剪刀直至暴露出新鲜创面，将两侧缺损胃壁进行缝合，大的破损处建议缝合全层一层后加缝合一层浆膜层，胃管适量注入气体观察胃壁修复情况和远端幽门通过情况后，清理膈肌下及左右侧结肠旁沟处脓液和坏死物质后如腹腔感染不重可视情况放置引流管方可关腹。

3. 术后处理

术后积极应用抗生素，以抗肠道杆菌三代头孢菌素为主，也可升级碳青霉烯类抗生素，一般术后可观察减压量及性质和腹部情况判断病情，术后 7 天左右可进行胃管下造影观察有无迟发穿孔或胃壁不愈合情况，如一般情况良好可开始进行母乳喂养，从 5~10 ml 开始每 4 h 1 次逐渐加奶直至出院。

先天性胃壁肌层缺损的临床表现、X 线检查和抢救见图 7-2。

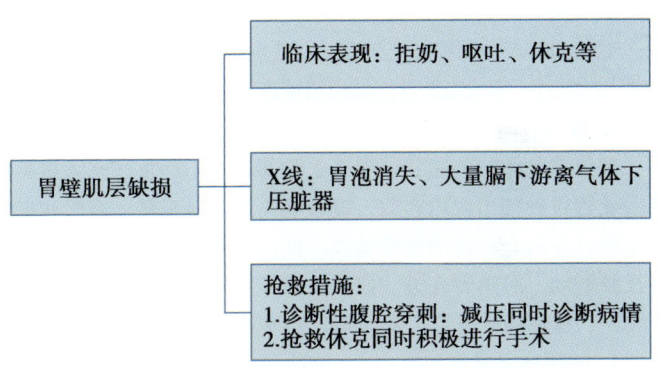

图 7-2　先天性胃壁肌层缺损的临床表现、X 线检查和抢救

第八节　先天性肠闭锁和肠狭窄

小肠闭锁是指小肠腔的先天性完全闭塞而引起的完全梗阻，狭窄是指肠腔的部分闭塞从而引起的不全梗阻。国际文献报道其发生率从 1:300~1:400 到 1:1000~1:3000（活产婴）不等，男女发病概率相等。约有 1/3 的空肠闭锁、1/4 的回肠闭锁及 1/2 的多发肠闭锁患儿为低出生体重儿。

【病因】

胎儿肠道因宫内肠套叠、肠扭转、血管畸形、胎儿期腹腔内炎症造成肠道局部血液循环发生障碍，使胎肠发生坏死、断裂或缺失从而形成闭锁或狭窄。

【病理分型】

先天性肠闭锁最常见于空肠下段及回肠，十二指肠次之，结肠闭锁则较为少见。而肠狭窄则以十二指肠最多，回肠较少。

Ⅰ型：膜式闭锁，肠管内有一隔膜将肠腔隔断形成闭锁，肠壁外观仍保持其连续性。

Ⅱ型：在闭锁两盲端之间有纤维索带相连，有完整的肠系膜。

Ⅲa型：闭锁两盲端完全分离，肠系膜有"V"形缺损。

Ⅲb型：闭锁两盲端完全分离，远段肠管呈削下的苹果皮或锥形圣诞树样，其血供来源于回结肠动脉或右结肠动脉。

Ⅳ型：多发肠闭锁（分节腊肠样闭锁）。

【临床表现】

1. 母孕期宫内表现

因肠闭锁的胎儿吞羊水较少，多伴有母体羊水过多。

2. 呕吐

呕吐的特点是闭锁部位越高，呕吐出现的时间亦越早，呕吐物为喂入的乳汁，多含有胆汁。低位闭锁患儿呕吐物则多呈粪汁样。

3. 腹胀

高位空肠闭锁的腹胀仅限于上腹部，多不严重，在大量呕吐之后或置胃管抽出胃内容后，腹胀消失或明显减轻。有时腹壁上可见到自左向右推进的胃蠕动波。低位闭锁则全腹膨胀，可见肠型及肠蠕动，肠鸣音亢进。如伴发肠穿孔时则腹胀更甚，腹壁水肿发红，腹壁静脉可见扩张，同时有呼吸困难和中毒症状。

4. 胎便排出异常

肠闭锁患儿生后多无正常胎粪排出，肛门指诊后可见灰白或青灰色黏液性粪便。但有少数患儿，在妊娠后期形成的肠闭锁，可排出多少不等绿色胎便。

【辅助检查】

1. 产前B超检查

直接表现为显示扩张和梗阻的胎儿肠管可以诊断，特别是母亲妊娠期有羊水过多史，应反复进行B超检查。

2. 腹部X线平片

在诊断上有很大价值，十二指肠闭锁立位X线片上腹可见胃与十二指肠扩张的典型"双泡征"。如为闭锁，则其他肠管完全不充气；如为狭窄则可见散在小气泡。低位肠梗阻可见充气扩大肠袢与多个液平面。

3. 钡灌肠检查

可见瘪缩细小的胎儿型结肠。通过钡灌肠结果，还可以鉴别同样造成梗阻的先天性巨结肠与肠旋转不良。

4. 生后超声检查

可见显示近端扩张和远端细小、萎瘪肠管，目前随着技术进步成熟，在有经验医院已成为首选的诊断方式。

【鉴别诊断】

应注意与以下疾病进行鉴别：①全结肠型先天性巨结肠；②胎便性腹膜炎；③胎便性肠梗阻；④结肠闭锁。以上均可以在超声和平片及钡灌肠检查下有各自不同的临床表现，即可明确诊断。

【治疗】

手术是目前唯一可靠可行的治疗方式，一般生后确诊即争取尽早手术，避免发生肠穿孔、败血症等并发症。

1. 术前准备

术前注意保暖、胃肠减压，预防性使用抗生素，必要时静脉营养和输液调节水电解质平衡。

2. 手术方式

根据闭锁的不同类型灵活地选用适合的手术方式，原则上能一期完成吻合的不造瘘进行二期手术，临床上肠闭锁目前很少再需要造瘘手术，大部分选择一期近远端肠管端端吻合，对于单纯隔膜可以单纯行隔膜切除术但对于十二指肠闭锁注意保护胰腺胆管壶腹开口或复胰管和胆管开口，对于吻合口近端与远端差距较大（2.5倍以上）的为防止吻合口通过不良，可采用端侧或侧侧吻合以加大吻合口面积促进早期康复。

肠造瘘一般适用于低位肠闭锁、全身情况，因高位肠闭锁肠造瘘术后容易引起电解质、营养紊乱，死亡率很高，应该尽量争取一期吻合而不做肠瘘，如需要做尽量做"T"型造瘘。

目前腹腔镜治疗肠闭锁国内已有报道，但主流欧美国家暂时尚有争议，原则上对于低体重，有其他系统并发症的患儿不推荐，如有条件医院技术成熟也可以试行，但要充分结合患儿实际病情选用。

3. 术后护理

禁食减压，抗生素，肠外营养支持。术后 3~7 天可以开始喂奶，逐渐加量。

【预后并发症】

目前肠闭锁因国内外医疗技术进步已经很少有死亡病例，但高位肠闭锁造成远端肠管发育不良或未发育的仍难以存活，先天性短肠和闭锁术后短肠综合征的患儿会有喂养不耐受，长期腹泻、发育迟缓等问题，但总体来说对于90%以上的低位闭锁、高位隔膜样闭锁总体疗效良好。

肠闭锁诊断流程图见图7-3。

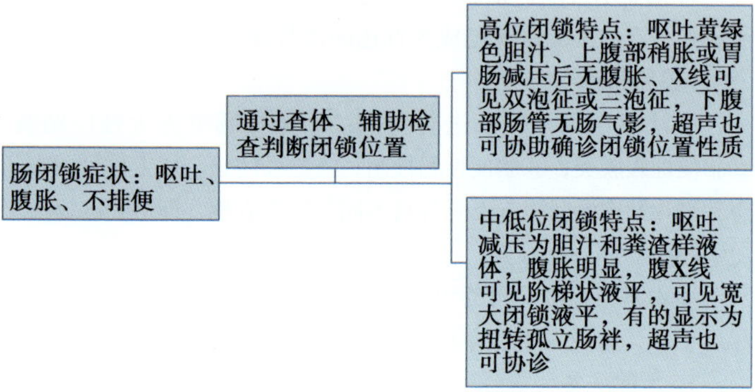

```
肠闭锁症状：呕吐、腹胀、不排便
        ↓
通过查体、辅助检查判断闭锁位置
        ├── 高位闭锁特点：呕吐黄绿色胆汁、上腹部稍胀或胃肠减压后无腹胀、X线可见双泡征或三泡征，下腹部肠管无肠气影，超声也可协助确诊闭锁位置性质
        └── 中低位闭锁特点：呕吐减压为胆汁和粪渣样液体，腹胀明显，腹X线可见阶梯状液平，可见宽大闭锁液平，有的显示为扭转孤立肠袢，超声也可协诊
```

图7-3 肠闭锁诊断流程图

第九节 肠旋转不良

肠旋转不良（malrotation of intestine）是指在胚胎期肠管围绕肠系膜上动脉做旋转运动不完全或停滞在中间任何一个状态所造成的，易并发新生儿时期肠梗阻，是十二指肠梗阻中其中的一种重要类型。男性多于女性。

【临床表现】

1. 急性早期发作型

呕吐：新生儿时期即开始出现呕吐黄绿色胆汁样物，是本病最突的症状，呕吐频繁，不能正常喂养，常需要静脉输液治疗。

腹部症状：在疾病早期，由于呕吐频繁，上腹膨隆并不严重，但随着疾病进展，肠道血运受压，肠扭转造成绞窄性肠梗阻表现，腹膜刺激征明显，有的伴有血便，腹部出现类似坏死性小肠结肠炎样腹壁红斑是疾病进入感染中毒性休克继发DIC的表现，此阶段不及时抢救病死率极高。

2. 慢性肠旋转不良

患儿往往在疾病早期仅表现为纳奶量稍差，发育较正常患儿慢，喂养后上腹部间断可见胃肠型，部分会有呕吐但不严重，经过短暂禁食即可缓解，经过超声或消化道造影显示肠扭转不大

（通常在 180°以内），此病有可能继发急性肠梗阻来院急诊就诊，通常肠扭转超过 360°，有肠坏死风险就需要急诊手术。

【诊断】

所有新生儿高位梗阻患儿，呕吐物黄绿色液体，即说明含胆汁，曾经有正常胎粪排出者，应考虑本病，并作 X 线腹部平片或超声或造影检查加以证实。

对有慢性表现的患儿诊断相对比较困难，目前可行超声观察回盲部位置，做消化道造影观察空肠起始部位置如不在左上腹应高度怀疑此病，同时结合病史体征进行具体判断。

【辅助检查】

1. 腹部立位平片

典型的表现为腹立位平片示"双泡征"，即胃和十二指肠球部扩张，部分患儿仅表现为肠气减少，或仅上腹部肠管充气显影，下腹部致密，为高位梗阻表现，需高度怀疑此病。

2. 造影检查

目前主要用于诊断慢性肠旋转不良，上消化道造影检查可显示出十二指肠 C 型形态异常，及空肠起始部位置异常位于中线右侧，即可以判断，还可以看到钡剂通过十二指肠受阻或减慢也是梗阻表现。

下消化道造影，钡剂灌肠可以显示盲肠和阑尾位置异常，通常位于上腹部或左侧。

3. 腹部 B 超检查

根据肠系膜上静脉（SMV）和肠系膜上动脉（SMA）的位置关系是诊断肠旋转不良的重要方法，近年来因其时效性及易操作性已经作为临床首选鉴别此病的重要手段。

【鉴别诊断】

造成新生儿高位肠梗阻的疾病，如先天性十二指肠（空肠）闭锁、隔膜和环状胰腺、十二指肠异常所致压迫等。

【治疗】

肠旋转不良属于急诊手术，特别是对于继发中肠扭转的患儿应当为防止肠坏死尽早或立即开腹探查手术。

经典的 Ladd 术式：一般包括复位扭转的肠管，松解异常 Ladd 带，十二指肠拉直，切除阑尾及探查相关畸形四步。

手术：采用右上腹横切口，切开腹膜后仔细观察病理情况。大多数新生儿两种主要病变同时存在。目前随着就医环境提升，超声诊断加强及医疗条件好的区域，也可不切除阑尾。部分有经验的地区也可采取经脐部小切口治疗该病，同时国内外都有对于该病进行腹腔镜治疗的报道，但学术界尚未统一意见，对于腹腔镜治疗婴幼儿肠旋转不良，由于腹部空间有限，气腹对于腹部压力造成患儿呼吸影响，对于已经怀疑并发扭转并肠坏死的患儿不能使用，对于单纯旋转不良轻度扭转有经验地区可试行，但一旦复位困难或手术时间过长就要立即中转开腹以保证患儿安全。

【预后及并发症】

经手术治疗，呕吐症状术后基本消除，预后良好，生长发育基本和健康同龄儿相同。并发症虽然不多但处理棘手。

1. 短肠综合征

多是由于肠旋转不良合并肠坏死后肠管切除过多所致，因目前肠移植对于婴幼儿在国内还未开展，治疗多依靠静脉营养，但远期疗效不良，尽量早期手术避免过多切除肠管才是关键。

2. 肠扭转复发

多是由于术后由于肠系膜根部相对游离且与后腹膜附着性差，活动度较大。加之术中松解空肠起始部不彻底，术后空肠在右上腹部稳定性差，仍有可能术后再次发生肠管扭转。

肠旋转不良诊断要点见图7-4。

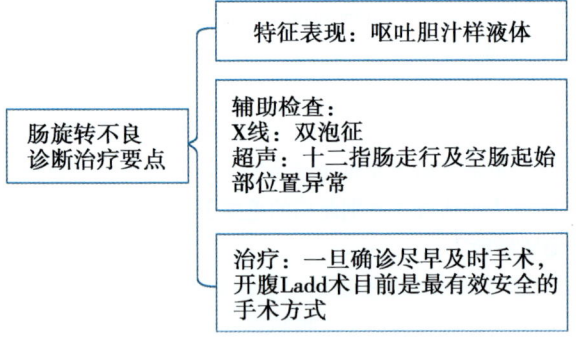

图7-4　肠旋转不良诊断治疗要点

第十节　环状胰腺

环状胰腺（annular pancreas）指胰腺头部组织呈环状或钳状包绕压迫十二指肠降段，造成十二指肠不同程度的不全梗阻。

【病因】

胚胎时期胰腺由腹芽、背芽同向肠管左侧旋转融合形成胰头。如果背侧原基反向旋转则形成环状完全或部分包绕肠管（十二指肠降段）而致完全或不全性肠梗阻。

【症状体征】

环状胰腺为十二指肠梗阻除肠旋转不良外的另一原因，同时也可以合并旋转不良，临床上也经常可以见到两病同时存在，手术时需要仔细探查。该病患儿较早出现症状，表现为患者在生后一周内出现呕吐症状。呕吐特点多为严重持续性黄绿色液体，无法正常喂养，由于消化液丢失，而造成脱水、电解质紊乱危及生命。体检可见上腹部胃肠型，但下腹部成凹状腹。一般患儿生后可有正常胎便排出。

【辅助检查】

1. 腹部平片

腹部 X 线平片典型的征象是上腹部双泡征，因胰腺压迫程度不同，下腹部致密或仅有少量气体，需要与肠旋转不良所造成的双泡征相鉴别，一般来说，该病所造成局部压迫所形成的梗阻程度要比肠旋转不良严重，故下腹部较少肠气显影，单纯旋转不良如未合并扭转或扭转不重下腹部充气一般比该病多。

2. 腹部 B 超

超声可有效地发现十二指肠梗阻的位置，可在检查时同时喂水刺激肠道蠕动，观察梗阻的程度和位置，该病局部常合并有十二指肠隔膜的存在，超声也可以进行确诊。

3. 上消化道造影

目前在医疗条件比较成熟地区已逐渐被前两种方式所取代，需谨慎反流性误吸的发生，造影剂可直观地显示出于十二指肠降段，动态观察梗阻近端肠管蠕动增强，同时造影剂排空延迟，在检查时为防止误吸需要准备抢救气囊，造影结束后也应尽快行胃肠减压抽吸胃肠内液体。

【诊断】

临床上该病作为十二指肠梗阻的原因之一，与肠旋转不良、十二指肠隔膜或闭锁等常难以在术前完全鉴别，该病由于胰腺压迫情况不同而发生呕吐时间和情况严重程度不同，大部分患儿如不能喂养，经过 X 线及超声可做出初步判断，如不能喂养即有开腹探查的手术指征，应尽早限期安排手术以解除梗阻。

【治疗】

目前对于环形胰腺，手术是唯一的治疗方法，但其较少造成急性肠穿孔和肠坏死等并发症，可在补液纠正水电解质平衡后限期手术。

1. 十二指肠菱形吻合术

是国内外目前广泛采用的一种手术方式，对比十二指肠侧侧吻合，菱形吻合最大限度地加大了吻合口开放面积，有利于肠液通过。手术方法：适当游离梗阻远近端十二指肠壁，注意不可游离过多影响血运及损伤肠壁，近端横切十二指肠壁，远端纵切，将后壁、前壁分别全层连续缝合。吻合口直径应大于 1.0 cm。近端十二指肠的切开处应小心壶腹部胆胰管乳头开口。同时，应常规探查十二指肠全段及空肠近端至少 30 cm，可以经远端打水至回盲部确诊，以除外多发隔膜。

2. 十二指肠侧侧吻合术

如闭锁近远端差距较大，如大于 2.5 倍以上，由于吻合口横截面受近端压迫造成通过性不佳，也可以采用侧侧吻合术，近远端分别行纵切口后进行吻合，可根据临床需要选用。

3. 腹腔镜手术

目前国内外都有对于新生儿使用腹腔镜治疗环形胰腺的报道，有条件医院也可开展，但应掌握好手术适应证，对于低体重，存在合并症如严重脱水、感染、先天性心脏病等患儿不宜开展，此外对于十二指肠及空肠多处隔膜患儿，腹腔镜较难给予探查，有二次手术风险，需谨慎选用。

【预后】

该病的治愈效果良好，梗阻解除后生长发育和正常孩子无区别，但该病经常合并有心脏、神经系统和其他系统相关畸形，需要进行相关排查。

第十一节　胆道闭锁

胆道闭锁（biliary atresia，BA）是以炎症、纤维化及肝外胆道阻塞为特征的一种进行性的炎性胆道疾病。亚洲高发，女婴发病率高于男婴，男女比例约为 1∶2，1955 年日本 Kasai（葛西）首创了肝门空肠吻合术（hepatic portoenterostomy，HPE）而得以治疗。

【病理病因】

胆道闭锁的病因未明确，有以下两种学说：①病毒感染引发的免疫应答导致肝外胆道的炎症和纤维化；②胚胎发育过程中胆道受损，继而引起胆道的畸形。

【病理分型】

日本小儿外科学会依据肝外胆道阻塞的程度将胆道闭锁分为Ⅰ型、Ⅱ型、Ⅲ型和囊肿型。定义如下。

Ⅰ型（5%）：胆总管闭锁。闭锁近端有开放的胆管，因此胆囊内含胆汁。

Ⅱ型（3%）：肝总管闭锁。胆囊内不含胆汁，但肝总管解剖横断后近端可看到管腔内含胆汁的左右肝管。

Ⅲ型（>90%）：肝门部闭锁。即肝外胆道完全闭锁。

囊肿型（很少）：是特殊类型的胆道闭锁，占肝外胆道闭锁的5%。囊肿内含有黏液或胆汁，与真正的先天性胆总管囊肿的鉴别诊断困难增大。但囊肿型胆道闭锁的囊壁较厚且囊肿与肝内胆道无交通，这可以通过经皮肝穿刺胆道造影（PTC）或术中胆道造影来诊断。

【诊断及鉴别诊断】

1. 临床表现

通常表现为新生儿黄疸不退，以结合胆红素升高为主的持续性黄疸，同时伴有白陶土样便为特征性表现，同时可见深黄色尿。

2. 体检

早期患儿可表现为程度不一的黄疸，有些患儿还表现为腹胀伴有肝脾大。粪便检查是体检的重要组成部分。

3. 辅助检查

（1）血液检查：肝功能、胆红素检查、凝血功能、全血细胞计数、先天性病毒感染的血清学检查、自身免疫性疾病、α_1-抗胰蛋白酶、MMP7相关的基因检查也是目前新近研究的有强相关性的基因检查。

（2）腹部超声：胆囊未发育、胆囊缺如、胆囊萎瘪均提示胆道闭锁的征象，同时可以进行肝弹性指数检查，明确肝纤维化及肝质地的变化。

（3）肝活检：BA组织学诊断标准为小胆管增生伴胆栓形成以及汇管区的纤维化和（或）炎性变，但有不足20%的患儿经由上述的检查方法并不能够排除胆道闭锁的可能，因此需术中胆道造影检查。

（4）术中胆道探查造影检查：是目前确诊胆道闭锁的金标准，也是指南推荐的诊断方法，如血液及腹部超声检查均提示有胆道闭锁可能，应安排术中造影尽早明确诊断。

【鉴别诊断】

BA需与新生儿期可引发胆汁淤积性黄疸的各种疾病进行鉴别，包括：α_1-抗胰蛋白酶缺乏、完全肠外营养、新生儿肝炎、胆总管囊肿、胆道发育不良、肝动脉发育不良以及进行性家族性肝内胆汁淤积（PFIC）Ⅲ型。

【治疗】

BA治疗以手术治疗为主。胆道闭锁从1955年Kasai首创肝门空肠吻合术后得以行手术治疗，目前葛西手术已经经过多年改良，较原来手术方式肝门区解剖更加扩大，以得到更好的效果，如未行手术，BA患儿大多数在2岁以内死亡，胆道闭锁的治疗是综合性治疗，主要包括葛西手术、药物、营养支持治疗以及肝移植。

1. **手术方法**

开腹时取右上象限或右肋缘下切口，结扎切断肝镰状韧带，分离胆囊残留以便寻找肝总管和肝门。如果胆囊有腔，则需做术中胆道造影来明确肝外胆道的解剖结构。胆囊中有墨绿色胆汁提示存在近端胆管，但远端胆道的情况仍需经胆囊底部注入造影剂后观察。如果经术中观察及胆道造影确定为肝门部闭锁，则将纤维化的肝总管和肝管解剖至靠近肝表面的位置，注意保护肝动脉的较大分支。进一步解剖则暴露肝门部及门静脉左右分支的分叉部，进一步将从门静脉至尾状叶的分支分离出来。沿门静脉的上缘解剖肝门及纤维块直至进入肝实质的位置。用锐利的剪刀沿平行于肝包膜方向剪断纤维块。然后将Roux肠袢自横结肠后穿出与肝门部边缘做吻合。自肝右叶边缘取小块肝组织（检查肝硬化），与纤维块（检查胆小管）一起做组织学检查。

2. **术后**

术后静脉点滴抗生素及糖皮质激素。激素治疗可以提高患儿的5年生存率。口服熊去氧胆酸（ursodeoxycholic acid，UDCA）对于排胆也是有效的。此外，患儿需长期口服预防量抗生素。

3. **并发症**

（1）胆管炎：最主要并发症为胆管炎，可发生于葛西术后30%~90%的患儿，术后胆管炎发生的早晚及次数影响患儿的预后，发生越早，越容易复发；发生的次数越多，预后越差。

（2）其他并发症：门脉高压、营养不良、黄疸、肝肺综合征等。

4. **肝移植**

Kasai手术不是治疗BA的根治性的手术，部分患儿术后仍需行肝移植。国外有大约三分之一的 BA 患儿在 1 岁之前行肝移植,另外有三分之一的患儿在青少年期行肝移植。我国 BA 患儿肝移植起步较国外晚,但目前为止也已取得了初步成效。

【预后】

胆道闭锁患儿在不行手术治疗的情况下 2 岁内会死亡。目前,胆道闭锁预后现状如下:在日本,BA 术后 5 年自肝生存率为 80%,术后 12 年自肝生存率为 70%,术后 18 年生存率接近 60% 且 QoL 量表示患儿生活质量佳,Kasai 手术和肝移植术后总的生存率为 90%。欧美国家统计的 BA 患儿总的生存率较日本为低。英国近期对过去 6 年内行 Kasai 手术的 BA 患儿进行的调查研究显示,55% 的患儿黄疸可清除,提示如果 Kasai 手术成功,大多数患儿在儿童阶段无需肝移植。

第十二节　先天性肛门直肠畸形

肛门直肠畸形(anorectal malformation,ARM)是一种小儿外科常见的先天性消化道畸形,我国发病率约为 2.81/10 000。病因不清楚,目前认为是遗传因素和环境因素共同作用的结果。约半数患儿伴发其他畸形,以泌尿生殖系统最常见,其次为脊柱、消化道、心脏及其他畸形。

【分型】

分为低位、中位、高位,常采用 2005 年提出的 Krinkenbeck 分型方法。会阴瘘、前庭瘘和肛门狭窄属于低位畸形,尿道球部瘘、无瘘和多数直肠阴道瘘属于中位畸形,前列腺部瘘和膀胱颈部瘘为高位畸形(表 7-9)。

表 7-9　Krinkenbeck 分型

主要临床分组	罕见畸形
会阴(皮肤)瘘	球形狭窄
直肠 - 尿道瘘	直肠闭锁/狭窄
前列腺部瘘	"H" 瘘
尿道球部瘘	其他畸形
直肠膀胱瘘	
前庭瘘	
一穴肛	
无瘘	
肛门狭窄	

【诊断】

生后通过查体未见正常肛门即可诊断，产前超声可发现羊水多、胎儿直肠扩张、阴道积液等异常。但需通过检查，明确具体分型，以制订合理的手术方案。生后未见会阴瘘管者，观察 24 h 以使得直肠内气体下移到最低位或发现细小瘘管，24 h 后行倒立位侧位片。也可行肛门超声，测定直肠盲端与肛穴皮肤距离。

【治疗】

根据不同的分型，采取不同的手术方式。直肠会阴瘘和直肠前庭瘘都属于低位肛门直肠畸形，通常行一期手术。中高位分三步走，即先在新生儿期行结肠造瘘术，2 个月后行肛门成形术，3 个月后再行结肠关瘘术（图7-5）。

1. 直肠会阴瘘常选择肛门后切术。

患儿仰卧截石位，电刺激仪刺激了解肛门括约肌位置，瘘管通常位于括约肌前缘，向后纵行切开皮肤及肛管至括约肌后缘，5-0 可吸收线将肛管切口与皮肤切口间断缝合固定，成型后肛门直径为 1 cm 左右。

2. 直肠前庭瘘，可采用行前矢状入路或后矢状入路，术前需行肠道准备，结肠灌洗 5～7 天。

前矢状入路：患儿仰卧截石位，留置导尿管。沿瘘口置牵引线，环形切开，分离直肠末端约 2 cm，避免损伤阴道，电刺激仪刺激证实肛门括约肌中心，纵行由括约肌前缘切开至后缘，保留瘘口至括约肌前缘皮肤，将直肠无张力置于括约肌中心，将直肠末端与皮肤切口对合间断缝合。

【诊断及治疗经验】

肛门闭锁诊断上要首先辨明是高位还是低位无肛，这对于患儿的下一步治疗很重要，总体上女孩有瘘管者多见，如直肠会阴瘘和前庭瘘，大部分可行一期手术，少数有瘘管但为一穴肛，需要仔细进行查体辨明诊断，女孩无瘘管或瘘管极其细小不能排便极少见。男孩无瘘管或高位畸形比女孩比例大，但有很多患儿生后可见未见瘘管，但阴囊及会阴部有一白线，生后 24 h 逐渐转为黑色胎便充满其内，此为低位无肛表现，切勿认为是高位。

【手术】

低位无肛在新生儿时期手术需要精细操作及慎重，有条件及经验医生可以进行一期手术，男孩低位一期手术安全性高，沿瘘管位置后切即可，部分需注意其瘘管和尿道关系密切，如手术经验丰富可一次性小心分离即可，如手术经验一般，也可只做后切

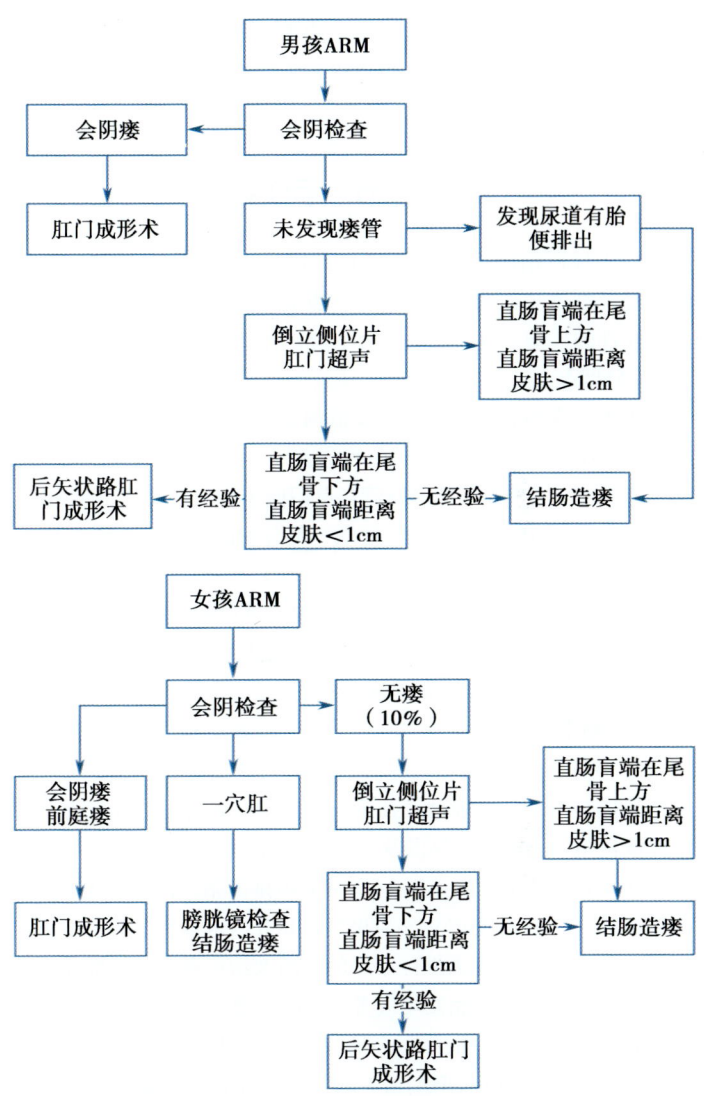

图 7-5　肛门闭锁诊断及治疗

术先保证患儿排便功能,将来再进行二次手术处理尿道与直肠间隙。女孩低位无肛一期手术注意操作精细,分离瘘管与阴道之间共壁部分要小心,如手术经验不全,女孩也可以先行结肠造瘘或扩肛洗肠后待患儿满月后组织层次更加清晰后手术,会获得良好效果。对于高位无肛,女孩一穴肛、男孩高位无瘘管以及男孩合并尿道瘘,国际国内主张要先做结肠造瘘,一般选择在乙状结肠进行造瘘，二期女孩做一穴肛尿道阴道直肠整体下移，男孩做直肠末段下移和尿道瘘修补，也可以采用腹腔镜进行，最后三期进行关瘘。

第十三节　巨结肠

先天性巨结肠（Hirschsprung's disease，HD）是一种病变肠管神经节细胞缺如的消化道畸形，发病率约为 1/5000，男性发病率是女性的 4 倍。目前发病原因不清，有遗传倾向。

【分型】

根据病变肠管的长度和累及范围分为：常见型、短段型（及超短段型）、长段型、全结肠型和全肠型。

常见型：无神经节细胞肠管自肛门向上累及至乙状结肠远端。

短段型：HD 累及至直肠远端，部分 HD 仅累及直肠末端 3、4 cm，为超短段型。

长段型：HD 累及至乙状结肠近端，可达降结肠、横结肠。

全结肠型：HD 累及全部结肠，甚至达末端回肠。

全肠型：HD 累及全部结肠及小肠。

【诊断】

1. 临床特征

不同分型的临床表现、预后是不同的。最常见的症状为：新生儿肠梗阻、顽固性便秘以及反复发作的小肠结肠炎。

正常足月新生儿会在出生后 48 h 内排出胎粪，新生儿 HD 出生后 24 h 内未排胎便占 94%~98%，48 h 内未排出墨绿色胎便者占 50%。2017 年的先天性巨结肠的诊断及治疗专家共识推荐：足月儿出生 48 h 内未排胎便均应考虑 HD 可能。

先天性巨结肠相关性小肠结肠炎（Hirschsprung's disease associated enterocolitis，HAEC）最常见的症状包括腹胀、发热和腹泻，此外可能合并呕吐、血便、嗜睡、稀便或便秘等非特异性的临床表现。

2. 查体

可见腹胀，可伴有腹壁静脉曲张，严重者可见肠形。肛查常感肠管紧缩（裹手感），拔除手指后，有大量粪便和气体呈"爆破样"排出，腹胀立即好转。

3. 辅助检查

（1）腹立位平片：可见淤胀、扩大的小肠、结肠及液平面。

全结肠型者仅表现小肠淤胀。

（2）下消化道造影：新生儿怀疑 HD 建议碘剂造影，典型的病例结肠可见痉挛段、移行段和扩张段。24 h 复查腹平片，若发现造影剂残留，也提示 HD。在全结肠受累时，整个结肠可能看起来相对正常，但可见到远端小肠扩张。

（3）肛门直肠测压检查：HD 时直肠肛管抑制反射（RAIR）消失。

（4）直肠活检：病理是诊断的金标准，目前常用的是床旁直肠黏膜活检，在齿状线上 2~3 cm 的肠壁组织处取材，不需要麻醉和镇静。如无活检设备，可行全麻下全层活检。

【鉴别诊断】

1. 继发性巨结肠

先天性肛门直肠畸形等引起的排便困难可继发巨结肠。

2. 巨结肠类源病

如神经节细胞减少症、神经节细胞未成熟症、神经节细胞发育不良症、肠神经元发育异常症等。

【治疗】

本病一经确诊，需经手术治愈。大多可经一期手术治疗，但对于合并并发严重的 HAEC、肠穿孔、营养不良等并发症时，或为全结肠型 HD 时，需首先接受肠造瘘术，二期再行根治术。新生儿 HD，若诊断明确，无严重合并症，也可行一期根治术。目前常用的手术方式为单纯经肛门拖出术和腹腔镜辅助手术。术中需将切缘送快速冰冻，以确定切除肠管近端有神经节细胞。

【并发症】

1. 吻合口漏

HD 术后吻合口瘘发生的原因较复杂，多与盆腔感染、吻合口血循环不佳以及吻合技术有关，一旦发现吻合口瘘，应尽早行吻合口近端肠管造瘘，部分患儿在造瘘后经过抗感染、营养支持治疗，吻合口瘘有可能自行愈合，不需手术补瘘或再行肠切除吻合术。

2. HEAC

术前、术后均有可能发生，表现为爆破样恶臭腹泻、发热、呕吐、腹痛、腹胀。治疗需给予覆盖需氧菌和厌氧菌的广谱抗生素、留置肛管或洗肠，严重者需禁食水、静脉补液。

3. 便秘

原因包括吻合口狭窄，不良排便习惯，扩张段切除范围不足，或痉挛段、移行段残留，肛门内括约肌张力增加，脱出肠管扭转等。需仔细评估，复查下消化道，必要时需再次手术治疗。

4. 污粪和粪便失禁

可能原因为 HD 术后结肠变短、肛门括约肌损伤，可通过饮食管理、训练排便习惯缓解，大部分患者的肠道功能会随着年龄增加而逐渐改善。

附：先天性巨结肠诊疗过程（图 7-6）：

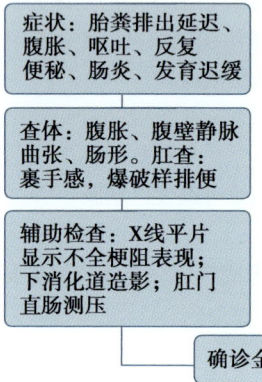

图 7-6　先天性巨结肠诊疗过程

第十四节　卵黄管残留畸形

胚胎发育过程中，卵黄囊与中肠连接部逐渐变窄形成细长的管状，称卵黄管；卵黄管一端与肠道相通，另一端与脐部相连。胚胎 5～6 周时卵黄管逐渐闭塞退化消失，若在出生后仍保持部分开放或完全开放则出现卵黄管残留畸形。

【病理分型】

1. 脐茸

卵黄管完全闭塞，仅在脐部残留精膜组织。

2. 脐窦

卵黄管肠端闭塞，而脐端部分保持开放，呈窦道状残留。

3. 脐肠瘘

卵黄管完全保持开放，肠道通过未闭的卵黄管在脐部与体外相通。

4. 美克尔憩室

卵黄管脐端闭塞而肠端部分开放形成，脐部无异常表现。

5. 卵黄管囊肿

卵黄管脐端和肠端均闭塞，中间部分保持开放状态，呈现囊状肿块。

【临床表现与处理】

1. 脐茸

脐部可见红色息肉样组织，常分泌少量黏液或血性分泌物，可用1%硝酸银烧灼，或门诊剪刀剪除残留黏膜，若脐茸较大，可全麻下切除、局部缝合。

2. 脐窦

窦道内黏膜分泌黏液，可造成脐部皮肤红肿、糜烂，可用棉签或探针探及窦道。大多可通过外用药物治愈（康复新液+百多邦），若迁移不愈，可行手术切除窦道。

3. 脐肠瘘

脐部可见红色黏膜，中央有小孔，大小不等，伴有气体、肠液或粪便排出，脐部皮肤伴有皮疹或溃疡。行脐部超声或经瘘管插入导管，行造影在造影剂进入肠道可确诊。本病需与脐尿管瘘鉴别，后者排出为尿液，经瘘口造影可有膀胱显影，或注入亚甲蓝后从尿液排出。诊断明确尽快手术切除瘘管，沿脐部环形切开，沿瘘管仔细分离进入腹腔，将与瘘管相连的小肠经脐部提出腹腔外，行肠切除吻合术、脐环重建术。

4. 卵黄管囊肿

卵黄管中间未闭合部可分泌黏液，不能排出，形成囊肿，一般无自觉症状，囊肿较大时可触及，超声可发现中下腹局限性囊性肿块。合并感染时，可出现发热、腹痛。诊断后需行手术切除，若并发感染，伴脐周皮肤红肿及血象升高，可先行囊肿切开引流，感染控制后行手术治疗。

5. 梅克尔憩室

梅克尔憩室是小儿较常见的消化道畸形，是胚胎期卵黄管脐端闭塞而肠端部分开放形成的残留物。本病通常无症状，当出现炎症、坏死穿孔、肠梗阻和出血等并发症时，引起外科急腹症才来就诊。发病年龄以婴幼儿多见，1~3岁占61%。诊断后需手术切除憩室，憩室基底部较窄的可楔形切除，基底较宽的行肠切除吻合。患儿一般情况稳定，可行腹腔镜手术，找到憩室后可经脐部提出进行切除，打击小、美观。

第十五节　腹壁畸形

一、脐膨出

脐膨出是一种先天性腹壁发育畸形，腹腔脏器通过脐部缺损脱出体外，表面覆盖有一层透明囊膜。发病原因不明，发病率为 1/（5000～6000），男孩比女孩常见。

【分型】

根据腹壁异常闭合的类型，脐膨出可以分为脐上部型、脐部型以及脐下部型。脐上部型是由于头侧皱襞发育不全所致，常伴发胸骨裂、膈疝、心脏畸形以及心包缺损等。脐部型是由于两侧皱襞发育障碍导致。脐下部型是由于尾部皱襞发育障碍所致，常伴有膀胱外翻、直肠肛门畸形、小肠膀胱裂等。

临床上常根据腹壁缺损大小来分型，可以分为小型脐膨出和巨型脐膨出。将腹壁缺损直径 ≥ 5 cm，或者有肝膨出者定义为巨型脐膨出。

【诊断】

生后腹部中央可见膨出肿物，表面有白色或透明的囊膜，囊膜顶端可见脐带残端附着，膨出脏器为胃、小肠、结肠、肝。

脐膨出多伴发其他畸形，其中肠旋转不良最常见。多中心研究发现，大部分患儿无明显呕吐症状，且很少发生肠扭转，因此当患儿无症状时不建议处理。

脐膨出伴有巨舌，同时身长和体重超过正常新生儿者，称为脐膨出 - 巨舌 - 巨体综合征（Beckwith-Wiedemann syndrome），有的还同时伴有低血糖症和内脏肥大。

【鉴别诊断】

腹壁裂：腹壁裂时脐带位置和形态均正常，腹壁的裂缝基本上位于脐旁右侧。而脐膨出缺损发生在脐部，脐带位于膨出物顶端。

【治疗】

1. 出生后处理

应立即用温无菌生理盐水纱布覆盖患部，并给予保暖、禁食水、胃肠减压。

2. 手术治疗

（1）Ⅰ期修补术：适用于小型脐膨出，将囊膜切除，内脏还纳，腹壁各层缝合修补一次完成。

（2）分期修补：适用于巨型脐膨出或囊膜破裂无法 I 期修补者，利用 Silo 袋，如果囊膜完整且没有感染，可以保留囊膜，将 Silo 边缘直接缝合在皮肤或者筋膜时，袋顶悬挂，每天挤压逐渐缩小疝囊体积迫使内脏复位，7~10 天后行腹壁修补术。

（3）保守治疗：适用于一般情况不稳定或合并严重畸形，不能耐受手术者。用硝酸银、磺胺嘧啶银、络合碘涂抹疝囊表面，使其结痂，随着痂下肉芽生长，周围皮肤的上皮细胞向中央生长，最后形成腹壁疝，待以后行腹壁修补术。

二、腹壁裂

腹壁裂（腹裂）是一种先天性腹壁发育畸形，主要表现为生后的脐旁腹壁缺损（多位于右侧），导致腹腔脏器外露，其表面无囊膜组织覆盖，2016 年美国疾控中心公布的数据显示腹裂的发病率为 4.9/10 000 名活产婴儿，较 20 年前上升约 30%。腹裂病因尚未明确，目前主要的相关危险因素有：孕期泌尿系统感染、孕期抗生素应用或烟酒史、孕妇低龄或低体重指数。

【发病机制】

病理表现与脐膨出有所不同。本症均发生在脐旁，右侧占 80%，脱出的脏器表面无囊膜覆盖，因胚胎期羊水浸泡，故肠壁水肿、肥厚、肠袢间严重粘连，伴肠管长度发育不足。部分患儿可合并如肠闭锁、穿孔、坏死或扭转。

【诊断】

生后查体可确诊，胃肠经腹壁裂口突出于腹腔外，多位于脐带右侧，胃、小肠和结肠肠壁水肿、增厚、肠袢严重粘连，可有胶冻样物质附着。

【治疗】

1. 生后处理

腹裂患儿出生后脱出的肠管需及时用无菌纱布包裹，并给予禁食水、胃肠减压、广谱抗生素。可留稍长段脐带便于脐静脉插管，如无条件处理需及时转运至区域性新生儿外科中心。

2. 手术治疗

（1）一期修复：将肠管直接还纳腹腔后，直接缝合。目前有学者提倡生后 4~6 h 内可行无缝线脐带闭合术，在给予镇静止痛后，先还纳肠管，后用脐带覆盖缺损处，包扎待其自然愈合。与手术缝合相比，可减少机械辅助通气时间、抗生素使用时长、住院天数在恢复全胃肠内喂养时间无明显差异。

（2）分期修复：在一期缝合困难时，可考虑使用 Silo 袋覆盖并予悬吊，术后将肠管逐步还纳腹腔再二期行腹壁修补，方法同脐膨出。

第十六节 膈肌缺损性疾病

膈疝和膈膨升

先天性膈疝 (congenital diaphragmatic hernia, CDH) 和膈膨升 (diaphragmatic eventration) 均是因膈肌发育缺陷导致腹部脏器疝入胸腔，二者有时在新生儿难以区分。膈疝新生儿通常在出生后即需要呼吸机支持通气，而轻症膈疝和膈膨升可无需呼吸支持，也可因肺炎或消化道症状首次就诊。但目前 CDH 婴儿仍存在显著的死亡和并发症风险。

先天性膈疝发病率不高，占出生活产婴儿的 1/5000~1/3500。临床上根据膈疝发生的部位不同又具体分为，先天性后外侧疝和胸骨后疝，前者占到疾病 90% 以上。

（一）先天性后外侧疝（bochdalek hernia）

为横膈后外侧发育缺陷，腹内脏器经未闭合 Bochdalek 裂孔进入胸腔，左侧较右侧多见。

【临床表现】

产前：妊娠 18~22 周时，孕妇需接受胎儿解剖结构的常规超声检查，60% 以上的 CDH 病例是在该检查中初次被怀疑的，后期超声主要依据是取决于在胎儿胸腔内见到腹部器官。当超声检查医生经验丰富时，诊断的敏感性可提高。

生后表现：膈疝主要表现为呼吸困难、紫绀为主，呼吸急促，大部分需要呼吸机通气，患儿多伴有肺动脉高压，如不及时治疗生存概率较低。部分患儿因肠道疝入胸腔，会出现消化道症状，常表现为呕吐，特别是呕吐胆汁样液体的症状，部分患儿因肠道嵌顿入疝囊或胸腔会有血便，需要急诊手术处理。膈膨升因膈肌尚存但较薄若通常在多数生后可以正常生存，无需呼吸机支持，但常因肺炎或其他原因就医胸片检查时发现。

【诊断】

1. 胸、腹部 X 线直立位平片　膈疝特征为左侧胸腔可见含气胃肠影或右侧可见肝疝入胸腔，纵隔向健侧移位。腹部肠管含气影减少。疝入胃肠如发生绞窄或梗阻时，腹部或胸部可见多个液平面，也可有肠壁增厚或积气类似 NEC 的表现。对于膈疝和膈膨升在胸片下通常很难分辨，但 X 线下无疝囊型膈疝看不到膈肌样穹隆或类似膈肌显影可高度怀疑为膈疝。

2. 超声检查　超声检查可以有效地帮助诊断，同时可以帮助鉴别肠道合并畸形如旋转不良，同时还可以判断疝入肠管的血运，以为临床手术做好准备。

3. CT　三维 CT 重建成像增加诊断阳性率，帮助观察膈缺损部位、大小和疝入胸腔脏器。

4. 消化道造影　对于轻症或无症状患儿，可行造影，有助于鉴别胸腔内肠管、胃、小肠和结肠。但重症患儿为避免误吸不建议做此检查。

5. MRI　主要可以显示横膈肌肉与肋骨和脊柱附着处；对于膈肌缺损和并存脏器损伤有一定鉴别作用，但由于检查需时长，并需要镇静，风险较大，很少应用于新生儿膈疝。

【治疗】

1. 产前期　应由围产医学科、遗传学科、新生儿内、外科，监护、护理和麻醉专家组成产前治疗评估中心，做出周详分娩计划与新生儿监护，但目前因国内条件有限，多由妇产医院医生给与产前准备，儿科医院 NICU 给与产后监护及儿外科手术。

2. 出生后　可由产科及儿科医生先判断患儿 Apgar 评分，视情况给予呼吸支持，对于大部分患儿即使有呼吸窘迫，国内外主张先让患儿血流动力学稳定后即生后 1~2 天后再给予手术，保证患儿安全，如无呼吸窘迫，仅表现为轻度膈疝，膈膨升也可以密切观察给予喂养后择期再手术。

3. 手术方法

原则上，左后外侧疝一般经腹部入路手术，进入腹腔后，还纳疝入物，同时观察肠管血运，寻找膈肌缺损的后壁与前壁进行褥式缝合，如张力过高，也可利用部分疝囊进行缝合或用补片进行缝合，同时可以探查肠管畸形，如先天性肠旋转不良等，右侧由于肝疝入需要经胸部入路，但目前已开展胸腔镜膈疝手术均经胸部操作，在胸部 CO_2 气体注入后有利于疝入物的还纳，为手术减少难度,但腹部无法探查肠管畸形,需要将来出现症状再次经腹部处理肠道畸形,目前观察还是有一定发生率需要注意,胸腔镜优势是胸壁的伤口美观性较好,手术打击相对较小是主要优点,但要注意定期排查消化道异常情况,嘱家长如患儿出现呕吐胆汁或腹部疼痛等及时就诊。

4. 术后处理:继续呼吸机支持,避免酸中毒和高碳酸血症,止痛镇静剂,抗炎治疗,部分重症患儿可进行人工膜肺支持治疗。

5. 术后并发症

1)早期并发症:气胸可由于机械通气压力过高造成,也可以因术中胸腔排气不全所致;乳糜胸/乳糜腹、肠梗阻与手术中损伤乳糜管和肠管有关,同时与有肠道畸形如旋转不良,肠道隔膜等未术中诊断有关。

2)后期并发症:胃食管反流、食管狭窄:因手术中胃食管连接处 His 角度变化,食管黏膜水肿,横膈折叠时内缘缝合过紧或瘢痕性挛缩后狭窄有关。

【预后】

据国际 CDH 协作组(International CDH Study Group)1600 例报道,存活率为 66%。合并同侧/对侧肺发育不良,肺功能不全,严重畸形和染色体异常,存活率常不足 10%。目前新生儿期无需呼吸支持患儿基本可以存活,但需要呼吸支持,特别是肺发育不良并存在顽固性肺动脉高压的病人存活仍较低,即使目前有呼吸机及人工膜肺等先进设备,但肺发育不良和肺动脉高压造成后期脱机困难成为治疗困难的主要原因。

(二)胸骨后疝

【定义】

部分腹内脏器如肝和胃肠等经过横膈胸骨后部融合缺损疝入胸腔。发病率占先天性膈疝 1%~2%。

【症状与诊断】

本病新生儿时期较少被发现,因早期无症状常于呼吸道感染做 X 线检查时发现。少数患儿有胸骨后压迫或痛感,考虑和胃疝入有关,胃疝入时,可出现胃扭转样症状,如疼痛、呕血。X 线显示心影旁胃肠气液平面影,病情不紧急的患儿也可做钡剂造影。CT 检查可显示出缺损的部位及疝入物的性质。

【治疗】

经剑突下上腹部横切口,还纳腹内脏器,胃肠及肝等,寻找膈肌于肋缘处与腹直肌后鞘用不吸收线间断缝合修补。同时可排查有无肠旋转不良或其他畸形。2000 年后国内外很多报道腹腔镜下行胸骨后疝修补也取得了成功。

【预后】

本病总体效果好，患儿生存质量高。

（三）膈膨升

【定义】

膈膨升（diaphragmatic eventration）是一侧或双侧横膈部分，或全部上移，部分腹内脏器随之移位至胸腔。

【病因】

横膈的部分或全部肌层发育不良，创伤性多为产伤，颈、胸部手术损伤膈神经，少数因医源性心脏或胸部手术后膈肌麻痹造成。

【症状与体征】

多数轻型新生儿期无症状，因呼吸道感染，X 线拍片时偶然发现。重症者肺组织压缩，双侧膈膨升，肺容量可减少 50%。新生儿期可有反复呼吸道感染，很少伴有紫绀。

【诊断】

1. 胸部 X 线片　横膈不同程度上移，肺组织受压或不张。透视下，随患儿用力鼻吸气（sniff test），横膈呈现矛盾运动。
2. 超声检查　可见横膈不随吸气下移，或矛盾运动。
3. CT　可确定膈肌位置并排除其他纵隔疾病。

【治疗】

膈肌折叠术是将麻痹或发育不良膈肌折叠缝合于胸腔最低位，减少呼吸时矛盾运动和纵隔移动。双侧者术前需辅助呼吸，目前该病可以通过胸腔镜完成，且手术打击小，效果好。但同时应注意手术适应证选择，对于单纯横膈向上移位 1~2 肋的无症状患儿可无需手术，对于膈神经损伤无症状患儿可恢复 6 个月后再评估手术，仅对于影响患儿正常呼吸，有反复发作肺炎和肺组织受压严重的患儿需要限期手术。

（四）食管裂孔疝

【定义】

食管裂孔疝（hiatal hernia，HH）是指腹腔内脏器（多是胃）通过膈的食管裂孔疝出。分型包括食管裂孔滑动性疝、食管旁疝、混合疝和巨大疝。

【分型】

1. 食管滑动疝　特征是胃食管连接部移位至膈上。胃仍保持其正常的纵向位置，胃底仍处于胃食管连接部之下。

2. 食管旁疝　由膈食管膜的局部缺损导致，胃底作为疝的引导点，而胃食管连接部仍固定于主动脉前筋膜和正中弓状韧带，仅有部分胃疝入膈上，贲门位于膈下。

3. 混合型　兼具前两型食管裂孔疝的特征，其特点是胃食管连接部和胃底均经裂孔疝出。胃底位于胃食管连接部之上。

4. 巨大疝：食管裂孔疝与膈食管膜的较大缺损有关，特征是疝囊内存在胃之外的其他器官(如结肠、脾、胰腺或小肠)。

【症状与体征】

新生儿时期由于胃食管连接部尚未发育完善，6个月内婴幼儿均会有不同程度反流属于正常现象，但滑动型如有反复呼吸道感染并伴有胃食管反流症状从而影响患儿生长发育才考虑手术。食管旁疝和巨大疝通常症状较重，在新生儿时期呕吐较重，生长发育严重受限，同时会伴有贫血、呼吸道感染表现，需要在新生儿时期手术，但多数食管裂孔疝在新生儿时期不发病，症状轻微，容易被误诊。出血症状包括便潜血或黑便，呕吐带血并不常见，但嵌顿性疝囊中的胃溃疡、胃炎或糜烂，可引发出血，在新生儿要引起重视，是胃肠坏死前兆。

【诊断】

1. 上消化道钡餐造影　食管造影可确定食管裂孔疝的解剖和大小、胃的方向及胃食管连接部的位置，根据胃食管连接处位置、疝出物性质、大小，判断分型。

2. 消化内镜　在上消化道内镜检查中，滑动型食管裂孔疝的定义是鳞状柱状上皮接合处与膈裂孔压迹间的距离大于2 cm。

3. 食管测压和24 h pH测定　食管裂孔疝的特征是膈脚与LES间存在低压槽，但新生儿目前国内因食管测压装置缺乏无法测量小婴儿，但24 h pH测定可以测量酸性或非酸性反流次数、持续时间和发生的频率，有助于诊断。

4. B超检查：对于需要初期排查和动态观察的患儿，因其时效性和便捷性目前已广泛用于临床，可明确胃食管连接部位置，也可同时观察危重症患儿是否存在嵌顿肠管绞窄。

5. CT多层面扫描：可见显示心影后肿物，液平面有/无；胃扭转；网膜疝入见LES脂肪包绕增加；序列扫描可追踪肿物至食管。明确疝入脏器，肺部发育/肿物和其他并发症。

【手术适应证】

新生儿时期，该病 99% 以上患儿均为滑动性疝，需要先按照保守治疗包括体位疗法、抑酸治疗、稠厚奶等 8 周后如无改善，影响患儿生长发育，或导致严重反复发作肺炎，贫血、食管炎等才考虑手术治疗，但如并发嵌顿脏器急症，主要为食管裂孔旁疝多见胃扭转，为避免坏死危及生命，应及时手术。

【手术方式】

手术方式：对于食管裂孔滑疝只做 Nissen 360° 胃底折叠术即可，对于旁疝和巨大疝要行食管裂孔疝修补 +Nissen 360° 胃底折叠术，具体手术为将食管胃底部充分游离后，一般需游离至连接处上方 1~2 cm 处以上以至于食管无张力为判断依据，同时切除疝囊，间断缝合膈食管裂孔和腹内食管段，缩小膈食管脚。再将胃底进行 Nissen 360° 折叠术，这是目前普遍采用也是效果最为确定效果的手术方式。其他手术方式主要有 Toupet 180° 胃底折叠术、Thal 胃底 210°~270° 向前折叠术需要依据情况使用，目前以上手术均可经腹腔镜进行，且具有打击小，伤口美观的特点。

【预后】

术后并发症主要为复发和胃食管反流，小部分患儿缝合过紧出现吞咽困难，可进行食管球囊扩张缓解，部分患儿需再次手术，术中注意如损伤迷走神经，出现短暂胃瘫，可行胃肠减压等药物保守治疗，大部分可逐渐缓解。

第八章　心血管系统疾病

第一节　先天性心脏病

一、非青紫型先天性心脏病

（一）动脉导管未闭

动脉导管未闭（patent of ductus arteriosus，PDA）占所有先天性心脏病的 5%～10%（不包括早产儿动脉导管未闭）。高原地区发病率明显高于平原地区。动脉导管连接于主动脉弓降部和肺动脉分叉近左肺动脉之间，是胎儿循环的重要通道。动脉导管大多在生后 10～15 h 内发生功能上的关闭。约 80% 婴儿于生后 3 个月、95% 于生后 1 年内完成解剖上的闭合。按形态可分为管型、漏斗型和窗型等。

【临床表现】

胸骨左缘第 2 肋间有响亮粗糙的连续性机器样杂音，新生儿期由于肺动脉压力较高，主、肺动脉压力差在舒张期不明显，常仅听到收缩期杂音或无杂音。

【治疗】

和早产儿不同，足月新生儿和儿童的动脉导管未闭通常不会自然关闭。有明显血流动力学变化的动脉导管未闭患儿都需手术结扎或介入封堵治疗。

（二）室间隔缺损

室间隔缺损（ventricular septal defect，VSD）是最常见的先天性心脏病，发病率在活产新生儿为 1/128。室间隔由纤维性、膜性和肌性间隔构成。室间隔缺损类型：室上嵴上型、室上嵴下型、隔瓣后型、肌部型。

【临床表现】

取决于缺损大小,分流量多少和肺血管阻力的高低。心界扩大,心尖搏动弥散。听诊在胸骨左缘 2～4 肋间常可闻及响亮粗糙的全收缩期杂音,向心前区广泛传导,有时颈部、背部亦可听到。在杂音最响处可触及震颤。

【治疗】

外科治疗主要是施行心内直视修补术。

(三)房间隔缺损

房间隔缺损(atrial septal defect,ASD)发病率为活产儿的 1/1000。ASD 根据缺损部位可分为继发孔型、静脉窦型(上、下腔型)、冠状静脉窦型和原发孔型。

【临床表现】

心尖搏动弥散,心浊音界扩大。胸骨左缘 2、3 肋间可听到 Ⅱ～Ⅲ级收缩期杂音,性质柔和,传导不广,多不伴震颤,为右心室排血量增多引起肺动脉瓣相对狭窄所致。分流量大时可在胸骨左缘下方听到舒张中期隆隆样杂音,为过多血流通过三尖瓣引起相对性狭窄所致。

【治疗】

继发孔型 ASD 在生后可自然闭合,大多发生于 1 岁之内,通常在 2～4 岁之前不需要手术修补。静脉窦型(合并右上肺静脉异位引流)和原发孔型 ASD 不会发生自然闭合,通常在出生后的前几年进行择期术。

(四)房室间隔缺损

房室间隔缺损(atrioventricular septal defect,AVSD)又称房室共道、心内膜垫缺损和共同房室孔,包括一组以房室瓣异常和房室瓣周围的间隔组织缺损为特征的先天性心脏病,占所有先天性心脏病的 3%～5%。房室隔缺损可分为 4 种类型:完全性 AVSD、中间型 AVSD、过渡型 AVSD、部分型 AVSD。

【临床表现】

心力衰竭和肺动脉高压是主要的并发症,且常是致死原因。除继发孔型 ASD 的体征外,由于二尖瓣关闭不全,心尖可听到响亮全收缩期杂音;由于增加的血流通过共同房室瓣,胸骨左缘下方或心尖区可闻及舒张期杂音。完全性 AVSD 大量的血液从左心室流入右心房和右心室,胸骨左缘 3、4 肋间可闻及响亮、粗糙的收缩期杂音。

【治疗】

完全性 AVSD 择期在生后 3~6 个月进行手术,严重症状的患儿可提早手术。

(五)主动脉缩窄

主动脉缩窄(coarctation of the aorta)发病率约 1/2500。

【临床表现】

心脏向左下扩大。胸骨左缘 2、3 肋间收缩期杂音,传导广泛,背部也易听到。主动脉缩窄的特征是上、下肢血压的异常,桡动脉搏动强,容易扪到,股动脉搏动弱、延迟,甚至摸不到。上、下肢收缩压差达 2.67 kPa(20 mmHg)可作为主动脉缩窄的证据。

【治疗】

病情危重的主动脉缩窄的内科治疗包括纠正休克,维持血流动力学状态的稳定,气道管理和机械通气,适当供氧,应用镇静药、肌松剂、正性肌力药物和静脉注射前列腺素 E 维持动脉导管开放,增加降主动脉和肾的血流。短暂的复苏后需行急诊手术治疗。有症状的主动脉缩窄患儿,内科治疗使病情稳定后行外科手术治疗。对无严重症状,有上肢高血压的主动脉缩窄患儿或收缩期上、下肢压差大于等于 20 mmHg,择期在 2~4 岁进行介入或手术纠治。

二、青紫型先天性心脏病

(一)依赖动脉导管供应肺循环的青紫型先天性心脏病

1. 肺动脉闭锁伴室间隔完整

肺动脉闭锁伴室间隔完整(pulmonary atresia with intact ventricular septum,PA/IVS)是危重型先天性心脏病,约占先天性心脏病的 1.3%。

【临床表现】

主要症状是发绀,如不治疗,大多于出生后 6 个月内死亡。病情轻重与动脉导管是否开放及侧支循环的多少有直接关系。颈静脉充盈、剑突处心尖搏动强烈。肺动脉瓣听诊区第二心音杂音。

【治疗】

尽早手术治疗，外科手术是根本的治疗方法。术前须持续使用 PGE 静脉输注，以维持动脉导管开放，保证肺循环血流供应。

2. 伴室间隔缺损的肺动脉闭锁

肺动脉闭锁伴室间隔缺损（pulmonary atresia with ventricular septal defect，PA/VSD）也称为伴肺动脉闭锁的法洛四联症（TOF/PA），约占先天性心脏病的 2%。

【临床表现】

类似严重的法洛四联症，生后数天即有发绀。心底部第二心音常响亮单一，收缩期杂音不明显，连续性杂音一般不典型，侧支动脉可能产生微弱的持续性杂音。

【治疗】

诊断或怀疑诊断，应立即使用 PGE 维持动脉导管开放，为心导管及外科手术做好准备。常需进行紧急心导管检查明确肺动脉发育与体动脉侧支情况。手术处理与肺血来源及远端肺内肺动脉的发育情况和分布模式有关。

3. 危重型肺动脉瓣狭窄

危重型肺动脉瓣狭窄（critical pulmonary stenosis）指必须依赖动脉导管供应肺血才能维持足够氧合的情况。

【临床表现】

第二心音分裂宽，肺动脉瓣区第二音显著降低，胸骨左缘上方闻及喷射性收缩期杂音（2~5/6 级），杂音向背部传导，杂音越强、持续时间越长，提示狭窄越重。

【治疗】

前列腺素开放动脉导管及其他措施缓解缺氧，及时行有良好中短期疗效的球囊扩张肺动脉瓣成形术，球囊扩张不成功或无条件做，应急诊手术。

4. 三尖瓣闭锁

三尖瓣闭锁（tricuspid atresia，TA）指三尖瓣没有发育分化，缺乏右心房和右心室的交通，约占先天性心脏病的 1%~3%。

【临床表现】

多出生即严重发绀，第一心音单一；胸骨左缘闻及由 VSD 或肺动脉狭窄产生的收缩期杂音，伴 PDA 者可听到连续性杂音。

【治疗】

静脉滴注前列腺素 E 维持动脉导管的开放；纠正代谢性酸中毒。外科手术是根本的治疗方法。

5. Ebstein 畸形

Ebstein 畸形即三尖瓣下移畸形,发病率约为活产儿的 1/25 000。

【临床表现】

与畸形严重程度、有无房间交通以及是否合并其他畸形有关,重症者生后不久死亡,轻者可无任何症状。约半数新生儿期即出现发绀和充血性心力衰竭。

【治疗】

严重青紫者输注 PGE 维持动脉导管开放,供给高浓度氧和维持适度的呼吸性碱中毒,一氧化氮吸入(iNO)。治疗一段时间后,实验性停用 PGE 或 iNO,完全停用 PGE 或 iNO 需 2~3 周,不能脱离 PGE 或 iNO 治疗的应行体 – 肺分流术或三尖瓣重建术。

(二)依赖动脉导管灌注体循环的青紫型先天性心脏病

1. 左心发育不良综合征

左心发育不良综合征(hypoplasia left heart syndrome,HLHS)指左心 - 主动脉复合体的发育不良,包括主动脉瓣狭窄或闭锁、二尖瓣狭窄或闭锁、左心室及主动脉发育不良,约占先天性心脏病的 1.5%。

【临床表现】

出生后数小时即出现症状。发绀进行性加重,可出现肺水肿。脉搏微弱或触摸不到脉搏,心界扩大,心前区隆起,右心室抬举感。心率快、有奔马律,胸骨左缘收缩期杂音或来自动脉导管未闭的连续性杂音,第二心音单一较低。

【治疗】

原则是维持体肺循环的平衡,治疗低心排血量和休克。用米力农,必要时用硝普钠降低体循环阻力。前列腺素 E 保持动脉导管开放。酌情应用洋地黄和利尿药,尽可能避免使用正性肌力药物,多巴胺 3~5 μg/(kg·min) 的剂量静脉维持。需镇静、止痛和气管插管。介入法扩大房间隔可改善循环。手术矫正包括重建手术和心脏移植。可用外科 – 介入镶嵌策略。

2. 主动脉弓离断

主动脉弓离断(interrupted aortic arch,IAA)指主动脉弓与降主动脉之间不连接、无血流通过,发病率约为活产儿的 1/30 000,占先天性心脏病的 1.5%。

【临床表现】

生后出现严重的肺动脉高压和心功能不全症状,股动脉和足背动脉搏动减弱,下肢青紫,不治疗多1个月内死亡。

【治疗】

输注前列腺素维持动脉导管开放,限制吸入氧浓度,使上半身SaO_2达到正常(95%)为目的。血流动力学稳定、酸中毒纠正,即行外科手术纠治。

3. 危重型主动脉瓣狭窄

主动脉瓣狭窄的患儿只要体循环的灌注依赖动脉导管的开放,即为危重型主动脉瓣狭窄(critical aortic stenosis)。

【临床表现】

表现为心力衰竭,随着动脉导管的关闭,心肌功能不全、充血性心力衰竭及休克会越来越明显。

【治疗】

纠正休克、维持血流动力学的稳定、气道管理及机械通气,应用镇静药、肌松剂、正性肌力药物及前列腺素治疗。急诊主动脉瓣球囊扩张术和房间隔球囊撕裂术。尽快行主动脉瓣切开术。

(三)其他常见青紫型先天性心脏病

1. 完全性大动脉转位

完全性大动脉转位(complete transposition of the great arteries,TGA)是新生儿期最常见的青紫型先天性心脏病,占所有先天性心脏病的5%~7%。

【临床表现】

生后即中重度发绀,吸氧后不能改善,充血性心力衰竭逐渐加重。第二心音单一、响亮。合并不同类型畸形,心音特点不同。

【治疗】

早期实施根治术。静脉滴注前列腺素E保持动脉导管未闭,代谢性酸中毒者纠酸。

2. 极重型法洛四联症

法洛四联症(tetralogy of Fallot,TOF)占先天性心脏病的11%~13%,是儿童最常见的青紫型先天性心脏病(约占70%),新生儿期出现症状者提示极重型法洛四联症。

【临床表现】

多数病例生后3~6个月青紫,重症者生后即青紫。胸骨左缘第2~3肋间有Ⅱ~Ⅲ级收缩期喷射性杂音。肺动脉第二心音减弱。

【治疗】

缺氧发作立即以吸氧、镇静、取屈膝位,并予纠酸和普萘洛尔(propranolol,心得安)静推。必要时皮下注射吗啡。外科手术是根本的治疗方法。

3. 完全性肺静脉异位引流

完全性肺静脉异位引流(total abnormal pulmonary venous drainage,TAPVD)指四支肺静脉均不回流入左心房,直接或间接地通过异常连接回流入右心房。发病率占先天性心脏病总数的1%~1.3%。

【临床表现】

非梗阻型出生时常无症状,梗阻型出生时即有明显气急和青紫,迅速发展为呼吸困难和肺水肿。胸骨左缘第2肋间有Ⅱ~Ⅲ级收缩期杂音,三尖瓣区舒张期杂音,胸骨左缘下方收缩期杂音。肺动脉第二心音增强、固定分裂。

【治疗】

不伴肺静脉梗阻,抗心力衰竭治疗,用洋地黄类药物和利尿药等,纠酸。梗阻型伴严重肺水肿者病情危重,必要时行气管插管,呼吸机辅助吸氧。根治手术的方法:体外循环下行共同肺静脉与左心房吻合,同时修补房缺。

4. 永存动脉干

永存动脉干(persistent truncus arteriosus,PTA)又称动脉单干,指单一的动脉起自心脏,并分出主动脉、肺动脉和冠状动脉。占先天性心脏病总数的0.5%~1%。

【临床表现】

生后即发绀,数天至数周出现充血性心力衰竭表现。胸骨左缘下方响亮粗糙的收缩期杂音,第二心音响亮、单一。

【治疗】

诊断后即可进行手术治疗,手术治疗之前应行强效抗心力衰竭治疗,如洋地黄类药物和利尿药等。外科包括姑息手术和根治术。

第二节 心肌炎

新生儿心肌炎(neonatal myocarditis)是由多种病因引起的

心肌损害，其中以病毒感染为多见。其病理变化以心肌血管周围炎性细胞浸润和心肌纤维细胞溶解、坏死为特征。美国报道本病占新生儿期心脏病的 0.7%，加拿大报道占 0.66%。

【病因、发病机制】

本病主要由感染引起，以病毒感染为多，最重要的是柯萨奇 B 病毒。发病早期病原体侵犯心肌，发病晚期免疫机制成为重要的因素。自由基参与病毒性心肌炎的发生。发病机制包含四个方面：病毒感染、免疫反应、宿主遗传背景和环境因素。

【诊断、鉴别诊断】

根据中华医学会儿科分会心血管学组在 1999 年修订的病毒性心肌炎诊断标准：

1. 临床诊断依据

①心功能不全、心源性休克或心脑综合征；②X 线或超声心动图显示心脏扩大；③心电图异常表现：以 R 波为主的 2 个或 2 个以上主要导联（Ⅰ、Ⅱ、aVF、V5）的 ST-T 改变持续 4 天以上伴动态变化，窦房传导阻滞、完全性右或左束支阻滞，成联律、多形、多源、成对或并行性期前收缩，非房室结及房室折返引起的异位性心动过速，异常 Q 波；④CK-MB 或肌钙蛋白（cTnI 或 cTnT）增高。

2. 病原学诊断依据

（1）确诊指标：患儿心内膜、心肌、心包（活检、病理）或心包穿刺液中，发现以下之一者可确诊心肌炎由病毒引起：①分离到病毒；②用病毒核酸探针查到病毒核酸；③特异性病毒抗体阳性。

（2）参考依据：有以下之一者结合临床表现可考虑心肌炎系病毒引起：①自患儿粪便、咽拭子或血液中分离到病毒，且恢复期血清同型抗体滴度较第一份血清升高或降低 4 倍以上；②病程早期患儿血中特异性 IgM 抗体阳性；③用病毒核酸探针从患儿血中查到病毒核酸。

3. 确诊依据

（1）具备临床诊断依据 2 项，可临床诊断为心肌炎。发病同时或发病前 1~3 周有病毒感染证据。

（2）同时具备病原学确诊依据之一，可确诊为病毒性心肌炎。具备病原学参考依据之一，可临床诊断为病毒性心肌炎。

（3）凡不具备确诊依据者，应给予必要的治疗及随诊，根据病情变化确诊或除外心肌炎。

（4）需除外其他性质的心脏病或心肌损害。应注意与新生儿肺炎、败血症、缺氧缺血性心肌损害、心内膜弹力纤维增生症、先天性冠状动脉畸形等鉴别。

【治疗】

无特效治疗，治疗应包括吸氧、纠正心力衰竭和心源性休克、控制心律失常及支持疗法等措施。

1. 抗感染治疗。

2. 抗氧化剂

大剂量维生素 C 治疗，剂量为每次 100～200 mg/kg，缓慢静脉推注，每天 1～2 次，重症者可以每 4～6 h 一次，2～4 周为 1 个疗程。

3. 供给能量药物

如 1,6-二磷酸果糖、肌酸磷酸等。

4. 控制心律失常

不影响心功能，一般不予治疗。如出现阵发性心动过速、完全性房室传导阻滞等影响心排出量的心律失常，则须及时治疗。

5. 改善心脏功能药物

强心、利尿剂、血管扩张剂。

第三节 心律失常

【病因】

1. 非心脏疾病所致心律失常

①围生期窒息、缺氧；②感染；③电解质紊乱及代谢紊乱；④围生期用药。

2. 心脏疾病所致心律失常

①先天性心脏病及术后并发症；②心导管术及中心静脉置管术诱发；③原发性心肌病；④心脏肿瘤；⑤传导系统疾病。

【新生儿心律失常类型】

心律失常根据新生儿有无导致严重临床表现，可分为良性及非良性（benign and non-benign）。良性心律失常是指无严重临床表现、无需特殊治疗、预后良好的心律失常，包括窦性心律不齐、结性或交界性心律、游走性心房节律、房性期前收缩及偶发室性早搏等。非良性心律失常包括室上性心动过速、SND、房室传导异常、室性心动过速、LQTS、室性颤动及电解质紊乱所致等。

心律失常根据心室率可分为快速型及缓慢型。快速型心律失常包括室上性心动过速（包括预激综合征、房性心动过速），加速性室性自主心律，室性心动过速等。缓慢型心律失常包括窦性心动过缓（心率<90次/分）、各种类型AVB等。

【治疗】

1. 心脏疾病所致新生儿心律失常的治疗

如为良性心律失常，暂不予抗心律失常药物；若呈非良性心律失常，新生儿出现血压异常、苍白、反应差或激惹，甚至出现血氧下降、面色苍灰、肢端花斑纹改变等休克表现，立即给予抗心律失常药物治疗。

2. 快速型新生儿心律失常的治疗

阵发性室上性心动过速可采用刺激迷走神经法，用冰水浸湿的毛巾或冰水袋敷患儿上半面部（10~15）s，突然的寒冷刺激，可通过迷走神经反射中止发作，一次无效间隔为3~5 min，可重复进行。药物治疗包括地高辛、普罗帕酮、普萘洛尔、胺碘酮或快速静脉注射ATP等。如药物治疗无效，可进行食管心房调搏，或以体外同步直流电击术进行复律，剂量为（0.5~2）W/kg，在心电监护下进行。新生儿预激综合征不主张进行射频消融术，药物可选用腺苷、普萘洛尔、普罗帕酮等。对于隐匿性预激综合征，可选用地高辛治疗。多源性或紊乱性房性心动过速，可给予胺碘酮及β受体阻滞剂治疗。室性心动过速使用利多卡因、苯妥英钠、普罗帕酮或普萘洛尔静脉注射治疗。如药物治疗无效，也可用直流电复律。

3. 缓慢型新生儿心律失常的治疗

窦性心动过缓（心率<90次/分）多由于心肌缺氧损伤或电解质紊乱所致，在去除原发病后可消失，但如持续时间长或心率<50次/分，引起循环灌注不良，治疗可选用阿托品、异丙肾上腺素静脉注射。新生儿AVB，如无临床表现，不需进行抗心律失常治疗。Ⅲ°AVB可用异丙肾上腺素、阿托品静脉注射以提高心率。继发性Ⅲ°AVB，如由心肌炎引起，可加用激素类抗炎治疗，若药物提高心率无效，可考虑经导管临时心脏起搏，待炎症消退、阻滞减轻或消失后停用。先天性Ⅲ°AVB，若无症状，则无需治疗。缓慢型心律失常安装永久性人工心脏起搏器的指征包括：①不伴结构性心脏病，心率<50次/分；②伴结构性心脏病，心率<70次/分；③出现宽大QRS波；④显著心功能不全或水肿。由于母亲具有抗SSA/Ro或抗SSB/La抗体而致新生儿AVB的病死率较高，存活者多数需安装心脏起搏器。新生儿继发性SND，

则以治疗原发病为主，多可随原发病好转及年龄增长而缓解，如合并心动过缓，可用阿托品及异丙肾上腺素治疗。原发性 SND 及因心脏手术损伤窦房结或心肌炎引起窦房结变性，则需起搏治疗。

4. 过早搏动的治疗

健康新生儿发生早搏的原因，主要是心脏传导系统发育不成熟，这种早搏多在生后 1 个月内自行消失，也可发生于器质性心脏病及电解质紊乱患儿。如早搏频发，有发展为心动过速倾向者，应给予抗心律失常药物治疗，常用药物为普罗帕酮。

第四节　早产儿动脉导管未闭

动脉导管是胎儿时期降主动脉和肺动脉之间的正常通道，正常新生儿的动脉导管在出生后即开始发生收缩，在 24~48 h 内实现功能性闭合。早产儿动脉导管未闭（patent ductus arteriosus，PDA）：早产儿，常不同程度的闭合延迟，甚至最终不闭合。影响动脉导管闭合的主要危险因素包括感染、低氧血症、低胎龄及低出生体重等。出生体重<1200 g 的早产儿 PDA 发生率为 80%，出生体重在 1000 g 以下的早产儿约半数生后即合并 sPDA。

【诊断】

1. 临床表现

胸骨左缘有明显的收缩期杂音、心前区搏动增强、水冲脉、低收缩压和舒张压或低舒张压、脉压差增大。常见临床表现可包括呼吸困难、气促、体重不增、喂养困难、支气管肺发育不良、慢性肺疾病、充血性心力衰竭、坏死性小肠结肠炎、早产儿视网膜病等。

2. 超声心动图

是诊断 PDA 最敏感、最准确的检查方法，可证实导管的通畅性、测量导管开放的程度、评估在心动周期中导管血流的方向和速度。

有血流动力学意义的动脉导管未闭（hsPDA）的心脏超声诊断标准为生后 48~96 h 内符合以下任意一项条件：动脉导管直径>1.5 mm；左心房内径/主动脉内径>1.3；舒张末期主动脉反流或不仅有 PDA 的临床症状且合并心功能不全表现。

症状性动脉导管未闭（symptomatic patent ductus arteriosus，sPDA），其诊断标准为：①临床及胸片指标：呼吸状况恶化；胸骨左缘上方闻及连续性或收缩期杂音；水冲脉或心前区搏动明显；血压难以维持正常水平；胸片示肺充血或心脏扩大（心胸比>60%）；②超声指标：舒张期动脉导管存在左向右分流；动脉导管直径大小>1.5 mm及左房内径/主动脉内径>1.3。符合临床及胸片指标两条及以上并符合超声指标者可诊断。因此，超声心动图对于PDA病情发展的阶段有确诊意义。

血清生物标记物与早产儿PDA密切相关，当PDA患儿超声心动图测量的导管分流量增大时，血清脑钠肽（BNP）、N端脑钠肽（NT-proBNP）浓度随之升高。

【治疗】

治疗方式：主要包括保守治疗、药物治疗、手术治疗及对症治疗。目前观点：当PDA发展至产生明显血流动力学改变即诊断为血流动力学改变的PDA时，应予以干预和治疗。

1. 保守治疗

对评估后预测hsPDA发生率较低或动脉导管自闭率较高的患儿，不予任何治疗而等待其自然闭合。动脉导管延迟闭合在早产儿中或许是正常的生理现象，过多的干预反而带来更多不良后果。

2. 药物治疗

常用的治疗药物包括布洛芬、吲哚美辛和对乙酰氨基酚。

布洛芬常按照10 mg/kg、5 mg/kg、5 mg/kg分3次给药，每次给药间隔24 h，口服用药的效果优于静脉用药。加倍剂量给药（即按照20 mg/kg、10 mg/kg、10 mg/kg）而给药间隔不变可以获得更高的动脉导管关闭率。吲哚美辛常按照0.2 mg/kg，1天1次，连用3天给药，首选静脉给药以降低胃肠道不良反应。布洛芬和吲哚美辛有效性相似，布洛芬发生不良反应的概率更低。对乙酰氨基酚按首次20 mg/kg，随后7.5 mg/kg，每6 h 1次，连续4天给药治疗。对乙酰氨基酚的成功率不亚于布洛芬或吲哚美辛，胃肠道出血及黄疸等不良反应的发生率更低。

3. 手术治疗

PDA手术治疗的主要方式有外科手术和介入封堵治疗。

传统的外科手术分为动脉导管结扎术和动脉导管切断缝合术。术后易合并声带麻痹、乳糜胸、脊柱侧弯等并发症，且行结扎手术的患儿，术后神经系统损伤、慢性肺疾病、早产儿视网膜病变的发生率也明显增高，严重者甚至可能发生急性且致命的血流动力学改变。目前的共识：只有当药物治疗失败或存在药物禁忌证时才考虑外科手术，而不将手术作为治疗PDA的第一选择。

结扎手术的指征为：两个疗程的药物治疗失败（布洛芬或吲哚美辛）；使用血管活性药物的情况下平均动脉血压低于胎龄（周）、血流动力学不稳定、有心力衰竭症状（左心扩大、无尿或少尿、肺血增多、水肿、心脏收缩期持续机械样杂音）；超声心动图检查提示左心房主动脉根部比值>1.5，左肺动脉平均流速>0.6 m/s，动脉导管直径>3 mm，由左向右分流等。

经心导管介入的方法封堵未闭的动脉导管。主要使用Amplatzer蘑菇伞或弹簧圈进行封堵。封堵术的适应证为：患儿年龄>6个月；体重>4 kg，具有临床症状和心脏超负荷表现，不合并需外科手术的其他心脏畸形；PDA外科手术后残余分流。封堵术的主要优势为创伤小，无手术瘢痕，麻醉风险小，不需体外循环及输血，术后恢复快，主要并发症包括封堵装置脱落及异位栓塞、机械性溶血、血管并发症、心律失常等。

4. 对症治疗

主要包括：①合理喂养；②对于生后伴有低氧血症的患儿，注意维持血氧浓度，生后合并感染者，积极抗感染治疗；③限制液体入量：限制每日液体入量可减少循环血量及肺循环负荷，从而提高呼吸功能，但限制液体入量的同时，也要保证生理需要，长期以来推荐减少液体摄入总量至少20 ml/（kg·d）。不推荐使用利尿剂。

第五节　心力衰竭

新生儿心力衰竭（neonatal cardiac failure）是指由各种病因致心脏前、后负荷增加或心肌本身病变引起心脏泵血不能满足血液循环和组织代谢需要，继发神经、激素过度激活以及心脏、血管、心肌细胞、基因、分子等异常导致的血流动力学改变所引起的综合征。

【诊断】

新生儿心力衰竭诊断标准和分级见表8-1，表8-2。

表8-1　新生儿心力衰竭诊断标准

A：提示心力衰竭
　以下中的任何三条：
- 心脏增大（心胸比例>0.6）
- 心动过速（>150次/分）
- 呼吸急促（>60次/分）
- 湿肺

表 8-1　新生儿心力衰竭诊断标准（续表）

B：诊断心力衰竭
　A 中标准加以下任何一条：
- 肝大（肋缘下＞3 cm）
- 奔马律（非常强的建议）
- 症状明显的肺水肿

C：重度心力衰竭
　循环衰竭

（摘自：Freedom RM，Benson LN，Smallhom JF.Neonatal Heart Disease. London：Springer-Verlag London Limited，1992：165.）

表 8-2　0～3 个月婴儿改良 ROSS 心力衰竭分级计分表

	计分		
	0	1	2
奶量（盎司）	＞3.5	2.5～3.5	＜2.5
喂奶时间（分）	＜20	20～40	＞40
呼吸	正常	气急	吸凹
呼吸次数（次/分）	＜50	50～60	＜60
心率（次/分）	＜160	160～170	＞170
灌注	正常	减少	休克样
肝大（肋缘下，cm）	＜2	2～3	＞3
NT-proBNP（pg/ml）	＜450（＞4 天）	450～1700	＞1700
EF%	＞50	30～50	＜30
房室瓣关闭不全	无	轻度	中重度

注：心功能分级 Ⅰ（0～5），Ⅱ（6～10），Ⅲ（11～15），Ⅳ（16～20）

【治疗】

1. 治疗原发病　原发病及诱因治疗：如心血管畸形的纠治，控制心律失常，控制感染等。

2. 心力衰竭的一般治疗

（1）护理：监护生命体征，保持合适温度，适当体位（床头抬高 15°～30°，头高倾斜位），控制液体与速度，必要时给予镇静。

（2）供氧：心力衰竭均需供氧，但动脉导管未闭依赖的先天性心脏病应慎重，必要时人工辅助呼吸。

（3）纠正代谢紊乱：低血糖、低血钙、低血镁、低或高钾血症。

（4）补液：液量正常需要量减少 1/4～1/3，有水肿时减为 40～80 ml/(kg·d)，钠 1～4 mmol/(kg·d)，钾 1～3 mmol/(kg·d)。

（5）监测靶器官灌注情况及对治疗反应。

3. 心力衰竭的药物治疗

（1）正性肌力药物

1）快速起效的强心药（表8-3，表8-4）

①肾上腺素能受体兴奋剂

a. 多巴胺（dopamine）：低心排伴低血压，与多巴酚丁胺联用时可减少两者的剂量。新生儿剂量范围 1～20 μg/(kg·min)。

b. 多巴酚丁胺（dobutamine）：低心排但血压稳定者首选，新生儿剂量范围为 2～20 μg/(kg·min)。感染性休克伴低心排时，由于低血压风险高，应和去甲肾上腺素联用。

c. 异丙肾上腺素（isoprenaline）：心动过缓导致的低血压，新生儿剂量范围为 0.05～2 μg/(kg·min)。

d. 去甲肾上腺素（norepinephrine）：各种原因休克伴低血压的首选血管收缩剂，新生儿起始剂量为 0.05～0.1 μg/(kg·min)，可上调至 2 μg/(kg·min)。

e. 肾上腺素（adrenalin）：其他血管活性药物治疗无效的顽固性低血压，新生儿初始剂量为 0.05～0.2 μg/(kg·min)，可至 0.5～1 μg/(kg·min)。

②磷酸二酯酶抑制剂：失代偿性心力衰竭的首选药物，常用米力农（milrinone），用法：小剂量开始为 0.25 μg/(kg·min) 静脉滴注，最大可至 1 μg/(kg·min)。

③左西孟坦：用于对传统强心、利尿治疗无效的急性失代偿性心力衰竭，该药儿科经验有限，尤其是新生儿应用。

2）洋地黄类：地高辛能提高心肌收缩力，增加心排出量，还具有拟副交感神经作用和利尿作用。如需快速饱和，可用制剂为毛花苷C（西地兰），肌注，剂量为口服剂量的75%。目前认为小剂量地高辛即可缓解心力衰竭，药物治疗浓度建议在 0.5～1 ng/ml。新生儿洋地黄中毒症状不典型，主要表现为嗜睡、拒奶、心律异常，用药过程中如出现心率<100次/分，或出现期前收缩为常见中毒表现。充血性心力衰竭地高辛的口服剂量见表8-5。

表 8-3 快速作用儿茶酚胺类药物的作用特征

药物	α_1	β_1	β_2	DAR	半衰期	CO	HR	SBP	PCWP	心肌氧耗
多巴酚丁胺	+	++++	+++	N/A	2~3 min	↑	↑	↔	↓	↑
肾上腺素	++++	+++	+++	N/A	2~7 min	↑	↑	↑	↔	↑
多巴胺	+++	++++	++	++++	2~20 min	↑	↑	↑	↓	↑
米力农	N/A	N/A	N/A	N/A	1~4 h	↑	↑	↓	↓	↔
左西孟旦	N/A	N/A	N/A	N/A	1~1.5 h	↑	↑	↓	↓	↔

DAR: 多巴胺受体；CO: 心排出量；HR: 心率；SBP: 收缩压；PCWP: 肺毛细血管楔压

表 8-4　快速作用儿茶酚胺类药物的推荐剂量

药物	给药途径及剂量	副作用
肾上腺素	IV0.1~1 μg/(kg·min)	高血压,心律失常
去甲肾上腺素	IV0.1~2 μg/(kg·min)	高血压,对心率影响较小
异丙肾上腺素	IV0.1~0.5 μg/(kg·min)	外周血管及肺血管的扩张
多巴酚丁胺	IV5~8 μg/(kg·min)	较轻的心动过速和血管扩张作用,心律失常
多巴胺	IV5~10 μg/(kg·min)	心动过速,心律失常,高血压或低血压;多巴胺剂量依赖的心血管效应[μg/(kg·min)]:扩张肾血管(2~5),强心(5~10),血管收缩(15~20)

表 8-5　充血性心力衰竭地高辛的口服剂量

患者	饱和量(μg/kg,24 h)	维持量(μg/kg,24 h)
早产儿	20	5
新生儿	30	8

静脉用药剂量=75%口服剂量;维持量是总剂量的25%,分两次用。
(摘自:Myun K. Park. Park's Pediatric Cardiology for Practitioners.6th ed.Copyright by Saunders, an imprint of Elsevier Inc, 2014:124-126.)

(2)利尿药:控制肺循环和体循环充血的主要治疗药物。但利尿药仅减轻前负荷,改善充血症状,不提高心排血量或心肌收缩力。

1)快速起效的利尿药:如速尿,剂量1毫克/(千克·次),静脉或口服,一天2~3次。注意补钾。

2)醛固酮拮抗剂:常用螺内酯,3 mg/(kg·d),分2~3次口服。

(3)血管扩张剂:降低后负荷,增加每搏输出量而不改变心肌收缩力。联合应用强心药、血管扩张剂及利尿药可改善心肌收缩情况和充血症状。血压稳定后才能试用。

1)静脉扩张药:硝酸甘油,改善肺静脉淤血效果较好。大剂量也能降低体循环血管阻力和左心室后负荷,可能增加心搏量和心排血量。具有潜在扩张冠状动脉作用。新生儿起始量0.25~0.5 μg/(kg·min),必要时每3~5 min增加0.5~1 μg/(kg·min),

常用治疗量 1~3 μg/（kg·min），最大 5 μg/（kg·min）。肺动脉高压患儿应用西地那非后禁用硝酸甘油。

2）动静脉扩张药

① 血管紧张素转化酶抑制剂（ACEI），儿科心力衰竭的重要治疗手段，注意监测血压和肾功能。常用药物有卡托普利（captopril）：早产儿起始量 0.01 毫克/（千克·次），每 8~12 h 1 次；足月儿≤7 天起始剂量 0.01 毫克/（千克·次），每 8~12 h 1 次，>7 天起始剂量 0.05~0.1 毫克/（千克·次），每 8~24 h 1 次，最大剂量 0.5 毫克/（千克·次），每 6~24 h 1 次。依那普利（enalapril）：起始量 0.04~0.1 mg/（kg·d），每天 1 次，最大剂量 0.5 mg/（kg·d）。

② 硝普钠（nitroprusside sodium）：均衡扩张动、静脉。同等减少左心室充盈压和外周血管阻力。新生儿起始量 0.5 μg/（kg·min），最大量 10 μg/（kg·min）。硝普钠代谢产物堆积会产生氰化物等毒性物质，建议使用时间短于 24~48 h。

4. 心力衰竭的非药物治疗

（1）体外膜肺：药物无法控制的严重心力衰竭或循环休克，还可用于因肺部疾病严重缺氧者。

（2）心脏移植：无法手术纠治的复杂先天性心脏病、心肌病等导致的难治性心力衰竭的终末期，可进行心脏移植。合并肺动脉高压或严重肺部疾病需同时进行心肺移植。

第六节 休 克

新生儿休克（shock）是指机体受急重症损害导致全身器官的微循环灌注不足，氧和营养物质的供应不能满足组织细胞需要，发生代谢产物积聚，细胞结构和功能损害，最终导致脏器功能不全。

【病因】

1. 休克的病因

①低血容量性休克；②心源性休克；③体液再分布性休克；④梗阻性休克。

2. 休克分类

①代偿性和失代偿性；②低动力性和高动力性。

新生儿休克的临床表现：①皮肤颜色苍白、花纹；②肢端发凉、出冷汗；③毛细血管再充盈时间延迟 CRT >3 s；④股动脉搏动减弱，甚至摸不到，脉压变小；⑤心率增快>160 次/分；⑥尿量减少，特别是连续 8 h 尿量<1 ml/（kg·h）；⑦呕吐、肠梗阻；

⑧意识水平下降，嗜睡或昏迷，先有激惹后有抑制；⑨血压下降，收缩压足月儿<60 mmHg，脉压变小。

【诊断】

首先确定是否存在休克，并判断休克的严重程度，做出病因诊断，确定休克类型（表8-6）。

表8-6 新生儿休克诊断分度评分方法

评分	皮肤颜色	皮肤循环	四肢温度	股动脉搏动	血压（kPa）
0	正常	正常	正常	正常	>8
1	苍白	较慢	发凉	减弱	6~8
2	花纹	甚慢	发冷	触不到	<6

注：皮肤循环：指压前臂内侧皮肤毛细血管再充盈时间，正常<3 s，较慢3~4 s，甚慢>4 s；四肢温度：发凉为凉至肘膝关节以下；发冷为凉至肘膝关节以上。新生儿休克评分：轻度5分，中度6~8分，重度9~10分。

【治疗】

1. 病因治疗

低血容量休克应积极纠正血容量；对感染性休克要积极抗感染；心源性休克要治疗原发病，增强心肌收缩力，减少心脏前后负荷；梗阻性休克要做心包穿刺、胸腔穿刺、维持动脉导管开放等治疗。

2. 扩容

给予等渗晶体液20 ml/kg 5~20 min输注（严重低血压性、低血容量休克为5~10 min）；按需重复20 ml/kg推注，以恢复血压和组织（器官）灌注。每次推注中（后）重新评估。创伤和出血，对等渗晶体液无反应，则给予PRBC。怀疑是心源性休克或严重的心肌功能障碍，改为在10~20 min内给予5~10 ml/kg等渗晶体液。扩容40~60 ml/kg后如果休克仍存在，应加用血管活性药物。

3. 血制品应用

存在凝血功能异常可以输注新鲜冰冻血浆、凝血酶原复合物、冷沉淀等。

4. 纠正酸中毒

休克时的酸中毒主要包括乳酸酸中毒、酮症酸中毒、肾性酸中毒。应纠正缺氧，保持气道通畅，改善微循环，保证热量供应。如仍有酸中毒，给予2 mmol/kg 5%的碳酸氢钠是安全的。

5. 血管活性药物（表8-7，表8-8）

表 8-7 血管活性药物

血管活性药物及作用	α₁/α₂* 血管	β₂ 血管	α₁ 心脏	β₁/β₂ 心脏	DA₁/DA₂ 血管/心脏	V₁ₐ 血管
去甲肾上腺素	++++	0/+	++	++++	0	0
肾上腺素	++++	++++	++	++++	0	0
异丙肾上腺素	0	+++	0	++++	0	0
加压素	0	0	0	0	0	++++
多巴胺	++++	++	++	+++	+++	0
多巴酚丁胺	0/+	++	0	++++	0	0
PDE-Ⅲ抑制剂	0	0	0	0	0	0
PDE-Ⅴ抑制剂	0	0	0	0	0	0
临床效应						
血管收缩	++++	0	0	0	0	++++
血管舒张	0	++++	0	0	++++ˢ	0

表 8-7 血管活性药物(续表)

血管活性药物及作用	α_1/α_2*	β_2	α_1	β_1/β_2	DA_1/DA_2	V_{1a}
	血管	血管	心脏	心脏	血管/心脏	血管
正性肌力作用	0	0	++	+++	+/++	0
正性心率作用	0	0	0	+++	0	0
传导速度	0	0	0	+++	0	0

注:α_1、α_2、β_1、β_2 为 α 和 β 受体的亚型;DA:多巴胺;V_{1a}:分布于血管的加压素受体;PDE-Ⅲ抑制剂:米力农和安力农;PDE-Ⅴ抑制剂:西地那非。0:无作用,+:有作用,+号越多效应越强。S:肾、肠系膜、冠状动脉循环>肺循环>颈部的颅外血管

*α_2 受体可导致动脉扩张,静脉收缩

表 8-8　血管活性药物的作用

类别	用药	作用
正性肌力药物	• 多巴胺 • 肾上腺素 • 多巴酚丁胺	• 增强心肌收缩力 • 增加心率 • 对 SVR 产生不同影响 注意：包括同时具有 α- 肾上腺素能和 β- 肾上腺素能作用的药物
磷酸二酯酶抑制剂（正性肌力 - 扩血管药物）	• 米力农	• 降低 SVR • 改善冠状动脉血流 • 改善心肌收缩力
血管扩张药	• 硝酸甘油 • 硝普盐	• 降低 SVR 和静脉张力
血管加压药（血管收缩剂）	• 肾上腺素（每分钟剂量 > 0.3 μg/kg） • 去甲肾上腺素 • 多巴胺（每分钟剂量 > 10 μg/kg） • 血管加压素	• SVR 升高 • 增强心肌收缩力（除了血管加压素）

目的是改善血流动力学状态，逆转器官功能损害。

6. 呼吸支持治疗

新生儿休克常伴肺损伤，把握应用呼吸机指征，存在 PPHN 予一氧化氮吸入，无 iNO 予降低肺动脉压或升高体循环压力的药物。

7. 糖皮质激素的应用

只限于有肾上腺皮质功能不全的患儿。常用药物为氢化可的松，首次 1 mg/kg，维持量每次 0.5 mg/kg，间隔 8 ~ 12 h。

附：休克管理流程图（图 8-1）。

休克管理流程图

- 吸氧
- 脉搏血氧饱和度测定
- ECG 监护仪
- 建立静脉/骨髓输液通路
- 必要时 BLS
- 床旁血糖检测

低血容量休克
特定治疗

非出血性	出血性
• 20 ml/kg NS/LR 推注,按需重复 • 考虑胶体液	• 控制外部出血 • 20ml/kg NS/LR 推注,按需重复 2 或 3 次 • 根据适应证输注 PRBC

分布性休克
特定治疗

脓毒症	过敏性	神经源性
处理流程图: • 脓毒症休克	• 肌内注射肾上腺素(或采用自动注射器) • 液体推注(20 ml/kg NS/LR) • 沙丁胺醇 • 抗组胺药、皮质类固醇 • 肾上腺素输注	• 20 ml/kg NS/LR 推注,重复 PRN • 血管加压药

心源性休克
特定治疗

缓慢型心律失常/快速型心律失常	其他(如冠心病、心肌炎、心肌病、中毒)
处理流程图: • 心动过缓 • 灌注不足的心动过速	• 5~10 ml/kg NS/LR 推注,重复 PRN • 血管活性药物输注 • 考虑咨询专科医生

梗阻性休克
特定治疗

导管依赖型(左心室流出道梗阻)	张力性气胸	心包填塞	肺栓塞
• 前列腺素 E_1 • 寻求专科医生指导	• 针刺减压 • 胸腔闭式引流	• 心包穿刺术 • 20 ml/kg NS/LR 推注	• 20 ml/kg NS/LR 推注。重复 PRN • 考虑溶栓剂、抗凝剂 • 寻求专科医生指导

图 8-1 休克管理流程图

第九章 血液系统疾病

第一节 新生儿贫血

新生儿贫血（anemia）在新生儿期循环红细胞的携氧能力不能满足组织对氧的需求，以红细胞量的超常降低为特征，以 Hb 浓度超常降低的程度来判断贫血的轻重。新生儿期血红蛋白及红细胞值正常情况下有生理改变，且受一些围生期因素影响，在考虑贫血诊断前必须有所识别。贫血是新生儿期最常见的血液系统异常，发病率取决于病因。

【病因】

新生儿贫血原因众多，有生理性与病理性之分。生理性贫血是指足月儿生后 6~12 周时血红蛋白下降为 95~110 g/L；早产儿在生后 5~10 周血红蛋白为 80~100 g/L。其原因是：①生后血氧饱和度上升，促红细胞生成素下降；②新生儿红细胞寿命短；③体重增加，血容量扩充使红细胞稀释。

病理性贫血一旦确定，可从以下三个方面寻找原因：①最常见原因：红细胞丢失或失血性贫血；②红细胞破坏增加或溶血性贫血；③红细胞生成减少或称生成不良性贫血。具体见表 9-1。

表 9-1 新生儿贫血病因分类

1. 红细胞生成减少性贫血

（1）先天性纯红细胞再生障碍
（2）感染：获得性，先天性
（3）营养性缺陷：铁、叶酸
（4）先天性白血病

表 9-1　新生儿贫血病因分类（续表）

2. 失血性贫血

（1）出生前或分娩时隐匿出血

①胎盘出血：胎盘剥脱、前置胎盘、羊膜穿刺损伤

②脐带异常：脐带血管瘤

③胎盘异常：帆状胎盘

④胎儿胎盘输血：脐带缠绕、剖宫产

⑤双胎输血：发生于 13%～33% 的双胎妊娠

⑥胎儿母体输血

（2）出生时出血

①胎儿母体失血：见于 30%～50% 妊娠

②产伤：颅内出血、头颅血肿、肝脾破裂等

（3）产后出血

①先天性凝血因子缺陷：血友病 A 及血友病 B

②消耗性凝血因子缺陷：DIC

③维生素 K 缺乏：新生儿出血症、严重肝病

④血小板减少：先天性、自身免疫性、同族免疫性

⑤医源性失血：采血过多所致

3. 红细胞破坏性贫血

（1）免疫性溶血性贫血

① Rh，ABO 或少见血型不合

②母亲自身免疫性溶血性贫血

③药物性溶血性贫血

（2）感染

①获得性：细菌性败血症

②先天性：风疹、梅毒、播散性单纯疱疹

（3）维生素 E 缺乏

（4）红细胞膜疾病

①遗传性球形细胞增多症

②遗传性椭圆形细胞增多症

③遗传性口形细胞增多症

（5）红细胞酶的缺陷

① G-6-PD 缺陷

②丙酮酸激酶缺陷

③己糖激酶缺陷

（6）地中海贫血

① α- 地中海贫血：α0 纯合子出生时即发病

② β- 地中海贫血：常在生后 2、3 个月发病

【临床表现】

贫血主要表现为皮肤黏膜苍白，常伴反应低下、呼吸暂停、喂养困难等，严重时可造成继发感染，甚至休克死亡。贫血的临床表现与病因、失血量以及贫血的速度有关。新生儿急、慢性失血鉴别见表 9-2。

表 9-2 新生儿急、慢性失血的不同特点

特征	急性失血	慢性失血
临床表现		
大体表现	呻吟、苍白、双眼凝视	苍白，神经系统检查正常
呼吸系统	气促、无需用氧	正常，少数心力衰竭后出现气促、需氧，苍白与窘迫不成比例
心血管系统	心动过速、脉微弱或消失，血压低或正常，肝脾无增大	正常或增加，少数出现充血性心力衰竭和肝脾大
实验室检查		
血红蛋白浓度	出生正常，24 h 内迅速下降	出生时低
红细胞形态	正色素、大细胞性	低色素小细胞，红细胞大小不均，异形红细胞
网织红细胞计数	出生时正常，2~3 天后上升	代偿性增高
血清铁	出生时正常	出生时低
转归	及时治疗贫血、休克以预防死亡	一般良好，严重者胎儿水肿、死胎、死产
治疗	用等张液和浓缩红细胞、新鲜冰冻血浆和血小板扩容，以后补铁	铁剂治疗，偶尔输血

【诊断】

1. 贫血诊断

一般认为生后 1 周内静脉血血红蛋白<140 g/L（14.0 g/dl）、生后 2 周内静脉血血红蛋白<130 g/L（13.0 g/dl）可诊断为贫血。7 天内出现的贫血为早期贫血，7 天后出现的贫血为晚期贫血。健康足月儿生后 6~12 周时血红蛋白下降达 95~110 g/L，早产儿在生后 4~8 周血红蛋白值为 65~90 g/L，即通常所说的"生

理性贫血"。

2. 病因诊断

当病因不明时，诊断应从病史开始，如下（1）~（5），可按以下诊断流程诊断（见图9-1）。

（1）家族史：询问家族成员是否有贫血、黄疸及肝脾大等。

（2）母亲病史：特殊药物接触史、孕期感染史等。

（3）产科病史：阴道流血、前置胎盘、胎盘早剥、产伤等。

（4）父母祖籍、血型及母亲孕产史。

（5）贫血出现时间及伴随症状的询问：有助于病因分析。

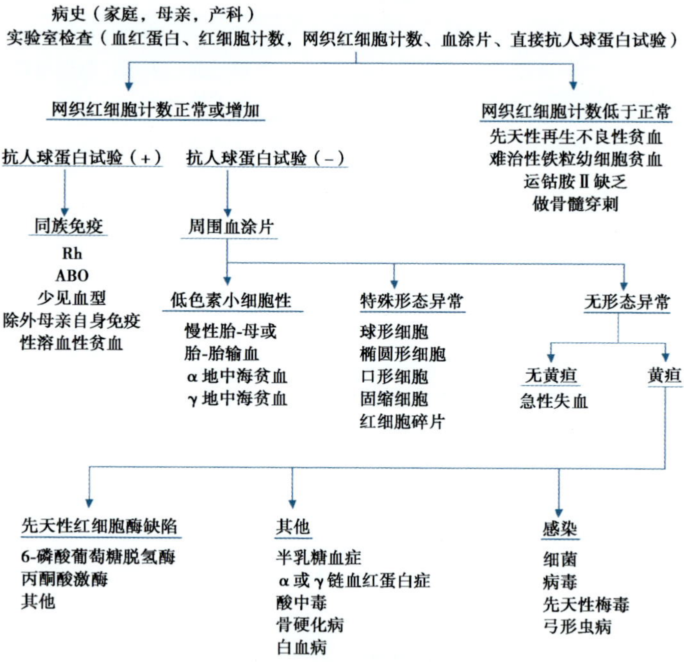

病史（家庭，母亲，产科）
实验室检查（血红蛋白、红细胞计数，网织红细胞计数、血涂片、直接抗人球蛋白试验）

网织红细胞计数正常或增加

抗人球蛋白试验（+）
同族免疫
Rh
ABO
少见血型
除外母亲自身免疫性溶血性贫血

抗人球蛋白试验（-）
周围血涂片

低色素小细胞性
慢性胎-母或胎-胎输血
α地中海贫血
γ地中海贫血

特殊形态异常
球形细胞
椭圆形细胞
口形细胞
固缩细胞
红细胞碎片

无形态异常

无黄疸
急性失血

黄疸

网织红细胞计数低于正常
先天性再生不良性贫血
难治性铁粒幼细胞贫血
运钴胺Ⅱ缺乏
做骨髓穿刺

先天性红细胞酶缺陷
6-磷酸葡萄糖脱氢酶
丙酮酸激酶
其他

其他
半乳糖血症
α或γ链血红蛋白症
酸中毒
骨硬化病
白血病

感染
细菌
病毒
先天性梅毒
弓形虫病

图9-1 新生儿贫血的诊断流程

【治疗】

1. 原发病治疗

（1）溶血性贫血：最常见的是同族免疫性溶血性贫血，早期予以丙种球蛋白和换血疗法可移去抗体及胆红素，纠正贫血。

（2）红细胞产生减少性贫血：如为先天性红细胞再生障碍，早期可用肾上腺皮质激素治疗，无效者考虑输血，其他如因维生素缺乏，则给予适当补充。

（3）失血性贫血：应根据失血的严重程度及急性或慢性贫

血来决定治疗措施。轻度慢性贫血,患儿无窘迫现象,不需要立即治疗,但急性失血患儿,表现软弱、苍白,甚至有低血压或休克,应立即采取紧急治疗措施。

2. 输血治疗

应根据贫血程度、起病缓急及临床表现,决定是否输血或给予其他对症治疗。

(1) 输血指征:临床存在争议,国内较为公认的红细胞输注指征如下,早产儿输血指征见表 9-3。

表 9-3 早产儿输血指征

Hct	机械通气和贫血症状	输血量(压积红细胞)
Hct < 0.45 满足任意一条	ECMO 治疗 青紫型先天性心脏病	15 ~ 20 ml/kg
Hct < 0.36	$FiO_2 > 35\%$ CPAP 或 IMV 6 ~ 8 cmH$_2$O	15 ~ 20 ml/kg
Hct < 0.31	任何接受氧疗者; CPAP 或 IMV < 6 cmH$_2$O; 咖啡因治疗时 12 h 内呼吸暂停超过 9 次,或 24 h 人工复苏正压通气的呼吸暂停超过 2 次; 心动过速 > 180 次/分,呼吸 > 80 次/分持续超过 24 h; 能量超过 100 cal/(kg·d) 体重增加小于 10 g/(kg·d); 持续 4 天手术	15 ~ 20 ml/kg
Hct < 0.21	无症状,网织红细胞 < 2%,或 < 100 000/μl	15 ~ 20 ml/kg

(2) 血源选择:首选压积红细胞,可补充凝血因子。如有血容量减少而全血一时不能得到。或来不及配血,可给 O 型血或血浆、白蛋白或生理盐水 20 ml/kg 以维持血容量。

(3) 输血量的计算:血容量正常的贫血,推荐的单次红细胞输注剂量为 10 ~ 20 ml/kg,而极低出生体重儿推荐剂量为 5 ~ 15 ml/kg。急性失血性贫血时,根据出血速度和出血量可提高输血量和速度。一般为 3 ml/kg 压积红细胞或 6 ml/kg 全血可提高血红蛋白 10 g/L。

(4) 合并症治疗:当贫血患儿有心力衰竭出现时,可在输血前给快速作用利尿剂如速尿 0.5 ~ 1 mg/kg 静脉注射。

【预防】

应注意产前检查,避免产时意外及损伤性失血,溶血病的产前诊断可减少同族免疫性溶血性贫血的发生,此外对早产儿而言,可以适当延迟脐带结扎注射 EPO 和补充铁剂,用微量法进行血标本检验,合理评估诊疗程序,对减少医源性贫血具有重要意义。

第二节 新生儿出血病

维生素 K 缺乏性出血症(vitamin K deficient bleeding,VKDB)又名新生儿出血病(hemorrhagic disease of the newborn,HDN),"VKDB"这个词逐渐取代术语"HDN",因为 VKDB 也可能发生在生后 1~2 个月。VKDB 是指由于维生素 K 缺乏,体内 VitK 依赖因子(Ⅱ、Ⅶ、Ⅸ、Ⅹ)凝血活性低下所致出血性疾病。据报道,早发型 VKDB,未补充维生素 K 的患者比例约为 6%~12%;经典型 VKDB,如果没有维生素 K 预防,无基础疾病的新生儿中,发生率为 0.25%~1.7%;晚发性 VKDB,在实施预防方案后,亚洲和欧洲报告的晚期维生素 K 缺乏症出血从每 10 万例中 4.4~7.2 例下降到每 10 万例中 1.4~6.4 例。

【病因】

VitK 缺乏是本病发生的根本原因,与以下因素相关,表 9-4。

表 9-4 维生素 K_1 缺乏的病因

母体原因
维生素 K_1 不易通过胎盘
母乳中维生素 K_1 含量少
母亲特殊药物影响维生素 K_1 代谢
患儿合成不足
新生儿肠道无细菌
慢性腹泻或口服抗生素
肝胆疾病引起脂质吸收不良

【临床表现】

本病临床多表现为突然发生出血,出血部位多样化,出血前一般情况好,无严重的潜在疾病。血小板计数和纤维蛋白原均正常,血液中无纤维蛋白降解产物。采用 Lane 分类法,VKDB 按发生时间分为以下三型(表 9-5)。

表 9-5 VKDB Lane 诊断的分类

分类	发生时间	主要病因	通常出血部位	特点
早发型	0～24 h	母体药物（如华法林抗凝剂和抗癫痫药）	头颅血肿，颅内出血，胸腔或腹腔出血	早产儿和小于胎龄儿常见，出血程度可轻可重
经典型	2～7天	主要是原发性，母体药物和母乳	胃肠道，鼻、脐部残端，皮肤瘀斑或血肿、肾上腺出血	一般为少量或中量出血，多为自限性
迟发型	出生后 8 天，多发生于 2～12 周	主要是继发性，潜在的疾病（胆道闭锁，囊性纤维化或其他肝疾病），慢性腹泻、先天性，抗生素使用	最常见是颅内出血（常遗留 CNS 后遗症），其次是皮下、胃肠和黏膜下出血	此型常见，发病隐匿，死亡率和致残率高

【诊断】

全国维生素 K 缺乏研究协作组对 VKDB 提出诊断标准，凡具备 3 项主要指标或 2 项主要指标加 3 项次要指标可诊断（表 9-6）。

表 9-6 VKDB 诊断主要指标和次要指标

主要指标	次要指标
①突发型出血，包括颅内出血、消化道出血、皮下出血和注射部位出血不止等；	① 3 个月以内小婴儿
②实验室检查：血小板、出血时间和 CT 正常，而 PT 延长或 APTT 延长，或 PIVKA-Ⅱ阳性，或血清维生素 K 浓度低下或测不到。缺乏实验室资料者需要排除产伤、缺氧、感染、DIC 和血小板减少等其他原因导致的出血；	②纯母乳喂养
③给予维生素 K 后出血停止，临床症状得以改善	③母孕期使用抗凝、抗惊厥、抗结核及化疗药物史
	④患儿肝胆疾病史
	⑤患儿长期服用抗生素史
	⑥患儿慢性腹泻病史

注：CT 为凝血时间，PT 为凝血酶原时间，APTT 为活化部分凝血活酶时间，PIVKA-Ⅱ为无凝血活性的凝血酶原前体蛋白。

【治疗】

对已发生出血者,立即肌内注射维生素 K_1 1~2 mg,出血严重者或紧急情况下,可用维生素 K_1(静脉注射制剂)1~5 mg 静脉缓慢推注。注射速度过快可引起面色潮红、支气管痉挛、心动过速及血压下降等不良反应,一般在注射后 4 h 内凝血酶原时间即可趋于正常。

不同部位出血酌情对症止血即可,如有消化道出血,应暂时禁食,从胃肠道外补充营养;脐部渗血可局部应用止血消炎药粉,穿刺部位渗血可行压迫止血。

在早产儿或肝病患儿,若发生重度出血,除了给予维生素 K_1以外,最好输注新鲜血浆或凝血酶原复合物。

【并发症及处理】

出血量多者可导致低血容量性休克。应立即输注同型或 O 型压积红细胞和血浆 10~20 ml/kg,根据出血量和速度设定输血量和速度。

【预防】

为了预防新生儿出血症的发生,应建立制度,全部活产婴出生后立即肌注维生素 K_1 1~3 mg。妊娠期有使用抗凝药、抗癫痫药或抗结核药的孕妇,在妊娠最后 3 个月期间应肌注维生素 K_1,每次 10 mg,共 3~5 次;临产前 1~4 h 再肌注或静点维生素 K_1 10 mg 或于产前两周开始,每日服用维生素 K_1 10~20 mg,可能对 VKDB 的预防有利。

第三节　弥散性血管内凝血

弥散性血管内凝血(disseminated intravascular coagulation,DIC)是一种血液凝血 - 抗凝血与纤溶 - 抗纤溶失衡为病理特征的临床出血综合征。它不是独立疾病,而是一种由不同原因引起的以凝血功能障碍的病理过程。其特点是大量微血栓形成、继发性广泛出血及重要脏器发生器质性变化。新生儿 DIC 的发病率明显高于儿童或成人,约占 ICU 住院患儿的 7.8%,大大增加了新生儿围生期病死率。

【病因】

新生儿 DIC 的发生与其自身的凝血因子和抗凝因子的浓度和活性显著低于儿童和成人相关,常见病因见图 9-2。

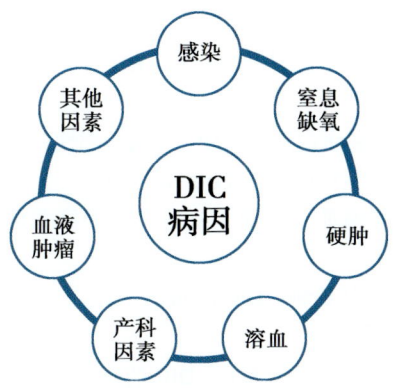

图 9-2　新生儿 DIC 病因

【临床表现】

新生儿 DIC 绝大多数为急性、全身性且多为严重型。

1. 出血

是最常见的症状，也是诊断 DIC 的主要依据之一。

2. 器官衰竭型

多见于感染尤其是败血症的病人。

3. 大量出血型（消耗型）

多见于外科术后以及产科疾病。

4. 无症状（前 DIC）型

本型如果尽早治疗，效果最好。

【实验室检查】

1. 血常规

（1）血涂片检查：可见红细胞呈盔形、三角形、扭曲形及红细胞碎片。网织红细胞增多。

（2）血小板计数呈进行性下降，$<100 \times 10^9/L$，常较早出现。

2. 凝血检查

（1）凝血时间（试管法）：正常为 7~12 min，在 DIC 高凝期缩短（≤6 min），但高凝期历时很短，进入消耗性低凝期则明显延长。

（2）凝血酶原时间（PT）：DIC 时 90% 延长，诊断标准：日龄<4 天者 PT≥20 s，日龄>5 天者 PT≥15 s。

（3）白陶土部分凝血活酶时间（KPTT）：比正常对照延长 10 s 以上有临床意义。

（4）纤维蛋白原测定：新生儿正常值为 1.17~2.25 g/L。<1.17 g/L 为诊断标准。

3. 纤溶检查

（1）血浆凝血酶原时间（TT）：比对照组超过 3 s 即有诊断意义。

（2）血浆鱼精蛋白副凝（3P）试验：阳性。

（3）FDP 的测定：升高提示纤溶亢进。

（4）抗凝血酶Ⅲ（AT-Ⅲ）检测：AT-Ⅲ降低是反映血液高凝状态的指标之一。

（5）D-二聚体检测：DIC 时明显升高。

【诊断标准】

国际血栓与止血学会制订了 DIC 的分步骤分级诊断标准，见表 9-7。

表 9-7 DIC 的分步骤分级诊断标准

①诱发因素：患儿是否有与 DIC 相关的基础疾病？如有，继续以下步骤；如无，不再继续
②做一般的凝血试验（血小板计数、凝血酶原等）
③对一般的凝血试验结果进行积分 血小板计数［>$100×10^9$/L 为 0 分，（50~100）×10^9/L 为 1 分，<$50×10^9$/L 为 2 分］ 纤维蛋白相关标志物增高（不升高=0 分，中度升高=2 分，明显升高=3 分） 凝血酶原时间延长（<3 秒=0 分；>3 秒但<6 秒=1 分；>6 秒=2 分） 纤维蛋白原质量浓度（>1 g/L=0 分，≤1 g/L=1 分）
④统计积分 如积分>5 分为显性 DIC，每日重复做检测；如≤5 分提示为非显性 DIC，每 1~2 天重复检测

【治疗】

DIC 防治中的首要问题是原发病的治疗，改善微循环有助于阻止 DIC 的发生、发展，输新鲜冷冻血浆、血小板、冷沉淀物、AT-Ⅲ等有助于重建凝血与纤溶的动态平衡；抗凝治疗和换血疗法在必要时应用。目标是血小板计数达 $50×10^9$/L 以上，纤维蛋白原>1g/L，PT 正常范围和 AT-Ⅲ活性>40%。

1. 病因治疗

在出血型、器官衰竭型以及无症状型 DIC 中显得尤为重要。

2. 扩充血容量、改善微循环和纠正水电解质紊乱

是阻止微循环内凝血的重要措施。扩容推荐生理盐水

20 ml/kg 于 30～60 min 内快速输入，然后视病情以 10～20 ml/kg 分批进行重复输液，但总量不超过 60 ml/kg。

3. 抗凝疗法

（1）肝素疗法：可用于持续静脉点滴，滴速为 10～15 U/（kg·h），肝素开始使用后持续使用血小板和血浆，每次用药前应测定凝血时间（试管法）。若凝血时间超过 30 min 且出血加重者，应立即停用肝素，如出血明显，可用鱼精蛋白中和，1 mg 鱼精蛋白中和 1 mg 肝素。

（2）补充凝血因子：患儿有出血表现或者需要侵入性治疗时可补充适量的凝血因子，但应在肝素化后进行。输注新鲜冷冻血浆常用剂量为 10～20 ml/kg 可提高凝血因子 20%～40%；输注冷沉淀物（含Ⅷ因子、纤维蛋白原等），常用剂量 10 ml/kg，治疗目标使纤维蛋白原水平高于 1 g/L，PT 和 APTT 在正常值的 1.5 倍以内。

（3）抑制物治疗：凝血的抑制剂包括抗凝血酶（AT）、C 蛋白、组织因子途径抑制物（TFPI）、水蛭素和加贝酯等。

（4）抗纤溶药物：常用对羧基苄胺和 6- 氨基己酸。

（5）以上治疗效果不满意时，可进行综合支持疗法，包括保暖、供氧和透析疗法。

第四节　新生儿红细胞增多症

红细胞增多症（polycythemia）及高黏滞度（hyperviscosity）是新生儿期常见的问题。红细胞增多症和高黏滞度不是同样的概念，但常相伴随同时存在，称之为红细胞增多症 - 高黏滞度综合征。血细胞比容（Hct）、红细胞变形性及血浆黏滞度这三个因素决定全血黏度，但最重要的是血细胞比容，为临床诊断本病的主要依据。血细胞比容的增加使血液黏滞度增高，血流速度减慢，心排血量减少，导致各脏器灌注减少、缺氧酸中毒的发生。文献报告红细胞增多症发病率为 1.5%～5%，武汉地区的发病率为 2.7%，有症状者占 20%～70%。

【病因】

首先需明确为真性红细胞增多症，不是血容量减少所致的血液浓缩，或血流不畅、红细胞淤滞所引起的 Hct 假性增高等情况。新生儿红细胞增多症病因如下，见表 9-8。

表 9-8　新生儿红细胞增多症病因

分类	病因
1. 红细胞输注（被动）	
胎盘输血	胎-胎输血、胎-母输血
医源性	延迟脐带结扎、过量输血、捋脐带
2. 红细胞生成增多（主动）	
母亲疾病	子痫前期/子痫、糖尿病、应用普萘洛尔、吸烟、心脏病、肺部疾病
胎盘脐带因素	过期产儿、小于胎龄儿、母妊高症导致的慢性缺氧
环境因素	高海拔地区
染色体异常	21-三体综合征、13-三体综合征、18-三体综合征
宫内代谢异常	先天性肾上腺皮质增生症、新生儿甲状腺功能低下/亢进、Beckwith-Wiedemann syndrome、大于胎龄儿
3. 血液浓缩	过度控制入量、喂养量不足、液体额外丢失

【临床表现】

主要由高血容量及高黏滞血症引起。红细胞增多症导致高黏滞血症，从而减少毛细血管床的灌注，使多个脏器受累（见表 9-9）。

表 9-9　红细胞增多症和高黏滞血症导致的临床表现

系统	临床表现
神经系统	淡漠、嗜睡、易激惹、哭声异常、颤动以及癫痫发作、肌张力过低
呼吸系统	皮肤黏膜发绀、呼吸窘迫、呼吸暂停、肺血管阻力增加
循环系统	心动过缓、心动过速、可能高血压、心力衰竭、肺动脉高压
消化系统	纳差、腹胀、呕吐、血便、黄疸、肝大、坏死性小肠结肠炎
泌尿系统	少尿、蛋白尿、血尿、肾静脉血栓形成、肾功能异常
代谢和内环境	乳酸增高、代谢性酸中毒、低血糖、低钙血症、高胆红素血症
血液系统	血小板减少、高凝状态
皮肤四肢	多血质貌、指（趾）端坏疽

【诊断】

如果静脉血 Hct 大于 65%，即可诊断为红细胞增多症。同时应检测血糖和胆红素水平、血气、血生化等。

【治疗】

1. 对症治疗

密切观察有无神经系统和心血管系统症状，监测并发症，如低血糖和高胆红素血症，以便及时处理。

2. 部分换血治疗

（1）无症状婴儿：外周静脉血 Hct 为 60%～70% 的无症状患儿，只需观察。大多数患儿对增加液体量反应良好，可增加液体量 20～40 ml/（kg·d），每 6 h 重新测定一次 Hct；外周静脉 Hct 在 70%～75%，是否换血仍有争论；当静脉血 Hct ＞75%，即使无症状，也应部分换血。

（2）有症状的婴儿：如果外周静脉血 Hct 在 60%～65%，已确诊高黏滞血症的处理仍存在争议。对于外周静脉血 Hct 大于 65%，给予部分换血。换血成分为白蛋白、0.9% 生理盐水或新鲜冷冻血浆，部位可用脐静脉或外周血管，换血量计算如下：

换血量 = 血容量 × 体重（kg）×［（实际 Hct− 预期 Hct）/ 实际 Hct］

血容量 = 体重（kg）×（80～100 ml/kg）

目标 Hct 通常设定为 55%，换血量通常为 15～20 ml/kg 体重。可以持续抽血并输注生理盐水（等容换血技术，不稳定婴儿的最佳方法）或以单次 10～15 ml/kg 少量多次连续置换。部分换血可能会增加红细胞增多症婴儿的坏死性小肠结肠炎风险。

第十章 泌尿系统疾病

第一节 先天性泌尿生殖系统畸形

一、肾盂输尿管连接处梗阻

肾盂输尿管连接处梗阻（ureteropelvic junction obstruction，UPJO）是引起新生儿先天性肾积水最常见的原因，尿液从肾盂排出进入上段输尿管受阻，继而引起肾盂、肾盏进行性扩张，肾分泌功能受损。此病男孩多于女孩，左侧多于右侧，双侧同时发病约占 10%。

【诊断】

早期大多为无症状肾积水，无特殊临床症状，梗阻严重者，主要有以下几种临床表现：

1. 腹部包块

患儿以无症状腹部包块来医院就诊。大多数触诊可及腹部包块。包块多位于一侧腰腹部，表面光滑，囊性，无压痛，界线清楚，部分患儿包块有时大时小的表现。新生儿或婴儿患者可见包块透光阳性。

2. 腰腹部疼痛

多为钝痛，较大儿童可诉说疼痛的部位。有时由于大量饮水可诱发腹痛。发作时多伴厌食、恶心、呕吐等消化道功能紊乱的症状。

3. 尿路感染

有此症状不多见。除常见的尿频、尿急、尿痛症状，可伴有发热、寒战等全身症状。

4. 血尿

可表现为肉眼或镜下血尿，发生率为 10%~30%，腰部轻微外伤、肾髓质血管破裂、结石、感染等均可产生血尿。

5. 高血压

高张力的肾积水可压迫肾内血管导致肾缺血，反射性引起肾素分泌增加，进而使血压升高。

符合以上临床表现时要考虑本病的可能，需进一步检查明确 UPJO 诊断。

B 超和静脉尿路造影（IVU）是首选的诊断方法。B 超检查：显示肾轮廓增大、肾实质变薄，集合系统扩张而输尿管不扩张。IVU 可显示全尿路的形态功能情况，造影剂可显示扩张的肾盂肾盏，肾盂输尿管连接部及输尿管不显影。核素肾扫描检查（ECT）：可以了解肾功能受损情况，评估分肾功能，为手术治疗提供依据并可以评估术后肾功能的恢复情况，肾动态显像还可根据利尿后放射性核素排泄的曲线变化评价梗阻原因是功能性梗阻或器质性梗阻。CT 尿路造影（CTU）：可以提供双肾、输尿管、膀胱形态学资料，三维重建能清楚显示扩张的肾盂、肾盏和梗阻部位，还可根据肾强化情况以及肾盂内对比剂的浓度等判断肾功能。磁共振尿路造影（MRU）：无需造影剂即可显示肾集合系统和输尿管的形态，没有放射暴露，但是不能评估肾功能。还有一些其他检查可根据需要选用。

【治疗】

半数以上的病例在产前已查出有胎儿肾积水。对胎儿肾积水需要超声定期随访得到一个动态的检查资料，大多数胎儿肾积水是生理发育性的，仅有少数属于病理性即梗阻性肾积水。胎儿期超声检查发现肾积水的患儿，一般生后 1~3 周复查超声，不建议生后 24~48 h 内检查，因此时新生儿处于少尿期，可能影响检查结果。对于仅有肾盂的扩张或轻度的肾盏分离，无症状的轻度至中度肾积水，应行保守治疗，B 超定期观察。复查中若发现肾积水进行性加重、肾实质变薄，或出现明显的临床症状，应行静脉尿路造影（IVU）明确 UPJO 诊断，并行进一步的影像学检查，如核素肾扫描检查（ECT）等评估肾功能损害程度。必要时需手术治疗。

UPJO 的手术指征：①有明显的梗阻症状（触及包块、疼痛和感染等）；②不断加重的肾积水，肾盂>30 mm 或分肾功能<40%。

UPJO 的手术方法

1. 离断式肾盂成形术（Anderson-Hynes 术式）

是最常用的手术方法。切除大部分扩大的肾盂和输尿管狭窄段，将残留肾盂最下方与纵行切开的近端输尿管进行端端斜吻合。手术成功率95%以上。可分为开放性手术和腹腔镜肾盂成形术。开放性手术方法简单、直接、吻合准确，疗效肯定。腹腔镜手术具有切口小、创伤小和术后恢复快等优点，手法熟练医生的腹腔镜手术成功率与开放手术相仿。

2. 肾切除术

肾实质极薄、平均厚度在 2 mm 以下，病理所见已无肾单位，分肾功能在 10% 以下，合并严重感染，对侧肾功能正常，才可考虑肾切除。双侧肾积水时应慎重选择肾切除，原则上先治疗积水程度较轻的一侧。如一侧积水严重，也可行该侧肾造瘘，同时对积水轻的一侧做肾盂成形术。3 个月后再复查了解肾功能情况，如肾功能及形态明显改善，再行肾盂成形术。不可轻易行肾切除，以免出现急性肾功能不全。

二、尿道下裂

尿道下裂（hypospadias）是男性患儿常见的泌尿系统先天性畸形，因前尿道发育不全，所致尿道开口位于正常尿道口近端至会阴部的途径上，大多数患儿并发阴茎下弯。在男婴中发病率约为1/300。近年来尿道下裂发病率呈增高趋势。原因尚不明确，可能与遗传、胚胎期内分泌异常、雄激素受体缺陷等因素有关。

【诊断】

体征典型的尿道下裂有以下三个特点。

1. 异位尿道口

尿道开口可位于正常尿道口近端至会阴部尿道的任何部位。据尿道开口位置不同，将尿道下裂分为四种类型：①阴茎头、冠状沟型；②阴茎体型；③阴茎阴囊型；④会阴型。

2. 阴茎下弯

阴茎体向腹侧弯曲。以轻度下弯为主，伴有明显阴茎下弯只占约35%。阴茎头与阴茎体纵轴的夹角在 15° 以上可在成年后出现性交困难的情况。

3. 包皮的异常分布

包皮在阴茎背侧呈帽状堆积，阴茎腹侧包皮缺如、包皮系带缺如。

根据尿道下裂的以上三个特点做出尿道下裂的诊断较为容易。但是当尿道下裂特别是重度尿道下裂合并双侧隐睾时，需要和性别畸形鉴别。需要进一步的检查，包括：①体格检查：仔细检查外生殖器，注意有无阴道，触摸腹股沟和阴囊内有无睾丸以及睾丸质地、大小。②染色体测定：正常性染色体男性为 46，XY，女性为 46，XX。③影像学检查：B 超、CT 检查有无子宫、卵巢或睾丸等性腺组织。④尿 17 酮类固醇测定排泄量测定等内分泌检查。⑤腹腔镜性腺探查和性腺活检明确性别。

【治疗】

手术是尿道下裂治疗的唯一方法。尿道下裂不同类型差异很大，目前已有的尿道下裂手术方式繁多，常用的有 10 余种。根据不同分型可选用不同术式，无论采用何种术式，均应达到治愈标准：①矫正阴茎下弯；②尿道开口位于阴茎头正位；③无尿道瘘和排尿困难；④阴茎外观接近正常，能站立排尿，成年后能进行正常性生活。手术时机以 1 岁后至入幼儿园前为宜，以免遗留心灵上的创伤，减轻家长和患儿的精神压力。目前一般多采用显微外科技术，一期尿道成形手术。

但对阴茎发育差、会阴型尿道下裂，不应强求一期完成手术，分期手术可能会获得更好的效果。

【术后并发症】

尿道成形术是一个复杂精细的手术，术后并发症时有发生，尿道下裂术后最常见的并发症为尿瘘、尿道狭窄、尿道憩室样扩张等。不同的并发症出现的时间和症状不同，术后需要长期随访。

三、后尿道瓣膜

后尿道瓣膜（posterior urethral valve）是男性小儿先天性下尿路梗阻中最常见的疾病。男婴中发病率估计为 1/8000 ~ 1/25 000。其病理生理特点为膀胱出口处梗阻而引起的上尿路扩张积水，严重者可并发先天性双肾发育异常或肺发育不良。

【病理分类】

1919 年 Young 将后尿道瓣膜分为三型

Ⅰ型：最常见（约占 95%）。一对三角帆样瓣膜发自精阜的远端，走向前外侧膜部尿道的近侧缘，两侧瓣膜在后尿道的背侧中线汇合，中央仅留一裂隙。

Ⅱ型：瓣膜从精阜近端走向膀胱颈外侧，一般不造成梗阻。

Ⅲ型：瓣膜位于精阜远端膜部尿道，呈中央有一孔隙的环状隔膜。

【诊断】

随着产前超声诊断水平的提高，产前超声检查可用于后尿道瓣膜的预检。其特点为双侧肾、输尿管积水；膀胱壁增厚；尿道前列腺部长而扩张及羊水量少。产后需做超声复查，行排尿性膀胱尿道造影（VCUG）或尿道镜检查确诊。

1. 临床表现

（1）新生儿期：排尿费力、尿滴沥甚至出现急性尿潴留。可触及胀大的膀胱、积水的肾和输尿管，亦可有尿性腹水。

（2）婴儿期：除排尿困难和尿路感染所致的败血症外，还有一些非特异性症状，如生长发育滞缓、呕吐、腹泻、腹痛、腹胀、体重增长不满意以及不明原因的发热等，常被误认为是消化系统或其他疾病而延误诊断。

（3）学龄期：大多由于排尿异常就诊。表现为尿线细或滴尿、排尿费力、充盈性尿失禁和遗尿，可伴有反复尿路感染。

有些不典型的病例排尿异常症状不明显，只有行超声及排尿性膀胱尿道造影才能发现。

2. 辅助检查

（1）超声检查：观察尿路形态，肾盂、肾盏及输尿管扩张，膀胱扩张、小梁形成、残余尿量增加。

（2）排尿性膀胱尿道造影（VCUG）：为最重要的诊断方法，是诊断金标准，可见瓣膜近端的尿道前列腺部伸长、扩张，梗阻远端尿流显影细并非狭窄，部分病人可见瓣膜影。膀胱颈肥厚，膀胱黏膜不光滑，有小梁及假性憩室，部分病例可有膀胱输尿管反流。

（3）膀胱尿道镜检查：可直接观察瓣膜的位置及形态。为最直接的检查方法，尿道镜进入膀胱顺利，但退出经过瓣膜时有过门槛样梗阻感，通常可见到膀胱内有小梁及憩室形成。

（4）静脉肾盂造影：显影延迟提示肾浓缩功能差，并可显示双侧肾盂、肾盏及输尿管扩张、积水。

（5）泌尿系统CT检查：观察泌尿系统形态，显示扩张的膀胱以及双侧肾盂、肾盏、输尿管扩张。

（6）肾核素扫描：了解分肾功能，可对比手术前后肾功能的恢复情况。

【治疗】

治疗原则是纠正水、电解质紊乱，控制感染，引流尿液，适时手术切开瓣膜，解除下尿路梗阻。具体治疗方案因年龄及肾功能不同而异。

1. 产前干预

胚胎期下尿路梗阻可引起不同程度的肾发育异常,继而引起肾衰竭、肺发育不良。如能于产前诊断后尿道瓣膜可尝试宫内行膀胱羊膜腔引流手术,阻止肾功能进一步恶化。但是产前干预有一定的危险性,有学者建议产前的后尿道瓣膜胎儿,如果肾功能很好或很差均不宜进行产前干预治疗,前者肾功能有足够代偿能力至产后,产前干预风险大于获益;后者的肾功能无恢复可能,产前干预无意义。

2. 对有尿性腹水的新生儿应做适当的膀胱减压,对尿性腹水所致的腹部过度膨胀引起呼吸困难,需做腹腔穿刺减压。一般状况差的后尿道瓣膜的患儿,一般存在水、电解质紊乱,治疗应予以纠正水、电解质紊乱。根据细菌培养结果给予抗生素治疗尿路感染,治疗泌尿系统感染除需选择有效抗菌药物以外,通畅引流尿液是非常重要的影响因素。插导尿管是最简单有效的方法,对营养状况差、泌尿感染反复出现、肾功能差的患儿,可作膀胱造口或膀胱造瘘引流尿液。一般状况好、肾功能较好的婴幼儿和儿童可行尿道内镜电灼或冷刀切开瓣膜手术,术后需定期随访,观察排尿情况、膀胱形态及功能恢复情况、有无泌尿系统感染、肾功能恢复情况等。

【并发症处理】

对继发于后尿道瓣膜的膀胱输尿管反流等并发症要注意随访。瓣膜切除后 6 个月以上,观察反流症状无明显好转,反复出现泌尿系统感染时可选择抗反流手术治疗,常用的是 Cohen 输尿管膀胱再吻合术。如瓣膜手术后仍持续有排尿困难或尿失禁,则多考虑膀胱功能异常。对膀胱顺应性低、逼尿肌收缩不稳定可用抗胆碱类药物、间歇性导尿治疗。膀胱容量小者,可选用膀胱扩大术改善症状。

四、膀胱外翻

膀胱外翻(bladder exstrophy)是指尿生殖窦和骨盆融合异常造成腹壁缺损的一种比较少见的中线畸形,发病率约为 1/10 000~1/50 000,男性为女性的 1.7~2.3 倍。通常膀胱外翻还合并有尿道上裂、耻骨联合分离和泄殖腔外翻。目前其病因尚不明确,有人认为是由于泄殖腔膜发育异常,影响下腹壁发育而引起。

【诊断】

1. 临床分型和临床表现

膀胱外翻临床分型可分为完全型即典型膀胱外翻和部分型膀胱外翻,完全型常见。

临床表现

(1)下腹壁及膀胱前壁缺损,膀胱后壁外翻于下腹正中,出生时外翻的膀胱黏膜表面光滑,色泽正常,触之易出血,此时宜以塑料薄膜覆盖加以保护,防止尿布摩擦损伤新鲜的黏膜。此后可因长期暴露和反复磨蹭发炎,促使黏膜鳞状上皮化生,造成膀胱挛缩和纤维化。

(2)尿道上裂:男孩阴茎短而扁阔、上弯,尿道底板外翻于海绵体背侧,与膀胱底板相连。女孩除有尿道上裂外,还有阴蒂分离,阴道显露,阴道偏短。

(3)耻骨联合分离:肛门位置偏前,存在不同程度的肛门松弛和直肠脱垂。两侧股骨外旋,大龄患儿行走时可有步态摇摆。

(4)双侧膀胱输尿管反流:在外翻的膀胱黏膜上可见尿液从输尿管口喷出,由于双侧输尿管进入膀胱位置偏外,绝大部分患儿均有反流。常伴有尿路感染。

(5)脐疝和腹股沟疝:由于腹壁缺损,常可见脐疝和双侧腹股沟斜疝,男孩还可出现双侧隐睾。

2. 辅助检查

(1)静脉尿路造影,了解上尿路情况,有无畸形、梗阻、积水。

(2)骨盆平片,评估耻骨联合分离情况。

【治疗】

膀胱外翻需要手术治疗,治疗目标为:修复腹壁缺损和关闭膀胱,扩大膀胱容量,控制排尿,保护肾功能,外生殖器整形使外观满意。

膀胱外翻的首选术式为功能性膀胱修复术。新生儿骨盆可塑性大,最好新生儿期尤其是生后 72 h 内行单纯膀胱内翻缝合关闭膀胱,可以避免骨盆截骨手术,而且易于日后获得满意的膀胱容量及控制排尿率。超过此期限或耻骨联合分离过宽,则需首先进行骨盆截骨手术。二期行膀胱颈重建、尿道上裂修复术。

膀胱外翻是小儿泌尿外科很复杂的一类手术,虽然手术水平不断进步,但仍不可避免会出现许多术后并发症,例如术后膀胱再次裂开、膀胱输尿管反流、下尿路结石、尿失禁、尿道狭窄等。如膀胱容量小或功能性修复后仍有严重尿失禁的患儿，须考虑膀胱扩大术或尿流改道手术。

五、腹股沟斜疝

小儿腹股沟疝（inguinal hernia）为小儿最常见腹壁先天性发育异常疾病，可分为腹股沟斜疝和直疝，临床所遇患儿几乎均为斜疝，直疝极罕见。多于3岁内发病，早产儿发病率高于足月儿，男孩发病率高于女孩，男孩比例占约90%，发病部位以右侧多见。

病因是腹膜鞘状突未闭，根据鞘突管闭塞的情况不同，可分为精索疝和睾丸疝。腹膜鞘状突近睾丸部的鞘突管闭塞而精索部分未闭，疝囊止于精索固有鞘膜之间，在疝内看不到睾丸，称为精索疝，此种类型多见。腹膜鞘状突全程未闭，疝内容物可通过整个鞘突管，睾丸在疝囊内，此种类型为睾丸疝。

【临床表现、诊断】

典型症状是在腹股沟区或阴囊内出现一个有蒂柄的可复性包块。可在出生后不久，剧烈哭闹时出现，但多数在2~3个月或更晚一些时候发现。患儿在哭闹、活动或用力时包块出现或增大，平卧、安静状态时肿物消失。包块透光试验阴性，触诊挤压包块时可促使包块还纳腹腔，扪及该侧腹股沟部较饱满、精索增粗，手指压在内环处，患儿在咳嗽或腹部用力时可有冲击感。手指离开，加压腹部，包块可再次出现。在无嵌顿时腹股沟斜疝除有坠胀外，一般无痛苦。如包块突然增大、变硬，患儿哭闹不安，包块不能回纳，触痛明显，考虑斜疝发生嵌顿。嵌顿疝多发生在2岁以下婴幼儿。

具有典型症状的病例，腹股沟斜疝的诊断并不困难，但还应注意是否有对侧斜疝，并与隐睾、鞘膜积液、睾丸肿瘤等相鉴别。超声检查可有助于诊断和鉴别。

【治疗】

尽管腹膜鞘状突管理论上可在出生后继续闭塞，但腹股沟斜疝极少自愈，腹股沟斜疝经诊断后，应进行手术治疗。如无反复嵌顿，手术的时机可选择在生6个月后，如发生过疝囊嵌顿，应当提早手术，以防反复嵌顿导致严重后果。择期手术，手术前后应治疗便秘、咳嗽、排尿困难等慢性疾病，减少术后复发概率。小儿腹股沟斜疝是因先天性腹膜鞘状突未闭引起，局部腹壁肌肉薄弱不明显。手术仅做疝囊高位结扎术就可以达到治愈目的，可不需腹壁修补。如果是较大儿童的巨型疝可采用加强腹股沟管前壁的疝修补术。腹股沟斜疝疝囊高位结扎手术可分为经腹股沟疝囊高位结扎术和腹腔镜下疝囊高位结扎术。腹腔镜手术,手术切口美观、安全可靠,对于可疑对侧疝的探查以及双侧疝手术有一定优势,目前选择此种方式的手术患儿比例逐渐提高。

嵌顿疝的治疗:小儿嵌顿疝应紧急处理,嵌顿时间不超过12 h可行手法复位。镇静状态下,摆放于头低脚高体位,医师一手轻柔按摩外环处,另一手挤压疝内容物,复位时可感觉到包块内容物滑入腹腔。复位成功者,一两日后局部水肿缓解时再行疝囊高位结扎手术。复位后应密切观察,如有腹胀、腹肌紧张、腹痛、血便、气腹或腹膜刺激征出现,提示肠管坏死或穿孔可能,必要时进行剖腹探查。手法复位禁忌证:①嵌顿时间超过12 h;②手法复位失败;③新生儿不能确定嵌顿发病时间;④女性嵌顿疝常为卵巢或输卵管嵌顿,不容易复位;⑤患儿全身情况差,或已有便血等绞窄征象者。

嵌顿疝的手术方法与疝手术基本相同,仍以疝囊高位结扎为主,但是术中打开疝囊,应仔细观察嵌顿内容物的情况,如无坏死可将嵌顿的肠管或卵巢等还纳腹腔。对明确肠管坏死者,应行肠切除、肠吻合或肠造瘘术,如睾丸或卵巢已坏死,也应切除。

六、鞘膜积液

小儿鞘膜积液(hydrocele)是由于生后鞘状突仍未闭合或闭合不全,腹腔与鞘膜之间持续相通,鞘状突管径细小,仅有腹腔液体通过并积聚在鞘膜腔内,从而形成鞘膜积液,与腹股沟疝是同源病。女性胎儿的鞘状突又称 Nuck 管,如发生积液又称 Nuck 囊肿。根据未闭鞘状突所在的部位,鞘膜积液可分为四种类型:①精索鞘膜积液;②睾丸鞘膜积液;③睾丸精索鞘膜积液;④交通性鞘膜积液。

【诊断】

鞘膜积液侧阴囊肿大或腹股沟有囊性包块,边界清楚,不引起疼痛,包块无蒂柄,包块透光试验阳性,包块在白天长时间站立活动后常有所增大,张力变高,早晨起床时可略缩小。鞘膜积液的诊断并不困难。鞘膜积液主要应与腹股沟斜疝及睾丸肿瘤相鉴别。B超检查可协助诊断。

【治疗】

新生儿鞘膜积液可发生在单侧或双侧。由于鞘状突管细,发育过程中鞘状突管可能自行闭塞,鞘膜积液亦随之逐渐消失。因此 1 岁内婴儿鞘膜积液包块不大、张力不高,可不急于手术,暂予观察。

若积液量多、张力高或年龄已超过 1 岁,可手术治疗。手术方法与腹股沟斜疝手术相同。应行鞘状突高位结扎术。鞘膜积液患儿未闭合的鞘状突管一般较细,因此在精索的内前方需仔细加以辨认,使其与精索完全分离,于内环处予以结扎切断,远端积液囊腔可予切开排出积液。

第二节 先天性肾病综合征

先天性肾病综合征(congenital nephrotic syndrome,CNS)通常指生后 3 个月内发病,临床表现符合肾病综合征(大量蛋白尿、低白蛋白血症、严重水肿和高胆固醇血症)。根据病因可分为原发性(遗传性)和继发性(非遗传性),原发性因多个基因突变所致,继发性因多种病原体宫内感染或母亲疾病等导致。随着近年来分子遗传学的进展,目前国内外最新多根据不同致病基因进行分类(表 10-1)。

表 10-1 先天性肾病综合征(CNS)的常见病因

原发性 CNS
  Nephrin 编码基因突变(NPHS1,芬兰型 CNS)
  Podocin 编码基因突变(NPHS2)
  WT1 基因突变(Denys-Drash,孤立性 CNS)
  LAMB2 基因突变(Pierson 综合征,孤立性 CNS)
  PLCE1 基因突变
  LMX1B 突变(指甲-髌骨综合征)
  LAMB3 基因突变(Herlitz 交界型大疱性表皮松解症)
  线粒体肌病
  CNS 伴或不伴脑及其他畸形(基因缺陷尚不清楚)

继发性 CNS
  先天性梅毒
  弓形体、疟疾
  巨细胞病毒、风疹病毒、乙肝病毒、HIV
  母亲系统性红斑狼疮
  新生儿抗中性肽链内切酶(neutral endopeptidase)抗体
  母亲类固醇-氯苯那敏(chlorpheniramine)治疗

【诊断】

临床水肿为主要线索,尿常规蛋白阳性、血清白蛋白降低支持诊断。分娩时大胎盘(胎盘重量超过体重25%)提示先天性肾病综合征可能。肾外畸形常可以提示病因诊断,包括生殖系统异常(*WT1*),眼部缺陷(*LAMB2*)和神经畸形(Galloway-Mowat)。阳性家族史支持原发性先天性肾病综合征的诊断。确诊依赖于基因诊断,肾活检不是诊断必需(图10-1)。

继发性先天性肾病综合征常伴随其原发病相关临床特点和实验室检查,可与原发性先天性肾病综合征鉴别。

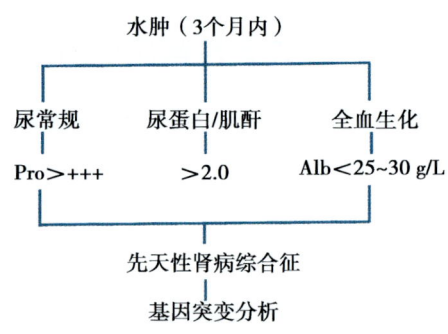

图 10-1　先天性肾病综合征的诊断流程

【治疗】

对于继发性先天性肾病综合征,主要为针对其原发病治疗。

与其他大多数小儿肾病相反,激素或免疫抑制剂治疗不能使原发性先天性肾病综合征缓解。生后第1个月治疗的目标为控制水肿和可能的尿毒症,防止和治疗并发症如感染和血栓形成,提供最佳的营养使得患儿尽可能地正常生长和发育(表10-2)。对于大多数原发性先天性肾病综合征患儿,肾移植是唯一有效的治疗。

表 10-2　重度蛋白尿 CNS 患儿的治疗
静脉蛋白替代 　20% 白蛋白输注 [3～4 g/(kg·d)]
营养 　高热卡饮食 [130 kcal/(kg·d)] 　蛋白 [4 g/(kg·d)] 　脂质(油菜籽/葵花籽油) 　维生素 A、D、E 及水溶性维生素 　钙剂和镁剂

表 10-2　重度蛋白尿 CNS 患儿的治疗（续表）
药物
抗尿蛋白药（ACEI，吲哚美辛）
甲状腺素
抗凝（华法林，阿司匹林，抗凝血酶 - 输注）
怀疑细菌感染时静脉应用抗生素

【预后】

原发性肾病综合征预后差，绝大多于 1 岁内死于并发感染，如能存活至 2~3 岁常死于尿毒症，故应强调早期诊断特别是产前诊断。肾移植的效果好，但患儿年长以后第二次肾移植是不可避免的。

继发性先天性肾病综合征随着其病因的不同而有着不同的预后，如感染所致者，采用强有力的抗感染治疗，病情常明显好转，可以没有不可逆性肾病变。

第三节　泌尿系统感染

泌尿系统感染（urinary tract infection，UTI）与菌血症和先天性肾及泌尿道异常（congenital anomalies of the kidney and urinary tract，CAKUT）有关。足月儿常见的病原体中革兰阴性菌包括大肠埃希菌、克雷伯杆菌属、变形杆菌属、肠杆菌属和枸橼酸杆菌属，革兰氏阳性菌包括凝固酶阴性的葡萄球菌、肠球菌和金黄色葡萄球菌。早产儿多为克雷伯杆菌、凝固酶阴性的葡萄球菌，而大肠埃希菌较为少见。新生儿泌尿系统感染的症状与体征是非特异性的（表 10-3）。感染途径以血行感染最为常见，其次为上行感染。

表 10-3　新生儿泌尿系统感染的临床表现	
足月儿	早产儿
发热	喂养不耐受
生长迟滞	呼吸暂停和心动过缓
黄疸	嗜睡
呕吐	呼吸过速
稀便	腹部膨隆
喂养困难	缺氧伴明确氧饱和度下降

【诊断】

因为临床缺乏特异性，诊断主要依赖于实验室相关检查，包括全血细胞计数和分类计数、尿液分析、尿培养、血培养、腰椎穿刺、肾超声，反复感染者需行排泄性膀胱尿道造影（图10-2）。

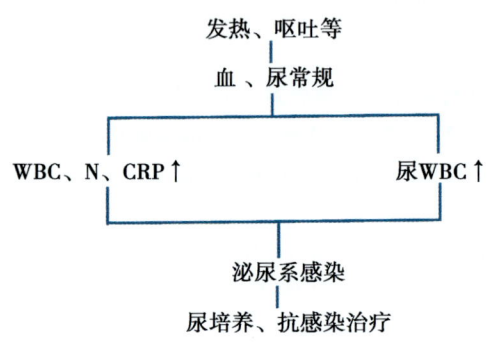

图10-2　新生儿泌尿系感染诊断流程

【治疗】

一旦已获得尿培养、血培养和脑脊液培养（如果需要）所需样本，就应该开始静脉用广谱抗生素治疗。经验性抗生素治疗的药物选择和给药剂量通常与治疗新生儿脓毒症时一样，治疗的持续时间为10~14日。如尿、血培养有阳性结果，根据药敏试验调整抗生素。

【预后】

新生儿急性泌尿系统感染，经过及时、合理、足疗程抗感染治疗预后好。反复发作者可能损害肾功能，特别对伴有先天性尿路畸形或尿路梗阻者，如未及时矫治，预后不良。

第四节　新生儿急性肾衰竭

急性肾损伤（acute kidney injury，AKI）之前称为急性肾衰竭（acute renal failure，ARF），是指肾小球滤过率降低导致急性肾功能下降，进而引起尿素及其他含氮废物潴留，以及体液和电解质丢失、酸碱调节失衡。AKI是危重症新生儿发生并发症和死亡的重要因素。产前、产后、多种肾本身疾病或可累及肾的疾病均可导致新生儿AKI（表10-4）。

表 10-4 新生儿 AKI 的常见病因

肾前性（prerenal）
  低血容量、低血压、低氧、心力衰竭、脱水、败血症、低白蛋白血症、产前窒息/呼吸窘迫综合征、先天性心脏病/心脏手术、红细胞增多症、药物

肾后性（postrenal）
  后尿道瓣膜、双侧尿道梗阻、神经源性膀胱

肾因性（intrinsic renal）
  急性肾小管坏死、皮髓质坏死、肾动/静脉血栓、急性肾盂肾炎、血红蛋白/肌红蛋白尿、弥散性血管内凝血、同种免疫性溶血伴肉眼血尿、先天性肾异常（肾发育不全、囊性疾病/发育异常、多囊肾、先天性肾病综合征）、感染（肾盂肾炎等）、宫内感染（念珠菌病、弓形体）、肾毒性药物

【诊断】

对于出生后 48 h 内无尿液排出、尿量减少 [<1 ml/(kg·h)]、水肿或血压升高的新生儿，应临床疑诊 AKI。当血清肌酐相对胎龄和出生后年龄参考值异常升高、或较先前测量值持续升高时，可确诊新生儿 AKI。在临床中，新生儿 AKI 往往是指血清肌酐>1.5 mg/dl（133 μmol/L），或每日增长至少 0.2~0.3 mg/dl（17~27 μmol/L）。也可以根据血肌酐和尿量进行分期（表 10-5）。

表 10-5 足月新生儿 AKI 的分期标准

分期	检测项目	
	血肌酐	尿量
0 期	无明显改变，或 48 h 内升高<0.3 mg/dl（26.5μmol/L）	>0.5 ml/(kg·h)
1 期	48 h 内升高≥0.3 mg/dl（26.5 μmol/L），或 7 天内较基础值升高 150%~200%（不含 200%）	<0.5 ml/(kg·h) 6~12 h
2 期	7 天内较基础值升高 200%~300%（不含 300%）	<0.5 ml/(kg·h) ≥12 h
3 期	7 天内较基础值升高≥300%，或≥2.5 mg/dl（221 μmol/L）	<0.3 ml/(kg·h) ≥24 h，或无尿≥12 h

【治疗】

针对基础病因的特异性治疗、液体管理、电解质管理（包括治疗 AKI 相关的电解质和酸碱异常）、营养支持、回顾并调整药

物治疗、肾替代治疗（血液透析、腹膜透析和血液滤过）。

【预后】

主要取决于原发病和新生儿基础状态。AKI新生儿的死亡率高，出生时的住院时间也更长。AKI引起的高死亡率和严重并发症（神经发育障碍和慢性肾病）在以下新生儿中尤为常见，包括极低体重出生婴儿（出生体重<1500 g）、接受心脏手术、需要体外膜肺氧合（extracorporeal membrane oxygenation，ECMO）支持、围生期窒息等的新生儿。AKI新生儿后期需要长期随访护理，因其存在慢性肾病或血压升高的风险。

第十一章 神经系统疾病

第一节 缺氧缺血性脑病

新生儿缺氧缺血性脑病（hypoxic ischemic encephalopathy，HIE）是指围生期窒息引起的部分或完全缺氧、脑血流减少或暂停所导致的新生儿脑病，发生率占活产儿的 4‰~ 6‰，是引起新生儿死亡和远期后遗症的主要原因之一。早期发现和诊断新生儿缺氧缺血性脑病并及时给予合理处置尤为重要。

【病因、发病机制】

见图 11-1

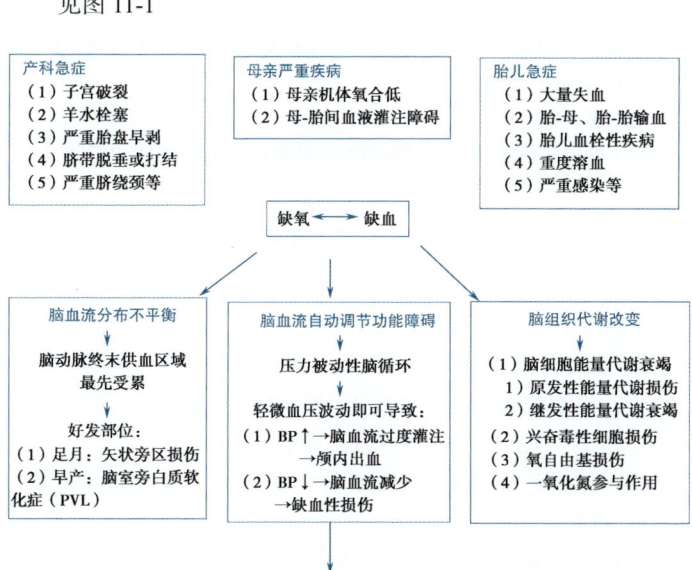

图 11-1 缺氧缺血性脑病的病因和发病机制

【诊断】

见图 11-2。

病史

(1) 需有充分证据证明有围生期和（或）分娩时缺氧和（或）缺血性损伤存在

缺氧、缺血性损伤的临床特征

(1) 胎儿脐动脉酸血症：pH<7 和（或）BE≤-12 mmol/L。
(2) 生后 5 min 和 10 min Apgar 评分≤5 分。
(3) 临床上有轻度、中度、重度脑病表现（见下文 HIE 临床分度）。
(4) 发生多系统器官功能衰竭，包括肾损伤、肝损伤、血液系统异常、心功能不全、代谢紊乱及胃肠道损伤等

辅助检查（推荐）

(1) 影像学检查
①MRI、早期脑水肿阶段脑有特征性改变，尤其 DWI 对组织水肿成像更为敏感；
②B 超、CT。
(2) 脑电生理检查：EEG 和 aEEG 可见痫样放电和电活动抑制

图 11-2 HIE 诊断依据

HIE 临床分度表 11-1。

【治疗】

1. 支持对症治疗

(1) 维持适当的通气和氧合，即维持正常血气。
(2) 维持适当的脑血流灌注，即维持正常血压。
(3) 维持适当的血糖水平，即 4.2~5.6 mmol/L（70~100 mg/dl）。
(4) 适量限制入液量，预防脑水肿
1) 降颅压首选呋塞米。
2) 不建议常规使用甘露醇预防脑水肿。
3) 不建议使用激素减轻脑水肿。
(5) 推荐苯巴比妥作为控制惊厥一线用药，不建议作为 HIE 惊厥发生的预防用药。

表 11-1 HIE 临床分度

分度	意识	肌张力	原始反射 拥抱反射	原始反射 吸吮反射	惊厥	中枢性呼吸衰竭	瞳孔改变	EEG	病程及预后
轻度	兴奋抑制交替	正常或稍高	活跃	正常	可有肌阵挛	无	正常或扩大	正常	症状在 72 h 内消失，预后好
中度	嗜睡	减低	减弱	减弱	常有	有	常缩小	低电压可有痫样放电	症状在 14 天内消失，可能有后遗症
重度	昏迷	松软或间歇性伸肌张力增高	消失	消失	有，可呈持续状态	明显	不对称或扩大，对光反射迟钝	爆发抑制，等电位	症状可持续数周，病死率高，存活者多有后遗症

2. 特殊神经保护治疗

推荐亚低温治疗足月儿中重度 HIE。利用人工诱导方法将体温维持在 33～35℃的范围内，已经低能量消耗，达到脑保护的作用。分为头部和全身亚低温两种。

3. 用药参考（表 11-2）

表 11-2　HIE 用药参考

作用	药物	用法
降颅压	呋塞米（首选）	每次 0.5～1 mg/kg 静注，q8～12 h
	20% 甘露醇（非常规）	①每次 0.25～0.5 g/kg 静注，q6～12 h ②疗程 3～5 天
止惊	苯巴比妥（一线用药）	①负荷量 10～20 mg/kg，于 15～30 min 内缓慢静注 ② 12～24 h 后给予维持量 3～5 mg/(kg·d)
	地西泮	每次剂量 0.1～0.3 mg/kg 静点
	咪达唑仑	① 0.1～0.3 mg/kg 静点，2～4 h 重复一次 ②或持续静点 0.4～0.6 μg/(kg·min) ③最大量为 6 μg/(kg·min)
	10% 水合氯醛	0.5 ml/kg 灌肠
特殊神经保护	亚低温治疗	①治疗开始时间应选择在生后 6 h 以内，越早开始疗效越好 ②一般持续 72 h

第二节　颅内出血

新生儿颅内出血（intracranial hemorrhage）是新生儿期最常见的脑损伤形式，与围生期的窒息、产伤、胎龄及出生体重均相关。出生体重<1500 g 的早产儿发病率为 17.5%，足月儿为 2%～3%。严重颅内出血死亡率高达 27%～50%，存活者常留有不同程度神经系统后遗症。

【病因、发病机制】

见图 11-3。

【诊断】

1. 病史

了解新生儿孕周、体重、窒息及复苏等情况。

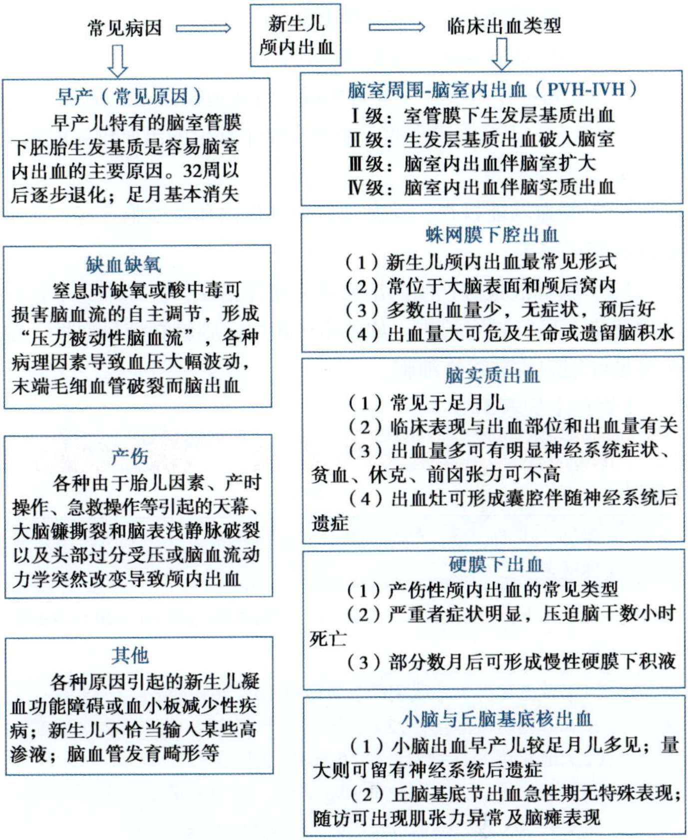

常见病因
新生儿颅内出血
临床出血类型
早产（常见原因）
早产儿特有的脑室管膜下胚胎生发基质是容易脑室内出血的主要原因。32周以后逐步退化；足月基本消失
缺血缺氧
窒息时缺氧或酸中毒可损害脑血流的自主调节，形成“压力被动性脑血流”，各种病理因素导致血压大幅波动，末端毛细血管破裂而脑出血
产伤
各种由于胎儿因素、产时操作、急救操作等引起的天幕、大脑镰撕裂和脑表浅静脉破裂以及头部过分受压或脑血流动力学突然改变导致颅内出血
其他
各种原因引起的新生儿凝血功能障碍或血小板减少性疾病；新生儿不恰当输入某些高渗液；脑血管发育畸形等
脑室周围-脑室内出血（PVH-IVH）
Ⅰ级：室管膜下生发层基质出血
Ⅱ级：生发层基质出血破入脑室
Ⅲ级：脑室内出血伴脑室扩大
Ⅳ级：脑室内出血伴脑实质出血
蛛网膜下腔出血
（1）新生儿颅内出血最常见形式
（2）常位于大脑表面和颅后窝内
（3）多数出血量少，无症状，预后好
（4）出血量大可危及生命或遗留脑积水
脑实质出血
（1）常见于足月儿
（2）临床表现与出血部位和出血量有关
（3）出血量多可有明显神经系统症状、贫血、休克、前囟张力可不高
（4）出血灶可形成囊腔伴随神经系统后遗症
硬膜下出血
（1）产伤性颅内出血的常见类型
（2）严重者症状明显，压迫脑干数小时死亡
（3）部分数月后可形成慢性硬膜下积液
小脑与丘脑基底核出血
（1）小脑出血早产儿较足月儿多见；量大则可留有神经系统后遗症
（2）丘脑基底节出血急性期无特殊表现；随访可出现肌张力异常及脑瘫表现

图 11-3　颅内出血病因、发病机制

2. 临床表现（图 11-4）

与出血部位和出血量有关，部分可于短期内迅速恶化甚至死亡。

神志改变
肌张力改变
颅高压改变
颅内出血
呼吸改变
原始反射异常
凝视斜视等
瞳孔改变

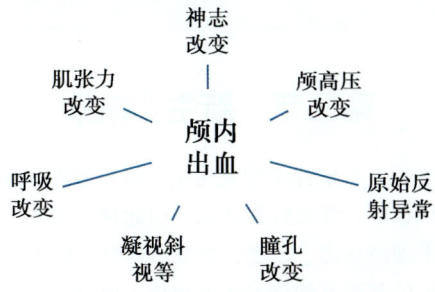

图 11-4　新生儿颅内出血临床表现

3. 头颅影像学检查（确诊依据）

（1）MRI 是最敏感的影像学检查手段。

（2）B 超可作为常规性筛查手段，可床边操作，简单无创。

（3）CT 对于蛛网膜下腔、小脑和脑干部位的出血较为敏感。

4. 实验室检查

（1）凝血功能检查：动态观察血红蛋白和血细胞比容；血小板计数和形态等。

（2）脑脊液检查：颅内出血不是腰穿指征，但如果为了排除颅内感染，可行腰穿检查。如脑室内出血，则脑脊液呈血性，镜下可见红细胞或皱缩红细胞。

【治疗】见表 11-3

表 11-3　新生儿颅内出血的治疗

原则	措施
支持治疗	保静、少动、减少刺激性操作；维持正常血气、血压、注意液体适量
止血	维生素 K_1 5 毫克/次，止血药，酌情冰冻血浆 10～20 ml/kg 输注
止惊	（1）苯巴比妥（一线用药）负荷量 10～20 mg/kg，于 15～30 min 内缓慢静注，12～24 h 后给予维持量 3～5 mg/（kg·d） （2）地西泮 每次剂量 0.1～0.3 mg/kg 静点 （3）咪达唑仑 0.1～0.3 mg/kg 静点，2～4 h 重复一次或持续静点 0.4～0.6 μg/（kg·min）最大量为 6 μg/（kg·min） （4）10% 水合氯醛 0.5 ml/kg 灌肠
降颅压	（1）呋塞米（首选）每次 0.5～1 mg/kg 静注，q8～12 h （2）20% 甘露醇（小剂量、非常规、慎用）每次 0.25～0.5 g/kg 静注，q6～12 h
脑积水	对于 Ⅲ 级以上 PVH-IVH、梗阻性脑积水、侧脑室进行性增大者可做侧脑室置管外引流、储液囊皮下埋置引流、脑室 - 腹腔分流术

第三节　新生儿惊厥

新生儿惊厥是中枢神经系统功能失调的重要表现，是指新生儿出现一种刻板的、阵发性发作的、引起神经功能［行为、运动和（或）自主神经功能］改变，伴或不伴异常同步大脑皮质放电的表现。80% 的新生儿惊厥发生在生后 1 周内。早产儿发生率远高于足月儿。新生儿惊厥的发生率远被低估。

【病因、发病机制】

新生儿惊厥发作有独特的临床特征,未成熟大脑对惊厥发作、发作维持和发作传播的抑制能力较弱。

1. 新生儿常见惊厥病因及主要特点(表 11-4)

表 11-4 新生儿常见惊厥病因及临床特点

惊厥病因	主要临床特点
代谢异常	
(1)低血糖症	小于胎龄儿、早产儿、窒息、糖尿病母儿多见;多生后 3 天内发病;表现为阵发性青紫、呼吸暂停、惊厥等
(2)低钙血症	生后 3 天内发病者以低出生体重儿、早产儿、窒息、糖尿病母儿等多见;生后 3 天至 3 周发病者以足月儿多见,尤其人工喂养儿;表现为惊跳、手足搐搦、震颤、惊厥等
(3)低镁血症	常伴有低钙,钙剂治疗无效
(4)低钠血症或高钠血症	高钠因钠的过度负荷或脱水引起;低钠常由于窒息、颅内出血或脑膜炎引起抗利尿激素分泌多所致
遗传代谢性疾病	主要发生在新生儿和小婴儿期;急性起病的先天代谢异常表现为拒食、呕吐、呼吸困难、顽固性惊厥、昏迷等;伴有顽固性低血糖、酸中毒、高氨血症等
维生素 B_6 依赖症	为遗传性犬尿氨酸酶缺乏,由于酶的结构及功能缺陷引起维生素 B_6 依赖性黄尿酸尿症,维生素 B_6 活性仅为正常值的 1%,需要量为正常婴儿 5~10 倍;生后数小时或两周内出现惊厥;EEG 为肌阵挛高振幅型;镇静药治疗无效,维生素 B_6 100 mg 静注,几分钟内缓解;治疗不及时可留下严重后遗症甚至死亡
撤药综合征	母亲有用药史(镇静、麻醉、巴比妥类或阿片类药物)或吸毒史;惊厥在生后 24~48 h 开始;表现为惊厥伴有激惹、抖动、哈欠、喷嚏、流涎、呕吐腹泻等

表 11-4　新生儿常见惊厥病因及临床特点（续表）

惊厥病因	主要临床特点
脑血管性疾病	
（1）脑卒中	脑血管动脉和静脉的缺血性脑卒中
（2）颅内出血	足月儿多见缺氧性和产伤性引起的蛛网膜下腔出血、脑实质出血或硬膜下出血；早产儿因缺氧酸中毒等原因易发生脑室周围-脑室内出血（PVH-IVH），并且是早产儿惊厥最常见原因；颅内出血轻者无症状，重者意识障碍、肌张力异常、前囟膨隆、惊厥可由微小型进展为强直性或多灶性痉挛
中枢神经系统感染	
（1）细菌性、病毒性	化脓性脑膜炎是最常见感染形式；产前或产时感染多于出生1周内发病，母亲临产前感染、胎膜早破＞18h或产程延长；生后感染多于出生1周后发病，可经皮肤、消化道、呼吸道感染；表现为意识障碍、肌张力异常、前囟膨隆及多种形式惊厥
（2）TORCH宫内感染	常有宫内感染的其他证据
（3）新生儿破伤风	破伤风梭状芽孢杆菌由脐部侵入引起的急性严重感染；常生后7d左右发病；表现为全身骨骼肌强直性痉挛，牙关紧闭，"苦笑"面容，轻微刺激常诱发痉挛，呼吸肌和喉肌痉挛引起呼吸困难、青紫和窒息
发育异常	
多种形式的脑发育不全	影像学检查明确异常伴有多种形式惊厥发作
缺氧缺血性脑病（HIE）	围生期严重窒息引起；为足月儿惊厥最常见的病因；表现为意识障碍、肌张力异常、惊厥及颅内压增高；惊厥多于出生1～2d出现，多为微小型和限局型发作；可进展加重出现强直性或多灶性阵挛性惊厥，多1周内死于中枢性呼吸循环衰竭

表 11-4　新生儿常见惊厥病因及临床特点（续表）

惊厥病因	主要临床特点
胆红素脑病	游离胆红素透过血脑屏障沉积于脑组织，影响脑细胞能量代谢而出现神经症状；以脑基底核受累最严重；表现为拒食、反应差、惊厥、角弓反张等
癫痫综合征	
（1）良性家族性新生儿惊厥	常染色体显性遗传病；与钾离子通道的基因突变有关；表现为生后第 2~3 天出现惊厥，发作开始时表现为广泛性强直，持续 1~3 min，常在 1 周内有反复发作
（2）良性特发性新生儿惊厥	占足月儿惊厥的 5%；惊厥在出生 4~6 天出现；惊厥为痉挛和（或）呼吸暂停，无强制性惊厥，发作期间 EEG 正常；惊厥间期表现正常
（3）早期肌阵挛性脑病	少见的严重的癫痫性脑病，多有先天性代谢障碍病因；生后 3 个月内起病；主要发作类型为游走性肌阵挛；EEG 爆发抑制图形
（4）大田园综合征	常见病因为静止性脑结构异常；3 个月内发病，新生儿期可发病；难以控制的频繁强直阵挛发作；EEG 清醒和睡眠各期呈爆发抑制图形，智力运动发育落后

2. 新生儿惊厥分型（表 11-5）

表 11-5　新生儿惊厥分型

分型	亚型	临床表现	EEG 异常
微小型	最为常见	多为一些过度的自主运动：眼部动作、口-颊-舌运动、连续肢体动作；部分缺乏明显的皮质异常放电	不一定
阵挛型	局灶性 多灶性	指重复有节律的四肢、面部或躯干肌肉的快速收缩和缓慢放松，一般无意识丧失	局灶性多异常 多灶性不一定
肌阵挛型	局灶性 多灶性 全身性	指无节律且单一四肢、面部或躯干肌肉的快速收缩，可无重复发作。典型肌阵挛惊厥多提示严重脑功能损伤	常伴随 EEG 高尖波

表 11-5 新生儿惊厥分型(续表)

分型	亚型	临床表现	EEG 异常
强直型	局灶性、全身性	全身发作表现为四肢伸展、内旋、并握拳,一般神志不清。局灶强直发作表现为某一肢体固定体位(少见)	可伴或不伴 EEG 改变;背景多为多灶或广泛电压抑制,或爆发抑制

3. 新生儿亚临床发作

很常见,主要表现为自主神经系统相关临床变化,如:心率、呼吸和血压改变,面色潮红、流涎和瞳孔扩张等。临床上需要与非惊厥性发作事件相区别,需 EEG 动态监测加以明确。

【诊断】

新生儿惊厥诊断及鉴别诊断需要从下述五方面进行分析,最终 EEG 是惊厥诊断和量化的金标准(图 11-5)。

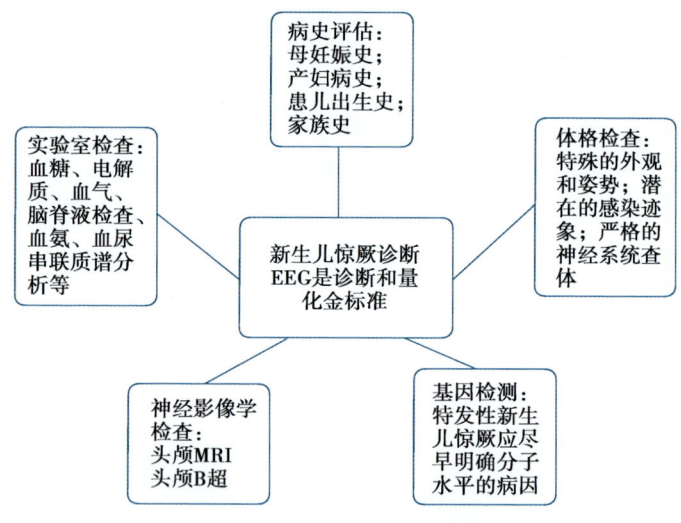

图 11-5 新生儿惊厥的诊断标准

关注两个概念

1. 非惊厥发作事件

发生时无任何 EEG 改变,这些事件有时可通过刺激新生儿而诱发,随着刺激重复率或同时刺激部位的增加,临床事件的强度可能增加。新生儿非惊厥发作事件包括多种自发运动症和强直性姿势,常有基础神经系统病变的症状,应该进行系统评估。在新生儿中可与惊厥发作混淆的其他阵发性症状包括过度惊跳、颤动、震颤和阵挛等。

2. 正常新生儿行为

早产儿和足月儿的一些正常行为包括突然发生的非特异性随意伸展运动、随意吸吮动作、咳嗽和恶心作呕。新生儿睡眠中发生的生理性肌阵挛和安静或非 REM 睡眠时发生的良性新生儿肌阵挛。

【治疗】

1. 病因治疗。
2. 控制惊厥

新生儿惊厥诊治流程图见图 11-6。

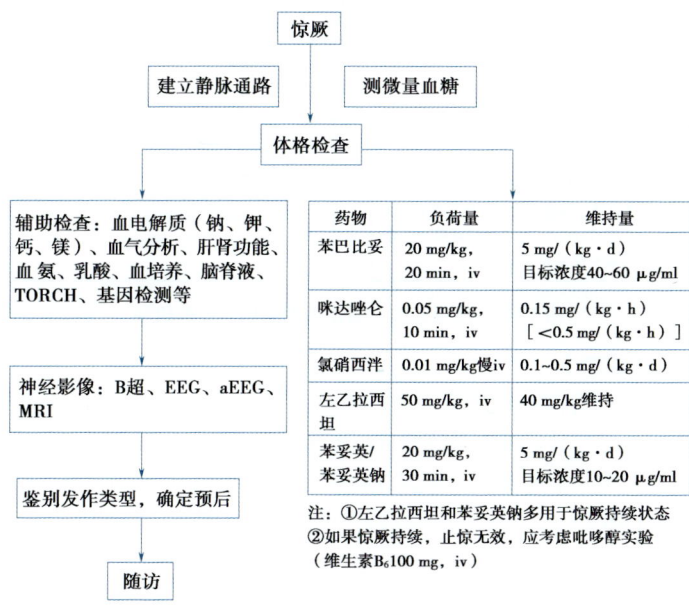

图 11-6 新生儿惊厥诊治流程图

第四节 早产儿脑白质损伤

脑白质损伤是早产儿特有的脑损伤形式之一。包括脑室旁白质软化（PVL）和弥散性脑白质损伤。前者指特征性分布在脑室旁局灶性坏死，继而发展成囊腔；后者指更广泛的脑白质和灰质损伤，常无囊腔形成。在早产儿发病率约为 12.5%，其中 5%~10% 为中-重度脑损伤，表现为脑瘫、神经发育迟滞、听力和视力损害及认知障碍等神经系统后遗症。

【病因、发病机制】

见图 11-7。

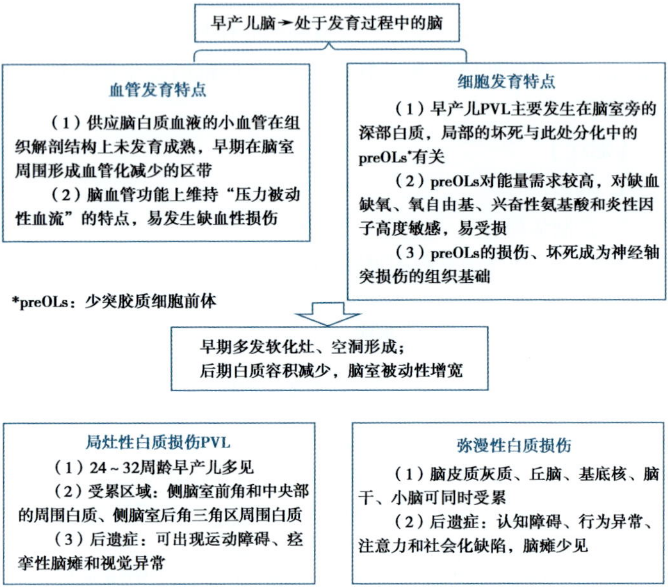

```
早产儿脑→处于发育过程中的脑
```

血管发育特点
（1）供应脑白质血液的小血管在组织解剖结构上未发育成熟，早期在脑室周围形成血管化减少的区带
（2）脑血管功能上维持"压力被动性血流"的特点，易发生缺血性损伤

细胞发育特点
（1）早产儿PVL主要发生在脑室旁的深部白质，局部的坏死与此处分化中的preOLs*有关
（2）preOLs对能量需求较高，对缺血缺氧、氧自由基、兴奋性氨基酸和炎性因子高度敏感，易受损
（3）preOLs的损伤、坏死成为神经轴突损伤的组织基础

*preOLs：少突胶质细胞前体

早期多发软化灶、空洞形成；后期白质容积减少，脑室被动性增宽

局灶性白质损伤PVL
（1）24～32周龄早产儿多见
（2）受累区域：侧脑室前角和中央部的周围白质、侧脑室后角三角区周围白质
（3）后遗症：可出现运动障碍、痉挛性脑瘫和视觉异常

弥漫性白质损伤
（1）脑皮质灰质、丘脑、基底核、脑干、小脑可同时受累
（2）后遗症：认知障碍、行为异常、注意力和社会化缺陷，脑瘫少见

图 11-7　新生儿脑白质损伤的病因、发病机制

【诊断】

对具有围生期高危因素的早产儿应警惕。脑白质损伤的发生因缺乏特异性神经系统体征，影像学检查为基本诊断手段且检查的时效性非常重要。不建议将头颅 CT 用于早产儿脑损伤诊断（表 11-6）。

表 11-6　早产儿脑损伤的诊断

检查项目		主要表现	建议检查时间
影像学检查	头颅超声	脑水肿、脑室周围白质软化如脑室周围多发囊腔、囊肿、脑室扩大等	（1）对胎龄≤32周，出生体重≤1500 g的早产儿应常规筛查。（2）动态监测：建议生后24 h、3 d、7 d、14 d各做一次，以后定期复查。（3）局限：对于直径<2 mm的软化灶诊断敏感性较低，对弥散性白质损伤的诊断不及MRI

表 11-6　早产儿脑损伤的诊断（续表）

检查项目		主要表现	建议检查时间
影像学检查	头颅 MRI	早期严重脑水肿，脑白质损伤；晚期可见多囊脑软化、脑空洞、脑萎缩	（1）首次：生后 4~14 d 可行颅脑 MRI 检查。 （2）第 2 次：纠正胎龄 36~40 周或出院前检查，此时的结果对判断脑发育和评估预后价值较大。 （3）局限：检查时间长，要求严格，不作为筛查手段
神经电生理检查	脑电图（EEG）	分为急性期异常（ASAs）和慢性期异常（CSAs）。前者的标准为连续性中断背景活动振幅减低；后者的标准为频谱紊乱	（1）EEG 可在生后 48 h 内进行检查，发现 ASAs。 （2）生后 7~14 天检查发现 CSAs，对判断神经系统预后有重要价值
	振幅整合脑电图（aEEG）	主要表现为缺乏睡眠周期、窄带下界电压过低、窄带带宽加大、连续性低电压、癫痫样波形和爆发抑制等	aEEG 需在生后 1 周内检测
	脑氧代谢检测	可通过近红外光谱技术检测脑组织中氧的变化	实时检测发现脑血流动力学异常

【治疗】

早产儿脑白质损伤一旦发生，无特殊有效治疗方法，故应从发病机制的角度，尽可能减轻损伤（早期注重血流动力学稳定、内环境稳定），并注重对早产儿的后期综合管理和干预治疗。

第五节　新生儿脑梗死

新生儿脑梗死，是由于脑血管病变所致脑局部性损伤，是新生儿急性脑病常见原因，表现为惊厥、意识障碍和感觉运动异常，后期可遗留运动残疾（如偏瘫）、认知障碍、癫痫及其他异常等神经系统后遗症。北京大学第一医院 2010 年统计该院出生新生儿脑梗死发生率为 0.7‰ 活产儿。

【病因、发病机制】

1. 根据脑梗死发生的时间、机制进行分类如下：

（1）根据发病时间分为胎儿期、新生儿期和围生期脑梗死。围生期脑梗死是妊娠 20 周后直至生后 28 天内发生的胎儿和新生儿脑梗死的统称。

（2）根据临床与解剖学特征分为动脉缺血性脑梗死、出血性梗死和脑静脉窦血栓。

2. 病因与病理（图 11-8，表 11-7）

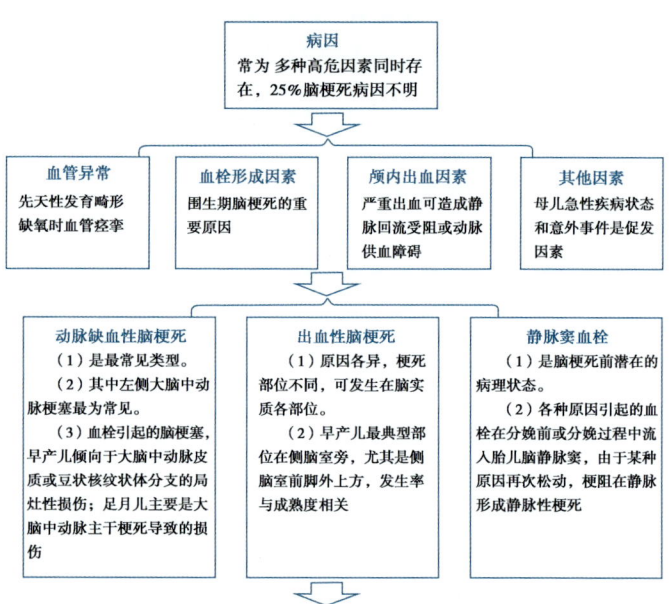

图 11-8　新生儿脑梗死的病因与病理

表 11-7　围生期动脉性脑梗死的常见因素

母亲危险因素	新生儿出生前及出生时的危险因素	出生后危险因素
绒毛膜羊膜炎	感染	先天性心脏病
子痫前期	胎心率异常	感染
糖尿病	胎盘或脐带异常	低血糖

表 11-7 围生期动脉性脑梗死的常见因素（续表）

母亲危险因素	新生儿出生前及出生时的危险因素	出生后危险因素
血栓性疾病	宫内发育迟滞	红细胞增多症
自身免疫性疾病	胎-胎输血综合征	易栓症（包括凝血因子 V Leiden 突变、凝血酶原 G20210A 突变、蛋白 C 缺陷症、蛋白 S 缺陷症、同型半胱氨酸、脂蛋白或亚甲基四氢叶酸还原酶突变、抗磷脂抗体等）
凝血功能障碍	围生期缺氧	体外膜肺治疗
初产妇	5 min Apgar 评分 < 7 分	脐血管置管
不孕史		
吸烟		
发热		

【诊断】

1. 临床诊断

伴有高危因素的突发脑病或惊厥的新生儿。

2. 影像学检查

是确诊脑梗死和明确类型的唯一手段，对可能的病因提供有价值的参考信息（表 11-8）。

表 11-8 新生儿脑梗死的影像学检查

影像学方法	特点	特征表现
B 超	（1）无创、无辐射、便捷，可用于早期床旁检查和动态监测，临床筛查等。 （2）对很小的梗死灶和脑边缘部位梗死敏感性不及 MRI 和 CT	（1）可探及较大范围梗死灶，表现通常以皮质为基底的三角形异常回声。 （2）也可显示脑血管异常

表 11-8　新生儿脑梗死的影像学检查（续表）

影像学方法	特点	特征表现
MRI	（1）为诊断新生儿脑梗死金标准。 （2）常用 T1WI、T2WI、DWI（弥散加权成像）以及 MRA（磁共振血管成像）。 （3）与 CT 相比，显示病灶更早，能发现直径为 1 mm 大小的病灶，具有敏感性高、无辐射的优点。 （4）注意检查时限，提高诊断敏感性。 （5）功能磁共振成像可帮助评估脑损伤及其恢复情况	（1）发生 < 7 d，受损皮质和白质 T1WI 为低信号；T2WI 为高信号，灰白质分界不清。 （2）发生 > 7 d，受损皮质 T1WI 为高信号；T2WI 为低信号。 （3）DWI 在脑梗发生后数小时即可发现病灶区呈高信号，发生后 2～4 d 病灶最明显；可以发现早期被常规 T1WI 和 T2WI 漏诊的病灶。 （4）DWI 仅适用于早期诊断，损伤发生 6～10 d 后，DWI 可表现为假阴性。 （5）MRA 可显示脑内大血管及其分支，可以帮助确定病变位置及累及范围
CT	（1）敏感性不如 MRI，不作为新生儿脑梗死的首选方法。 （2）有辐射性，危重不能行 MRI 者可选用 CT。 （3）头颅 CT 建议在发病 24 h 后进行	（1）缺乏早期脑梗死特异指标，缺血性脑卒中后 12～24 h 内可无阳性发现。 （2）梗死发生 24 h 后可表现为局灶性低密度影，脑结构界线模糊，晚期可出现典型的楔形病灶。 （3）对于病灶 < 0.6 cm 的静脉栓塞和动脉缺血性梗死易漏诊

3. 实验室诊断

根据病情酌情完善如下检查：

（1）血常规、脑脊液检查、血糖、血钙、电解质、血气、血乳酸、血氨等异常代谢产物检查等。

（2）出凝血状态检查：血小板计数、凝血指标、凝血因子、母亲自身免疫性抗体、胎盘病理发现血栓和梗死灶等检查。

4. 脑电生理检查

如 EEG、aEEG、诱发电位等检查进一步明确脑损伤部位功能异常。

5. 关注"新生儿脑卒中"概念

2006 年美国国家儿童保健和人类发育研究所（NICHD）

和神经病与卒中研究所组织的"新生儿脑卒中专题讨论会（Neonatal Stroke Workshop）"发表总结报告，提出新生儿脑卒中的定义为：发生在胎龄20周至生后28 d内，由脑动脉或静脉血栓形成或栓子脱落导致局部脑血流障碍和脑功能障碍。根据神经影像学或神经病理学检查确定，分为围生期动脉缺血性卒中（PAIS）和大脑静脉窦血栓形成（CSVT）两个类型。同时指出，由缺氧缺血性脑病并发的广泛血管循环障碍所致脑梗死和分水岭梗死、颅内出血所致血管梗死、早产儿脑室周围白质软化和脑实质脑室内出血所致血管梗死，均不属于新生儿脑卒中。

【治疗】

脑梗死一旦发生，对损伤的病灶区域无特异性治疗方法，故强调对症支持治疗，防止继发损伤。

1. 对症支持治疗

适当的方式保证通气；维持循环和组织氧合；纠正脱水、代谢紊乱，治疗高黏滞血症、贫血、感染；控制惊厥；重症监护等。

2. 抗凝与溶栓治疗有争议

（1）新生儿血栓性脑梗死复发率低，不推荐首次发生动脉缺血性脑梗死使用抗凝药或阿司匹林治疗。

（2）如考虑患儿存在心源性血栓证据，建议使用肝素或低分子肝素治疗。

（3）对于复发性新生儿动脉缺血性脑梗死，建议使用肝素、低分子肝素或阿司匹林治疗。一般治疗疗程为6周，最长不超过3个月。

（4）对急性围生期脑静脉窦血栓，治疗原则与此类似。发现血栓后应检测5~7天，假如血栓继续增多并播散，才考虑应用低分子肝素或普通肝素。

（5）对因血栓所致的新生儿动脉性梗死和静脉窦血栓，均不建议用血栓溶栓治疗。

第六节　新生儿脑积水

新生儿脑积水是由于脑脊液的产生和吸收失去平衡引起脑室系统或（和）蛛网膜下腔扩大而积聚大量脑脊液。新生儿脑积水中50%以上为先天性脑积水，出生时头围可以正常。预后与病因、脑室扩大程度和（或）脑室扩大进展速度有关。

【病因、发病机制】

1. 脑积水常见原因是脑室内出血或脑实质出血性梗死、脑膜炎、神经管发育缺陷、先天性中脑导水管堵塞；少见原因为头部外伤、脉络丛乳头状瘤、蛛网膜囊肿、Dandy-Walker 综合征、Joubert 综合征等。

2. 脑积水发病机制及分类

（1）Dandy 分类

1）交通性脑积水：是指脑室内注入的染色剂可以通过循环到达脊椎蛛网膜下腔。

2）非交通性脑积水：是指染色剂不能达到脊椎蛛网膜下腔。

（2）Russell 分类

1）梗阻性脑积水：使脑脊液循环通路的任何部位，包括脑室和整个蛛网膜下腔系统发生阻塞所致。

2）非梗阻性脑积水：是由于脉络丛产生脑脊液过多，或窦道血栓导致重吸收脑脊液障碍所致。

（3）Beni-Adani 分类：专门针对新生儿和婴儿的分类，提示新生儿脑积水的原因可能同时存在梗阻和吸收异常。

1）交通性脑积水（永久性吸收障碍：原发性先天性脑积水）：治疗应选择脑外分流。

2）梗阻性伴有大部分交通性脑积水：治疗需要脑外分流。

3）梗阻性伴有暂时性交通性脑积水：治疗需要成功的 ETV（内镜下第三脑室造瘘术）结合如腰穿、侧脑室外引流或储液囊皮下埋置等暂时的脑脊液外引流。

4）单纯梗阻性脑积水：内镜下第三脑室底造瘘术（ETV）是治疗选择。

【诊断】

1. 影像学检查是确诊的金标准

头颅 B 超、MRI、CT。

2. 脑室扩大的定义（表 11-9）

表 11-9　新生儿脑室扩大的定义及表现

方法	定义及表现
头围增长过快	（1）正常新生儿头围每天增加速度： ①胎龄 26～32W 早产儿约为 1 mm/d； ②胎龄 32～40W 期> 0.7 mm/d。 （2）头围增长过快诊断标准：增加> 2 mm/d 或> 14 mm/7 d

表 11-9　新生儿脑室扩大的定义及表现（续表）

头颅 B 超　（1）采用超过脑室指数第 97 th 的 4 mm 以上作为干预指征（适用于脑室扩大呈横向扩张者，大多采用此方法），见图 11-9。

（2）Davies 脑室参考值：（适用于脑室球形扩张者）
①前脚宽度：0～2.9 mm；
②丘脑枕部距离：8.7～24.7 mm；
③第三脑室宽度：0～2.6 mm。

（3）Whitelaw 脑室扩大参考值以下三项符合两项即可诊断：
①前脚宽度＞4 mm（或超过胎龄对应的第 97 th 的数值 1 mm）；
②丘脑-枕部距离＞26 mm（或超过胎龄对应的第 97 th 的数值 1 mm）；
③第三脑室宽度＞3 mm（或超过胎龄对应第 97 th 的数值 1 mm）

【治疗】

不同治疗方法的干预指征、疗效和不良反应均不相同（表 11-10）。

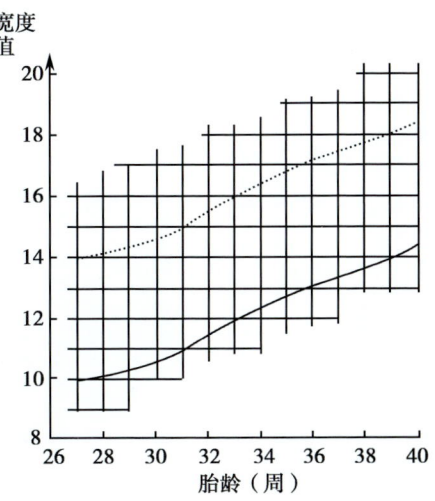

图 11-9　脑室宽度参考值。黑线表示第 97 个百分位数，虚线在第 97 个百分位数上方 4 mm

表 11-10　新生儿脑积水的治疗方法

治疗方法	特点	缺点
连续脑脊液穿刺放液法	(1) 连续腰穿是脑室出血后脑积水常用的治疗方法 (2) 多采用上述头围增长过快的诊断标准和头颅超声干预指征的标准 (3) 每天一次，连续 7 天	(1) 每天一次腰穿操作有一定难度 (2) 反复腰穿存在感染风险 (3) 脑脊液放液量增加至 20 ml/kg 或放液速度过快 [>1 ml/（kg·min）] 可继发呼吸暂停、心动过速和氧饱和度下降等
脑室外引流术	(1) 被建议为脑室出血后最初数周替代连续腰穿的方法 (2) 对于 ELBW 儿安全有效	(1) 引流时间一般不超过 1 周 (2) 感染发生率高，5%~8%
头皮下埋置储液囊	(1) 作为一种暂时性处理早产儿出血后脑积水（PHH）的方法，临床应用广泛并首选 (2) 时间在 10 min 以上，一次放液总量一般为 10 ml/kg (3) 优点为引流充分可控且无针道损伤；可避免反复穿刺道损伤；可避免部分 PHH 患儿生后 4 周脑室扩张停止或好转采取不必要的永久性分流术 (4) 为真正需要 VP 分流术者赢得时间，创造条件 (5) 感染率较前两种方法降低	(1) 感染率与放液次数有关 (2) 手术简单、创伤小，但是需要训练有素的管理团队
脑室帽状腱膜下分流术	因为没有脑脊液丢失，更接近生理学	感染发生率较高

表 11-10 新生儿脑积水的治疗方法（续表）

治疗方法	特点	缺点
药物减少脑脊液产生	乙酰唑胺结合利尿药没有减少分流术	增加死亡率和神经系统功能障碍发生率，现已不主张用于治疗新生儿脑积水
脑室内纤溶治疗	没有减少最终 P-V 分流术率	增加了继发颅内出血的风险，不主张用于治疗新生儿脑室出血后脑积水
引流＋灌洗＋纤溶综合治疗	简称 DRIFT，不能显著降低死亡率和分流术需求	由于需要多学科训练有素的团队合作，临床很难推广，最终提早终止研究
脑室 - 腹腔分流术	（1）即 V-P 分流术。 （2）当婴儿已经脑囊埋置同时满足以下条件则考虑 V-P 分流术：脑脊液蛋白＜1.5 g/L，无感染征象，体重≥2.5kg，停止放液监测头围提示每天增加＞2 mm，同时超声显示为持续性脑脊液增加所致时。 （3）VP 分流是其他方法失败后最后的选择	（1）目前无证据证明 VP 分流术能改善患儿远期神经系统结局 （2）可发生引流系统堵塞，局部皮肤感染，全身感染，麻醉风险等
内镜下第三脑室造瘘术	（1）即 ETV。 （2）治疗胎儿脑积水领域被逐渐认可，是导水管狭窄治疗的最佳方法	（1）需要医生技术精湛，母孕条件良好等条件。 （2）并不意味着 ETV 是最理想的手术
其他	（1）脉络丛凝固术联合 ETV 治疗包括 PHH 在内的脑积水是有效的	（1）成功率 60%～75%。 （2）目前还处于早期临床研究阶段

第十二章 骨骼、肌肉疾病

第一节 软骨发育不全

软骨发育不全(achondroplasia,ACH)是最常见的遗传性骨骼发育异常,表现为肢体与躯干不成比例的遗传性疾病,又称胎儿型软骨营养障碍、软骨营养障碍性侏儒。ACH同样是一种最常见的遗传性侏儒,在新生儿中发病率为1/20 000,属于常染色体显性遗传病。患者一般智力正常,以额部隆起、面中部发育不全、耳鼻系统功能障碍和肢根性身材矮小等为特征,常在出生时被诊断。

【病因、发病机制】

1. 1994年Shiang等研究证实,成纤维细胞生长因子受体3(FGFR3)基因是ACH的致病基因。在ACH患者中80%~90%由新生突变所引起,其发生与父龄较大有关,胎儿缺锌可能与突变有关;另外10%~20%是由家族遗传所致。纯合子均在婴儿期死亡,而杂合子可正常存活,多认为应属不完全显性遗传。

2. *FGFR3*基因突变造成以下骨骼发育特征及后果

(1)四肢长骨短粗,呈肢短侏儒。

(2)颅顶大,颅底短小,前额突出。

(3)颅底枕骨与蝶骨的骨化中心过早闭合,造成颅底与枕骨大孔狭窄,造成交通型脑积水,严重者可发生致死性脑积水,胎儿可胎死宫内。

(4)胸廓狭小,易患呼吸道感染。

(5)耳咽管短,易患中耳炎。

(6)上颌骨小,可引起牙排列过于紧密与错位咬合。

(7)椎管狭小,轻微创伤易致椎间盘突出,出血水肿可产生脊髓受压表现甚至截瘫。

(8)骨盆进出口狭小。

3. 病理改变

主要是生长板较正常薄,但周径变粗,骨骺软骨生长发育障碍，软骨母细胞稀少，排列紊乱，不能形成软骨钙化层，骨膜内化骨正常，长骨骨干直径粗细正常，但长度变短。

【诊断】

1. 临床表现为头大、肢短侏儒，智力正常，特征性 X 表现可以确诊。

2. 产前诊断

（1）常用的筛查和诊断方法主要是通过胎儿超声筛查出长骨（即肱骨和股骨）短小的 ACH 可疑胎儿，再对筛查出的 ACH 可疑胎儿和宫内生长迟缓胎儿（IUGR）进行染色体检查和 FGFR3 基因检测，完成对可疑胎儿的产前诊断。

（2）如果父母之一或双方均为确诊 ACH 患者，可在孕 11~13 周就进行胎儿 FGFR3 基因产前检查。

3. 产后诊断

（1）生后视诊可见患儿头大肢短、躯干近于正常的不成比例的矮小畸形，突额、塌鼻、胸廓扁平短小，腹部较长且大，四肢皮肤皱褶明显多可做出诊断，骨骺 X 线检查更可确诊。

（2）反复呼吸窘迫、青紫发作者、可做 CT 扫描，了解有无颈部脊髓受压迫。

4. 鉴别诊断

需与佝偻病、呆小病、黏多糖贮积病、成骨不全症等鉴别。

【治疗】

1. 常需骨科会诊处理，心理治疗颇为重要。

2. 积极治疗耳部感染，避免传导性耳聋。

3. 大多数智力正常，可正常生活，西方国家激素治疗被选择性用来缓解 ACH 患者的临床并发症。

第二节　先天性成骨不全

成骨不全（OI）又称脆骨病，是一种遗传异质性结缔组织病，其特点是骨的脆性增加、骨质疏松，轻微外伤甚至无外伤也可发生骨折。还可表现为肌无力、关节松弛、骨骼畸形及其他结缔组织异常。血清的钙、磷水平正常，但各型碱性磷酸酶（ALP）水平均增高。临床表现差异很大，有的很轻微，有的则致命。OI 在全球发病率为 1/20 000，没有性别、种族、文化差异。部分患儿出生时有多发性骨折，死于新生儿期，称先天性成骨不全。我国出生缺陷监测中心监测显示我国发病率为

0.3/万。

【病因、发病机制】

1. 几乎所有 OI 呈常染色体显性遗传，部分散发病例为常染色体显性突变所致，仅Ⅲ型罕见常染色体隐性遗传。本病多数由于编码Ⅰ型胶原的 α_1、β_2 链的两个基因（*COL1A1*、*COL1A2*）之一发生错义突变或重排所致，但基因突变并不是决定病情严重程度的唯一因素。

2. 病理生理

Ⅰ型胶原基因突变导致Ⅰ型胶原合成下降或质量下降，而Ⅰ型胶原是骨或其他结缔组织的蛋白"脚手架"。OI 主要缺陷是结缔组织成分发育障碍，表现为骨、巩膜、韧带、甚至主动脉瓣等胶原纤维发育不良。骨骺软骨增殖及成熟均正常、血清钙磷水平正常，但 ALP 水平增高。

3. 临床分型（表 12-1）

【诊断】

约 40% 有家族史，诊断依据临床表现、X 线、皮肤活检、基因分析、B 超产前诊断等。

【治疗】

1. 药物治疗

（1）周期性静脉使用二磷酸盐化合物，该药与羟磷灰石结晶结合，从而抑制破骨细胞的作用，可使骨折发生率降低，是本病治疗的重要进展。

（2）抗骨质疏松药，如特立帕肽，该药已被证实可改善成人轻型 OI 患者骨密度，但尚未在儿科中应用。

（3）基因治疗，目前仍处于临床前期的研究阶段。

（4）其他药物如钙剂、氟化物、维生素 C 等无疗效。

2. 手术矫形及康复治疗。

表12-1 先天性成骨不全的临床分型

分型及特点	I型	II型	III型	IV型	V及VI型
综合征	Eddowes	Vrolik	Ekman-Lobstein	—	非I型胶原基因突变
严重程度	最轻型	最严重	围生期存活者最重类型	介于I和III之间	中重度
蓝巩膜	明显蓝巩膜（91%）	深蓝色或灰色	白色、微蓝色、紫色、灰色	白色、蓝色亦可见	白色、微蓝色
身材矮小	轻微	严重	严重	介于I和III之间	—
耳聋	为主，35%发生，多10岁后发病	新生儿期多死亡	—	—	—
牙本质发育不全	可有	—	45%发生	可有	可有
温度调节异常、血管脆性增加	可有	可有	可有	可有	可有
其他含胶原骨外组织受累表现	肌无力、关节过伸、韧带松弛等	可因心、肺、神经系统合并症等死亡	可因心、肺合并症死亡	肌无力、关节过伸、韧带松弛等	肌无力、关节过伸、韧带松弛等
生存期	可正常	缩短，几乎全部在围生期及婴儿早期死亡	可能缩短，30%在1岁内死亡	不受影响	—

注："—"表示无数据支持。

第三节　发育性髋关节发育不良

发育性髋关节发育不良（DDH）原称先天性髋关节脱位（CDH），是小儿运动系统最常见的四肢畸形，也是小儿骨科的常见病和多发病，左侧髋关节受累多于右侧，约为2:1，双侧者少见。主要表现为髋臼发育不良或关节不稳定。国内发病率0.09%~0.3%，男女比例1:（5~7）。DDH发生在患儿出生时或在发育过程中，畸形发育的髋关节会严重影响生活质量和生长发育，早诊断和早治疗对预后至关重要。

【病因、发病机制】

1. 病因尚不明确，是一种复杂多因素疾病，其中包括髋关节囊和韧带松弛、机械因素、雌激素及遗传因素。

2. DDH涵盖了有先天因素或以先天因素为基础所致的髋臼股骨头匹配不良，其分为髋臼发育不良、髋关节半脱位、髋关节脱位3种类型。

3. 临床分为单纯型和畸形型，即包括上述3种类型，畸形型少见，多双侧发病，治疗困难。

4. 新生儿临床表现较轻，易漏诊。

【诊断】

1. 体格检查

是早期筛查和诊断的重要手段之一。患侧臀部增宽升高、两大腿内侧、后侧、臀部皮肤皱褶不对称；患侧股动脉搏动减弱甚至摸不到。

2. 对可疑患儿进一步做以下检查

如Ortolani（弹进）征或外展试验、Barlow试验、Allis征阳性，则可考虑有可能脱位。

3. 影像学检查

6个月以内的婴儿，首选髋关节B超检查，其能以不同角度直接静态和动态观察头臼相互关系和髋关节的稳定性，可早期明确诊断。其他还有X线、CT、MRI等影像学检查。

4. 鉴别诊断

本病应与先天性髋内翻、痉挛性髋关节脱位、多发性关节挛缩症合并髋关节脱位等相鉴别。

【治疗】

1. 保守治疗

3~6个月内婴儿股骨头和髋臼生长塑形快，95%新生儿诊断后经保守治疗即髋关节屈曲外展支架疗法3~6个月就可完全临床治愈，并能得到正常发育的髋关节治疗效果。支架疗法包括外展尿枕法、各种外展支具、牵引疗法、闭合复位后髋"人"字位石膏固定等。

2. 手术治疗

对于1~1.5岁以后的患儿，一旦手法复位有困难，就应进行手术，越早效果越好。

第四节　先天性肌性斜颈

先天性肌性斜颈（CMT）又称小儿先天性胸锁乳突肌挛缩性斜颈，是指一侧胸锁乳突肌发生纤维化及挛缩变性，只是该侧头颈部受到牵拉，而导致头部持续性向患侧倾斜，面部及下颌偏向健侧的儿科常见疾病，在婴幼儿发病率为0.3%~2.0%。如早期未得到及时有效治疗，可导致头颈部不对称性畸形，影响颈部运动功能。

【病因、发病机制】

1. 病因尚不清楚，一般认为其发生是小儿先天易感性和后天外在因素综合作用的结果。

2. 目前多认为怀孕期胎位不正或新生儿难产等原因，造成胎儿或婴幼儿单侧胸锁乳突肌缺血性损伤，其后发生纤维化，进而挛缩粘连致一侧胸锁乳突肌缩短，颈部肌肉僵硬，颈部活动障碍，头颈倾斜。

【诊断】

1. 临床表现为头颈偏斜、颈部活动受限、颈部肿块。颈部肿块多于生后2周左右出现，一般比较固定，无红、热、痛等炎症表现。肿块可缓慢增大，约1个月后，不再增大，反而缩小。

2. 颈部B超可有阳性发现。高频超声能早期诊断，为临床首选检查方法。

3. 鉴别诊断

该病应与肿大颈部淋巴结、淋巴管瘤、肿瘤以及一些习惯性体位等相鉴别。

【治疗】

1. 保守治疗

主要包括手法矫正治疗、物理治疗和针刺治疗等,主要用于1岁以内的患儿。新生儿期早发现、早治疗治愈率越高,效果越显著。90%病例可在1岁左右治愈。

2. 手术治疗

如保守治疗至1岁以上无明显改善,或1岁以下胸锁乳突肌挛缩明显,应及时考虑手术矫形,术后配合康复训练。晚期如合并面部畸形、颈椎侧凸则难以恢复正常。

第十三章 代谢、内分泌及遗传性疾病

第一节 新生儿低、高钙血症

妊娠期间钙由胎盘主动向胎儿转运,胎儿娩出后,由于经胎盘提供钙的途径中断,生后 24~48 h,健康足月新生儿血清总钙和离子钙浓度迅速下降(早产儿血钙下降更明显),然后逐渐上升。新生儿血钙水平于生后 2 周达到年长儿及成人水平。

一、新生儿低钙血症

新生儿低钙血症(hypocalcemia)是新生儿期临床常见的实验室异常,可无特异性症状及体征,也可表现为激惹、惊跳或拥抱反射亢进,严重者可出现惊厥。新生儿低钙血症是指足月儿或出生体重 >1500 g 的早产儿血清钙浓度 <1.8 mmol/L(7.0 mg/dl)或离子钙 <1.0 mmol/L(4.0 mg/dl);出生体重 <1500 g 的早产儿低钙血症定义不明确,血清钙浓度 <1.75 mmol/L 或离子钙 <0.9 mmol/L 可能有意义。根据临床特点,可以分为早发性新生儿低钙血症(生后 2 日内发生)、晚发性新生儿低钙血症(出生 2 天后发生)和新生儿甲状旁腺功能减退所致的低钙血症。

【病因、发病机制】

见表 13-1。

表 13-1 新生儿低钙血症的病因和临床表现

分类	病因	临床表现
早发性新生儿低钙血症(生后 2 日内发生)	(1)妊娠后期经胎盘输入胎儿的钙增加,抑制新生儿甲状旁腺功能。 (2)早产儿活性 D_3 转化能力低下、尿磷排出低及靶器官对 PTH 的反应低下。 (3)各种严重疾病如新生儿室	(1)可无特异性症状及体征。 (2)神经-肌肉兴奋性增高症状:震颤、易惊、尖叫、惊厥、伸肌张力增高或喉痉挛、喉鸣。

表 13-1　新生儿低钙血症的病因和临床表现（续表）

分类	病因	临床表现
	息、RDS、MAS 及颅内出血等，组织缺氧，磷释放增加，同时钙摄入减少。 （4）新生儿出生后早期血中降钙素水平高，维生素 D 代谢异常及高血磷	（3）胃肠道平滑肌痉挛：呕吐、便血或肠梗阻。 （4）严重时可呼吸暂停、心功能及心电图异常
晚发性新生儿低钙血症（出生 2 天后发生）	（1）饮食中磷增加、肾小管排磷功能不成熟所至高磷血症。 （2）乳母摄入维生素 D 不足导致低钙血症。 （3）某些药物作用，如呋塞米、脂肪乳及碳酸氢钠等。 （4）肝、肾、骨骼及营养性疾病	
新生儿甲状旁腺功能减退所致的低钙血症	（1）新生儿暂时性假性甲状旁腺功能减退，由胎儿高血钙、胎儿甲状旁腺功能抑制所致。 （2）先天性甲状旁腺功能减退	

【诊断】

1. 了解喂养史及与低钙血症有关的危险因素。

2. 当新生儿有不明原因的惊厥、尖叫、喉喘鸣或呼吸暂停，应进行实验室检查。

3. 常用实验室指标有离子钙、血清钙低于正常，磷、镁、PTH 及心电图 QT 间期异常等。

4. 胸部影像学及基因检查对先天性甲状旁腺功能减退诊断有帮助。

【治疗】

1. 无症状的单纯低钙血症一般不需要治疗。

2. 对于有低钙惊厥或神经肌肉兴奋性增高症状的低钙血症，以及重症患者要积极防治低钙血症的，可静脉补充钙剂 10% 葡萄糖酸钙，每次 2 ml/kg，予等量 5% 葡萄糖液稀释后缓慢静脉注射，速度为 1 ml/min。必要时可间隔 6~8 h 再次给药，注射过程维持心率 80 次 / 分以上，避免药液外渗。

3. 对于晚发性新生儿低钙血症提倡母乳喂养或用钙磷比例适当的配方奶喂养，并口服补充维生素 D。

4. 甲状旁腺功能低下应长期口服钙剂，同时应注意处理低镁血症。

二、新生儿高钙血症

新生儿高钙血症（hypercalcemia）是指血清钙浓度 > 2.75 mmol/L（11.0 mg/dl）或离子钙 > 1.45 mmol/L（6.0 mg/dl）；血清钙浓度 > 4.0 mmol/L（16.0 mg/dl）或离子钙 > 1.8 mmol/L 为严重高钙血症。

【病因、发病机制】

见图 13-1。

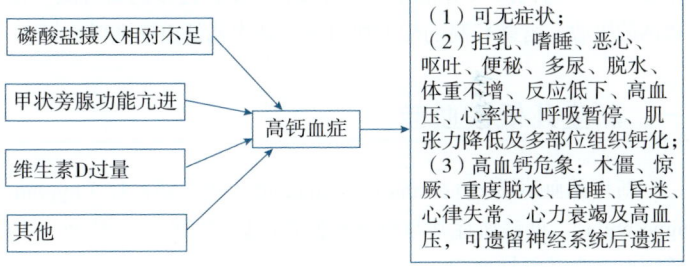

图 13-1 新生儿高钙血症的病因和发病机制

【诊断】

1. 病史

有钙磷代谢异常家族史、甲状旁腺功能异常史、母亲或新生儿长期过量服用维生素 A 或维生素 D、长期用药或肠外营养。

2. 可有上述临床表现。

3. 血清总钙、离子钙升高；血清镁、磷、碱性磷酸酶、血清蛋白、PTH 及 25-$(OH)_2D_3$ 水平异常。

4. 可见尿钙、磷；骨骼、甲状旁腺及肾影像学检查，心电图及肾功能等检查异常。

【治疗】

1. 轻症或无症状者无需特殊处理。注意去除导致高钙血症的因素，限制钙和维生素 D 摄入、减少日照，使用低钙、低维生素配方奶。

2. 与低磷相关的严重高钙血症 补充磷元素 0.5～1.0 mmol/(kg·d)；糖皮质激素可以抑制骨和肠道钙吸收，增加肾分泌钙，泼尼松 1～2 mg/kg 或氢化可的松 1 mg/kg，疗程 2～3 周；降钙素有暂时抗高钙效应，与糖皮质激素合用有协同作用。

3. 重度高钙出现高血钙危象 除需进行病因治疗外，生理盐水 10~20 ml/kg，15~20 min 以上静脉输入纠正脱水后给予呋塞米 1 mg/kg，每 6~8 h 监测镁、钠、钾、渗透压以及出入量防止水、电解质紊乱。

4. 严重甲状旁腺功能亢进者可考虑手术治疗。

第二节　新生儿低、高镁血症

镁主要存在于细胞内，胎儿期由胎盘主动转运。胎儿期镁高于母亲，生后开始下降。镁与钙、磷在体内的代谢既互相联系又相互影响。当钙摄入增加时，镁的吸收减少；过多的磷可减少镁和钙的吸收，含磷较高的配方奶可导致新生儿低血镁和低血钙。

一、新生儿低镁血症

新生儿血清镁 < 0.6 mmol/L（1.6 mg/dl）为低镁血症（hypomagnesemia）。低镁血症常与晚发性低钙血症同时存在，约 80% 的低钙血症合并低镁血症。

【病因、发病机制】

见表 13-2。

表 13-2　新生儿低镁血症病因和临床表现

分类	病因	临床表现
新生儿暂时性低镁血症	（1）储备不足：母亲低镁血症，多胎妊娠 （2）摄入减少：新生儿肝病，肠道疾病。 （3）暂时性甲状旁腺功能低下，低镁、低钙同时存在。 （4）配方乳喂养，磷镁比例过高。 （5）丢失增加：腹泻、肠瘘或经尿液排出增多	（1）多于生后 1 周出现，表现为持续低血钙、多尿及代谢性酸中毒。 （2）神经肌肉兴奋性增强：眼角及面肌抽动、凝视、四肢强直。 （3）严重时有惊厥、呼吸暂停。 （4）心律失常，T 波低平、倒置及 ST 段下降
原发性低镁血症	多基因突变，家族性低镁血症	

【诊断】

1. 新生儿低钙血症补钙后抽搐不缓解要考虑低镁血症。

2. 血镁低于 0.6 mmol/L（1.6 mg/dl）可诊断低镁血症。

3. 尿镁比血镁更能反映实际情况，基因学检测有助于原发性低镁血症的病因学诊断。

【治疗】

1. 出现抽搐时深部肌内注射 25% 或 50% 硫酸镁 0.4 ml/kg 或 0.2 ml/kg。

2. 严重低镁血症，静脉注射 2.5% 硫酸镁 2~4 ml/kg（50~100 mg/kg），速度小于 1 ml/min，每 8~12 h 可重复 1 次，一般 1~4 次可控制惊厥，随后改口服 10% 硫酸镁，每次 1~2 ml/kg，每日 2~3 次，疗程 7~10 天。注意口服高浓度硫酸镁可导致腹泻。

3. 伴低钙血症时使用钙剂和维生素 D 治疗可加重低镁血症。

4. 原发性低镁血症需长期治疗。

二、新生儿高镁血症

新生儿血清镁＞1.1 mmol/L（3.0 mg/dl）为高镁血症（hypermagnesemia）。通常血清镁＞1.9 mmol/L（5.0 mg/dl）出现症状。

【病因、发病机制】

见图 13-2。

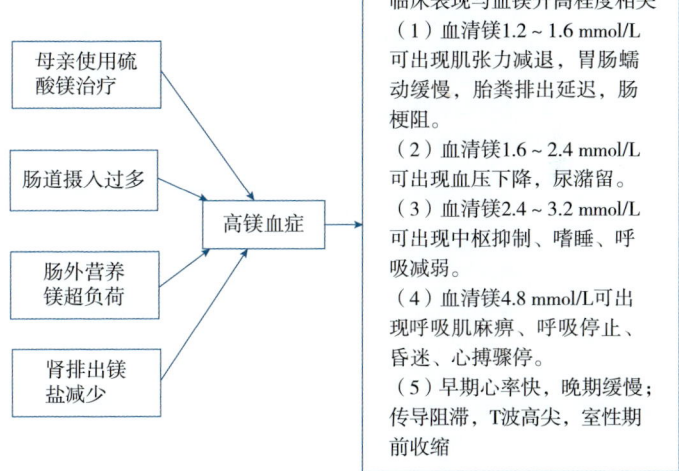

图 13-2 新生儿高镁血症病因和发病机制

【治疗】

1. 高镁血症多为医源性，停止外源性镁摄入。

2. 静脉注射 10% 葡萄糖酸钙 2 ml/kg。

3. 严重呼吸抑制时呼吸支持。

4. 保证足够体液，适当使用利尿剂。

5. 严密心电监护。

第三节　新生儿低、高钠血症

正常新生儿血清钠为 135~145 mmol/L。

一、新生儿低钠血症

新生儿低钠血症（hyponatremia）是指由于各种原因导致的新生儿体钠总量减少，血清钠 < 130 mmol/L 和（或）水潴留为主要表现的临床综合征。

【病因、发病机制】

见表 13-3。

表 13-3　新生儿低钠血症的病因和临床表现

分类	病因	临床表现
围生期因素	（1）产时各种应激，如缺氧、窒息、呼吸窘迫综合征、颅内出血及颅内感染等，导致抗利尿激素分泌异常增加，致尿量减少，水潴留稀释血钠。 （2）孕母在孕期低盐饮食，分娩前使用利尿剂。 （3）生后胎儿血液循环向新生儿血液循环转换，右心容量扩大，右心房心钠素分泌增加，产生利尿、利钠作用。 （4）输非含钠液过量	除原发病临床表现外，新生儿常表现为细胞外液增加的征象。精神反应欠佳，尿量常减少，体重增加伴水肿
神经内分泌因素	早产儿肾小管对盐皮质激素反应迟钝，钠重吸收减少	
疾病因素	（1）胃肠道疾病：腹泻、肠造瘘、外科引流及肠梗阻。 （2）肾疾病：急性肾衰竭多尿期，肾病综合征。 （3）皮肤病变：烧伤、大疱性表皮松解症、先天性皮肤缺失。 （4）肾上腺皮质功能不全，先天性肾上腺皮质增生症。 （5）晚期早产儿低钠血症：常因钠摄入量低，使用利尿剂引发	除原发病临床表现外，新生儿常表现为细胞外液减少的征象。皮肤弹性差，心动过速，代谢性酸中毒，尿量减少，尿比重增加，体重减轻

【诊断】

血清钠 < 130 mmol/L。伴细胞外液增加的低钠血症常有体重增加伴水肿；细胞外液减少的低钠血症常有体重减轻，皮肤弹性差，心动过速和代谢性酸中毒、尿量减少、尿比重增加和尿钠排泄分数降低。

【治疗】

1. 针对原发病，积极去除病因。

2. 对于细胞外液减少的低钠血症要补充钠和水的缺失；对于重度脱水者，需先扩容。

3. 对于细胞外液正常/增多的低钠血症应限制液体。

4. 对于血钠 < 120 mmol/L，存在明显低钠症状的新生儿可补充 3% NaCl。所需 3% NaCl 量（ml）=（125- 血清钠）mmol/L × 0.7 × 体重（kg）/0.5；补充速度：1 mmol/（kg·h），直到血钠恢复到 125 mmol/L，然后放慢速度，在 24~48 h 内纠正低钠血症。

5. 低钠血症所需补充的钠量（mmol）=（140- 血清钠）mmol/L × 0.7 × 体重（kg）；先补充 1/2 量，根据治疗反应决定进一步补充量，通常 24~48 h 内补足。

6. 对于肾上腺皮质功能不全、单纯型醛固酮不足的患儿需补充盐皮质激素。

7. 对于存在肾衰竭的稀释性低钠血症，可进行腹膜透析或连续血液净化。

二、新生儿高钠血症

新生儿高钠血症（hypernatremia）是指由于各种原因导致的新生儿相对于体液总量的钠过多，血清钠 > 150 mmol/L 和（或）相对于体钠总量的水缺乏，临床表现为高渗综合征。

【病因、发病机制】

见表 13-4。

表 13-4 新生儿高钠血症的病因和临床表现

分类	病因	临床表现
细胞外液正常或减少的高钠血症	（1）极低出生体重儿肾负荷增加，不显性失水增加。 （2）脑室内出血（IVH）等引起 ADH 分泌、转运和储存异常；腹泻和喂养不当	体重减轻，心动过速，低血压，代谢性酸中毒，尿量减少

表 13-4 新生儿高钠血症的病因和临床表现（续表）

分类	病因	临床表现
细胞外液过多的高钠血症	多见于等张和高张液体输入过多	体重增加伴水肿，心率、血压、尿量可正常，肾排钠分数升高

【诊断】

血清钠＞150 mmol/L，可伴临床表现，严重时可有嗜睡、激惹、烦躁等神经系统表现。

【治疗】

1. 积极治疗原发病，去除病因。

2. 对于细胞外液正常或减少的高钠血症应增加补水。

3. 静脉补充水量（L）=［血清钠（mmol/L）–140］×0.7×体重（kg）/140，按计算量的 1/2 给予，根据治疗后反应决定是否继续补充，在 48 h 以上时间纠正。

4. 高钠血症纠正速度不能过快，以免引发脑水肿和惊厥，血清钠降低的速度应＜1 mmol/（L·h），或＜10 mmol/（L·d）。

5. 对于钠潴留性高钠血症，除限制钠盐摄入外，可用髓袢利尿剂。

6. 肾功能障碍者可予腹膜透析、血液透析或连续血液净化。

第四节 新生儿低、高钾血症

人体内钾主要存在于细胞内，正常新生儿血清钾在 3.5～5.5 mmol/L。细胞内钾远高于细胞外血清钾浓度，细胞内外钾浓度差异对于维持神经和肌肉细胞的静息电位非常重要。

一、新生儿低钾血症

新生儿低钾血症（hypokalemia）是指新生儿体内血清钾＜3.5 mmol/L，神经、肌肉兴奋性降低，症状主要累及神经、肌肉、心脏、肾和消化道。

【病因、发病机制】

见表 13-5。

表 13-5　新生儿低钾血症的病因和临床表现

分类	病因	临床表现
钾摄入不足	较长时间禁食，肠内外营养量不足	（1）除原发病表现外，主要表现为精神反应差、嗜睡、肌张力降低。 （2）心率快，房性或室性期前收缩、室上性或室性心动过速、心室扑动或心室颤动；T波增宽、低平或U波出现、Q-T间期延长、ST段下降。 （3）腹胀，甚至肠麻痹
钾丢失过多	（1）呕吐、腹泻、胃肠引流经胃肠道丢失。 （2）排钾利尿剂应用。 （3）皮肤软组织疾病导致经皮肤丢失，如烧伤、大疱性表皮松解症、皮肤先天性缺失。 （4）腹膜透析治疗不当。 （5）疾病：如醛固酮增多症，先天性肾上腺皮质醇增多症，肾小管性酸中毒等	
钾在细胞内外分布异常	（1）酸中毒纠正后钾由细胞外转入细胞内。 （2）各种原因碱中毒。 （3）胰岛素增多	

【诊断】

血清钾 < 3.5 mmol/L。

【治疗】

1. 积极治疗原发病，去除病因。
2. 尽快恢复经胃肠道喂养，增加钾摄入。
3. 严重低钾每天可给予 4 ~ 6 mmol/kg，静脉输入，补钾浓度小于 40 mmol/L（0.3%）。
4. 因细胞对钾的恢复速度有一定的限制，不能操之过急，即使在严重低钾患者快速补钾也有潜在危险，包括致死性心律失常。因此应随时监测血清钾水平及心电监护。

二、新生儿高钾血症

新生儿高钾血症（hyperkalemia）是指新生儿体内血清钾 > 5.5 mmol/L。但新生儿在出生早期血钾可偏高，不同胎龄和体重的新生儿血钾范围有所差异。

【病因、发病机制】

见表 13-6。

表 13-6 新生儿高钾血症的病因和临床表现

分类	病因	临床表现
钾摄入过多	伴有肾功能障碍时短期内大量补钾或输血	轻者可无临床症状,重者可表现为心动过缓或过快的心律失常,心血管系统不稳定;心电图检查可见 T 波高尖,P 波消失或 QRS 波群增宽,心室颤动以及心脏停搏等严重征象
肾排钾障碍	肾衰竭、血容量减少、脱水、休克、肾上腺皮质功能不全、肾上腺出血、先天性肾上腺皮质增生症及保钾利尿剂运用	
钾从细胞内释放或移出	大量溶血、围生期缺氧、酸中毒、休克、低体温、高热导致组织分解代谢亢进及严重组织损伤	
其他	极低出生体重儿出生早期生理性高血钾	

【诊断】

血清钾 > 5.5 mmol/L,可伴有临床表现。

【治疗】

1. 中止含钾静脉补液和口服补钾。

2. 稳定心脏传导系统。补充钠和钙,通常用 10% 葡萄糖酸钙 1～2 ml/kg,0.5～1 h 内缓慢静脉注射,可对抗高钾,同时监测心电图;伴低钠者用生理盐水静脉注射,对难治性心律失常可用利多卡因等抗心律失常药物。

3. 稀释或使钾向细胞内转移。

(1)对于脱水者,补液常能纠正高钾血症。

(2)血液碱化能促进钾向细胞内转移,常用碳酸氢钠 1～2 mmol/(kg·h)(5% 碳酸氢钠 1 ml=0.6 mmol NaHCO$_3$)静点。对于小于 34 周早产儿尽可能避免快速使用碳酸氢钠。

(3)胰岛素能刺激细胞膜 Na$^+$-K$^+$-ATP 酶,促进细胞对钾的摄取。初始用胰岛素 0.05 U/kg,加入 10% 葡萄糖 2 ml/kg,静脉注射;然后以 10% 葡萄糖液每小时 2～4 ml/kg 加胰岛素每小时 0.1 U/kg 维持,监测血糖。

(4)增加钾排泄 常用利尿剂如呋塞米 1 mg/kg 静脉注射;对于少尿者,可使用阳离子交换树脂、腹膜透析、换血治疗及连

第五节 糖代谢紊乱

一、新生儿低血糖症

新生儿低血糖（hypoglycemia）是指血糖低于正常新生儿血糖值的下限，但新生儿低血糖的界限及尚存争议。目前多主张不论胎龄和日龄血糖 < 2.2 mmol/L（40 mg/dl），作为诊断标准，而 < 2.6 mmol/L（47 mg/dl）为临床需要处理的界限。

【病因、发病机制】

见表13-7。

表13-7 新生儿低血糖症的病因和临床表现

分类	病因	临床表现
糖原储备不足	早产儿、小于胎龄儿、胎儿生长受限	部分无症状，称无症状性低血糖。临床表现多为非特异性，可表现为反应低下、多汗、苍白、阵发性发绀、喂养困难、嗜睡、肌张力低下、呼吸急促、呼吸暂停、激惹、哭声异常、颤抖、震颤，甚至惊厥；严重低血糖可引起脑损伤，称低血糖脑病
摄入不足或生成减少	（1）喂养延迟，热卡摄入不足。 （2）糖原累积综合征、果糖不耐受、半乳糖血症、枫糖尿病及丙氨酸血症。 （3）下丘脑和肾上腺皮质功能不全、肾上腺素缺乏及胰高血糖素缺乏。 （4）母亲服用普萘洛尔等	
利用和消耗增加	围生期窒息、低体温、肺透明膜病、败血症、红细胞增多症及休克等	
血中胰岛素水平异常升高	糖尿病母亲婴儿、胰岛细胞增生或功能亢进、严重溶血、胰岛β细胞肿瘤、Beckwith综合征、母亲服用β-肾上腺素受体激动剂，如沙丁胺醇、特布他林等	
医源性	交换输血、静脉输入葡萄糖液浓度或速度不当、骤停静脉输注葡萄糖等	

【诊断】

血糖< 2.2 mmol/L（40 mg/dl）。血糖< 2.6 mmol/L（47 mg/dl）为临床需要处理的界限。

【治疗】

1. 低血糖高危新生儿筛查和干预总则

（1）所有低血糖高危新生儿均需尽早喂养。

（2）一些新生儿需要经口喂养、鼻胃管喂养或静脉补液。

（3）对异常血糖结果的新生儿进行干预后，需复查血糖。

（4）调整处理措施后，应复查血糖。

（5）对呼吸> 60 次/分不宜经口喂养的新生儿，应采用鼻胃管喂养或静脉补液。

（6）如新生儿低血糖经干预后症状无改善，需考虑可能存在其他疾病，应予进一步检查以明确诊断。

2. 血糖筛查方法（空腹）

（1）对所有高危新生儿出生 30 ~ 60 min 内进行血糖筛查，即使初筛血糖正常的高危新生儿也应进入临床管理流程。

（2）随后每 3 h 复查 1 次，至少筛查 2 次；异常血糖结果的新生儿进行干预后，需 30 min 复查血糖，随后再每 3 h 复查 1 次，至少筛查 2 次。

（3）q3 h×2 次均正常根据临床及喂养情况从 6 ~ 8 h 延长至 12 ~ 24 h 复查。

（4）糖尿病母亲的新生儿或出生体重< 2 公斤的新生儿应增加复查次数。

3. 新生儿低血糖的临床处理

（1）血糖< 2.2 mmol/L 时或 2.2 ~ 2.6 mmol/L 有明显低血糖症状时：静脉推注+静脉点滴+喂养（可行时）。

（2）初查 2.2 ~ 2.6 mmol/L 时：喂养和（或）静脉点滴。

（3）复查 2.2 ~ 2.6 mmol/L 时：静脉点滴+喂养（可行时）。

（4）静脉推注：10% GS 2 ml/kg，1 ~ 2 min 推注。

（5）喂养：口服/胃管> 10 ml/kg 母乳、配方奶或 8% GS。喂养< 10 ml/kg 时静脉点滴。

（6）静脉点滴：10% ~ 20% GS，起始 4 ~ 5 mg/(kg·min)，可 10 ~ 12 mg/(kg·min)（外周静脉 GS 最高浓度 12.5%）。

4. 静脉点滴增加补糖速度方法

（1）增加静脉点滴速度。

（2）增加静脉点滴糖浓度（外周静脉 GS 最高浓度 12.5%，

中心静脉最高浓度20%）。

（3）初始糖速：4~5 mg/（kg·min）[3 ml/（kg·h）] 可到10~12 mg/（kg·min）。

（4）每次增加糖速25%。

5. 新生儿低血糖停止静脉补糖处理流程

（1）静脉补糖速度每3~6 h降低25%，每3 h喂哺1次。

（2）每降低静脉补糖速度后30~60 min检测空腹血糖。

（3）低于1.5 mg/（kg·min）完全停止。

（4）如任何1次空腹血糖<2.6 mmol/L按前述重新处理。

6. 受糖浓度及液体量的限制，静脉补充葡萄糖不能维持血糖水平可加用氢化可的松，5~10 mg/（kg·d），静滴，直至症状消失；血糖恢复后24~48 h停止，激素疗法可持续数日至一周。持续性低血糖者可用胰高血糖素0.025~0.2 mg/kg肌内注射，必要时6 h可重复应用。

7. 原发病的治疗。对持续低血糖者积极寻找原发病，针对原发病进行治疗。高胰岛素血症者给予二氮嗪5~20 mg/（kg·d）分三次口服，或给予奥曲肽5~25 μg/（kg·d），皮下注射。

二、新生儿高血糖症

新生儿高血糖（hyperglycemia）是指全血血糖>7 mmol/L（125 mg/dl）或血浆血糖>8 mmol/L（145 mg/dl），临床上常无症状，主要表现为渗透性利尿，较小体重或较小胎龄早产儿很容易出现脱水症状。

【病因、发病机制】

见表13-8。

【诊断】

血糖>7 mmol/L（125 mg/dl），尿糖多呈阳性。

【治疗】

1. 预防和早期发现高血糖，并及时调节输糖速度。如无症状高血糖多可耐受。尽早开始胃肠内喂养，氨基酸和脂肪乳可以减少葡萄糖利用，氨基酸可促进胰岛素分泌。

2. 去除病因，积极寻找高血糖原因。纠正窒息、缺氧、控制感染、恢复体温。医源性高血糖时及时减少葡萄糖输入，停用激素。

3. 胰岛素治疗

当葡萄糖浓度已降至5%，输糖速度降至4 mg/（kg·min）时

表 13-8 新生儿高血糖症的病因和临床表现

分类	病因	临床表现
血糖调节功能不成熟	糖耐受力低,尤其是早产儿、小于胎龄儿,胰岛 B 细胞功能不完善,胰岛素反应不稳定。胎龄、体重、日龄越小越明显	轻者常无症状,重者呈高渗性利尿,继而出现不安、烦渴、脱水、多尿、消瘦及酸中毒,甚至颅内出血
疾病应激	窒息、缺氧、感染、低温、机械通气、手术、外伤及疼痛性操作等,机体处于应激状态,皮质醇、儿茶酚胺和胰高血糖素,以及细胞因子或内皮素增高,糖生成增加,同时胰岛素释放受抑,葡萄糖利用降低	轻者常无症状,重者呈高渗性利尿,继而出现不安、烦渴、脱水、多尿、消瘦及酸中毒,甚至颅内出血
医源性高血糖	常见于早产儿静脉营养、补液,应用糖皮质激素、肾上腺激素;也见于母亲分娩前运用糖和糖皮质激素	
新生儿暂时性糖尿病	又称假性糖尿病,机制不明。可能与胰腺发育不成熟或 B 细胞暂时功能性低下有关。多见于小于胎龄儿,生后 6 周内发病,病程呈暂时性	
真性糖尿病	基因突变有关,新生儿期少见	

血糖仍 > 14 mmol/L,尿糖阳性或由于限制葡萄糖摄入导致热量不足时可用胰岛素。

(1)间歇胰岛素输注 0.05 ~ 0.1 U/kg,每 4 ~ 6 小时 1 次,必要时通过输液泵输注(> 15 min)。

(2)持续胰岛素滴注速度为 0.01 ~ 0.2 U/(kg·h),可从 0.05 U/(kg·h)开始。新生儿对胰岛素滴注速度极为敏感,每 30 min 监测一次血糖,以调节胰岛素输注速度直至稳定。

4. 注意监测血钾、血气等,及时纠正酮症酸中毒。

5. 真性糖尿病由内分泌专科管理。

三、新生儿高胰岛素血症

新生儿高胰岛素血症（hyperinsulinism，HI）是新生儿期顽固性低血糖的最常见原因，可以是暂时性也可以是持续性（先天性）。持续性高胰岛素血症（persistent hyperinsulinism，PHI）多具有遗传异质性和临床表现异质性的综合征，本节讨论 PHI。

胰岛素由胰岛 B 细胞分泌，胰岛 B 细胞膜电位的维持依赖 Na^+-K^+-ATP 酶和保持开放的 ATP 敏感的 K 通道（K_{ATP}），任何造成 K_{ATP} 通道关闭的因素均可导致胰岛素的分泌过度。目前已鉴定出多种基因突变可影响 K_{ATP} 通道的开放。

【病因、发病机制】

见表 13-9。

表 13-9 新生儿高胰岛素血症的病因和发病机制

病因	发病机制	临床特点
K_{ATP} 基因突变	常染色体隐性遗传病；造成胰岛 B 细胞膜电位 K_{ATP} 通道关闭，导致胰岛素过度分泌；高胰岛素血症抑制酮体生成和脂肪分解，造成低脂肪酸血症及低酮症性低血糖	大于胎龄儿，特殊面容，前额突出、小鼻尖、鼻柱短小、鼻大而圆钝、人中浅、上唇薄、不对称性肌肉肥大，难以纠正的低血糖和严重低血糖脑病
GDH 基因突变	常染色体显性遗传病影响 K_{ATP} 通道开放，也称亮氨酸敏感症，又称为高胰岛素/高血氨（HI/HA）综合征	出生体重正常，多表现为空腹、餐后中度低血糖；高蛋白饮食是明显诱因，血氨明显升高，但缺乏高氨血症临床症状
GCK 基因突变	常染色体显性遗传病，是胰岛 B 细胞内葡萄糖代谢限速酶基因活化性突变导致细胞内葡萄糖代谢增快，ATP 生成增加，促进胰岛素分泌	出生体重正常，常表现为无症状性空腹低血糖，常在成年后因神经性低血糖被诊断

【诊断】

1. 低血糖时测定血浆葡萄糖、胰岛素、脂肪酸、β-羟丁酸、乳酸、血氨、肉碱以及生长激素、胰岛素样生长因子结合蛋白 1、皮质醇、促肾上腺皮质激素、甲状腺激素、促甲状腺激素和尿酮体对诊断有意义。

2. 放射性核素检查对诊断有较高价值。

3. 反复或持续性低血糖，静脉注射葡萄糖需 > 10 mg/(kg·min) 才能维持血糖在正常范围，以及影像学检查无异常发现，符合下列条件之一，可诊断为高胰岛素血症。

（1）当血浆葡萄糖 ≤ 2.8 mmol/L 时，血胰岛素 > 2 mU/L。

（2）游离脂肪酸 < 15 mmol/L。

（3）血 β-羟丁酸 < 2 mmol/L；胰高血糖素试验血糖升高 ≥ 1.7 mmol/L。

【治疗】

1. 一般治疗包括口服或输注葡萄糖，具体按低血糖方案进行；可配合增加进食，对于 HI/HA 患儿需限制蛋白质，尤其限制亮氨酸摄入。

2. 药物治疗首选二氮嗪，起始剂量 10~20 mg/(kg·d)，分 2~3 次口服，逐渐减至能控制血糖的最低剂量；常与配合使用氢氯噻嗪，7~10 mg/(kg·d)，分 2 次服，可减轻二氮嗪副作用。治疗有效指征：停用药物和静脉葡萄糖 5 天后，正常喂养下餐前空腹和餐后血糖均 > 3 mmol/L。GDH 和 GCK 基因突变对二氮嗪治疗反应较好。

3. 生长抑素类似药物，奥曲肽起始剂量为 2~5 μg/(kg·d)，分 3~4 次皮下注射，最大剂量 20 μg/(kg·d)。本药易导致耐药，仅适合短期应用。

4. 胰高血糖素联合生长抑素可用于一线药物治疗失败的患者。另有硝苯地平成功控制血糖的案例报道。

5. 手术治疗，药物治疗无效者采用胰腺大部分切除术。

四、新生儿糖尿病

新生儿糖尿病（neonatal diabetes mellitus，NDM）是一种少见的特殊类型糖尿病，一般是指出生 6 个月内发生的糖尿病。是一组异质性的基因遗传病，是遗传因素所致的胰腺发育异常，胰岛素合成分泌障碍性疾病。NDM 病因尚未完全清楚，发病率在欧美约为 1/300 000，有逐年上升的趋势，目前我国暂无新生儿糖尿病发病率的报道。根据临床 NDM 可分为暂时性（TNDM）和永久性（PNDM）。

【病因、发病机制】

见表 13-10。

表 13-10　新生儿糖尿病的病因和发病机制

临床分型	病因、发病机制	临床特点
TNDM	父源性 *PLAGL-1* 过表达，导致染色体 6q24 区域基因重复或 6 号染色体母源性甲基化基因松解，致胰腺 B 细胞发育成熟障碍或分泌障碍	约占 NDM 的 50%，通常伴宫内发育迟缓，诊断较早，较少发生酮症酸中毒，胰岛素起始剂量较低，1 型糖尿病相关自身抗体均为阴性；多数患儿可在发病后几个月自然缓解，约半数以上在儿童或青春期复发，复发后需终生胰岛素维持治疗
PNDM	编码胰岛 B 细胞 K_{ATP} 通道基因 *KCNJ11/ABCC8* 杂合突变，导致钾通道持续开放，抑制电压依从性钙通道开启，从而抑制葡萄糖刺激的胰岛素分泌	宫内发育迟缓的发生率较低，诊断年龄稍大，发病时常伴有酮症酸中毒。发病后无缓解过程，需终生维持治疗。磺脲类口服降糖药疗效较好

【诊断】

1. 糖尿病症状，即高糖所致的多饮、多食、多尿、体重下降等急性代谢紊乱表现；加上随机血糖检测 ≥ 11.1 mmol/L（200 mg/dl）；或空腹血糖 ≥ 7.0 mmol/L（126 mg/dl）；或葡萄糖负荷后 2 h 血糖 ≥ 11.1 mmol/L。无糖尿病症状者需重复检测。

2. 符合上述诊断条件的应进一步行分子学、基因诊断。

【鉴别诊断】

1. 暂时性高血糖多见于早产儿胰岛 B 细胞发育不完善，与静脉输注含葡萄糖溶液有关，调整葡萄糖速度可缓解；窒息、感染、寒冷、颅脑损伤等应激状态，原发病痊愈高血糖即可逐渐消失。

2. 高阴离子间隙代谢性酸中毒，各种原因所致的乳酸血症、肾功能不全、某些遗传代谢病，有酸中毒，但无高血糖。

3. 糖尿，如范科尼综合征，以及其他原因引起的肾小管性糖尿，有其特征，但无高血糖。

【治疗】

1. 治疗原则

（1）纠正脱水、酸中毒和电解质紊乱。

（2）胰岛素替代治疗，降低高血糖和恢复糖、脂肪及蛋白质的正常代谢，保证生长发育。

(3)控制感染;向家属宣教有关糖尿病知识。

(4)建立双套静脉输液通道和应用输液泵,保证水液和胰岛素同时进行和分别调整。

2. 液体治疗

NDM主要是由高糖渗透利尿造成体液损失,新生儿特别是早产儿判断脱水程度困难。总液体量轻、中、重度脱水按120~150 ml/(kg·d)、150~200 ml/(kg·d)、200~250 ml/(kg·d),进行补充,糖尿病酮症酸中毒时脱水比较严重,一般按中度及以上脱水开始治疗。

(1)扩容:对中、重度脱水用生理盐水20 ml/kg30~60 min快速静脉滴注。

(2)补充累计损失量:根据血钠决定补1/2或1/3张不含糖盐水,输液速度按10 ml/(kg·h),以后按6~10 ml/(kg·h),于12 h补充总液量1/2,余量12~24 h内用完。当血糖降至14~17 mmol/L(250~300 mg/dl)时改用含5%葡萄糖的1/2张糖盐液。

(3)纠正酸中毒:补充水和胰岛素一般可纠正酸中毒。轻度酸中毒不需补碱,当pH值低于6.9时使用5%碳酸氢钠1~2 ml/kg稀释成等张或1/2张,1 h以上输入,必要时可重复。

(4)补钾:扩充循环,肾功能改善有尿后开始,按3~4 mmol/(kg·d)钾,有明显低钾症状者4~6 mmol/(kg·d)钾加入静脉滴注液混合,氯化钾浓度≤0.3%。

3. 胰岛素替代治疗见表13-11。

4. 磺酰脲类药物治疗

分子学诊断确诊为K_{ATP}通道缺陷所致NDM需逐渐过渡到口服磺酰脲类药物治疗。

5. 监护

液体疗法和胰岛素治疗都具有估算性质,治疗过程中要密切观察病情变化和治疗反应,定时监测各项指标,随时调整治疗方案。

表 13-11 胰岛素替代治疗

分类		用法、用量	监测
酮症酸中毒患儿	初始剂量	0.1 U/(kg·h),静脉滴注	检测血糖、尿糖、血酮体、尿酮体和血气。12 h 内每小时监测一次,后每 2~4 h 监测一次
	剂量调整①	0.5~3 U/(kg·d),分 6 次,喂奶前 30 min 皮下注射②	注射前和注射后 2 h 测血糖、尿糖,调整剂量
无酮症酸中毒患者在未确诊为 K_{ATP} 通道缺陷前	初始剂量	0.5 U/(kg·d)	使用胰岛素泵,根据血糖水平调整用量
	剂量增减	±0.1 U/(kg·d)	

注:①当血糖降低接近 8~12 mmol/L,酮症消失,进食良好时进行剂量调整;②停止胰岛素静脉滴注前 1~2 h 开始皮下注射第一次。

第六节　甲状腺问题

一、早产儿暂时性甲状腺功能减退

【概述】

早产儿暂时性低甲状腺素血症（transient hypothyroxinemia of prematurity，THOP），又称低甲状腺素血症（低 T_4 和正常 TSH），是指早产儿脐带血或血清 T_4 或 FT_4 水平低，促甲状腺激素（TSH）小于 20 mU/L。由于早产儿下丘脑-垂体-甲状腺系统功能不成熟、甲状腺素合成分泌异常，易出现 T_4 水平下降而不伴有 TSH 水平升高。这种 T_4 水平低下是暂时的，随着早产儿的逐步成熟可自行恢复正常。这种特殊的生理现象被称为早产儿 THOP。胎龄越小、出生体重越低，THOP 发生率越高。胎龄 24~27 周、出生体重 < 1000 g 的早产儿是 THOP 的高危人群。

【发病机制】

1. 下丘脑-垂体-甲状腺轴发育不成熟

下丘脑促甲状腺激素释放激素（TRH）产生减少，甲状腺对 TSH 的反应不成熟，甲状腺滤泡细胞组织脱碘能力不足，将 T_4 转化为活性 T_3 的能力降低。但是，TSH 和 T_4 对 TRH 的反应是正常的，所以不成熟的部位可能是下丘脑。

2. 疾病

感染、新生儿呼吸窘迫综合征、缺氧缺血性脑病可以引起早产儿缺氧、酸中毒等，进一步导致下丘脑功能损害、碘摄取抑制、甲状腺血流减少、甲状腺结合球蛋白（TBG）减少等，从而引起甲状腺功能减退。

3. 母体抗体影响

当母亲存在免疫性抗体导致的甲状腺功能减退时，循环中的甲状腺自身抗体可以穿过胎盘，其中甲状腺结合抑制球蛋白可阻断新生儿甲状腺中的 TSH 受体。

4. 胎儿暴露于抗甲状腺药物

母体服用抗甲状腺药物可导致新生儿甲状腺激素合成减少，如甲巯咪唑和丙基硫氧嘧啶等。

5. 母亲接触碘

母亲服用胺碘酮或暴露于碘造影剂可能导致婴儿出现 THOP。

【诊断】

临床尚无 THOP 的统一诊断标准,一般认为早产儿脐带血或血清 T_4 及 FT_4 降低,TSH 正常或略高(<20 mU/L),TSH 及 T_4 对 TRH 刺激试验反应良好,TBG 正常,T_4、FT_4 低于同胎龄、同日龄婴儿第 10 百分位可考虑诊断。

【鉴别诊断】

见表 13-12。

表 13-12 早产儿甲状腺功能减退分类

评估		诊断
TSH	T_4	
正常	降低	暂时性低甲状腺素血症 先天性非典型甲状腺功能减退(TSH 延迟或升高)
升高	降低	先天性甲状腺功能减退(TSH>40 mU/L,暂时性或永久性)
升高	正常	先天性代偿性甲状腺功能减退(暂时性或永久性) 下丘脑-垂体-甲状腺轴发育不成熟(暂时性)
降低	降低	继发性(中枢性)甲状腺功能减退
正常/降低	正常/降低	低 T_3 综合征

【治疗】

早产儿甲状腺功能减退具有一定的普遍性,目前还未有充分理由说明补充 L- 甲状腺素钠对于低出生体重儿是必需的或有益的,治疗剂量的选择也有待进一步研究。目前没有关于早产儿甲状腺功能减退治疗目标的相关文献。

【预后】

这种 T_4 水平低下是暂时的,随着早产儿的逐步成熟可自行恢复正常。部分需要应用 L- 甲状腺素钠治疗者,也可以在生后数月或 1 岁左右停止用药。一般预后良好。

二、先天性甲状腺功能减退症

【概述】

由于甲状腺先天性缺陷或母孕期饮食中缺碘所致甲状腺激素分泌缺乏或不足而引起的疾病,称为先天性甲状腺功能减退症(congenital hypothyroidism,CH),其主要临床表现为体格和智力发育障碍。可分为散发性先天性甲状腺功能减退症和地方性先天性甲状腺功能减退症。先天性甲状腺功能减退症国际总体发病率为 1/4000～1/3000，我国的平均发病率为 1/2100。

【病因】

1. 原发性甲状腺功能减退症

（1）甲状腺缺如、发育不良或发育异常。

（2）甲状腺激素合成障碍：如钠碘协同转运体缺陷，甲状腺过氧化物酶缺陷，碘化酪氨酸脱碘酶缺陷，甲状腺球蛋白合成缺陷等。

（3）促甲状腺激素（TSH）抵抗：如 TSH 受体缺陷等。

2. 继发性甲状腺功能减退症

（1）孤立性 TSH 缺乏：TSH β 亚单位基因突变。

（2）促甲状腺激素释放激素（TRH）缺乏：孤立性，垂体柄中断综合征，下丘脑病变如错构瘤等。

（3）TRH 抵抗：TRH 受体突变。

（4）垂体发育不良或缺如。

3. 外周性甲状腺功能减退症

（1）甲状腺激素抵抗：甲状腺 β 受体突变或信号传递通路缺陷。

（2）甲状腺激素转运异常。

4. 暂时性甲状腺功能减退症

（1）母亲抗甲状腺药物治疗。

（2）母体内的 TSH 受体抑制性抗体经胎盘进入患儿体内。

（3）母亲或患儿碘缺乏。

【临床表现】

1. 新生儿期大多数新生儿甲状腺功能减退症无或者有轻微的特异性症状和体征的，但仔细询问病史和体格检查常可发现可疑线索，如母亲怀孕时感到胎动减少，过期产，巨大儿，面部臃肿，皮肤粗糙，黄疸较重或消退延迟，嗜睡，少哭，哭声低下，食欲缺乏，吸吮反应差，体温低，便秘，前、后囟较大，腹胀，脐疝，心率缓慢，心音低钝等。

2. 婴幼儿和儿童期

（1）生长发育落后：严重的身材矮小，躯体长，四肢短，上、下部量比值常 > 1.5。

（2）神经系统功能障碍：智力低下，记忆力、注意力均下降。运动发育落后，行走延迟，并常伴有听力减退，感觉迟钝，嗜睡，严重者可昏迷。

（3）特殊面容：面部臃肿，表情淡漠，眼距宽，鼻梁扁平，唇厚舌大，眼睑水肿。

（4）心血管功能低下：脉搏细弱，心音低钝，心脏扩大，可伴有心包积液、胸腔积液等。

（5）消化道功能低下：食欲缺乏、腹胀、便秘等。

【辅助检查】

1. 新生儿疾病筛查

是早期发现、早期诊断、早期治疗，改善预后的重要手段。

2. 甲状腺功能检测

甲功五项（TSH、T_4、T_3、FT_4、FT_3）。

3. 甲状腺自身抗体测定

自身免疫性甲状腺疾病的母亲产生的 TSH 受体抑制性抗体可通过胎盘影响胎儿甲状腺发育和功能，引起暂时性甲状腺功能减退症。

4. 甲状腺 B 超检查

可了解甲状腺位置、大小、密度分布，但对异位甲状腺判断不如放射性核素显像敏感。

5. 甲状腺放射性核素显像

针对甲状腺 B 超未见正常甲状腺组织者，6 岁后可考虑完善甲状腺放射性核素显像检查，可用于判断甲状腺位置、大小、发育情况及其占位性病变。

6. 骨龄检查

身高异常者可考虑骨龄测定，做左手和腕部 X 线片，评定患儿的骨龄。

7. 基因学检查

有家族史或其他检查提示为某种缺陷的甲状腺功能减退症时可完善该检查。

8. 其他检查

血糖常降低，血胆固醇、三酰甘油常升高，基础代谢降低，贫血。心电图可示低电压、窦性心动过缓，T 波平坦、倒置，偶有 PR 间期延长，QRS 波增宽。继发性甲状腺功能减退症应做下丘脑垂体 MRI 及其他垂体激素检查。

【诊断】

1. 先天性甲状腺功能减退症（临床型）

TSH > 20 mIU/L，FT_4、T_4 下降。

2. 亚临床甲状腺功能减退症

TSH ≥ 20 mIU/L，T_4，FT_4 正常或正常低限，尚无临床症状。

3. 高 TSH 血症

TSH 5.6 ~ 20 mIU/L，FT_4、T_4、FT_3、T_3 均正常，为轻度甲状腺功能低下的代偿期，大部分患儿可恢复正常。

【鉴别诊断】

1. 先天性巨结肠

患儿出生后不久出现便秘、腹胀，并常有营养不良、发育迟缓，但其面容、精神反应及哭声等均正常，钡剂灌肠可见结肠痉挛段与扩张段，甲状腺功能检查正常。

2. 唐氏综合征

患儿精神运动发育落后，但有特殊面容，眼距宽、外眼角上斜、鼻梁低、舌尖外伸、贯通掌，无黏液性水肿，常伴有先天性心脏病等其他先天畸形。染色体核型分析可鉴别。

【治疗】

新生儿先天性甲减的治疗应当在生后 2 个月之内开始，开始越早预后越好。

1. 药物治疗

先天性甲状腺功能减退症一旦确诊应立即治疗，首选药物为左甲状腺素，常用的治疗剂量如下。

（1）新生儿期：剂量为 10 ~ 15 μg/(kg·d)，1 次顿服，最好使 FT_4 在治疗 2 周内、TSH 在治疗 4 周内达到正常。

（2）婴儿期及儿童期：婴儿期剂量为 5 ~ 10 μg/(kg·d)，儿童期为 4 ~ 6 μg/(kg·d)，早上空腹顿服。上述剂量治疗后必须个体化，根据临床表现及血 FT_4、TSH 的水平不断加以调整。

2. 对因治疗

因碘缺乏引起的甲状腺功能减退症可给予补碘。

【预后】

早期发现、早期诊断、早期治疗，预后良好。

三、甲状腺功能亢进症

【概述】

新生儿甲状腺功能亢进较为罕见，且多为暂时性，主要继发于母亲患甲状腺自身免疫性疾病，常见于 Graves 病。但如果没有得到早期有效诊治可以引起较高病死率及严重并发症，影响新生儿远期神经认知功能。估计新生儿甲亢在新生儿人群中的发病率为 1/（25 000 ~ 50 000）。

【发病机制】

主要是因为 Graves 病母亲通过胎盘传输 TRAb 给胎儿所致。TRAb 属于 IgG，分为甲状腺刺激抗体（TSAb）、甲状腺抑制抗体（TSBAb），可以自由通过胎盘。TSAb 可与 TSH 竞争性结合 TSH 受体，当大量 TSAb 与 TSH 受体结合后，可激活腺苷环化酶，增加甲状腺激素合成与分泌，负反馈调节 TSH 下降。

极少数新生儿甲状腺功能亢进继发于 TSHR 基因突变或 GNAS 基因突变，此类甲状腺功能亢进多为永久性，且治疗困难。

【临床表现】

新生儿期甲状腺功能亢进临床症状及体征可涉及多个系统，表现多样，缺乏特异性。具体临床症状及体征如下：甲状腺肿大（偶伴有气道压迫）、低出生体重、双眼外突、眶周水肿、凝视、烦躁不安、易激惹、多动、出汗多、喂养困难、体重增长困难、呼吸急促、心动过速、心力衰竭、收缩期高血压、肝脾及淋巴结大、胆汁淤积、高黏血症、血小板减少症等。

【诊断】

建议对有新生儿甲状腺高危因素的新生儿进行甲状腺功能监测。高危因素包括：①母亲孕期有 Graves 病；②产前监测发现胎儿有甲状腺功能亢进（甲亢）体征；③有 TSH 受体基因突变家族史；④曾经有甲亢新生儿出生的家庭。

除非出生即有甲亢临床表现，建议在生后 3~5 天进行甲状腺功能检测。如 T_3、T_4、FT_3、FT_4 升高且 TSH 下降，可诊断。建议 10~14 天进行第二次检测。必要时 1~3 个月复查甲状腺功能。

【治疗】

当甲状腺功能显示 FT_4 升高，伴有 TSH 下降且出现相关症状及体征时即应开始积极抗甲亢药物治疗。

1. 甲巯咪唑治疗

开始剂量为 0.2~0.5 mg/（kg·d），分三次口服。甲巯咪唑不良反应相对较轻，主要为：暂时性肝酶升高、暂时性轻度白细胞减少、皮疹、胃肠道不适、关节痛、肌痛。

2. 危重病人可以合并 β 受体阻滞剂普萘洛尔 [剂量为 2 mg/（kg·d）]，分两次口服，或联合碘溶液。

【预后】

新生儿甲状腺功能亢进多为暂时性，随着从母亲获得的 TRAb 代谢，临床症状多在 3~12 周内缓解。

第七节 先天性肾上腺皮质增生症

【概述】

先天性肾上腺皮质增生症（congenital adrenal hydroxylase，CAH）是肾上腺皮质激素合成途径中酶缺陷，引起皮质醇合成障碍为主要特征的先天性异常代谢性疾病，为常染色体隐性遗传。国内外报道发病率为 1/20 000～1/10 000。CAH 根据酶的缺乏分为 6 型，其中最常见的是 21- 羟化酶缺陷，占 95%，其次为 11-β 羟化酶缺乏症，占 3%～5%，其他类型少见。

【发病机制】

肾上腺皮质类固醇激素合成代谢途径见图 13-3。

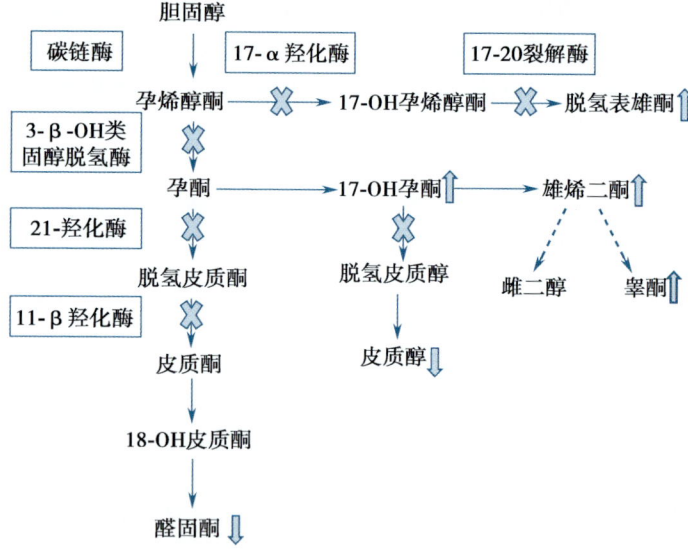

图 13-3 肾上腺皮质类固醇激素合成代谢途径

当代谢中 21- 羟化酶、11-β 羟化酶等出现缺陷，胆固醇的代谢途径不能顺利进行，皮质醇、醛固酮减少，17- 羟孕酮以及睾酮、雄烯二酮托雄性激素明显升高，引起典型的临床症状。

【临床表现】

根据 21- 羟化酶缺乏的程度，可分为失盐型、单纯男性化型、非经典型三种类型。

1. 失盐型

21- 羟化酶完全缺乏型（严重型），占 75%。患儿出生 1～

4周左右出现呕吐、腹泻、体重不增、脱水、皮肤色素沉着、难以纠正的低血钠、高血钾、代谢性酸中毒,甚至休克,病死率为4%~11.3%;该型患儿雄激素增高及男性化程度严重。

2. 单纯男性化型

21-羟化酶活性为正常人的1%~11%,约占25%。该型患儿体内有失盐倾向,代偿性醛固酮增高使临床无失盐症状,仅表现为雄激素增高。男婴出生时外生殖器多正常,少数阴茎增大,睾丸大小正常;女婴出生时多伴有外生殖器不同程度男性化(阴蒂肥大,阴唇融合);随着年龄增大,生长加速、骨龄超前,最终矮小。

3. 非经典型

21-羟化酶活性达20%~50%,中国少见;患儿在儿童后期或青春期出现雄激素增多的体征。

【辅助检查】

1. 新生儿疾病筛查

是早期发现、早期诊断、早期治疗,改善预后的重要手段。可避免新生儿期死亡,尽量减少远期并发症。

2. 实验室检查

(1)17-羟孕酮:血17-羟孕酮浓度持续增高是21-OHD的重要诊断指标。通常17-羟孕酮>300 nmol/L为经典型,6~300 nmol/L主要见于非经典型,或21-羟化酶缺乏杂合子,或假阳性,<6 nmol/L为非经典型者或正常者。

(2)ACTH、皮质醇:有昼夜分泌节律,为了提高诊断的可靠性,建议早晨8时前、糖皮质激素服用前采血。

(3)电解质及酸碱平衡:可表现为低血钠、高血钾、代谢性酸中毒,单纯男性化型及非典型者电解质及酸碱平衡正常。

(4)血浆肾素、醛固酮:评估盐皮质激素储存情况。

(5)雄烯二酮、硫酸脱氢表雄酮、睾酮:两者属于肾上腺雄激素,21-OHD患儿此类激素水平有不同程度的增高。21-OHD患儿睾酮水平均增高。但出生5个月内男婴存在生理性的睾酮增高。

2. 遗传物质检查

(1)染色体核型分析:对于外生殖器两性难辨患儿均需要做染色体检查以明确遗传性别。

(2)基因检测:基因检测是CAH确诊的金标准,注意假基因问题。

3. 影像学检查

（1）肾上腺 CT 或 MRI：CAH 患儿肾上腺 CT 或 MRI 可显示肾上腺皮质增厚。由于新生儿肾上腺皮质较小，判断困难，可不作为常规检查项目。

（2）用于骨龄评估。新生儿及婴儿不作为常规检查项目。

【诊断】

诊断依据临床表现、内分泌激素检查，必要时基因诊断。

1. 临床表现

在新生儿或婴儿期出现低血钠、高血钾、代谢性酸中毒等失盐危象，伴或不伴外生殖器性别难辨（多为女性患者）时，需考虑 21-OHD 诊断。幼儿和儿童期呈现高雄激素血症表现，如男孩同性外周性性早熟（阴茎增大、睾丸正常）、女孩异性外周性性早熟（阴蒂肥大、阴唇融合）、阴毛早现、多毛、痤疮等。

2. 实验室检查

（1）染色体：对新生儿或婴儿低血钠、高血钾等失盐危象，不论有无外生殖器性别难辨者都需做染色体核型分析，因某些伴肾上腺发育缺陷的性发育异常 DSD 可以是 46XY 的（DSD），例如 SF-1（*NR5A1*）基因突变。

（2）内分泌激素检测：包括电解质、血清皮质醇、ACTH、性激素、雄烯二酮、睾酮、孕酮、脱氢表雄酮（DHEA）17-OHP、肾素-血管紧张素、醛固酮等。

（3）17-OHP：是诊断 21-OHD 较特异的指标，通常：① 17-OHP > 300 nmol/L（10 000 ng/dl）时考虑为典型的 21-OHD（包括失盐型和单纯男性化型）；② 6 ~ 300 nmol/L（200 ~ 10 000 ng/dl）时考虑为非经典型；③ < 6 nmol/L（200 ng/dl）时不支持 CAH 或为非经典型。

3. 影像学检查

对出生时性别模糊的婴儿应按 DSD 诊断流程，在生后尽早做 B 超检查有无子宫。儿童期起病，未经治疗的患者，肾上腺 B 超和 CT 等影像学检查以与肾上腺肿瘤或其他肾上腺病变鉴别。出生 18 个月 ~ 2 岁开始需检查骨龄。

【鉴别诊断】

1. 真两性畸形

与单纯男性化型患儿鉴别，两者外生殖器均可男性化，但真两性畸形患儿血睾丸水平正常。

2. Addison 病

与失盐型鉴别,两者均有肾上腺功能不全和皮肤色素沉着,但 Addison 病无外生殖器异常,雄性激素水平不高,血 17-OHP 水平正常。

3. 肾上腺肿瘤

与单纯男性化型患儿鉴别,肾上腺肿瘤患儿血睾酮升高,不能被地塞米松抑制,血 17-OHP 不高,超声及 CT 检查可发现肾上腺占位性病变。

【治疗】

新生儿筛查确诊后应立即治疗,需终身治疗。

1. 糖皮质激素治疗

新生儿或小婴儿经典型(尤其失盐型)患儿开始氢化可的松剂量可偏大 [25～50 mg/(m^2·d)],以尽快控制代谢紊乱。婴儿期维持量 8～12 mg/(m^2·d),甚至更低的剂量 [6～8 mg/(m^2·d)],总量平均分 3 次(每 8 h)口服。

2. 应激状态处理

在发热超过 38.5℃、肠胃炎伴脱水、全麻手术、严重外伤等应激情况下,为预防肾上腺皮质功能危象发生,需要增加氢化可的松剂量为原剂量的 2～3 倍,危重情况下也可增加氢化可的松剂量至 50～100 mg/(m^2·d)。

3. 盐皮质激素治疗

9α-氟氢化可的松 0.1～0.2 mg/d,分 2 次口服,通常治疗数日后电解质水平趋于正常,维持量为 0.05～0.1 mg/d。

4. 调节电解质

失盐型患儿在婴儿期对失盐耐受性差,需每日补充氯化钠 1～2 g。

5. 急性肾上腺皮质功能危象处理

(1)纠正脱水及电解质紊乱:严重脱水可在头 2 h 内静滴 5% 葡萄糖生理盐水 20 ml/kg 扩容,调节水、电解质紊乱,如血钾严重增高,给予 10% 葡萄糖及胰岛素(4～5 g 葡萄糖加 1 单位胰岛素)静脉滴注,或口服树脂降低血钾浓度。

(2)激素应用:尽快给予口服 9α-氟氢化可的松;静脉输注大剂量的氢化可的松 50～100 mg/(m^2·d),分 2 次,电解质及血气恢复正常后,可改口服氢化可的松,约 2 周左右减量至维持量。

6. 外生殖器矫形治疗

对阴蒂肥大明显的女性患者,在代谢紊乱控制后,应尽早在出生 3～12 个月时,由一定手术经验的泌尿外科医师实行阴蒂整形手术。对阴蒂轻度肥大、随着年龄增大外阴发育正常而外观无明显异常者,可无需手术。

【预后】

治疗不当或治疗过度均可导致成年期矮小。

第八节 半乳糖血症

【概述】

半乳糖血症(galactosemia,GAL)是一种由于半乳糖(galactose)代谢过程中某种酶缺乏致半乳糖利用障碍引起一系列症状的常染色体隐性遗传病。目前发现有三种酶缺陷均可致该病,包括半乳糖 -1- 磷酸尿苷酰转移酶(galactose-1-phosphate uridyltransferase,GALT)、半乳糖激酶(galactokinase,GALK)和尿苷二磷酸 - 半乳糖 -4′- 差向异构酶(UDP-galactose-4′-epimerase,GALE)。通常所说的经典型半乳糖血症是 GALT 缺乏引起的半乳糖血症。经典的半乳糖血症在高加索人群中的发病率为 1/60 000～1/40 000,日本报道的发病率约为 1/100 000,中国浙江省报道发病率约为 1/759 428。

【发病机制】

GALK、GALT、GALE 三个酶都是半乳糖代谢中的必需酶,任何一个酶缺乏均可引起半乳糖代谢阻滞。发病机制见图 13-4。

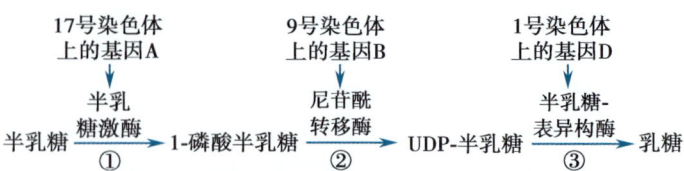

图 13-4 半乳糖血症发病机制

半乳糖代谢障碍时,肝是 GALT 的主要受累器官。主要表现为肝细胞受到脂肪小滴的影响,外周胆管增生,但是早期未见到纤维增生。在未得到治疗的患者中出现如酒精性肝硬化的改变。中枢神经系统的病变也很明显。肾可以排出大量的半乳糖、半乳糖醇及半乳糖酸,并出现可逆性的氨基酸尿。眼部病变初起可为晶状体内的小滴病变,晶状体上皮细胞凋亡,最终形成白内障。

【临床表现】

1. 典型的 GALT 缺乏的半乳糖血症早期表现

围生期出现拒食、体重不增、呕吐、腹泻、嗜睡和肌张力减低等症状,随后出现黄疸及肝大;数周后可见单侧轻微白内障。治疗不及时,新生儿期即死亡。

2. 远期后遗症

包括智力落后、语言障碍、生长发育迟缓、共济失调。

【辅助检查】

1. 新生儿筛查

是早期发现、早期诊断、早期治疗,改善预后的重要手段。可避免新生儿期死亡,尽量减少远期并发症。

2. 常规生化检查

可出现转氨酶异常、高胆红素血症、凝血功能异常、低血糖、氨基酸尿及糖尿、尿中还原糖增加等表现。

3. 基因突变分析

基因突变分析可用于筛查阳性患者并确诊,或者用于高危人群的半乳糖血症诊断以及半乳糖血症先证家庭的遗传咨询。

【诊断】

目前大部分患者是通过新生儿疾病筛查早期发现可疑阳性者,进一步完善 GALT 活性而诊断。基因诊断可以确诊本病。

【鉴别诊断】

需与肝功能异常疾病相鉴别:例如 NICCD、尼曼匹克病 C 型、肝豆状核变性等代谢性疾病鉴别。这类疾病可以通过 GALT 活性检测或基因分析鉴别。

【治疗】

1. 饮食治疗

一旦考虑到本病,应立即停止母乳及普通配方奶粉的摄入,改用不含乳糖的奶粉,症状会明显改善。

2. 并发症治疗

(1)低血糖:可予持续葡萄糖输注来维持血糖浓度,葡萄糖可控制在 $6 \sim 9$ mg/(kg·min)。

(2)肝衰竭的出血倾向,可输注新鲜冰冻血浆,高胆红素血症的治疗则需要依靠光疗。

(3)其他治疗:急性期调节水电解质平衡;稳定期注意补钙及维生素 D,建议新生儿期补钙量为 750 mg/d,其后则需大于

1200 mg/d，并且需补充维生素 D 1000 IU/d 以减少骨质钙化不全。出现眼科异常或发育异常，到相应专科随访。

【预后】

三个类型均为常染色体隐性遗传病，避免近亲结婚，有先证者做好遗传咨询及产前诊断，可避免缺陷儿的出生。开展新生儿疾病筛查，可早期发现患儿，早期治疗，降低伤残率。

第九节　糖原累积症

【概述】

糖原累积病（glycogen storage disease，GSD）是一大类遗传性糖代谢障碍疾病，除Ⅸ型肝磷酸化酶激酶缺陷为 X 连锁隐性遗传外，其余都是常染色体隐性遗传病。主要临床表现为低血糖、肝脾大及生长发育迟缓。在欧洲其发病率为 1/25 000 ~ 1/20 000。

【发病机制】

本病的病理生理基础是糖原代谢障碍导致异常结构糖原累积和空腹低血糖。糖原合成及分解过程中各种酶的缺陷，可引起不同类型的糖原累积病。已证实糖原合成和分解代谢中所必需的各种酶至少有 8 种，根据酶缺陷不同及发现的年代顺序分为 13 型，其中以Ⅰ型最多见。糖原的合成及分解代谢见图 13-5。

【临床表现】

糖原合成和分解所需的酶多种多样，由于缺陷的酶不同，GSD 的临床表现也各有不同。不同类型糖原累积病临床表现见表 13-13。

【辅助检查】

1. 生化检测

肝功能、血糖、血乳酸、肌酶、血脂、尿酸、尿酮体等检查。

2. 口服糖耐量试验。

3. 胰高血糖素刺激试验。

4. 影像学检查

肝 B 超，心脏 B 超，必要时肌电图检查。

5. 肝组织活检及酶活性检测。

6. 肌活检

有肌肉方面症状时，可以考虑肌活检。

7. 基因诊断。

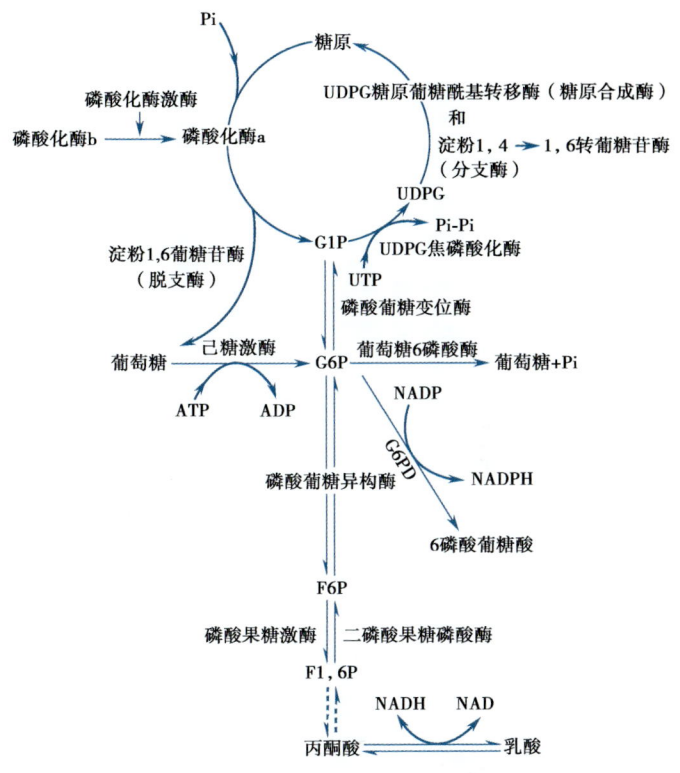

图 13-5 糖原合成和分解代谢图

UDPG：尿苷二磷酸葡萄糖；G6P：6 磷酸葡萄糖；F1,6P：1,6 二磷酸果糖；UTP：尿苷三磷酸；G6PD：葡萄糖 6 磷酸脱氢酶；G1P：1 磷酸葡萄糖；F6P：6 磷酸果糖；支链酶：同分支酶

【诊断】

根据病史、体征及血生化检测可做出初步临床诊断。糖代谢功能试验可能有助于确诊及区分 GSD 的不同类型。最终仍应以肝或肌肉组织的糖原定量和酶活性测定作为确诊依据。肝病理可见肝细胞 AB 染色阳性，提示糖原成分增多。GSD-Ⅰ型可见肝细胞内含大量脂肪滴，但无纤维化改变。GSD-Ⅲ型和 GSD-Ⅳ型肝纤维化明显，肝细胞排列不规则，纤维组织增生。电镜下可见肝细胞胞浆内大量糖原堆积。另外，肌活检见大量糖原累积于肌原纤维之间及肌纤维被膜下等部位也支持诊断。

【鉴别诊断】

1. 不同类型间糖原累积病需要进行鉴别。

表 13-13 糖原累积病的酶缺陷与主要特征

分型	病名	酶缺陷	基因	主要受累器官	主要临床特征
I a	von Gierke	葡萄糖 -6- 磷酸酶	G6PC	肝、肾	矮小、肝大、低血糖
I b		葡萄糖 -6- 磷酸酶转运体	G6PT	肝、肾、中性粒细胞	矮小、肝大、低血糖、反复感染
II	Pompe	α-1, 4- 葡萄糖苷酶	GAA	心肌、骨骼肌	肌张力低下、肥厚性心肌病
III	Cori	脱支酶	AGL	肝、肌肉	低血糖、肌无力、肝大
IV	Anderson	分支酶	GBEI	肝、肌肉	肝大、进行性肝硬化
V	McArdle	磷酸化酶	PYGM	肌肉	疼痛性肌痉挛、血红蛋白尿
VI	Hers	磷酸化酶	PYGL	肝	肝大、生长迟缓、轻度低血糖
VII	Tarui	磷酸果糖激酶	PFKM	肌肉	肌痉挛、肌红蛋白尿
IX		磷酸化酶激酶	PHKA2, PHKB, PHKG2	肝、红细胞	肝大、轻度低血糖
XI	Fanconi-Bickel	葡萄糖转运体 2	GLUT2	肝	矮小、佝偻病、肝大、空腹低血糖
0		糖原合成酶	GYS2		酮症、低血糖

2. 脂肪酸氧化代谢异常

肉碱棕榈酰转移酶Ⅱ型，也可表现出运动诱发肌痉挛、肌痛、肌红蛋白尿的表现，可以通过串联质谱、肉碱棕榈酰肉碱转移酶活性或基因检测相鉴别。

3. 其他

例如线粒体病、甲状腺功能减退相关肌病。

【治疗】

1. 饮食治疗

GSD-Ⅰ型患者应限制果糖和乳糖的摄入，但可进食水果、蔬菜和少量奶制品。

2. 维持血糖平衡

近年来多应用生玉米淀粉来稳定血糖水平。

3. 酶替代疗法和基因治疗是近年的研究热点。

4. 肝移植可以延长寿命。

5. 对症治疗

别嘌呤醇可用于治疗高尿酸血症。同时应注意补充维生素和微量元素。有肌病表现的患者，规律的适当运动和高蛋白饮食是必要的，过强运动可诱发症状发生。

【预后】

未正确治疗的患儿因低血糖和酸中毒发作频繁常有体格和智能发育障碍。

第十节　苯丙酮尿症

【概述】

苯丙酮尿症（phenylketonuria，PKU）是由于苯丙氨酸羟化酶（phenylalanine hydroxylase，PAH）缺乏引起血苯丙氨酸（phenylalanine，Phe）浓度增高，并引起一系列临床症状的常染色体隐性遗传病。PKU的发病率有种族和地区差异。美国约为7.1/10万，北爱尔兰约为22.7/10万，我国平均发病率为8.5/10万。

【病因】

PAH基因变异导致PAH活性降低或缺乏是PKU的主要病因。苯丙氨酸是人体必需氨基酸，其代谢所需的苯丙氨酸羟化酶（PAH）活性降低或缺乏，使苯丙氨酸不能转化为酪氨酸（tyrosine，Tyr），酪氨酸及其他正常代谢产物合成减少，血液中Phe含量增加，影响中枢神经系统发育。同时次要代谢途径增强，生成苯丙酮酸、苯乙酸和苯乳酸,并从尿中大量排出,苯乳酸使患儿的尿液具有特殊的鼠尿臭味(图13-6)。

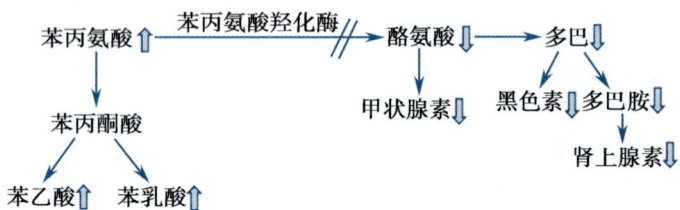

图 13-6 苯丙酮尿症的病因和发病机制

【临床表现】

PKU 患儿在新生儿期多无临床症状,出生 3~4 个月后逐渐出现典型症状,1 岁时症状明显。PKU 的常见表现包括智力发育迟缓,毛发和皮肤颜色浅淡、湿疹、癫痫、极度亢奋,汗液和尿有鼠尿味。

【辅助检查】

1. 新生儿筛查

在我国,PKU 新生儿筛查开始于 1981 年,是我国较为成功的公共卫生项目,目前筛查覆盖率达 98%,大多数确诊患儿均获得了症状前治疗。方法:足月新生儿出生 48 小时~7 天之内足跟采血,滴于专用滤纸片上测定干血滤纸片 Phe 值。是早期发现、早期诊断、早期治疗,改善预后的重要手段。

2. 血苯丙氨酸测定

包括荧光定量法和串联质谱法。血 Phe 浓度 > 120 μmol/L 提示高苯丙氨酸血症。

3. 尿蝶呤谱分析

是目前国内诊断四氢生物蝶呤(BH4)缺乏症的重要方法,也是重要的鉴别诊断方法。

4. 四氢生物蝶呤负荷试验

为 BH4 缺乏症的辅助诊断方法及 BH4 反应性 PKU/HPA 的判断方法。

5. 基因诊断

是 HPA 病因的确诊方法,建议常规进行。

6. 头颅 MRI 检查

头颅影像学检查有助于评价患儿脑损伤的程度。

7. 脑电图检查

对合并癫痫患者应进行脑电图检查。

【诊断】

确诊标准：

1. 临床表现

头发黄，皮肤白，鼠尿味，精神运动发育落后。新生儿筛查诊断的患儿可无临床表现。

2. 血 Phe 浓度 > 360 μmol/L 及 Phe/Tyr > 2.0。

3. 尿蝶呤谱正常，血 DHPR 活性正常。

4. BH4 负荷试验，多数经典 PKU 患者 BH4 负荷试验血 Phe 浓度下降不明显，部分患者 BH4 负荷试验血 Phe 可减低 30% 以上，为 BH4 反应型的 PAH 缺乏症。

5. 检测到 PAH 基因变异。若 PAH 基因只检测到一个，但符合上面 1，2，3，4 项者可诊断。

【鉴别诊断】

1. 四氢生物蝶呤（BH4）缺乏症

新生儿筛查发现高苯丙氨酸血症，治疗前需完善 BH4 负荷试验、尿蝶呤谱分析、血二氢生物蝶啶还原酶活性测定，鉴别 PAH 缺乏症和 BH4 缺乏症。

2. 暂时性高苯丙氨酸血症

多见于早产儿和未成熟儿。随着患儿发育成熟，苯丙氨酸浓度可降至正常。

3. 继发性高苯丙氨酸血症

常见于酪氨酸血症、希特林蛋白缺乏症等。

【治疗】

治疗指征：正常蛋白质摄入情况下，对于 12 岁及以下患者，血 Phe 浓度 ≥ 360 μmol/L，以及 12 岁以上血 Phe 浓度 ≥ 600 μmol/L 的患者均需给予低 Phe 饮食治疗。

1. 饮食治疗

低苯丙氨酸饮食治疗仍是目前 PKU 的主要治疗方法。根据相应年龄段儿童每日蛋白质需要量、血 Phe 浓度、Phe 的耐受量、饮食嗜好等调整治疗方法。所用食物包括：低苯丙氨酸奶粉，低苯丙氨酸蛋白粉，特面、特米等。Phe、Tyr 和蛋白质的推荐摄入量见表 13-14。

表 13-14 PKU 不同年龄段苯丙氨酸、酪氨酸和蛋白质推荐摄入量

年龄	Phe/(mg·d)	Tyr/(mg·d)	蛋白质/[g/(kg·d)]
0~<3 月龄	130~430	1100~1300	2.5~3.0
3~<6 月龄	135~400	1400~2100	2.0~3.0
6~<9 月龄	145~370	2500~3000	2.0~2.5
9~<12 月龄	135~330	2500~3000	2.0~2.5
1~<4 岁	200~320	2800~3500	1.5~2.1
4 岁以上~成人	200~1100	4000~6000	同年龄 RNI[a] 的 120%~140%

注：RNI[a]：膳食营养素推荐摄入量。

2. BH4 治疗

对 BH4 反应型 PKU 患儿，尤其是饮食治疗依从性差者，口服 BH4 5~20 mg/(kg·d)，分 2 次，或联合低 Phe 饮食，可提高患儿对 Phe 的耐受量，适当增加天然蛋白质摄入，改善生活质量及营养状况。

3. 各年龄段血 Phe 浓度控制的理想范围

1 岁以下 120~240 μmol/L，1~12 岁 120~360 μmol/L，12 岁以上患儿控制在 120~600 μmol/L 为宜。

【预后】

早期发现、早期诊断、早期治疗，可正常发育，减少并发症，减轻功能损伤，提高生活质量。在新生儿期即开始治疗者智力及体格发育多数能够达到或接近正常水平，很多患者能正常就学、就业、结婚和生育，但效果因人而异。如治疗不及时，可出现智力发育迟缓，也可伴有癫痫等神经精神症状。

第十四章 新生儿产伤性疾病

第一节 出 血

产伤所致出血以头颅血肿、帽状腱膜下血肿最常见，外因为分娩时局部组织受压、使用产钳或胎头吸引器助产，也有部分病例无明确诱因。还可出现颅内出血（ICH），包括硬膜下、蛛网膜下腔、硬膜外、脑室内出血、大脑及小脑出血。

一、头颅血肿

头颅血肿（cephalohematoma）由分娩时损伤引起的骨膜下血管破裂导致血液积聚并局限于骨膜下，血肿边缘清晰，不超过颅缝，有波动感。发生率为1%~2%，为最常见的产伤之一。

【临床表现】

多在顶骨、枕骨部位出现局限性边缘清晰的肿块，不跨越颅缝，有波动感，局部头皮颜色正常，80%以上的患儿在3~4周内自然吸收。长时间不吸收的巨大血肿可出现机化、钙化，最终演变为骨组织。由于红细胞破坏，巨大头颅血肿可引起贫血及病理性黄疸。头颅血肿可发生反复感染。发生头颅血肿的患儿需排除颅内出血，可考虑头颅CT、MRI等影像学检查。头颅血肿与产瘤的鉴别见表14-1。

【治疗】

头颅血肿缓慢吸收，无并发症的头颅血肿无需治疗。怀疑感染时，应穿刺培养，以确定诊断，抗感染治疗，并需切开引流。较大血肿合并骨折时，可利用神经内镜进行弯曲骨瓣开颅术去除血肿并行颅骨成型，较大硬膜外血肿可在超声引导下行针吸术去除血肿。

表 14-1 头颅血肿应与产瘤相鉴别

	头颅血肿	产瘤（头皮水肿）
病因	骨膜下血管破裂	头皮血循环受阻，血管渗透性改变，淋巴亦受阻，形成皮下水肿
部位	位于骨上，顶骨或枕骨骨膜下	头先露部皮下组织
出现时间	生后儿小时至数天	出生时就发现
形状	稍隆起、圆形，境界清楚	稍平坦，梭状或椭圆形，境界不清楚
范围	不超过骨缝界限	不受骨缝限制，可蔓延至全头
局部情况	肤色正常，稍硬有弹性，压之无凹陷，固定，不易移动，有波动感	头皮红肿，柔软，无弹性，压之下凹，可移动位置，为凹陷性水肿，无波动感
消失时间	需 2~4 个月	生后 2~4 天

二、帽状腱膜下血肿

帽状腱膜下血肿（subgaleal hematoma，SGH）是分娩中机械因素引起骨膜与头皮腱膜之间血管破裂，聚集于两者之间疏松的结缔组织间的出血。自然分娩 SGH 的发生率是 0.4‰，胎头吸引术 SGH 的发生率为 0~21%，帽状腱膜下出血的病死率可达 12%~14%。

【临床表现】

帽状腱膜下血肿可随体位变动，不受骨膜限制，可表现为跨越骨缝的质硬或波动感肿块。典型病例为生后 4 h 内出现，之后 12~72 h 继续增大。帽状腱膜下血肿的出血量计算：头围增加 1 cm，相当于失血 38 ml。轻症者头颅肿块不明显，仅表现为头围较正常增大，头颅肿胀、有波动感、界限不清。重症者出血范围可达前额和颈项部，前囟扪不清，眼睑水肿，面部皮肤颜色青紫。应完善影像学检查以排除颅内出血，需监测血红蛋白、血细胞比容及凝血状态。发生大出血及失血性休克可导致贫血、面色苍白、心动过速及低血压，甚至死亡。感染不常见。

【治疗】

轻症对症治疗，如明显失血则积极抗休克，需输血时少量多次补充血容量，重症需外科加压包扎止血及手术清创。

三、损伤性颅内出血

颅内出血（ICH）是较严重的产伤，包括硬膜下、蛛网膜下腔、硬膜外、脑室内出血，少见的还有大脑及小脑出血，顺产、产钳助产、胎头吸引术助产的新生儿，本病的发生率分别为 0.37%、1.7%、1.62%。病死率高，存活者常有神经系统后遗症。

【临床表现】

与出血量、出血部位有关。87% 颅内出血生后 48 h 内出现症状，常见症状为呼吸暂停与惊厥。蛛网膜下腔出血时，腰椎穿刺 CSF 中有红细胞。发生硬膜外血肿、颅骨骨折应注意排除颅内血肿。确诊依靠 CT 检查，了解颅内出血的出血部位、出血量及有无合并脑水肿。不同部位颅内出血的临床特点见第 11 章第 2 节。

【治疗】

详见第 11 章第 2 节。

第二节 骨 折

在难产、产程延长、巨大儿,或胎儿窘迫需要快速娩出时,容易发生产伤性骨折。自然分娩时产伤性骨折发生率为 0.096%,难产时为 1.7%。骨折最常见锁骨、肱骨或股骨,也可见颅骨骨折。可呈完全性骨折或干骺端分离。骨折后骨痂出现较早,愈合较快,塑型功能很强,多能自行恢复。

一、颅骨骨折

头颅血肿 5% 合并颅骨骨折(fracture of skull)。颅骨骨折并不常见,使用产钳、胎头吸引器、骨盆狭窄或助产牵引导致颅骨不均匀受压时可能发生颅骨骨折。

【临床表现】

临床有难产史,伴头颅软组织损伤表现。骨折常为线性与非凹陷性,其次为凹陷性骨折。除有颅内出血或大量出血外,线性骨折多无症状。凹陷性骨折如较浅,常无症状。如较深的骨折,可有前囟饱满,病侧瞳孔扩大或局部受压迫的神经症状。如前颅窝底骨折,可见眼眶周围青紫、肿胀、瘀斑、球结膜下淤血,鼻腔、口腔流出血性脑脊液,并造成额叶底部脑损伤。中颅窝底骨折时,可有颞肌下出血及压痛,且常合并面神经及听神经损伤。后颅窝底骨折时,可有枕部或乳突部及胸锁乳突肌部位的瘀斑,颈肌有强直压痛,偶有第 9~12 脑神经损伤,脑脊液外漏至胸锁乳突肌及乳突后皮下,引起该部肿胀、淤血及压痛,可并发延脑损伤。

【治疗】

1. 一般处理

①卧床休息,头抬高位 15°~30°;②按颅内出血处理;③有 CSF 外流者勿堵塞耳道或鼻孔;④必要时选用适当抗生素治疗;⑤脑神经麻痹者,可用药物,早期针灸治疗;⑥凹陷性骨折面积大、凹入深或损伤血管伴颅内血肿者,要争取早做复位手术,以解除压迫。

2. 颅骨骨折凹陷深度不超过 0.5 cm 者,常无临床症状,可自行复位,不需特殊处理。但有下列情况者,需考虑手术治疗:① X 线摄片证实有碎骨在脑内者;②有颅内高压症状者;③有神经系统症状者；④帽状腱膜下、鼻腔、口腔或中耳有脑脊液流出，或胸锁乳突肌及乳突下有脑脊液漏出者；⑤未能自行复位者。

二、锁骨骨折

锁骨骨折（fracture of collar bone）是产伤性骨折中最常见的一种，发生率为约 0.46%，5% 新生儿锁骨骨折合并臂丛神经损伤。

【临床表现】

多无症状，特别是青枝骨折者。患儿不愿移动患侧上臂或运动不灵活，或完全失去运动能力。患侧上肢可能因活动时疼痛而呈现"假性麻痹"，痛肢紧贴胸部；局部软组织可能肿胀、压痛；可有骨摩擦感。

【治疗】

锁骨骨折可完全自愈，不影响功能，无需特别处理。注意轻柔操作，保持舒适体位，亦可将患侧上肢屈肘 90°，固定于胸前。2 周后复查 X 线片，了解愈合情况。必要时予止痛剂。

三、肱骨骨折

肱骨骨折（fracture of humerus）发病率为 0.02%，主要高危因素有：肩难产、巨大儿、臀位分娩及内倒转术。

【临床表现】

肱骨是最易发生骨折的长骨。查体骨折部缩短弯曲变形，局部肿胀。被动运动可有骨擦感及明显疼痛。X 线检查骨折严重移位或成角畸形。如并发桡神经受损，出现腕下垂及伸指障碍。

【治疗】

1. 绷带固定法

上臂在躯干侧固定，胸廓与上臂之间置棉垫，肘关节保持屈曲 90°，固定 3 周后即有明显骨痂形成。

2. 小夹板固定法

肱骨下段或尺桡骨骨折，需采用小夹板固定。

3. 严重移位者

需作闭合复位及上筒形石膏。

四、股骨骨折

股骨骨折（fracture of femur）包括股骨骨折和股骨近端、远端骨骺损伤。

【临床表现】

患肢短缩，正常的屈膝屈髋姿势使骨折近端极度屈曲外展，远端严重向上内移位，向前成角畸形。局部剧烈疼痛及肿胀，出现假性瘫痪，两断端间出现骨擦感。

【治疗】

1. Pavlik 吊带固定双侧股骨。
2. 悬垂牵引法

将两下肢贴上胶布，外面用纱布包扎后向上牵引于架上，使臀部离床 2.5 cm 距离。

3. 绷带固定法

将患肢伸直紧贴于胸腹壁，中间放置软垫或纱布。

第三节　胸锁乳突肌血肿

胸锁乳突肌血肿常见于臀位引产术时过度牵拉，或胎位不正抬头过度旋转所致。轻者仅有胸锁乳突肌的血管破裂，造成肌鞘内出血，重者肌纤维部分或全部断裂，同时有血管破裂，形成血肿。日久局部组织发生纤维性变而硬化，使肌肉弹性减低并短缩，造成头颈部功能及形态改变。

【诊断】

1. 临床症状

一般在出生后 1 周左右出现症状，病儿头向患侧倾斜，下颌及面部转向健侧，下颌抬高，头颈活动受限，在胸锁乳突肌中下 1/3 部位可触及梭形或椭圆形肿块，无压痛，质较硬如软骨，可随肌肉移动。出生后 2～4 周内逐渐增大，2～4 cm 长，0.1～0.5 cm 宽或如橄榄大小，往往从 2 个月开始缩小，于 3～6 个月后消失。

2. 影像学检查

是确诊新生儿胸锁乳突肌血肿的唯一手段（表 14-2）。

表 14-2　胸锁乳突肌血肿的影像学检查

影像学方法	特点	特征表现
B 超	①超声检查费用低、时间短、无辐射、无需使用麻醉剂，是首选的影像学检查方法；②操作者主观因素对胸锁乳突肌及血肿厚度测值、回声判断及血流信号显示影响较大	胸锁乳突肌局限性增厚，内可见血流信号，呈弱回声或不均匀回声，或呈条索样强回声或全层增强
MRI	① MRI 不适合纤维化程度较轻或保守治疗效果好的患儿的初步筛查；② MR 检查耗时长，患儿难以配合，且费用昂贵	①保守治疗效果不佳且纤维化程度较重者，MRI 示患侧胸锁乳突肌均为低信号；②治疗效果较好者，MRI 多不会显示低信号，且双侧胸锁乳突肌的 MRI 信号无明显差异
CT	①有辐射性，敏感性不如 MRI；②可测量血肿体积，并且 CT 多种征象可预测血肿是否扩大	①平扫 CT 图像上，血肿表现为圆形或梭形高密度增厚；②可提供胸锁乳突肌增厚情况

3. 实验室诊断

根据病情酌情完善如下检查

（1）常规检查：血常规、C- 反应蛋白、血清钙离子浓度等。

（2）凝血状态检查：血小板计数、凝血指标、凝血因子等检查。

4. 超声弹性成像技术

如 RTE 技术、SWE 技术等。

【治疗】

1. 此类血肿大多能自然缩小，无须治疗，且 3~7 个月后完全消失，一般不会引起任何病变。只是有少数病例可造成宝宝斜颈，使头部歪向患侧。

2. 中医药治疗

局部按摩、拿揉、提捻硬结、捻揉、弹拨胸锁乳突肌，押、拔伸、旋转颈项，针刺硬结、头、面处，超声、导平及穴位贴敷作用促进局部血液循环。

3. 家庭纠正

可使宝宝仰卧于妈妈的腿部，两足紧贴母腹，头部伸展于母两膝处。把婴儿转向健侧，连续数次，每日做 2~3 回，若 1~

2 年仍不消失，可行手术治疗。

4. 手术

锁骨上方切开皮肤，暴露胸锁乳突肌肌腱附着处，用腱切断刀或开放手术切断紧张的胸锁乳突肌。治疗延迟者，必要时松解颈筋膜的纤维组织。

附：新生儿胸锁乳突肌诊治流程图（图 14-1）

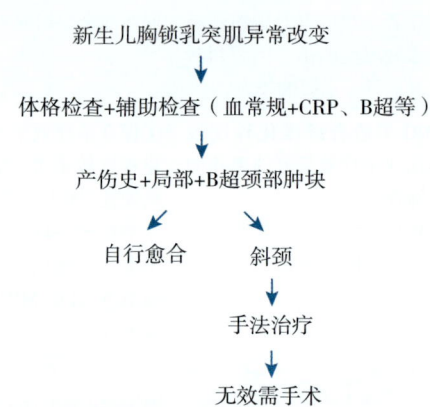

图 14-1　新生儿胸锁乳突肌诊治流程图

第四节　分娩性臂丛神经损伤

分娩性臂丛神经损伤（obstetrical brachial plexus palsy）也称产瘫，为在分娩过程中由多种原因引起的头肩分离作用而发生的臂丛神经牵拉性损伤，临床表现为新生儿患侧上肢不同程度的感觉、运动功能障碍，可出现继发性肌肉、骨骼问题。患病率在 1%~2% 之间。

【诊断】

1. 主要诊断依据

（1）有难产、滞产及不适当的助产史。

（2）上臂瘫软，活动等正常功能减弱或丧失。

（3）可伴有上睑下垂、瞳孔缩小、眼球内陷、半脸无汗等星状神经节受损表现。

（4）患肢肌张力减低或消失；患肢肌萎缩；患肢各项生理反射消失。

（5）脊髓造影结合 CT 扫描或 MRI 对神经根节前损伤有诊断价值，神经-肌电图检查可发现神经损伤的系列表现。

2. 分型诊断

（1）上臂型：此型又称为 Erb 氏瘫痪。这种类型者占大多数。损伤部位在第 5~7 颈神经或其交接的根部；受损的肌肉主要是三角肌、冈上肌、冈下肌、小圆肌及部分胸大肌、肱二头肌和旋后肌，个别可累及腕与手指的伸肌。患儿表现为患肢下垂，肩部不能外展，肘部微屈和前臂旋前。肩部由于内收肌和内旋肌的过强作用而易发生挛缩，运动功能减弱或消失。

（2）前臂型：此型者损伤限于第 8 颈神经和第 1 胸神经。主要是手指的屈肌和手部的内在肌受累。损伤可波及交感神经。患儿表现为手的大鱼际肌、小鱼际肌均萎缩，屈指深肌力量较弱，常有臂部感觉障碍。如颈交感神经受损则见上睑下垂、瞳孔缩小及半侧面部无汗。

（3）全臂型：此型者最严重。臂丛神经各束都有不同程度的损伤，不但肩部肌肉受累，同时可影响全部上肢肌肉。患儿表现为全臂不同程度的肌肉松弛和感觉消失。

【治疗】

1. 推拿治疗

针对不同类型的臂丛神经损伤进行对应的推拿治疗。活血化瘀，行气通络，改善患侧肢体血液循环，提高受伤神经自我修复能力。

2. 针灸治疗

（1）取穴：以阳明经穴位为主，取肩髃、肩贞、臂臑、曲池、手三里、外关、合谷。

（2）操作方法：针刺穴位常规消毒后，0.25 mm×25 mm 毫针直刺或斜刺，留针 20 min，每日一次。

3. OT 治疗

常用关节活动手法与功能锻炼相结合，让患儿配合，主动练习举臂、翻掌、抓握等动作，鼓励其积极地运用患肢，发挥手的功能。功能锻炼：单关节运动的锻炼与多个关节运动的锻炼相结合，恢复关节的生理功能。

4. 物理治疗

（1）SSP 疗法

作用：舒筋通络，促进局部血液循环。

方法：循经取穴，取肩髃、肩贞、臂臑、曲池、手三里、外关、合谷。

禁忌证：癫痫、高热、传染病、意识障碍、肿瘤、出血倾向、急性化脓性炎症、严重痴呆难以合作的患儿。

（2）TENS 电疗法

作用：对麻痹肌进行促通式收缩训练，加速神经再生，改善神经功能，减轻肌肉萎缩。

方法：选用上肢麻痹模式，以上肢伸肌肌群为治疗部位。

禁忌证：癫痫，高热、传染病、意识障碍、肿瘤、出血倾向、急性化脓性炎症、严重痴呆难以合作等患儿。

理疗每日一次，连续治疗 20 次为 1 个疗程；疗程间歇 7 天。

5. 神经修复术

早期神经修复指征：

（1）全臂丛神经伤，生后 3 个月屈指无恢复。

（2）生后 3~5 个月屈肘或者肩外展无恢复。

此项治疗对神经断裂者意义尤为重大。

6. 健康指导

（1）生活起居

1）日常生活中多诱导患儿主动活动患肢。

2）家长勿随意活动患儿患肢，以防动作不当导致脱位、骨折等。

3）伴有患侧肢体感觉障碍者，要注意避免患侧肢体皮肤的烫伤、冻伤、压伤及其他损伤。

（2）饮食指导：给予易消化、富有营养，忌生冷油腻辛辣不洁之物。

（3）情志调摄：加强患儿身体及精神调护，避免感冒、发热等常见病，保持良好情绪，避免急躁、悲观等不良情绪影响。

第十五章　其他疾病

第一节　新生儿硬肿症

新生儿硬肿症（scleredema）是由寒冷及感染等导致皮下脂肪的炎症性疾病，由低体温（腋温低于36.5℃）所致者也称新生儿寒冷综合征（cold injury syndrome）。新生儿硬肿症多发生在寒冷季节或继发于严重感染、颅内出血、窒息、缺氧及早产等。严重的硬肿症常继发肺出血及多脏器功能衰竭，是新生儿危重症之一。

【病因、发病机制】

1. 新生儿体温调节与皮下脂肪组成特点

新生儿体温调节功能低下，尤其早产儿体表面积大、皮下脂肪少、角质层少而薄、不显性失水多及易散热；糖原以及生后早期产能的棕色脂肪组织少，缺乏寒战等物理产热机制；产热代谢的内分泌调节功能低下；新生儿皮下饱和脂肪酸含量多于不饱和脂肪酸，前者熔点高，当体温降低时皮下脂肪会变硬。

2. 寒冷损伤发病机制见图15-1。

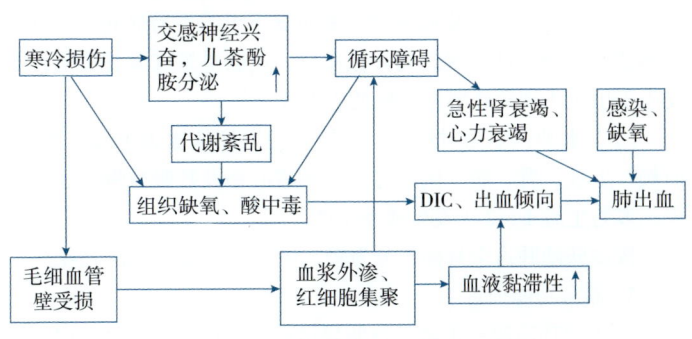

图15-1　新生儿硬肿症发病机制

胎儿在宫内温度为37.9℃，出生后由于羊水蒸发、寒冷及干燥环境，体温迅速降低，如不保暖足月儿体核温度下降速度可达0.1℃/min；低体温高危因素有：早产、低体重、宫内生长发育迟缓、出生窒息、中枢神经系统抑制及先天异常（腹裂或淋巴水肿）。

3. 感染

严重感染性疾病如败血症、化脓性脑膜炎、肺炎及感染性腹泻等可伴发硬肿症。感染时机体消耗增加，摄入不足，产热减少。感染发热或低体温所致能量代谢紊乱、休克、缺氧及酸中毒等可加重上述状态。硬肿症常是严重感染的标志，与病死率相关。

4. 其他

许多非感染性病例因素如窒息、出血、先天性心脏病手术或某些畸形等，均可引发硬肿，其发病机制除上述病例生理以外，近来报道还涉及神经内分泌系统调节、甲状腺功能减退等其他因素。

【临床表现】

1. 低体温

是本症主要表现，多见于早产儿。全身或肢端凉，体温常在35℃以下，严重者可在30℃度以下。

（1）产热良好：腋温≥肛温，腋温 - 肛温差值为正值，在0~0.9℃之间，占大多数；硬肿面积小，复温效果好，预后好，病死率低。

（2）产热衰竭：腋温＜肛温，腋温 - 肛温差值为负值，仅占少数；硬肿面积大，复温效果差，一般有多脏器功能衰竭，预后不良，病死率高。

2. 皮肤硬肿

包括皮脂硬化和水肿两种病变。硬肿面积越大各脏器功能损害越大，病情越重，病死率越高。

（1）皮脂硬化：皮肤变硬，紧贴皮下组织不易提起。严重时肢体僵硬不能活动，触之如硬橡皮样，皮肤呈紫红或苍黄色；多发生于出生1周后或感染、病情危重者。

（2）水肿：多为对称性，累及部位顺序依次为下肢、臀部、面颊、上肢、背、腹、胸部等，严重者心率及呼吸减慢，运动减少；多为生后1~2天发生或系早产。

按皮肤硬肿占全身面积分为轻、中、重3度，见表15-1。

3. 器官功能损害

（1）循环障碍：重者常伴明显微循环障碍，如面色苍白、发绀、四肢发凉、皮肤花纹、毛细血管再充盈时间延长。心率早期一过性增快，随病情加重逐渐减慢。早期血压无改变，复温过程中部分一过性下降。可有明显心肌损害，表现为心肌酶谱及心电图异常。

（2）急性肾衰竭（ARF）：严重者有尿少甚至无尿，多数合并氮质血症，可迅速引起呼吸困难、发绀、肺部啰音、肺出血等急性左心衰竭表现。

表 15-1 新生儿硬肿症分度及评分标准

评分	体温		硬肿范围（%）	器官功能改变
	肛温（℃）	腋温-肛温差（℃）		
0	≥35		<20	无明显改变
1	<35	0或正值	20~50	明显改变
4	<30	负值	>50	功能衰竭

注：①评分：每项分别评分，总分为0分者为轻度，1~3分为中度，4分以上为重度；②体温检测：测肛温在直肠内距肛门约3cm，持续4min以上。测腋温将上臂紧贴胸部测8~10min；③硬肿范围计算：头颈部20%，双上肢18%，前胸及腹部14%，背部及腰骶部14%，臀部8%，双下肢26%；④器官功能低下：包括不吃、不哭、反应低下、心率减慢或心电图及血生化异常；器官功能衰竭性休克、心力衰竭，DIC、肺出血、肾衰竭等；⑤无条件测肛温时，腋温<35℃为1分，<30℃为4分。

（3）肺出血：多发生在重度低体温硬肿极期，表现呼吸困难及发绀突然加重，给氧不缓解，肺内湿啰音迅速增加，氧分压迅速下降，二氧化碳分压增加；气管插管内吸出血性液体或泡沫性鲜血自口、鼻涌出。肺出血是本病最危重征象和主要死因。

4. 其他

本病可引起全身多器官系统损害，出现功能低下、代谢紊乱和脏器功能衰竭。可表现为凝血时间、血小板计数、纤维蛋白原定量、凝血酶原时间、纤维蛋白降解产物（FDP）及末梢血红细胞形态改变；代谢性酸中毒、高钾血症、高磷血症、低钙血症和低血糖症的发生率也较高。

【诊断】

1. 病史

寒冷季节，环境温度过低或保暖不当。或有严重感染、窒息、产伤等所致的摄入不足或能量供给低下病史。

2. 临床表现

有上述表现。

3. 辅助检查

根据需要检测血气、血糖、电解质、尿素氮或肌酐，心电图、胸片等。

4. 临床分度

分度评分见表15-1。

【治疗】

新生儿硬肿症治疗见表15-2。

表 15-2 新生儿硬肿症治疗

项目		治疗方法
复温	轻中度	置预热至 30℃暖箱内
		自动或人工调节箱温于 30~34℃,使患儿于 6~12 h 内恢复正常体温
	重度	置高于患儿体温 1~2℃的温箱<34℃
		每小时提高箱温 1℃,12~24 h 恢复正常体温
		置远红外抢救合 30℃开始
		每 15~30 min 升高体温 1℃,逐渐提高远红外台的温度,最高 33℃,恢复正常体温后置中性温度暖箱中
热量和液体供给		200 kJ(50 kcal)/(kg·d)开始,迅速增至 420~500 kJ(100~120 kcal)/(kg·d),早产儿或产热衰竭患儿适当增加。尽早胃肠喂养,重症伴尿少、肾功能损害者应严格限制输液速度和量。监测血糖、血气、电解质等
纠正器官功能紊乱	循环障碍	扩容 2:1 液,15~20 ml/kg(明显酸中毒者用 1.4% 碳酸氢钠等量代替),1 h 内静脉滴入
		纠正酸中毒:根据血气分析计算 碳酸氢钠的 mmol 数 =-BE×体重(kg)×0.5;或[22-实测 HCO_3^-(mmol)]×体重(kg)×0.5;先给予 1/2 量,以 2.5 倍注射用水稀释成等渗,快速静脉滴注,余量 4~6 h 给予
		血管活性药 心率降低者首选多巴胺 5~10 μg/(kg·min),IVgtt
	DIC	高凝状态者,早期使用微量肝素,每次 20 U/kg,皮下注射,每 8 h 1 次,疗程 3 天。可酌情给予新鲜冰冻血浆

表15-2 新生儿硬肿症治疗（续表）

项目	治疗方法
急性肾衰竭	尿少或无尿者使用呋塞米每次1~2 mg/kg，可加用多巴胺5 μg/(kg·min)，静脉滴入；高钾血症者限制钾摄入，严格限制液量，严重时给予胰岛素加葡萄糖静脉滴注，每2~4 g葡萄糖注射适量葡萄糖酸钙以抵消精对心脏的毒性
肺出血	早期给予气管插管进行高PEEP机械通气，积极治疗引起肺出血的病因如DIC、肺水肿、急性心、肾衰竭等
控制感染	对感染引发的硬肿症，早期使用抗生素。根据病原学结果，必要时调整

注：复温时监护，包括血压、心率、呼吸等；判定体温调节状态：检测肛温、腋温、腹壁皮肤温度及环境温度；以肛温为体温平衡指标，腋温-肛温差为棕色脂肪代偿产热指标；检测摄入或输入热量、液量及尿量。

第二节 新生儿撤药综合征

孕期妇女因疾病需要或某种嗜好而长期或大量服用镇静、麻醉、镇痛药或致幻剂,对该药产生依赖。药品可通过胎盘使胎儿也产生对该药一定程度的依赖。新生儿出生后,由于血中药物浓度逐渐下降出现一系列神经、呼吸和消化系统的症状和体征,称为新生儿撤药综合征(neonatal drag withdrawal syndrome)或新生儿戒断综合征(neonatal abstinence syndrome,NAS)。本病在我国过去少见,近年有增加趋势。发病人群具有特征性,应用毒品以海洛因为主,冰毒、摇头丸、艾司唑仑等次之。近年来,由于孕妇生产过程中或 NICU 中所使用的镇静或阿片类药物所导致的医源性戒断综合征也逐渐引起人们的关注。

【病因、发病机制】

1. 孕妇可能使用的成瘾药物(表 15-3)

表 15-3　孕妇可能使用的成瘾药物

阿片类	
①同效剂	吗啡、美沙酮、可待因、哌替啶、海洛因、芬太尼、丙氧吩、氢吗啡酮、羟可待因酮
②同效兼拮抗剂	喷他佐辛、丁丙诺啡、纳布啡、布托啡诺
中枢神经系统抑制剂	
①巴比妥类	苯巴比妥、异戊巴比妥、司可巴比妥
②苯二氮䓬类	地西泮、奥沙西泮、氟西泮、艾司唑仑、氯氮䓬
③其他镇静催眠剂	甲喹酮、格鲁米特、甲哌啶酮、氯炔醇、炔己蚁胺、水合氯醛、溴化物、甲丙氨酯
④抗焦虑抑郁剂	丙咪嗪、氯米帕明、地昔帕明、羟嗪、多塞平、氟哌啶醇、西酞普兰
⑤大麻碱类	大麻叶、大麻
⑥乙醇	
迷幻剂	
①吲哚烷胺类	麦角酸二乙酰胺、喜乐欣、喜乐西宾、二甲色胺、二乙色胺
②苯乙胺类	美士卡林、仙人球膏

表 15-3	孕妇可能使用的成瘾药物（续表）
③苯异丙胺类	4,5-亚甲二氧基苯丙胺（MDA）、甲氧二甲撑二氧苯丙氨、3,4-亚甲基二氧基苯丙胺（MDMA，摇头丸）、二甲撑二氧乙苯丙氨
④吸入剂类	亚硝酸酯类、氧化亚氮
中枢神经系统兴奋剂	
①苯丙胺类	苯丙胺、左旋苯丙胺、甲基苯丙胺（冰毒）
②苯丙胺同源剂	苄甲苯异丙氨、二乙胺苯酮、氟苯丙氨、氯丙咪吲哚、苯丁胺、苯丙醇胺、苯甲吗啉、苯双甲吗啉
③其他兴奋剂	可待因、咖啡因、匹莫林、苯环己哌啶、哌甲脂利他林

2. 成瘾药物对胎儿和新生儿的影响

（1）作用于中枢神经系统方面的药物具有水溶和脂溶双重特性，易通过胎盘。并易通过胎儿血脑屏障进入胎儿脑组织。可致产时胎粪吸入、宫内窘迫、窒息、猝死等。

（2）使用阿片类药物的孕妇新生儿 NAS 的发病率高达 50%~94%。阿片类药物主要作用于胎儿特异性脑阿片受体，受体活性增加抑制胎儿内源性阿片类似产物的产生，致使胎儿出生后中断药物来源下一时难以恢复内源性阿片类似物的正常调节功能。出现戒断表现。尚可引发早产、胎盘早剥和胎儿宫内生长受限。

（3）使用中枢神经系统抑制剂引发 NAS 发病率较阿片类制剂引发者为低，症状相对轻，与药物中断后暂时性中枢神经系统兴奋与抑制失衡有关。有早期使用巴比妥或苯二氮䓬类导致胎儿畸形的报道。

（4）使用中枢神经系统兴奋剂引发的 NAS 中，可卡因对胎儿的影响最受关注。既可引发孕期流产、早产和胎儿脑、心、生殖系统、肢体畸形，也可远期影响学龄期神经行为和学习能力。

（5）迷幻剂对胎儿、新生儿的影响目前缺乏具体资料。

（6）使用多种成瘾剂对胎儿、新生儿影响更严重。如可卡因、海洛因与美沙酮联用，可增加美沙酮在胎盘中的渗透性，治疗上用药选择也有所不同。

【临床表现】

1. 发病时间

通常生后 24~48 h 发病。与母亲所用药物种类、剂量、用药时间的长短、末次用药距分娩时间和出生体重、分娩时是否使用麻醉药及剂量,以及新生儿是否合并其他疾病有关。母亲用药剂量愈大、药物半衰期愈短、胎儿发育愈成熟、胎儿脂肪含量愈少、母亲末次用药时间距分娩时间愈长患儿发病越早。

2. 症状和体征

无特异性,共同特点为中枢神经、消化、呼吸、循环系统和自主神经方面症状见表 15-4。

表 15-4　新生儿撤药综合征的临床症状和体征

系统	表现
(1) 中枢神经系统	震颤、易激惹、警醒度增强、听觉过敏、睡眠困难、高音调哭声、惊厥、啃手指、肌张力增强、深腱反射亢进、角弓反张、拥抱反射增强、活动过度致膝、肘、足跟部皮肤磨损
(2) 消化系统	胃肠功能失常、吃奶差、食欲亢进、不协调、反复不间断吸吮和吞咽动作、呕吐、腹泻、失水、体重不增
(3) 呼吸系统	呼吸加快,但无其他呼吸困难表现,呼吸暂停
(4) 循环系统	心动过速、过缓、血压升高
(5) 自主神经系统	多汗、鼻扇、鼻塞、频繁哈欠、喷嚏、流涎、皮肤发花或肤色潮红、发热、体温不稳定

3. 病情分度

(1) 轻度:稍有异常。

(2) 中度:刺激时出现症状。

(3) 重度:安静时也有症状。

【诊断】

1. 本病临床表现无特异,易误诊。出现可疑症状时需进行相关检查,排除 HIE、颅内出血、低血糖、低血钙、低血镁、低血钾、脑炎、脑膜炎、败血症、肺部疾病等。

2. 母亲用药史。详细询问成瘾药开始时间、种类、剂量、末次使用距分娩时间以及是否母乳喂养。有药物成瘾母亲常有死胎、死产、急产、流产、胎盘早剥等既往史。孕期使用非法药物的准确信息很难获取,应耐心诱导并注意医学伦理学相关规定,保护隐私。

3. 症状体征评分表主要用于足月儿和近足月儿。小于 35 周早产儿病情相对较轻,较少需要给予药物治疗。常用修正的 Finegan 新生儿撤药综合征评分法见表 15-5。

表 15-5　修正的 Finnegan 新生儿撤药综合征评分表

症状体征	评分			
	1分	2分	3分	>3分
哭闹		高调	持续	
喂奶后睡眠时间	3 h	2 h	1 h	
拥抱反射		活跃	亢进	
刺激时震颤		轻度	明显	
安静时出现震颤			轻度	明显（4）
肌张力增加			轻度	明显（6）
惊厥				有（8）
狂吮蜷指	有			
吃奶不好	有			
呃逆	有			
喷射性呕吐	有			
粪便		稀	水样便	
体温		>37.8℃		
呼吸频率	>60次/分	伴三凹征		
皮肤擦伤	鼻、膝、脚趾			
频繁哈欠	有			
喷嚏	有			
鼻塞	有			
出汗	有			
总分				

注：一般于出生后 2 h 左右喂养后开始评估，以后根据情况每 3~4 h 清醒时续评一次，如评分连续三次≥8分，或连续 3 次的平均分≥8分，需要用药治疗；一旦评分≥8分，应把评分间隔从 4 h 降至 2 h，如连续 2 次≥12 分或连续 2 次平均分≥12 分，则须立即用药。该评分也可用于调整药物的剂量。

4. 实验室检查

高效液相色谱仪或高效气相色谱仪检测母亲或婴儿血或尿中的药物或其代谢物。尿假阴性率高，粪便胎粪筛查较为可靠。采血筛查阳性有助诊断，阴性不能否定诊断。患儿的头发、指甲和脐带血的微量监测也有助于诊断。

【治疗】

1. 治疗原则

（1）根据起病早晚、病情轻重及评分等制订治疗方案。一般轻中度不需要药物治疗，重度需要药物治疗。

（2）药物选择需针对撤药类型，一般选用与母亲成瘾药同源性药物：如阿片类首选阿片酊或美沙酮；对使用镇静催眠药者首选苯巴比妥。

（3）严密观察记录，正确评定疗效，及时调整剂量，逐渐减量至停药，并注意防止复发。

2. 一般治疗和护理

（1）减少声、光、触觉刺激，轻柔集中操作，裹紧襁褓，及时抱起抚慰。

（2）供给足够热量，少量多次喂养，适当增加热量满足生长所需。无禁忌应鼓励母乳喂养。

（3）有呕吐、腹泻、脱水时及时补液行肠外营养。

3. 药物治疗

在评分法的指导下进行药物治疗，用药愈早预后愈好。一般72 h后逐渐减量，直到停药。停药前观察2~3天。

（1）吗啡为治疗NAS的首选药，可降低兴奋性，降低癫痫发作，控制症状，改进喂养，消除腹泻等。首次自剂量0.05~0.2 mg/kg每3~4 h一次，口服或静脉注射，每次增加0.05 mg/kg，最大剂量为1.3 mg/(kg·d)，停药应逐渐减停。

（2）美沙酮常用于治疗阿片类撤药综合征，口服或静脉注射。根据修正的Finnegan评分，用法见表15-6。

表15-6 美沙酮用法

前24 h修正的Finnegan评分	用药量				备注
<8分	首次量	0.1 mg/kg	q6 h	4次	
	减量至	0.07 mg/kg	q12 h	2次	
	减量至	0.02 mg/kg	q12 h	2次	
	减量至	0.01 mg/kg	q12 h	2次	
	减量至	0.01 mg/kg	q24 h	1次	再连续用药2次，观察72 h可考虑停药
8~12分	用药量不做增减				连续两天不能减量者可考虑加用苯巴比妥
≥12分	返回上一层用药量；若为首次量则改为：0.1 mg/kg，q4 h，6次				

（3）可乐定为 α-肾上腺素受体激动剂，常用于乙醇撤药综合征。并可作为吗啡治疗戒断综合征的辅助药或替代药，可减少吗啡用量。口服首次剂量为 0.5~1 μg/kg，维持量为 3~5 μg/(kg·d)，分 4~6 次，平均疗程为 13 天。

（4）苯巴比妥常用作吗啡或美沙酮治疗 NAS 的辅助用药，较少单独使用。负荷量为 15~20 mg/kg，维持量为 5 mg/(kg·d)。如连续 3 次 Finnegan 评分 > 8 分或连续 2 次评分 > 12 分，每 8~12 h 可追加 10 mg/kg 直到最大负荷量 40 mg/kg[相应维持量增至 8 mg/(kg·d)]。

【随访】
1. 神经发育评估。
2. 心理行为评估。
3. 眼科评估。
4. 生长和营养评估。
5. 家庭支持评估，排除母亲继续滥用药物或虐待儿童。

第三节 新生儿快速恢复的无法解释事件与猝死

健康或病情稳定或"轻微"的新生儿突发苍白、意识丧失、呼吸停止、肌张力低下、发绀等明显威胁生命事件（apparent life threatening events，ALTE），经复苏抢救无效，短期内死亡称新生儿猝死（sudden death in newborn）。一般认为猝死与婴儿猝死综合征（SIDS）有所不同，SIDS 指婴儿本属健康，突然发生意外而死亡，尸检却无法明确致死原因。

2016 年美国 APP 提出以"快速恢复的无法解释事件"（brief resolved unexplained events，BRUE）代替 ALTE，并发布了 BRUE 相关指南。

【BRUE 病因】
BRUE 病因见表 15-7。

【诊断】
1. BRUE 定义

在 <1 岁新生婴儿中发生，突然发作，非常短暂，然后迅速缓解的事件，包括发绀或颜面苍白，呼吸突然消失、减少或不规则，肌张力改变（增高或降低），反应差；而呼吸道症状、发热、呛咳等不在此列。BRUE 主要来自于临床医生对事件的判断，而

不是家长或保姆的判断。50%～70% 的新生婴儿 BRUE 可用外科或内科疾病解释。

表 15-7 新生儿 BRUE 病因

特发性接近 50%	
消化道疾病最常见（占明确病因的 50%）	胃食管反流、胃扭转、肠套叠、吞咽异常、其他消化道异常
神经系统疾病（占明确病因的 30%）	惊厥疾病、高热惊厥、中枢神经系统（CNS）出血、影响到呼吸中枢的 CNS 疾病、血管迷走神经反射、脑积水、CNS 感染、脑室-腹腔分流术后、肿瘤
呼吸系统（占明确病因的 20%）	各种原因导致的呼吸受累、阻塞性呼吸睡眠暂停、屏气发作，影响到呼吸调控的早产、先天性中枢性低通气综合征，声带异常，腺样体增殖，喉气管软化，先天性畸形导致呼吸道梗阻，异物吸入
心血管系统（占明确病因的 5%）	心律失常：长 QT 综合征及 WPW 综合征、先天性心脏病、心肌炎、心肌肥厚
代谢异常（不到明确病因的 5%）	遗传代谢病，内分泌、电解质紊乱，其他感染，泌尿道感染，脓毒血症
儿童虐待（不到明确病因的 5%）	孟乔森综合征
其他原因	食物过敏（不多见），过敏反应，药物作用

2. BRUE 危险分级

以下均为"是"则为低危患儿，有一条为"否"则为高危患儿。

（1）年龄大于 60 天。

（2）胎龄≥32 周或矫正胎龄≥45 周。

（3）未实施心肺复苏。

（4）持续时间小于 1 min。

（5）首次发生。

【评估与处理】

1. 紧急情况的处理。

2. 积极寻找病因

包括仔细的病史询问和体格检查，必要时可检测血糖、心电图、胸片、血常规、尿液分析、血气分析、血电解质等。查到潜在病因的应给予适当的内外科治疗。

3. 不能找到病因的，需强烈刺激复苏的重症 BRUE 或有同胞死于 SIDS 的，考虑心肺功能家庭监护，父母学会监护资料的判读和复苏急救措施。

第十六章 新生儿皮肤疾病

第一节 新生儿脓疱疮

脓疱疮（impetigo）俗称"黄水疮"，是新生儿最常见的细菌感染性皮肤病。本病是由葡萄球菌或链球菌或两者同时感染所致。

【诊断】

1. 病史

脓疱疮通常有瘙痒和灼热症状。皮损最初为一个或多个红色丘疹，2~3天后进展为结痂性斑块。

2. 临床表现

临床分为非大疱型和大疱型。在非大疱型脓疱疮中，可见表面鳞屑的环状斑块，表面为糜烂面及蜜黄色结痂。皮损多位于面部，特别是鼻部和口唇。大疱型脓疱疮表面为松弛性水疱、脓性疱液，经常破溃形成糜烂面。这种类型通常出现在皮肤褶皱部位。水疱直径为1~3 cm，没有全身症状。

3. 辅助检查

皮损的细菌培养结果为A组β溶血性链球菌或金黄色葡萄球菌可证实诊断。

【治疗】

1. 对于无并发症的轻至中度局限性皮损，以局部治疗为主，例如，外用莫匹罗星软膏每天3次，连用5~10天或者夫西地酸乳膏，每天2~3次，连用7天。

2. 对于皮损广泛及有系统感染并发症的患者，以系统应用抗生素为主，可应用口服青霉素类及二代头孢类抗生素。

3. 部分链球菌感染的脓疱疮可继发肾小球肾炎，潜伏期一般为3~6周。故致病菌为溶血性链球菌者需监测尿常规至少3周。

第二节 新生儿葡萄球菌性烫伤样皮肤综合征

葡萄球菌性烫伤样皮肤综合征（staphylococcal scalded skin syndrome，SSSS）主要是由凝固酶阳性、噬菌体Ⅱ组71型金黄色葡萄球菌引起的一种急性感染性皮肤病。新生儿原发感染灶多位于脐部或泌尿道。致病菌在原发感染灶释放表皮剥脱毒素，后者经血行播散至表皮颗粒层，通过结合并破坏桥粒芯蛋白-1，导致颗粒层细胞松解、表皮剥脱而致病。表皮剥脱毒素主要通过肾代谢，而新生儿或婴幼儿肾排泄缓慢，使毒素在血清中含量增高并播散至皮肤引起损害。

【诊断】

1. 病史

新生儿常有脐部或泌尿道感染。皮损初起为眼周、口周红斑，迅速波及躯干、四肢，以褶皱部位及脐部为重。

2. 临床表现

特征性表现是在弥漫性红斑基础上出现无菌性脓疱或松弛性大疱，稍用力摩擦，表皮很快就发生剥脱，露出鲜红水肿性糜烂面，状似烫伤，尼氏征阳性。手足皮肤可呈手套或袜套样剥脱（图16-1A、16-1B）。皮损经过2~3天后渗出减少，开始出现结痂和干燥脱屑。由于口、眼的运动使口周、眼周的皮损表现为放射状皲裂，但无口腔黏膜损害，成为本病的另一个特征。急性期患儿自觉皮肤疼痛，触痛明显，表现为拒抱。还常伴有发热、厌食、腹泻或结膜炎等症状。病情轻者1~2周后可痊愈，不留瘢痕；

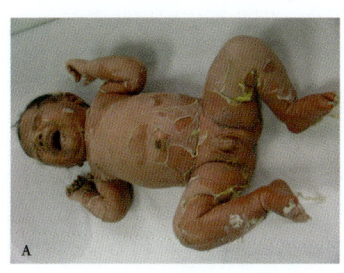 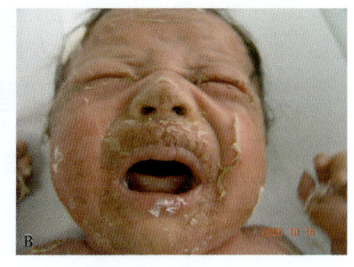

图16-1 葡萄球菌烫伤样皮肤综合征。25天男婴，皮疹3天。全身（A）可见弥漫潮红，大面积表皮剥脱，露出鲜红水肿糜烂面，状似烫伤，尼氏征阳性。口周（B）有明显的放射性皲裂和结痂，唇黏膜光滑无红肿（首都医科大学附属北京儿童医院提供）

病情严重者可继发肺炎、细菌性心内膜炎或败血症等危及生命。

3. 辅助检查

血常规大致正常或白细胞轻度升高。对脐部、外阴部皮损进行细菌培养可明确致病菌。在儿童血培养常为阴性。

【治疗】

治疗包括早期使用有效抗生素、支持治疗及皮肤护理。

1. 系统治疗

（1）首选耐β内酰胺酶半合成青霉素或头孢菌素，疗程7~10天。对青霉素过敏时，可选用克林霉素或夫西地酸。若住院患者（如重症监护室、手术后置管患者等）出现SSSS，首选万古霉素或利奈唑胺治疗。如果用药7天后临床表现无改善，应再次进行细菌培养并做药敏试验，根据结果调整相应抗生素种类。

（2）支持疗法：注意维持水和电解质平衡，尤其是口周皮损影响患儿进食的阶段。严重病例可静脉使用丙种球蛋白治疗，一般建议给予1 g/（kg·d）使用1~2天，或400 mg/（kg·d），疗程3~5天。

2. 局部治疗

（1）急性期：由于皮损似烫伤，故护理原则同烫伤患者，如放置于消毒房间，患儿应置于暖箱内以保持体温；护理和陪住人员严格执行消毒隔离制度。由于疼痛剧烈及表皮剥脱，应尽量减少搬动患者的次数；皮损面积较小时，可用生理盐水或1∶8000高锰酸钾溶液外洗或湿敷后外用莫匹罗星软膏、夫西地酸乳膏等外用抗生素；皮损面积较大时，可用凡士林油纱贴敷于表皮剥脱区，不必每日揭除，按时用碘附消毒即可。

（2）恢复期：由于自觉皮肤干痒，因此可应用润肤霜剂。

第三节　新生儿血管性肿瘤及血管畸形

皮肤血管性肿瘤和血管畸形是婴幼儿常见的疾病，特别是在新生儿期，越来越引起临床医生和家长的关注。本节将对婴儿血管瘤的临床表现、诊断方法、并发症、治疗方法进行全面、系统的描述；对血管畸形、Kasabach-Merritt综合征等疾病进行综述。

传统的分类方法依据形态学分类将血管瘤和血管畸形统称为"血管瘤"，并分为：鲜红斑痣、草莓状血管瘤、海绵状血管瘤及混合性血管瘤。1996年，国际脉管病变研究学会制定了脉管性疾病的分类方法（表 16-1）。

表 16-1 1996 年国际脉管病变研究学会分类

血管肿瘤（vascular tumors）	脉管畸形（vascular malformation）
婴幼儿血管瘤（infantile hemangioma） 　浅表型（superficial） 　深部型（deep） 　混合型（mixed） 先天性血管瘤（congenital hemangioma） 　迅速消退型［rapidly involuting congenial hemangioma（RICH）］ 　非消退型［noninvoluting congenital hemangioma（NICH）］ Kaposi 样血管内皮细胞瘤（Kaposiform hemangioendothelioma） 丛状血管瘤（tufted angioma） 化脓性肉芽肿［pyogenic granuloma（lobular capillary hemangioma）］ 血管外皮细胞瘤（hemangiopericytoma）	单纯性脉管畸形（simple malformation） 　• 毛细血管型葡萄酒色斑［capillary（port-wine stain）］ 　• 静脉型（venous） 　• 淋巴管型（lymphatic） 　• 微囊状（如淋巴管瘤）［microcystic（e.g.lymphangioma）］ 　• 巨囊状（如水囊状淋巴管瘤）［macrocystic（e.g.cystic hygroma）］ 动静脉型［arteriovenous malformation（AVM）］ 混合性脉管畸形（combined malformation） 毛细血管-淋巴管-静脉畸形（包括绝大部分的 Klippel-Trenaunay 综合征）［capillary-lymphatic-venous（includes most cases of Klippel-Trenaunay）］ 毛细血管-静脉畸形（包括轻度的 Klippel-Trenaunay）［capillary-venous（includes mild cases of Klippel-Trenaunay）］ 伴有动-静脉短路和（或）瘘的毛细血管-静脉畸形（Parkes-Weber 综合征）［capillary-venous with arteriovenous shunting and/or fistulae（Parkes-Weber syndrome）］ 先天性毛细血管扩张性大理石皮肤（curls marmorata telangiectatic congenita）

一、婴儿血管瘤

【病因、发病机制和病理表现】

发病原因和机制尚不清楚。有多种细胞成分和分子可能参与婴幼儿血管瘤的发生。

【临床表现、病程】

1. 婴儿血管瘤（infantile hemangioma）是婴儿最常见的良性肿瘤，人群发病率为 4%～5%。女性发病率为男性的 3 倍。

2. 在生后可以出现或不久出现，最早期的皮损表现为充血性、擦伤样或毛细血管扩张性斑片。之后会有一个快速增殖期，通常发生在生后 5.5～7.5 周，在生后 3 个月内的增殖期，瘤体大小可达到最终面积的 80%。此期常称为早期增殖期，之后增殖变缓，6～9 个月为晚期增殖期，最终在几年后逐渐消退。

3. 2013 年 I.J. Frieden 建议，可以将婴儿血管瘤分为 3 个风险等级（表 16-2）。

表 16-2 婴儿血管瘤的风险等级及分级依据

风险特征	分级依据
高风险	
节段型血管瘤＞5 cm——面部（图 16-2）	伴随结构异常（PHACE），瘢痕，眼/气道受累
节段型血管瘤＞5 cm——腰骶部、会阴区	伴随结构异常（LUMBAR），溃疡
非节段型大面积血管瘤——面部（厚度达真皮或皮下，或明显隆起皮肤表面）	组织变形，有形成永久瘢痕/毁形性风险
早期有白色色素减退的血管瘤	溃疡形成的标志
面中部血管瘤	高度存在毁形性损害的风险
眼周、鼻周及口周血管瘤	功能损害，毁形性损害风险
中度风险	
面部两侧、头皮（图 16-3）、手、足血管瘤	毁形性风险，较低的功能受损风险
躯体皱褶部位血管瘤（颈、会阴、腋下）	高度形成溃疡的风险
节段型血管瘤＞5 cm——躯干、四肢	溃疡形成风险和皮肤永久的残留物
低风险	
躯干、四肢（不明显）（图 16-4）	低度风险的毁形性损害和功能损害

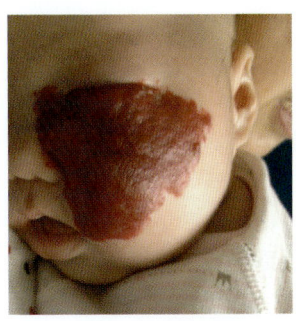

图 16-2 婴儿血管瘤。40 天女孩，左面部可见 5 cm×4 cm 大小的鲜红色质软斑块，边界清楚。此型血管瘤为高风险血管瘤（首都医科大学附属北京儿童医院提供）

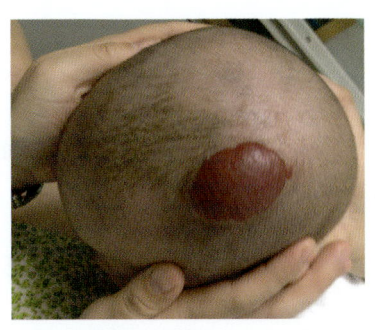

图 16-3 婴儿血管瘤。2 个月男孩，头皮可见 4 cm×3 cm 大小的鲜红色质软斑块，边界清楚（首都医科大学附属北京儿童医院提供）

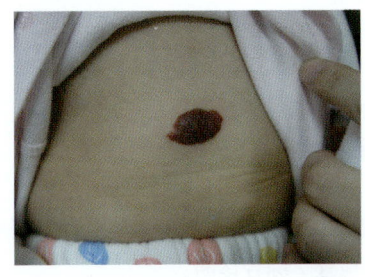

图 16-4 婴儿血管瘤。6 月女孩，腹部可见约 2 cm×1.3 cm 大小的暗红色质软斑块，边界清楚（首都医科大学附属北京儿童医院提供）

【并发症】

1. 出血

容易发生在增殖期、较大的、表面糜烂或外伤后的血管瘤。

2. 溃疡

容易发生在快速增长期的皮损，尤其是易于受创伤的部位和皮肤皱褶部位，如外阴部、耳部、鼻部、唇部、面颊部、颈部、腋下、肘窝和腘窝部位等。

3. 瘢痕

部分血管瘤消退后可形成瘢痕，影响美观。瘢痕形成的原因主要包括：①血管瘤出现溃疡，溃疡愈合后可形成瘢痕；②部分血管瘤自行消退后可形成瘢痕；③有些过度治疗，也会形成瘢痕。

4. 感染

多继发于发生溃疡的血管瘤,感染可浅表播散或向深部发展。

5. 心力衰竭

偶可发生在肝的巨大或多发血管瘤。主要由于血管瘤中存在动静脉短路而引起。

6. 系统性血管瘤

血管瘤发生于多个器官,广泛器官受累有很高的死亡率。

7. 视力影响

主要见于发生在眼睑的血管瘤,可形成障碍性弱视或散光。

8. 气道阻塞

声门下血管瘤可形成气道阻塞;有时颈部皮肤血管瘤也可造成类似障碍,尤其是沿胡须部位皮肤分布的血管瘤值得注意;新生儿鼻部血管瘤有时也可形成气道阻塞或吮奶障碍。

9. 外耳道阻塞

短期内可能影响听力。

10. 骨畸形

由于生长的血管瘤对骨骼的直接压迫作用而形成的损害。

【诊断及鉴别诊断】

1. 诊断

主要根据瘤体出现的时间、增殖特点、临床特征及影像学检查(主要是超声检查)综合诊断。

2. 鉴别诊断

主要与脉管畸形鉴别,详见表16-3。

表16-3 婴儿血管瘤与脉管畸形的鉴别诊断

	婴儿血管瘤	脉管畸形
发病时间	出生时或出生不久	多见于出生时
男:女	1:4	1:1
发展情况	增生期、静止期、消退期	与儿童的生长发育成比例
病变颜色	鲜红色或透出蓝色	视畸形的脉管种类而定
表面温度	正常或温度升高	温度升高
自觉症状	不明显	不明显
排空试验	阴性	阳性
体位试验	阴性	阳性
组织病理	血管内皮细胞增生	血管内皮细胞正常,血管形态紊乱,管腔异常

【治疗】

不同婴儿血管瘤治疗方法不同，需要结合病史、临床表现、影像学检查等来判断是否为高风险的血管瘤，从而决定治疗方案。生后 3 个月是治疗的黄金期。如需治疗则越早越好，如不需治疗，也应遵从医嘱，定期复诊，这在生后 6 个月内尤为重要。

治疗原则及方案

1. 婴儿血管瘤有自行消退的特征，并且消退后多数不会出现严重后遗症，所以部分患儿不需要治疗。

2. 应根据其风险级别、是否处于增殖期等因素综合评估，选择相对合适的治疗方法。如需要治疗则要决定选择局部用药或系统用药。具体治疗原则如下：

（1）局部用药：适用于浅表和局限型血管瘤，也可以用于早期增殖期无法判断是否存在深部血管瘤的患儿。

（2）系统治疗：适用于大的血管瘤，具有明显生长增殖特征，或伴随严重的功能损害者，也用于局部治疗无效的患儿。

3. 不同风险级别的血管瘤的治疗方案

（1）高风险的血管瘤：应尽早治疗——最好在生后 4 周或更早的时候开始。治疗方案：一线治疗为口服普萘洛尔治疗，若有口服普萘洛尔禁忌证，则系统使用糖皮质激素治疗。

（2）中度风险的血管瘤：应尽早治疗。治疗方案：早期可给予外用 β 受体阻滞剂、局部约束疗法或脉冲染料激光治疗；治疗过程中，若瘤体继续生长或出现溃疡等并发症，则遵循高风险的血管瘤治疗方案。

（3）低度风险的血管瘤：可先随诊观察，在 6 个月之内每月复诊，观察瘤体大小，必要时定期复查局部超声，了解瘤体厚度及血供情况，如果瘤体生长迅速，则遵循中度风险的血管瘤治疗方案。

（4）消退后期血管瘤的进一步治疗：婴儿血管瘤的消退会持续很多年，并有可能遗留皮肤的永久改变。未治疗的血管瘤消退完成后有 40% 的患儿残存皮肤及皮下组织退行性改变：瘢痕、萎缩、色素减退、毛细血管扩张和皮肤松弛。如果需要进一步做整形手术，最佳年龄是 3～4 岁，因为之后血管瘤不会再有自发改善。如果推迟治疗，则可能对患儿的心理造成影响。

总之，风险等级为高风险的血管瘤，可能引起溃疡、毁形性损害、功能损害或重要组织脏器结构改变等并发症；处于增殖期的血管瘤，也有可能在很短的时间内从低风险级别增至高风险级别。因此，血管瘤是否治疗一定要平衡治疗的疗效和治疗可能带来的不良反应。

二、Kasabach-Merritt 综合征

本病是一种以血管肿瘤和血小板减少性凝血异常为主的症候群，由 Kasabach 和 Merritt 于 1940 年首次报道。组织病理常表现为卡波西样血管内皮细胞瘤和丛状血管瘤。

【病因及发病机制】

1. 病理生理基础是血小板减少和弥散性血管内凝血（DIC）。

2. 血小板减少可能是由于血管肿瘤中血管不正常，使血小板凝聚停滞于迂曲的血管中，形成血栓或血小板受伤而裂解所致。血小板减少的原因亦有认为是由于网状内皮系统吞噬血小板作用加强，血管肿瘤可能产生血小板抗体，对血小板起破坏作用。

3. 血小板暴露于正常的内皮细胞下被激活，继发性引起凝血因子消耗，纤溶增加，导致瘤体增大和全身 DIC。

【临床表现】

1. 本病多在新生儿期或小婴儿期发病，在婴幼儿血管瘤患者中发病率仅约 0.3%，平均发病年龄为生后 5 周。

2. 本病常单发，也可多发。好发于四肢、躯干部位，表现为生长迅速的暗紫红色、质硬的斑块或肿物，肿物周边可见大量的出血点、紫癜或瘀斑（图 16-5）。如发生于内脏或体内组织时不易发现。

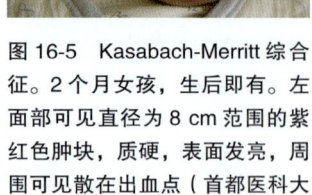

图 16-5 Kasabach-Merritt 综合征。2 个月女孩，生后即有。左面部可见直径为 8 cm 范围的紫红色肿块，质硬，表面发亮，周围可见散在出血点（首都医科大学附属北京儿童医院提供）

3. 反复周期性出血为本病特征，常伴贫血、血小板明显减少，严重者可有颅内或脏器内出血。

4. 血小板数量减少程度与肿瘤增大成正比。巨大肿物可压迫正常组织器官，导致功能障碍。

【实验室检查】

血红蛋白、血小板、纤维蛋白原，凝血因子 Ⅱ、Ⅴ、Ⅷ 均减少，凝血酶原时间均延长，纤维蛋白裂解产物（FDP）和 D- 二

聚体可增加。

【诊断】

1. 根据出生时或出生不久即有血管肿瘤的存在，并伴有血小板减小、慢性弥散性血管内凝血的特点可诊断。

2. 有时血管肿瘤发生在内脏，如胸部、肝、脾、骨骼等而被忽视，影像学检查、血小板及纤维蛋白降解物（FDP）的检测有助于诊断。

【治疗】

药物可选择糖皮质激素、西罗莫司、长春新碱、抗血小板药物等。如以上方案治疗无效，也可选用介入、射频消融、手术等方法综合治疗，同时输注新鲜冰冻血浆、纤维蛋白原等对症治疗。血小板过低时，可间断给予新鲜冰冻血浆或血小板对症治疗，但过多的血制品输入后容易导致容量超负荷而引起心力衰竭。

三、鲜红斑痣

鲜红斑痣（nevus flammeus）是一种血管畸形，累及微静脉及毛细血管。

【临床表现】

1. 多在出生时即出现，位于额部、上眼睑及枕后部的皮损称为鲑鱼色斑，大部分可自发消退。

2. 典型临床表现为一个或数个淡红色至暗红色斑片，边缘不规则，压之可褪色，以头面、颈部多见，大多单发（图16-6），少数为双侧。

3. 一般无自觉症状，部分患者可出现与神经、眼部受累相关的症状，如单侧抽搐、青光眼等，如Sturge-Weber综合征（图16-7）。

4. 远期并发症

大部分患者可自发消退，但是部分累及面颈部或者躯干、四肢的皮损颜色转暗，可能出现皮损增厚，血管性的丘疹、结节（卵石征），可自行或因外伤出血，不易止，增加感染风险。

【诊断及鉴别诊断】

1. 依据病史及临床表现即可诊断。

2. 必要时组织病理检查确诊，主要表现为真皮中上部群集扩张的毛细血管。

3. 应注意与婴儿血管瘤的早期相鉴别。

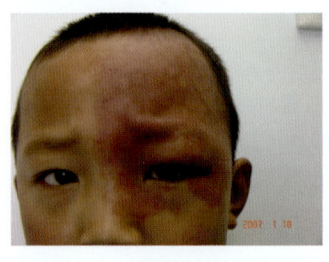

图16-6 鲜红斑痣。10岁男孩。生后即有。左面部三叉神经第一支分布区域可见毛细血管扩张性红斑,边界清楚,边缘不规则(首都医科大学附属北京儿童医院提供)

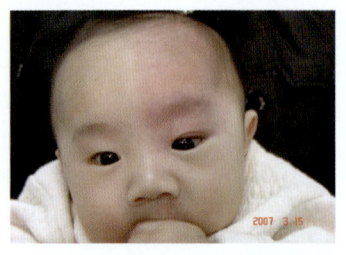

图16-7 Sturge-Weber综合征。4个月男孩。生后即有。左面部弥漫分布红色斑片,边缘不整,压之易褪色。左眼受累,眼压增高,左眼裂和眼球较对侧增宽、增大(首都医科大学附属北京儿童医院提供)

【治疗】

首选脉冲染料激光治疗。也可采用长脉宽1064 nm激光、Nd:NAG激光及光动力治疗。

四、Sturge-Weber综合征

【临床表现、诊断】

1. 又称为脑三叉神经血管瘤病,脑颜面血管瘤病,为一种皮肤神经综合征。其特征是鲜红斑痣位于三叉神经第一支(V1支)(眼支)支配区域,伴有软脑膜血管瘤病(通常表现为癫痫)和青光眼(图16-7)。

2. 可出现与神经、眼部受累相关的症状,如青光眼、单侧抽搐、偏瘫、智力低下等。

【治疗】

均为对症治疗。

1. 面部鲜红斑痣

激光治疗。

2. 青光眼

眼小梁切除术。

3. 脑软膜血管畸形

脑叶切除术、大脑半球切除术。

4. 对症治疗癫痫。

五、色素血管性斑痣性错构瘤

色素血管性斑痣性错构瘤病(phakomatosis pigmentovascularis,PPV)通常指鲜红斑痣伴黑素细胞痣或贫血痣。PPV 过去分为四型,现在又提出第五种类型:先天性毛细血管扩张性大理石样皮肤合并蒙古斑。PPV 的分类见表 16-4。贫血痣是一种特殊的血管胎记,其特点在于皮肤血管变白而导致的皮肤"白"斑(实际上是血管收缩所致),这种白斑用玻片轻压时,周围的皮肤变白而损害变得不明显(玻片压诊法)。

PPV 最常见的类型是 Ⅱ 型,即鲜红斑痣合并真皮色素病(如蒙古斑,太田痣)(图 16-8)。无系统损害的 PPV 为 "a" 型(即 PPV Ⅱa 型),伴有系统损害的 PPV 为 "b" 型(即 PPV Ⅱb 型)。PPV 的系统损害经常与 Sturge-Weber 综合征、K-T 综合征表现相似,是由于血管病变而造成的体表相应区域受累。在这一型的 PPV 中,太田痣是最常见的伴随症状,PPV 一般不需要治疗,鲜红斑痣用激光治疗是有效的。真皮色素病有可能会随时间自发消退,也可能不消退。

表 16-4 色素血管性斑痣性错构瘤病分类

类型 *	表现
Ⅰ	鲜红斑痣合并表皮痣
Ⅱ	鲜红斑痣合并真皮色素病伴有或不伴有贫血痣
Ⅲ	鲜红斑痣合并斑痣伴有或不伴有贫血痣
Ⅳ	鲜红斑痣合并真皮色素病和斑痣伴有或不伴有贫血痣
Ⅴ	先天性毛细血管扩张性大理石样皮肤合并真皮色素病

*:每一型又分为:A. 仅有皮肤损害;B. 有皮肤和系统性损害。

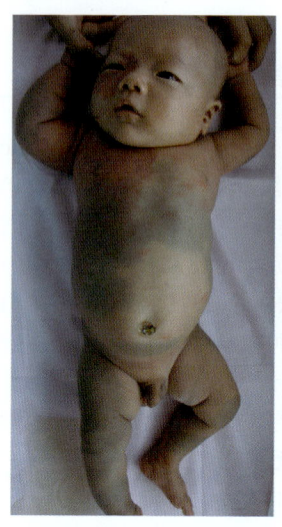
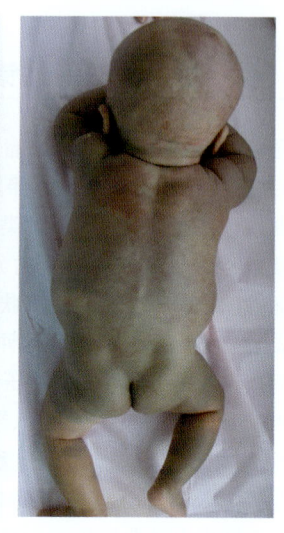

图 16-8　色素血管性斑痣性错构瘤。52 天男童。右侧眼周、右上肢、躯干部可见界限清楚红色斑片，躯干部及下肢可见大片浅蓝色斑片（首都医科大学附属北京儿童医院提供）

第四节　新生儿过敏性疾病

新生儿与成人皮肤在许多方面存在不同，表现为新生儿的皮肤薄、毛发少，汗腺和皮脂腺分泌不如成人旺盛，细胞间连接少，黑素小体少。这种差异在早产儿尤其显著。所以，新生儿对热刺激和日晒的防御性差，经表皮失水和毒物及药物的透入均较成人增加，当遇热刺激、化学刺激、机械外伤和皮肤炎症改变时，新生儿皮肤更易出现水疱和糜烂。而在皮肤护理方面，对小婴儿、早产儿使用护肤产品（如：凡士林或者羊毛脂），可以减少热丢失和不显性失水。当婴儿出生时皮肤表面覆盖着一层 pH 值为 6.7 ~ 7.4 的白色脂肪样物质。虽然这种脂性覆盖物的功能尚不完全清楚，但它有润滑和抗菌的作用。在覆盖物之下皮肤的 pH 值为 5.5 ~ 6.0。过度的清洗，尤其是应用粗糙的肥皂时，可以导致皮肤刺激、pH 值偏碱性，从而降低角质层的正常屏障功能。所以，每周可洗澡数次，洗澡时将水撩在身上，在细菌较多的特殊部位，如脐部、尿布区、颈部和腋窝，可使用柔和的香皂。对于患儿来说，可用盐水湿敷患处和有浸渍的间擦部位。在某些护理不当时，新生儿会出现很多过敏性疾病，本节重点讲述湿疹、尿布皮炎及脂溢性皮炎。

一、湿疹

湿疹（eczema）是由多种内外因素引起的一种具有明显渗出倾向的炎症性皮肤病，伴明显瘙痒，易复发，严重影响患者生活质量。

【诊断】

1. 症状、体征

皮疹一般对称分布、呈多形性，自觉症状为瘙痒甚至剧痒，且易复发。根据湿疹的临床表现可以分为急性期、亚急性期及慢性期。

（1）急性期：表现为红斑、水肿基础上粟粒大小的丘疹、丘疱疹、水疱、糜烂及渗出，病变中心常较重，逐渐向周围蔓延。周围有散在丘疹、丘疱疹，故境界不清（图 16-9）。

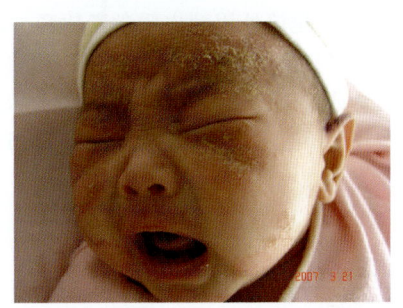

图 16-9 湿疹 1 个月女婴，该图显示面部弥漫性对称性分布的红斑、丘疹及鳞屑（首都医科大学附属北京儿童医院提供）

（2）亚急性期：表现为红肿和渗出减轻，糜烂面结痂、脱屑。

（3）慢性期：主要表现为粗糙肥厚、苔藓样变。

2. 实验室检查

血常规可有嗜酸性粒细胞增多、血清嗜酸性阳离子蛋白（ECP）增高，部分患者有血清 IgE 增高，变应原检查（如点刺试验、斑贴试验）有助于寻找可能的致敏原。

3. 病理检查

急性期病理可见表皮海绵水肿及表皮细胞内水肿，真皮乳头水肿，真皮浅层血管周围淋巴细胞及少许嗜酸性粒细胞浸润。亚急性期在急性期的基础上棘层轻度增生，表皮灶状角化不全。慢性期表皮呈银屑病样增生，角化过度与角化不全，真皮乳头胶原增粗、红染，真皮浅层血管周围淋巴细胞为主浸润。

【治疗】

湿疹治疗目的是控制症状、减少复发、提高患儿生活质量。

1. 基础治疗

患儿及家属教育,避免诱发或加重因素,保护皮肤屏障,加强皮肤护理。

2. 局部用药

原则为依据皮损性质及分期选药:

(1)急性期无水疱、糜烂及渗出时,可外用糖皮质激素乳膏;大量渗出时应选择冷湿敷,如0.1%盐酸小檗碱溶液、0.1%依沙吖啶溶液等;有糜烂但渗出不多时可用氧化锌油剂。

(2)亚急性期皮损可外用氧化锌糊剂、糖皮质激素乳膏。为防止和控制继发感染,可外用抗生素。

(3)慢性期皮损建议外用糖皮质激素软膏、乳膏等,可合用保湿剂等。外用糖皮质激素在新生儿可采用醋酸氢化可的松乳膏或者地奈德乳膏或者丁酸氢化可的松乳膏或者醋酸地塞米松乳膏,每天2次,连用不宜超过2周,如果2周后仍无缓解,需要到医院再次面诊。

二、尿布皮炎

尿布皮炎(diaper dermatitis)广义指发生在尿布区的各种皮肤问题,包括因带尿布直接引发的刺激性尿布皮炎和少部分过敏性接触性尿布皮炎,易累及尿布区皮肤且可因带尿布而恶化的皮肤病如银屑病和脂溢性皮炎,与尿布无关但皮损类似于尿布皮炎的系统性疾病如肠病肢端性皮炎和朗格汉斯细胞组织细胞增生症,继发于胃肠道疾病如囊性纤维化、乳糜泻和炎性肠病等和其他炎症性、感染性、营养性和恶性病等的尿布区皮损。狭义的尿布皮炎则仅指发生在尿布区的急性刺激性皮肤炎症反应,是婴幼儿期最常见的皮肤病之一,据估计发病率在7%至35%,而实际上大多数婴幼儿均可发生程度不等的尿布皮炎。本文具体介绍后者,即狭义的尿布皮炎。

【诊断、鉴别诊断】

尿布皮炎最常见的三种类型是摩擦性尿布皮炎、刺激性尿布皮炎和念珠菌性尿布皮炎,也是尿布区皮肤屏障功能下降和皮肤炎症反应逐渐加重而导致的尿布皮炎不同发展阶段。摩擦性尿布皮炎主要累及最易受到摩擦的皮肤凸面,如大腿内侧面、生殖器区、臀部和下腹部,但是屈侧和皱褶不受累及。皮损表现为淡红斑和少量鳞屑,尿布边缘可见"潮痕"状的皮炎改变,患儿多无明显自觉症状。此型发生和消退均很迅速,只需勤换尿布和保持清洁卫生即可自愈。刺激性尿布皮炎的皮损部位同前,但是程度加重,表现为典型的发亮的釉面样鲜红甚至暗红斑,周边散在带有光泽的粉红色丘疹、斑块和结节,重者可发生糜烂、溃疡甚至继发感染(图16-10)。患儿可自觉瘙痒、疼痛,哭闹增加、躁动不安,甚至影响进食和睡眠。此型尿布皮炎的重者因继发改变而定义了一些亚型,如继发糜烂溃疡的 Jacquet 尿布皮炎、继发结节的婴儿臀部肉芽肿和继发白念珠菌感染的念珠菌性尿布皮炎等。念珠菌性尿布皮炎是在刺激性尿布皮炎的基础上,继发白念珠菌感染而形成的,典型表现为泛发的、牛肉红色的红斑,境界清楚,边缘隆起伴有白色鳞屑,周边散在卫星状分布的脓疱和鳞屑性丘疹(图16-11)。皮损好发于臀部、下腹部和大腿内侧面,可扩展至生殖器区如全部阴囊和阴唇皮肤,会阴、肛周和腹股沟皱褶处也可受累,区别于刺激性尿布皮炎。

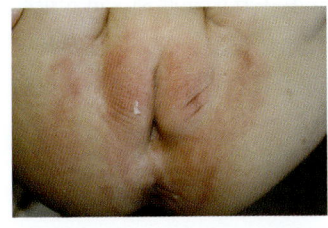

图 16-10 刺激性尿布皮炎。8个月女婴,大阴唇、臀部片状淡红斑,呈"W"形,屈侧和皱褶不受累(首都医科大学附属北京儿童医院提供)

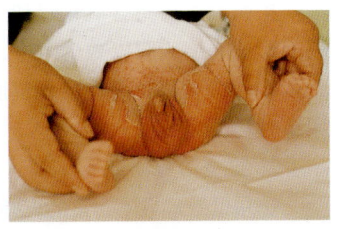

图 16-11 念珠菌性尿布皮炎。18天男婴。皮疹累及整个尿布区(臀部、外生殖器、下腹及大腿),表现为弥漫性红斑及糜烂。其红斑边缘的鳞屑及卫星状损害提示该患儿的尿布皮炎合并有念珠菌感染(首都医科大学附属北京儿童医院提供)

尿布皮炎还需要注意与其他可发生于尿布区的皮肤病相鉴别,包括:①感染性疾病如肛周链球菌病、大疱性脓疱疮、疥疮、先天性梅毒等;②原发或继发性炎症性皮肤病如脂溢性皮炎、特应性皮炎、银屑病、肛周假疣状丘疹和结节等;③肿瘤性疾病如朗格汉斯细胞组织细胞增生症;④代谢性疾病如肠病肢端皮炎;⑤其他如水疱大疱性疾病等。常见尿布区皮损鉴别诊断见表16-5。

【治疗】

诊断明确的刺激性尿布皮炎,其治疗的关键在于预防,在皮肤护理上,需要增加尿布更换频率,约每 2 h 更换一次。每次排尿或排便后均应更换尿不湿,以保持尿布区皮肤干燥,尽量将皮肤多暴露在空气中通风,减少与潮湿的尿布表面纤维接触时间。每次排便后建议使用中性或弱酸性的液态清洁剂清除脂溶性残余物,之后清水彻底冲洗干净并拍干,也可使用不含酒精、香料,并添加了保湿成分的弱酸性湿纸巾清洁尿布区,能更好地保护皮肤屏障功能。加强尿布区皮肤保护,每次清洗过后或更换尿不湿后,均需局部应用含氧化锌或凡士林的护肤润肤剂,使得皮肤表面形成一层脂质膜,保护皮肤以减少摩擦、防止水化过度、隔离尿便及其他刺激物和微生物,预防尿布皮炎的发生。

轻中度刺激性尿布皮炎通过加强皮肤护理,可迅速缓解临床症状;中重度刺激性尿布皮炎或轻中度刺激性尿布皮炎经上述处理无效时,需要加用外用药物治疗。

1. 护肤剂治疗

护肤剂主要指含氧化锌和(或)凡士林的润肤剂,可在皮肤表面形成一层脂膜以减少摩擦、防止水化过度、隔离尿便及其他刺激物和微生物,并使受损皮肤加速愈合。每次尿/便后或更换尿布时均需使用。

2. 抗炎治疗

选用低效价且不含氟的皮脂类固醇制剂,如醋酸氢化可的松乳膏或者地奈德乳膏或者丁酸氢化可的松乳膏。避免使用强效或含氟制剂,以免因尿布封包造成吸收过度而引起皮肤萎缩等副作用。

3. 抗真菌治疗

若刺激性尿布皮炎经抗炎治疗持续数日无明显缓解,应注意白念珠菌感染可能,可外用抗真菌制剂如制霉菌素、克霉唑、酮康唑、咪康唑和氟康唑等,一般 2 周内见效,联合前述激素外用可加快红斑消退。

4. 抗菌治疗

刺激性尿布皮炎继发细菌感染时可选用外用抗菌制剂,如广谱抗菌剂三氯生、苯扎氯铵;或根据病原菌选用相应外用和系统抗生素治疗。

表 16-5 常见尿布区皮损的鉴别诊断

疾病名称	临床特征	好发部位	病史/病因
尿布皮炎			
摩擦性尿布皮炎	淡红至红色斑片,伴少量鳞屑,边缘见特征性"潮痕"状皱褶改变;时轻时重,无明显自觉症状	皮肤凸面,皱褶处不受累	尿布更换不及时
刺激性尿布皮炎	釉面状发亮的融合、水肿性鲜红斑或暗红斑,境界清楚,周边散在光泽性丘疹,可伴鳞屑,自觉瘙痛	皮肤凸面如大腿内侧、外阴、会阴、臀部和下腹部,呈"W"形,腹股沟等皱褶处不受累	腹泻,尿布更换不及时,尿布区过度封包如使用塑料布等
Jacquet 尿布皮炎	边缘隆起的水肿性红斑,上见穿凿性溃疡,境界清楚,周边散在2~5 mm大小丘疹、结节,中央伴胯凹或溃疡,自觉疼痛,可影响排尿	阴茎、阴唇、肛周凹面皮肤	慢性腹泻如断胯综合征、尿布更换不及时和使用劣质尿布
婴儿臀部肉芽肿	紫红色结节,0.5~4 cm,卵圆形或长方形,质坚实,无痛感。经数周至数月自行消退,可遗留萎缩性瘢痕	好发于臀部、股内侧,偶见下腹部,也有尿布区之外皮肤受累的报道,如腋窝和颈部	IDD和外用强效皮质类固醇激素
过敏性接触性尿布皮炎	早期皮损为境界清楚的红斑伴小水疱,数日后水疱破裂形成湿疹样皮损,自觉瘙痒	主要累及屈侧皮肤如皮肤皱褶	某些外用药物成分如对羟苯甲酸、羊毛脂或新霉素;尿不湿中某些化学成分或尿布残留的清洁剂等

表 16-5 常见尿布区皮损的鉴别诊断（续表）

疾病名称	临床特征	好发部位	病史/病因
其他尿布区皮损			
念珠菌性尿布皮炎	泛发的"牛肉样"暗红斑，境界清楚，边缘隆起伴有白色鳞屑，周边散在特征性卫星灶-针头大小脓疱或碎鳞屑性丘疹	全部生殖器区（阴囊或阴唇）、会阴前区，肛周和腹股沟区最易受累（"山谷"较"山峰"更易受累可与IDD鉴别）	白念球菌感染，真菌镜检或培养阳性协助诊断
肛周链球菌性皮炎	境界清楚的粉色至鲜红色浅表性斑片，表面潮湿，可见肛周皲裂，偶伴浆液状或干酪样黄白色分泌物；自觉瘙痒甚至疼痛，尤其排便时	肛周区为主，其他间擦部位如颈部、腋下和腹股沟区也可受累	6个月~10岁儿童，男多于女，β溶血性链球菌（GABHS）感染引起；多经直接接触病人感染，或口-手-肛周途径自身接种，也可因吞咽GABHS而致病
银屑病	尿布区可见大小不等的红色斑块，不伴或少量鳞屑，境界清楚，躯干、面部、腋下、脐周和头皮可见典型的覆有银白色云母状鳞屑的红色斑块，以及甲凹点	1岁以内婴儿银屑病好发于尿布区，同时累及凸面皮肤如臀部和屈侧皮肤如腹股沟区，腋下和颈部；或仅累及尿布区皮肤	银屑病家族中有助诊断

三、脂溢性皮炎

【病因、发病机制】

脂溢性皮炎（seborrheic dermatitis）的病因不清。在婴幼儿乳痂中可见到糠秕孢子菌。糠秕孢子菌与成人的脂溢性皮炎有关，其可在皮脂腺数量多、分泌活跃的部位繁殖。糠秕孢子菌的这一特点正与脂溢性皮炎的发病时期和分布部位一致。

【诊断】

症状、体征

脂溢性皮炎的典型表现是在淡红色斑的基础上见油腻性黄痂，分布于间擦部位，尤其是在尿布区、腋部和头皮部，并可出现皲裂、浸渍和渗出。枕部厚的黏附性痂皮被称为"乳痂"。椭圆形的红斑可以扩散至躯干、四肢近端和耳后。患儿一般体健，无自觉症状。皮肤颜色深的患儿，可出现一过性的炎症后色素减退。在尿布区，红色的、油腻性的鳞屑斑可从皱褶部位扩展至生殖器部、会阴部、耻骨弓部和大腿部。继发念珠菌感染或脓疱疮可使原发皮损不典型。

【治疗】

脂溢性皮炎可在生后 2~3 个月自行消退，部分可持续至 8~12 个月。抗脂溢性洗发剂如 1% 酮康唑洗剂，或者使用弱效的角质剥脱剂（硫磺、水杨酸等）对治疗乳痂有帮助。软化剂和弱效的外用糖皮质激素可快速缓解皮肤症状。外用酮康唑治疗成人脂溢性皮炎效果明显，对婴幼儿脂溢性皮炎也有帮助，尤其是伴有念珠菌感染时。

第五节　新生儿遗传性皮肤病

婴儿出生时皮肤是光滑、湿润、被覆绒毛的。生后 24~36 h 出现脱屑，可持续 3 周。但是部分遗传性皮肤病在婴儿出生时或者生后 24 h 即出现异常。这其中包括鱼鳞病、大疱性表皮松解症、色素失禁症。后面将逐一列表讲述。

一、鱼鳞病

鱼鳞病（ichthyosis）是一种表皮细胞动力学的稳定机制紊乱

或分化异常，导致皮肤干燥，伴有鱼鳞状鳞屑为特征的遗传性角化障碍性疾病。鱼鳞病首先包括以皮肤表现为主要特征的先天性疾病，其次是指伴有鱼鳞病表现的综合征，最后包括获得性的鱼鳞病，后者往往是一些恶性疾病的重要副肿瘤表现。表16-6中列举较常见的以皮肤表现为主要特征的先天性疾病，表16-7列举了部分鱼鳞病相关综合征。

二、大疱性表皮松解症

大疱性表皮松解症（epidermolysis bullosa，EB）是由不同种类的水疱性皮肤病组成的一组疾病，以皮肤受外伤后出现皮损为特征。不同种类的大疱性表皮松解症可通过其遗传模式、特异性基因突变、临床表现、组织病理学及生物化学标志来区分（详见表16-6）。尽管出生时或新生儿时期即可出现水疱，但是由于起病轻且局限，多延迟至儿童晚期甚至成人期才引起重视。

根据水疱的裂隙层面不同，大疱性表皮松解症可分为三种主要类型（详见表16-8）：单纯型大疱性表皮松解症，为表皮内水疱，临床过程通常较轻；交界性大疱性表皮松解症，水疱形成于真皮与表皮连接处，发生于基底膜带的透明板处。尽管此型患者与单纯型相比，病情同样较轻，但部分儿童可出现进行性水疱，累及黏膜、胃肠道而导致营养不足和败血症的发生，甚至在2岁内死亡。营养不良型大疱性表皮松解症，以发生于基底膜带以下真皮层内的，可致瘢痕形成的水疱为特征，水疱可局限于手足部，或泛发而累及牙齿、指甲、气管及食管。

当除外感染时，婴幼儿反复发生水疱时，应考虑到大疱性表皮松解症的可能。家族史及对其他家族成员的检查有助于临床诊断。电子显微镜下观察皮损可显示出皮肤裂隙层面的精确定位。怀疑本病尤其是严重类型时应与家庭成员讨论，并进行遗传咨询及产前诊断。在某些类型，通过对羊水细胞基因标记检测或电镜观察胎儿皮肤活组织可做出产前诊断。

无大疱性表皮松解症家族史的患儿，在其新生儿期很难判定预后。患有营养不良性大疱性表皮松解症的患儿预后可以很好，但是患有交界性大疱性表皮松解症的儿童在病情平稳一段时间后可以出现恶化过程。因此，临床医师应安慰家长，在观察病情发展到一定时期后再讨论疾病预后问题。

表 16-6 鱼鳞病

分类	遗传	发病率	临床表现	发病时间	病理表现	分子、生化标记	治疗及护理
先天性非大疱性鱼鳞病样红皮病	常染色体隐性遗传，与脂肪氧化酶、脂氧合酶12等基因突变有关	1/10万~1/5万	火棉胶样儿，伴睑外翻，躯干、面、头皮可见细小白色鳞屑。腿部大片状鳞屑，可伴有红皮病，瘢痕，脱发和营养不良（图16-12）	出生	角质层和颗粒层增厚	表皮更新加速，少数伴有转谷氨酰胺酶-1表达异常	积极控制发热，改善环境条件，凉爽着装，涂抹润肤剂去除堵塞汗腺的鳞屑，预防性使用外用抗生素，加强眼部护理保护视力发育
板层状鱼鳞病	常染色体隐性遗传	1/30万~1/20万	火棉胶样儿，泛发的大片状、黑色、盔状的鳞屑，睑外翻，唇外翻，中度掌跖角化过度（图16-13）	出生	角质层增厚	表皮更新速度正常，部分伴有转谷氨酰胺酶-1表达异常	同先天性鱼鳞病样红皮病
表皮松解性角化过度	常染色体显性遗传（散发）12号染色体的角蛋白1、10多基因突变，通过皮肤活检或妊娠19周时基因测序可以进行产前诊断	罕见	出生时泛发水疱，随年龄增长症状减轻，鳞屑渐多，主要在屈褶部位和掌跖部出现显著的鳞屑，细菌增生，伴有臭味（图16-14A，B，C）	出生	表皮细胞角化过度	表皮更新加速	对于继发细菌感染处，积极抗感染，水疱处保持皮肤干燥，鳞屑处涂抹消毒过的凡士林

表 16-6 鱼鳞病（续表）

分类	遗传	发病率	临床表现	发病时间	病理表现	分子、生化标记	治疗及护理
寻常型鱼鳞病	常染色体显性遗传（表型不同）	1/250（可能更高）	泛发的细小鳞屑，屈侧不受累，随年龄增长好转（图16-15）	出生3个月后	角质层、颗粒层增厚	表皮更新速度正常，丝聚蛋白原缺陷，难以转化为丝聚蛋白这一重要的透明角蛋白	涂抹润肤剂或者尿素制剂，缓解鳞屑，或者使用凡士林以减少刺激
X性联鱼鳞病	X连锁隐性遗传 Xp22.3类固醇硫酸酯酶基因突变	1/2000～1/9500，男性	躯干、四肢见大量污浊结痂，屈侧不受累，女性携带者可伴有角膜后弹性膜混浊，隐睾症，胎盘硫酸酯酶缺乏综合征，相邻基因缺乏综合征（Kallmann综合征，Poland综合征）（图16-16）	出生3个月内	角质层增厚	羊水细胞、成纤维细胞、白细胞和角质形成细胞中皮质类固醇硫酸酯酶下调	涂抹润肤剂或者尿素制剂，缓解鳞屑，或者使用凡士林以减少刺激

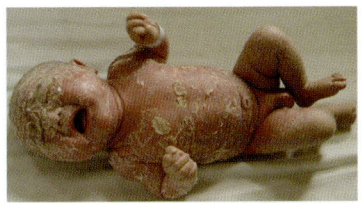

图 16-12 先天性非大疱性鱼鳞病样红皮病。生后发病,全身弥漫发红,表面可见较厚鳞屑,但无水疱(首都医科大学附属北京儿童医院提供)

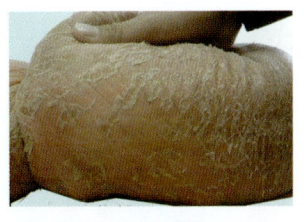

图 16-13 板层状鱼鳞病。背部四边形灰棕色脱屑,周边游离,中央黏着(上海交通大学医学院附属新华医院提供)

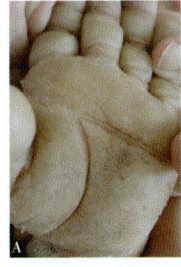
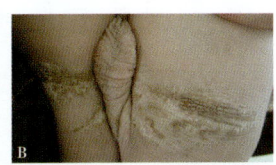
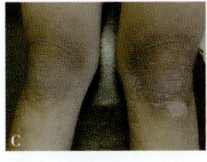

图 16-14 表皮松解角化过度症。患儿双侧手掌对称性呈角化过度(A);屈侧部位(臀沟)疣状角化过度,呈现状条纹(B);双侧下肢膝部角化过度、皮肤粗糙,可见表皮松解性脱屑的边界(C)(上海交通大学医学院附属新华医院提供)

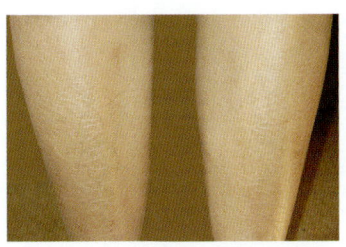

图 16-15 寻常型鱼鳞病。双侧下肢胫前菱形或多角形鳞屑,鳞屑间显白色沟纹,呈网状(上海交通大学医学院附属新华医院提供)

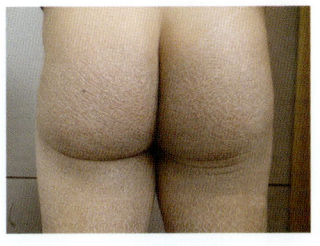

图 16-16 X-连锁鱼鳞病。臀部及下肢大而黑的鱼鳞状厚斑片,有"肮脏感"。(首都医科大学附属北京儿童医院提供)

表 16-7 鱼鳞病相关综合征

疾病	基因	生化标记	伴随表现
Netherton 综合征	常染色体隐性遗传	5q32 异常，角蛋白丝异常	毛干畸形（套叠性脆发症），迂回线状鱼鳞病，慢性多发性神经特应性皮炎，发育迟缓
Refsum 综合征	常染色体隐性遗传	植烷醇氧化酶减少，植烷酸增加	色素性视网膜炎，小脑性共济失调，严重的夜伴耳聋，皮肤类似寻常型鱼鳞病样改变
Sjögren-Larsson 综合征	常染色体隐性遗传	脂肪醛脱氢酶基因突变	痉挛性瘫痪，精神发育迟缓，视网膜亮点，癫痫发作，牙槽骨发育异常
Conradi 综合征	X 连锁过氧化物酶体缺陷		斑点状软骨发育异常，脱发症，骨骼发育异常，白内障，毁容，鱼鳞病样红皮病
KID（角膜炎，鱼鳞病，耳聋）	常染色体显性遗传		固定性角化斑，角皮病，不典型鱼鳞病伴有明显的肢端和头部角化病，感觉神经性耳聋和角膜结膜炎
CHILD 综合征	X 连锁隐性遗传		先天性偏侧发育异常，单侧鱼鳞病样痣（表皮痣），肢体缺陷，心血管和肾畸形

第十六章 新生儿皮肤疾病 353

表 16-8 大疱表皮松解症

类型	模式	种类	水疱位置	遗传学	分子缺陷	发病时间	临床特点
单纯型大疱性表皮松解症	局限（局部）	Weber-Cockayne 型	表皮内（基底层上）	常染色体显性遗传	角蛋白 5，14	婴儿期至儿童期	手足非瘢痕形成性水疱；多汗症（图 16-17）
	泛发（全身）	Koebner 型	表皮内（基底细胞松解）	常染色体显性遗传	角蛋白 5，14	出生至婴儿早期	非瘢痕形成性泛发性水疱，手足部加重（图 16-18A，B）
		疱疹型 Dowling-Meara	表皮内	常染色体显性遗传	角蛋白 5，14	出生	成簇水疱，广泛裸露面；甲营养不良，粟粒疹、瘢痕形成；皮肤角化病；成人期改善好转（图 16-19）
	伴神经肌肉病/致死性	肌营养不良型	表皮内	常染色体隐性遗传	网蛋白	婴儿期，肌营养不良，出生时指甲改变，学龄期皮肤改变	常伴有肌营养不良或先天性重症肌无力，儿童早期死亡率高，有牙釉发育不全和甲萎缩
	反向性		透明板	常染色体隐性遗传	层黏连蛋白 5	出生时指甲改变，学龄期皮肤改变	局限性手足水疱，甲营养不良，大疱性牙釉质发育不良
交界性大疱性表皮松解症	泛发	重型（致死性，Herlitz 病）	透明板（半桥粒数量减少且异常）	常染色体隐性遗传	层黏连蛋白 5	出生时	通常发病 2 年可致命，非瘢痕形成泛发性水疱，肉芽组织，甲营养不良，甲缺失，严重的口腔 - 牙齿受累（图 16-20A，B）
		轻型（萎缩/良性）	透明板	常染色体隐性遗传	层黏连蛋白 5，VII 型胶原	出生时	水疱愈合后局部萎缩；甲营养不良，牙釉质发育异常（图 16-21）

表16-8 大疱性表皮松解症（续表）

类型	模式	种类	水疱位置	遗传学	分子缺陷	发病时间	临床特点
营养不良型大疱性表皮松解症	局限性	显性，胫骨前	真皮层	常染色体显性遗传	Ⅶ型胶原	婴儿期，儿童期	扁平苔藓样丘疹，胫部斑块，剧烈瘙痒，甲营养不良
		反向隐性	真皮层（锚状纤维减少或缺如）	常染色体隐性遗传	Ⅶ型胶原	婴儿期，儿童期	颈部外侧，间擦部位；假性并指（趾）畸形，严重口腔、食管受累
	泛发性	显性（Pasini，Cockayne-Tauraine syndrome）	真皮层（锚状纤维减少50%）	常染色体显性遗传（DDEB）	Ⅶ型胶原	出生到儿童早期	Pasini-Variant白色丘疹样皮肤损害，轻度食管、口腔受累，正常寿命（图16-22）
		隐性（Hallopeau-Siemens type）	真皮层（缺乏锚状纤维）	常染色体隐性遗传（RDEB）	Ⅶ型胶原	出生时	皮肤脆性显著增加；广泛水疱，萎缩，瘢痕；甲营养不良，缺失；有发生鳞状（上皮）细胞癌的危险；严重口腔、牙齿、食管，肠道及泌尿生殖器受累（图16-23）
		轻型（非Hallopeau-Siemens type）	真皮层（锚状纤维减少）	常染色体隐性遗传	Ⅶ型胶原	出生时	轻度泛发性皮损，轻度口腔受累；正常寿命

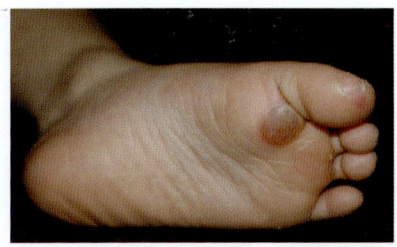

图 16-17 Weber-Cockayne 亚型 EBS。患者足掌面的清亮厚壁水疱（首都医科大学附属北京儿童医院提供）

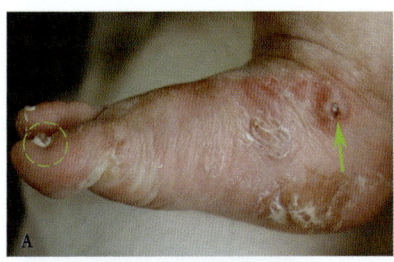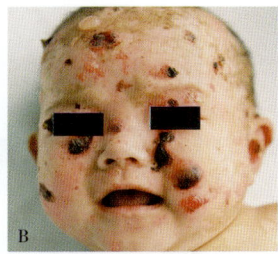

图 16-18 A：Koebner 型 EBS。患者足部大疱样皮损。注意箭头所示处患者踝部清亮大疱；圆圈内所示患者足趾甲板的变形和增厚。B：Koebner 型 EBS。患者面部泛发水疱和血疱，口腔黏膜未受累。（首都医科大学附属北京儿童医院提供）

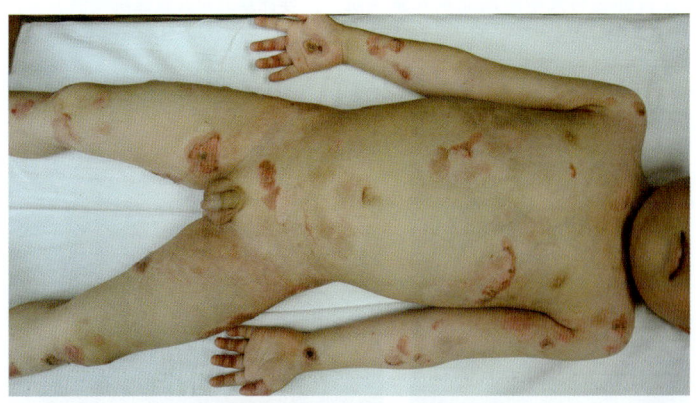

图 16-19 Dowling-Meara 型 EBS。患者周身泛发水疱、大疱，愈后留有淡褐色色素沉着（首都医科大学附属北京儿童医院提供）

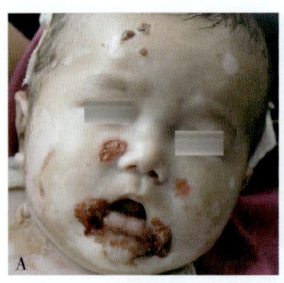
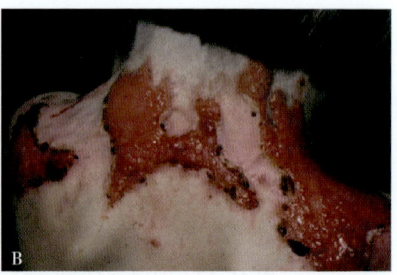

图16-20　A.Herlitz型JEB。患者头面部广泛水疱、大疱和糜烂,愈后留有片状色素脱失斑,注意口周肉芽肿样皮损。B.患者肩背部增殖性肉芽肿样皮损(首都医科大学附属北京儿童医院提供)

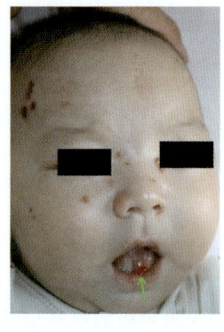
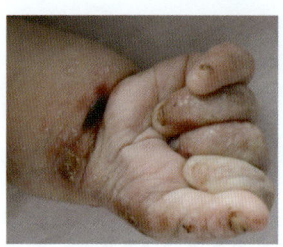

图16-21　非Herlitz型JEB。患者头面部泛发水疱,注意其口腔内新发水疱,疱液清亮略呈血性(首都医科大学附属北京儿童医院提供)

图16-22　DDEB。患者右手部位水疱和血疱,可见甲板部分脱失和粟丘疹(首都医科大学附属北京儿童医院提供)

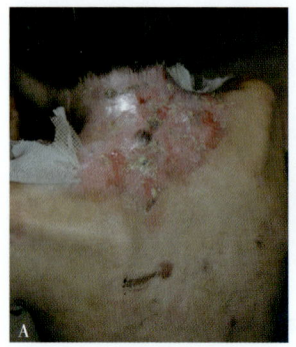
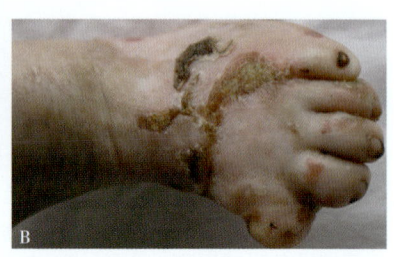

图16-23　A.RDEB。患者颈肩部的水疱、大疱和广泛糜烂,B.患者由于反复出疱和炎症后造成的足趾缺失和畸形(首都医科大学附属北京儿童医院提供)

治疗方法取决于大疱性表皮松解症的严重程度。对于较轻型，患儿应学会避免可以引发大疱形成的外伤。伴有疼痛的进展性大疱，可轻柔地去除疱壁或切下方形皮肤窗后，局部覆盖抗生素软膏及无菌纱布治疗。敷料之间应用胶布粘连，避免直接接触皮肤。

病情严重的患儿，临床医生必须将多学科医师协同起来以控制病情。皮肤科医师、眼科医师、消化科医师、耳鼻喉科医师、整形外科医师、胸外科医师、牙科医生及理疗医师均涉及本病的治疗。预防措施包括避免皮肤黏膜外伤，通过局部或口服抗生素早期控制感染。由于皮肤慢性出血，故应补充铁剂。凡士林纱布及多种医学敷料有助于保持水分、减少疼痛并促进糜烂面及溃疡愈合。局部敷料可用清洁绷带轻柔固定如纱布，并且浸湿后再取下以免撕裂新鲜肉芽组织。半渗透性敷料及封闭敷料在治疗顽固性皮损方面有效。良好的营养是皮肤愈合及正常生长发育所必需的。

三、色素失禁症

色素失禁症（incontinentia pigmenti）是一种遗传性累及多系统的疾病，临床上以红斑水疱、疣状损害、色素沉着及色素减退四期皮损依次出现为特征，并常伴有眼、骨骼和中枢神经系统等多系统损害。在新生儿期，可见到条状红斑、水疱散在分布于躯干、头部及四肢。典型水疱沿 Blaschko 线（一种特殊的胚胎分裂层面）排列成网状或涡轮状（图 16-24）。尽管在数月内可反复发生炎症损害，但通常在生后数周到数

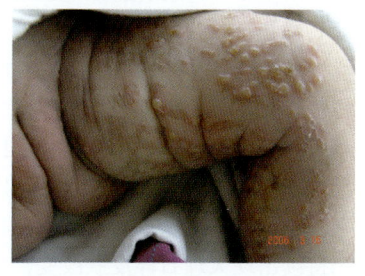

图 16-24　色素失禁症丘疹水疱期，图示下肢沿 Blaschko 线分布的丘疹及水疱，疱液清亮，淡黄色，基底呈淡红色（首都医科大学附属北京儿童医院提供）

月内发展为角化过度的疣状斑块。生后 2~6 个月内，这种过度角化逐渐发展为色素沉着。在儿童后期，褐色条纹通常消退并遗留萎缩性色素减退斑。在较大儿童和成人这些细小的瘢痕是本病仅有的临床表现，但是牙齿缺如或者畸形、少数甲营养不良伴反复发生或持续存在的甲下疣状结节等可协助诊断。

对新生儿的水疱进行组织病理学检查可见特征性表皮内水肿及水疱伴嗜酸细胞浸润。当疑诊色素失禁症时，必须评估患儿是否有相关中枢神经系统、心脏、眼、骨骼系统及牙齿缺陷。色素失禁症为 X 连锁显性遗传病，男性患儿多为致死性，97% 患儿为女性，仔细检查患儿母亲通常可发现细微的皮肤表现。70%~80% 被测试患者有 *NEMO* 基因突变。

本病的皮损有自愈倾向，对症处理即可。红斑水疱期需要预防皮肤感染。由于患儿经常伴随其他系统改变，故患儿应定期查体，评估生长发育情况，进行眼底检查及头颅核磁检查，有惊厥者需要抗癫痫治疗。

第六节　新生儿一过性皮肤病

新生儿可以出现一些无害的皮疹。这包括：一过性血管性疾病、良性脓疱性皮肤病及新生儿皮下脂肪坏死。

一、一过性血管性疾病

出生 2~4 周的婴儿，受到冷刺激时可以出现手足发绀或大理石样皮肤改变。手足发绀时，常对称发生，呈深浅不一的青色，多不伴有水肿和其他皮肤改变。大理石样皮肤改变表现为特征性的网状发绀或大理石样皮肤，对称累及躯干和四肢。这两种现象可以在温暖的环境下自行缓解，出生一个月后很少复发。手足发绀很容易与持续性的发绀（唇、面、躯干发绀）相区别，持续性发绀是由肺部疾患或心脏疾病所致。若新生儿期以后仍持续出现大理石样皮肤改变，应考虑 18-三体、Down 综合征、Cornelia de Lange 综合征、甲状腺功能减退或其他中枢神经原因所致的神经血管功能紊乱。先天性毛细血管扩张性大理石皮肤（或先天性静脉扩张）外观有时似大理石样皮肤改变。但这种皮损多局限，不易消退，分布于躯干或四肢，可向周围扩散，可同时伴有网状皮肤萎缩。先天性静脉扩张可以是单纯的皮肤表现，也可伴有中胚层和神经外胚层的发育异常。

婴儿平躺时皮肤可出现花斑ани镜蛇样颜色改变，表现为朝下的半侧躯体皮肤呈红色，朝上的半侧躯体呈灰白色。当患儿翻身时，皮肤颜色可能换过来。这种现象可以持续数秒至 20 min，在生后 3~4 周内，可反复发作。其原因不清，与其他疾病无明确相关性。

二、良性脓疱性皮肤病

一些良性脓疱性的皮疹需要与严重的感染性皮肤病相鉴别。

1. 新生儿毒性红斑

新生儿毒性红斑（erythema toxicum neonatorum，ETN）是最常见的脓疱性皮疹，70%的足月儿可以发生。自生后2～3天即可出现，多数在生后2～3周开始。典型的新生儿毒性红斑，初期表现直径为2～3mm的红斑、丘疹，数小时后，在红斑的基础上形成脓疱，似虫咬（图16-25）。皮损可以孤立或成串分布于面部、躯干和四肢近端，可在5～7天内消退，也可反复发作数周。脓疱内容物瑞特染色可见大量嗜酸细胞和少量中性粒细胞，15%～20%的患者在外周血中嗜酸性粒细胞增多。

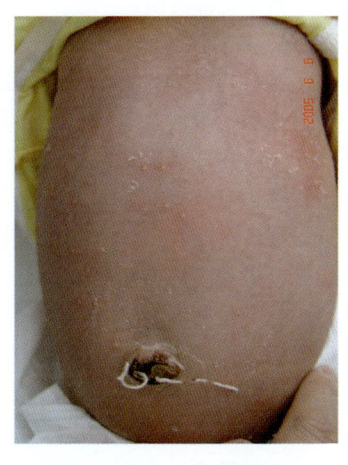

图16-25 新生儿毒性红斑。12天男婴，躯干部可见广泛分布的大小不等的淡红色风团样斑丘疹、丘疱疹和丘脓疱疹（首都医科大学附属北京儿童医院提供）

2. 一过性新生儿脓疱黑变病

约4%的新生儿可以发生一过性新生儿脓疱黑变病（transient neonatal pustular melanosis），尤其是黑色人种的男婴。与新生儿毒性红斑不同，本病皮损在出生时即发生或在围生期发生。典型的一过性新生儿脓疱黑变病的皮损表现为无红斑的基础上直径为2～5mm的脓疱，分布于面颊、颈部、上胸部、骶骨部、腹部和股部。数日后皮损发展为中心结痂，结痂脱落后留有色素沉着斑，其周边有领圈状细小鳞屑。不同阶段的皮损可以同时出现。出生时唯一明显的皮损是淡褐色斑疹，周边附着环状鳞屑。在浅肤色新生儿中，色素沉着少见。脓疱涂片瑞特染色中可见大量中性粒细胞，嗜酸性粒细胞少见。

3. 婴儿肢端脓疱病

婴儿肢端脓疱病（infantile acropustulosis）是慢性、复发性脓疱疹，常累及手掌和足底，也可见于头皮、躯干、臀部和四肢。

新生儿期和婴儿早期均可发病，持续1～3周，治疗后1～3周缓解。2～3岁时，无症状缓解期逐渐延长。皮损发作时，患儿瘙痒剧烈、烦躁。

本病病因不清，部分患儿是由疥疮发展而来。组织病理学表现为无菌性表皮内脓疱。瑞特染色见大量中性粒细胞，偶见嗜酸性粒细胞。外用中效、强效糖皮质激素相对安全，有效，可以暂时缓解手足部皮损。

4. 嗜酸性脓疱性毛囊炎

嗜酸性脓疱性毛囊炎（eosinophilic pustular folliculitis）是一种少见的自限性水疱脓疱性疾病，常累及婴儿，反复发作。临床表现为头皮和额部红斑上直径为2～3 mm的毛囊性水疱和脓疱。皮损偶可累及躯干。本病一般只累及5～10个月的男婴，可以反复发作数月至数年。但也有新生儿病例报道。本病不伴有系统性疾病，患儿多瘙痒剧烈、易激惹，只需对症治疗。脓疱在瑞特染色中见大量嗜酸细胞，无细菌、真菌、病毒感染证据。成人中可同时感染人类免疫缺陷病毒，但在婴儿中尚无此报道。本病的临床表现和发病过程可以与新生儿毒性红斑和肢端脓疱病相重叠。

5. 其他丘疹脓疱性皮疹

良性脓疱性皮肤病在瑞特染色中无多核巨细胞，此点可与单纯疱疹鉴别。革兰染色阴性和真菌镜检可分别除外细菌和念珠菌感染。重症病人可行病毒和细菌培养协助确诊。患儿肢端有脓疱时，应行血清学检查和寄生虫检查除外梅毒和疥疮。

良性脓疱性皮肤病易与丘疹脓疱性皮肤疾病相混淆，如皮脂腺增生，痱子、粟丘疹和痤疮。

（1）皮脂腺增生（sebaceous hyperplasia）：婴幼儿期常见于鼻部和面颊，表现为直径1～2 mm的黄色丘疹，由来源于母体的或内源性的雄激素刺激所致，一般4～6个月可消退。

（2）痱：痱（Miliaria）是由于排汗受阻或外分泌汗腺导管断裂所致，分为晶痱和红痱。晶痱为浅表的角质层下汗管阻塞，无炎症，皮肤上可见直径为1～2 mm的水疱。红痱为表皮中层汗管阻塞，表现为小丘疹和脓疱。深部痱子为表皮和真皮交界处汗腺导管断裂，表现为丘疹、脓疱疹，婴幼儿少见。

足月儿和早产儿在生后第一周，受热刺激后，易形成痱子。皮疹在间擦部位、头皮、面部和躯干成群发生。1周龄大的婴幼儿，多在衣服包裹处形成痱子。保持皮肤凉爽和减少衣服包裹可缓解皮疹。

（3）粟丘疹：粟丘疹（milia）表现似珍珠，为黄色，直径为 1～3 mm。50% 的新生儿发生于面部、下颌和额头，偶尔见于躯干和四肢。婴儿粟丘疹多在一个月内自行消退，但有时也可持续数月，病理表现为毛发皮脂腺周围的微小表皮囊肿。如果皮疹多、分布广、持续数月以上，应考虑口-面-指综合征或遗传性毛发发育不良（Marie Unna 稀发）。瘢痕型大疱表皮松解症的水疱不显著，但也可出现粟丘疹，皮疹发生于正常摩擦部位如手、膝和足部。

（4）痤疮：20% 的新生儿可有轻度痤疮（Acne）。婴儿刚出生或生后不久即可发病，多表现为闭合粉刺（白头），可见开放粉刺（黑头）、红色丘疹和脓疱，极少数患儿可有囊肿（图 16-26）。与脂溢性皮炎相似，其发病机制可能是来自母体的和内源性的雄激素刺激皮脂分泌所致。最新研究证明糠秕孢子菌所致炎症也可引发本病。皮损可在 1～3 个月内自行消退，无需治疗。对于持续时间长、症状严重的患儿可外用痤疮软膏。新生患儿痤疮与成年痤疮的发生无明确关联。

部分痤疮为生后 3～6 个月发生，被称为婴儿痤疮。皮损形态多样，常见炎性丘疹和脓疱。婴儿痤疮多在 3 岁内自然消退，个别病例可持续到青春期。与新生儿期痤疮一样，婴儿痤疮是由内源性雄激素所致。那些早期发病、持续发作、伴有严重痤疮家族史的患儿，在青春期可出现重型痤疮。对重型婴儿痤疮，应明确是否有其他雄激素分泌过多的症状、有无异常的内源性和外源性雄激素来源。

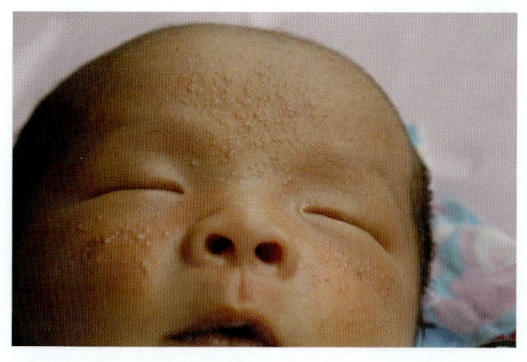

图 16-26　新生儿痤疮。生后 20 天男婴。双侧面颊及前额密集分布针尖大小黄白色丘疹，少量顶端脓疱形成（首都医科大学附属北京儿童医院提供）

三、新生儿皮下脂肪坏死

新生儿皮下脂肪坏死（adiponecrosis subcutanea neonatorum）较少见，病程自限，通常发生于健康足月儿和过期产儿。生后数周即可发病，多位于暴露受压部位，如面颊、后背、臀部、手臂和大腿，表现为独立的红色或出血性结节、斑块，最大可达直径3 cm，无疼痛感，但可有明显的触痛（图16-27A）。其原因不明，难产、低体温、围生期窒息和母亲患糖尿病可促发脂肪坏死，提示机械性因素、寒冷和缺氧可导致脂肪损害。

小结节多在1~2个月消退，不留瘢痕。皮损偶有波动，需切开引流，愈合后形成萎缩。皮损可出现不同程度的钙化，通过X线拍片即可诊断。即使无并发症和皮损已经完全消退的病例，皮下脂肪坏死出现1~4个月后仍可发生高钙血症。婴儿表现为肾钙质沉着低体重、易激惹和癫痫发作。因此，这些婴儿在生后4~6个月内应监测血钙水平。

组织病理检查可见脂肪坏死和异物巨噬细胞反应。残留的脂肪细胞包含针形的裂隙，并且在皮下组织中有钙质沉着（图16-27B）。新生儿硬化病的早期表现易与皮下脂肪坏死相混淆。重型新生儿硬化病与脂肪坏死区别是，前者表现为弥散的、蜡样皮肤硬化，其皮肤病理显示在脂肪中仅有少许炎症反应。皮肤增厚时由于脂肪细胞体积变大和真皮及皮下胶原增厚、间隙变宽所致。

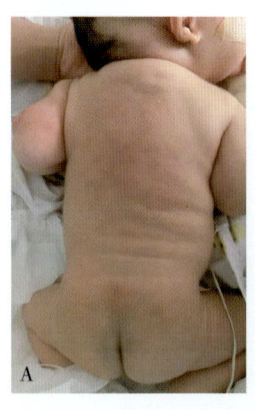
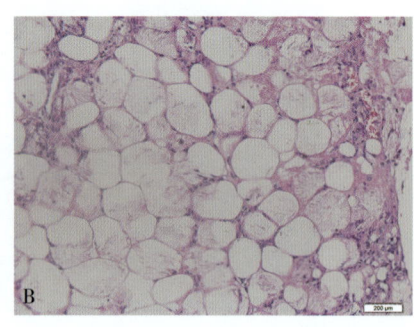

图16-27　新生儿皮下脂肪坏死。15天男婴，背部、双上肢可见对称分布的光滑、局限性、可移动的红色或紫红色皮下结节或斑块，无破溃（图A）。病理示脂肪细胞变性、坏死，脂肪细胞内可见针状结晶（图B）（首都医科大学附属北京儿童医院提供）

第七节 新生儿红斑狼疮

新生儿红斑狼疮（neonatal lupus erythematosus，NLE）是一种由母亲自身抗体（主要为 Ro/SSA、La/SSB 抗体，也有 RNP 抗体）通过胎盘进入胎儿体内导致的获得性被动性自身免疫病。临床以一过性皮肤损害和（或）先天性心脏传导阻滞为主要表现。

【病因、发病机制】

母亲体内的自身抗体（主要为 SSA、SSB 抗体，也有 RNP 抗体）经胎盘传递给胎儿。

【临床表现】

本病主要表现为皮肤环形红斑和先天性心脏传导阻滞。皮损有自限性，一般于生后 6 个月内自行消退，心脏病变则持续存在。文献报道，亚洲人群 NLE 以皮肤表现为主，心脏传导阻滞发生率低，且多为 I 度传导阻滞。

1. 皮肤表现

皮疹多出现于生后数天至数周，也有生后即发的。典型皮疹为多发性环形或椭圆形红斑，大小不等（图 16-28）。皮损主要分布在日光暴露部位，如头皮和颜面，也可发生于四肢和躯干。皮疹多于生后 6 个月内自行消退而不留痕迹，少数皮损消退后遗留色素沉着或萎缩。

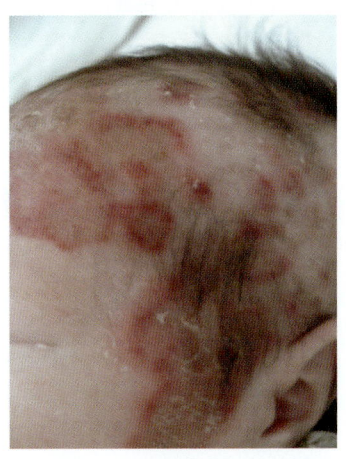

图 16-28 新生儿红斑狼疮。3 个月男婴，头皮部位的多环状红斑（上海交通大学医学院附属新华医院提供）

2. 先天性心脏传导阻滞

可表现为 I 度、II 度或 III 度传导阻滞。

【实验室检查】

大部分 NLE 患儿和母亲均有抗 SSA 和（或）抗 SSB 抗体阳性，抗 SSA 和（或）抗 SSB 抗体阳性已经成为 NLE 血清学诊断标志。目前文献报道，少部分患儿及母亲为 RNP 抗体阳性。

【诊断】

诊断根据典型的多发性环形红斑损害，患儿和母亲有抗 SSA

和（或）抗 SSB 抗体或者 RNP 抗体阳性，伴或不伴先天性心脏传导阻滞。

【鉴别诊断】

本病如出生时即发现，需要与先天性梅毒鉴别。先天性梅毒是梅毒螺旋体由母体经胎盘进入胎儿血液循环中所致。皮疹表现为暗红色斑疹、斑丘疹、丘疹或脓疱，皮疹好发于手掌，唇和口、肛门、外阴等处，常融合成片，表面潮湿或有皮屑。

本病还需与花斑糠疹鉴别，后者典型期为色素减退小圆斑。

【治疗】

1. 对于只有皮肤损害的患儿，一般只需避光防护，皮损可自行消退，不需口服或外用皮质激素类药物。如皮疹明显可外用中、低效类糖皮质激素类霜剂或软膏。

2. 对于合并心脏传导阻滞或全血细胞减少患儿，可应用小剂量糖皮质激素治疗。

3. 严重的心脏传导阻滞（如Ⅲ度传导阻滞）可能危及生命，需要植入心脏起搏器。

第八节 朗格汉斯细胞组织细胞增生症

朗格汉斯细胞组织细胞增生症（Langerhans cell histiocytosis, LCH），又称"组织细胞增生症 X"（Histiocytosis X），1953 年由 Lichtenstein 命名，系指单核 - 巨噬细胞和树枝状细胞异常增生，并在不同组织中积聚的一组谱系疾病。既往还被称为网状内皮细胞增生症。本病年发病率为 0.5%~5.4%，好发于男性。平均发病年龄为 3.5 岁。

【分类】

由于受累器官多寡和受累程度不一，以及临床病理表现各异，LCH 的临床分类方法多样，经典传统上分为四型。①勒 - 雪病（Letterer-Siwe disease）为急性、播散性多系统型组织细胞增生，进展迅速，死亡率高。②韩 - 雪 - 柯病（Hand-Schuller-Christian disease）为慢性进展多灶型组织细胞增生。③嗜酸性肉芽肿（eosinophilic granuloma）为慢性局灶型组织细胞增生。④先天性自愈性组织细胞增生症（congenital self-healing histiocytosis）为最轻型。其中新生儿期最常见的为勒 - 雪病型，偶见先天性自愈性组织细胞增生症。其他两个类型几乎不会出现在新生儿期，故不详述。

目前国际上根据 LCH 累及系统及程度分类，分为单系统型

（SS）和多系统型（MS）。单系统型 LCH 分为单灶型（侵犯单个淋巴结、皮肤、肺、垂体或骨骼）和多灶型（侵犯多处骨骼或多个淋巴结）。多系统型 LCH 分为：a 型：两个以上器官累及，无功能损害；b 型：两个以上器官累及，伴有功能损害，其中肝、肺、脾或造血系统受累者视为高危患者，预后较差，而未累及以上器官的视为低危患者，预后较好。此分类法能较为方便地进行客观评价，与治疗方案结合，便于病情评估及观察预后。

【临床表现】

勒 - 雪病

1. 症状、体征

（1）好发于 2 岁以内的婴幼儿，常于 9 个月内发病，偶尔也可发生在成人。男性较多。起病急骤、病情凶险，可于数周至 1 年内死亡。

（2）皮疹呈多形性，主要为黄红或暗红色斑丘疹，或脐凹样的丘疹，上覆棕黄色鳞屑，成批发生，密集分布。皮疹间夹杂紫癜性损害，出血性的丘疱疹，或小瘀点。皮疹消退后遗留点状萎缩性斑（图 16-29）。广泛分布于头皮、颜面、躯干、臀部。有时可见口腔黏膜糜烂溃疡。亦可累及指甲，出现甲沟炎、甲剥离、甲床出血性条纹等。

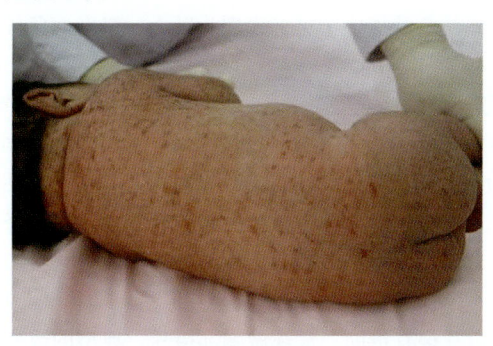

图 16-29　朗格汉斯细胞组织细胞增生症（勒 - 雪病）

（3）系统症状：发热、肝脾大、淋巴结大、肺部广泛浸润、骨髓受侵致进行性贫血等。约半数以上患儿有呼吸道症状，如咳嗽、气急、紫绀，甚至发展为肺纤维化、或形成肺泡囊肿而致气胸。有的发生内脏血栓而引发出血。少数患儿因乳突病变，并发化脓性中耳炎、耳部水肿及听力下降。神经系统受累可出现癫痫发作、眩晕、头痛、共济失调等。

先天性自愈性组织细胞增生症

1. 症状、体征

(1) 本病多见于出生时或新生儿早期,为四型中最轻型。

(2) 皮损为泛发的实质性、无痛性红棕色丘疹或结节,直径为 1~10 mm,中心出现溃疡、坏死,边缘呈卷轴状。偶尔出现水疱、脓疱,愈合后留下皮肤松垂样瘢痕。可成群散布于头面部、躯干、四肢,皮损亦可单发。2~3 个月内皮损自发消退,愈后留有色素沉着或色素减退斑(图 16-30)。

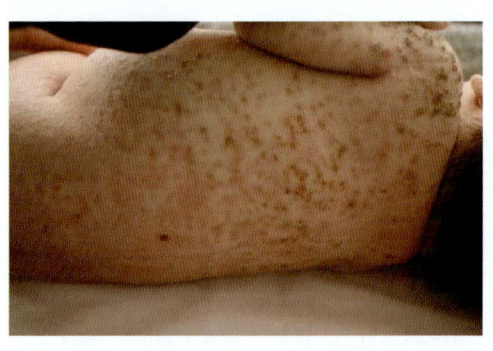

图 16-30 朗格汉斯细胞组织细胞增生症(先天性自愈性组织细胞增生症)

(3) 系统症状极为罕见,表现为肝大、轻度血象异常,视网膜损害。

【实验室及影像学检查】

建议完善血常规、凝血功能、血液生化、免疫球蛋白、肝功能等检查。异常表现:白蛋白降低,胆红素升高,γ-GT 升高,ALT、AST 升高。正细胞正色素性贫血,白细胞降低,单核细胞升高,血小板降低。血沉升高。血浆 IgM 升高。CD3 降低,CD4/CD8 降低或升高。

X 线摄片很有帮助,常规做胸部摄片,典型的改变是弥散的网状或网点状阴影,晚期可表现为多发性囊肿及纤维化。骨骼摄片提示溶骨性骨质改变,扁骨的病灶由虫蚀样至巨大缺损,形状不规则,边缘可成锯齿状,颅骨 X 线片呈地图状缺损,多见于顶、颞、额、枕及眼眶骨。脊椎多为椎体破坏,受压变窄呈扁平椎,但一般椎间隙不狭窄;长骨病变多位于骨干,为囊状缺损,单发或互相融合成分房状。

中枢神经受累者头颅 CT 及 MRI 可见垂体异常。B 超检查可见肝脾、淋巴结、胸腺等肿大表现,其中肿大是 LCH 肝受累的一个重要线索。

【鉴别诊断】

LCH 各类皮肤表现见表 16-9。

表 16-9　LCH 各类皮肤表现的鉴别诊断

皮疹类型	皮损特征	皮损分布	鉴别
红斑鳞屑性改变	黄色或红色丘疹或斑丘疹，上覆棕黄色鳞屑	头皮、颜面、躯干、臀部、手部	脂溢性皮炎 疥疮 湿疹
糜烂渗出性改变	红斑基础上糜烂、渗出	皱襞部位（腋窝、腹股沟、耳后）	间擦疹 念珠菌性皮炎 脓疱疮 大疱性皮病
出血性改变	出血性丘疹出血性条纹	头皮、颜面、躯干、臀部、甲床	紫癜性疾病 甲下出血
结节、斑块、光泽丘疹样改变	黄红色结节、斑块，粟粒大小带脐凹的丘疹	面、眼睑、躯干、会阴及腋下等皱襞部位	黄瘤 光泽苔藓 传染性软疣
肉芽肿样损害	溃疡性肉芽肿	外生殖器	增生性疾病

【治疗】

LCH 临床表现差异较大，在治疗前细致的危险分析有十分重要的作用，累及肝、肺、脾及造血系统的视为高危患者，预后较差。

1. 局限于皮肤的 LCH 患者的治疗可以外用激素、氮芥、窄谱 UVB、小剂量的 MTX 也有成功治疗的报道。慢性型以骨损害为主的，应尽早行病灶清除术、植骨；对不易进行手术治疗者，可应用病灶内注射激素治疗或放疗；有尿崩症者，可用加压素。

2. 急性播散性多系统受累者，依据病情轻重可采用单一药物或联合药物治疗，化疗药物常用泼尼松、长春新碱、博莱霉素、甲氨蝶呤、阿霉素和环磷酰胺等。

3. 近年来，对 LCH 的治疗不断有新报道，如克拉曲宾、克罗拉宾、沙利度胺片（反应停）、注射用重组人 II 型肿瘤坏死因子受体（益赛普）等。威罗非尼治疗 BRAF V600E 突变的 LCH 为该疾病的治疗提供了新的靶向治疗思路。

第九节　胎　记

新生儿期会在出生时出现很多类型胎记，其中包括血管性胎记（前面已经叙述）及由成熟或接近成熟的皮肤元素组成的异常结构，后者统称为错构痣。错构痣包括表皮痣、皮脂腺痣、平滑肌与毛发错构瘤、结缔组织痣、先天性色素痣等。后面逐一详述。

一、表皮痣

表皮痣（epidermal nevus）在儿童的发病率为 0.1%～1%，由增生的表皮角质形成细胞组成。大多数表皮痣在出生时或婴儿早期出现，表现为局限型、线状、疣状和轻度到显著的色素沉着性斑块。皮损可以累及皮肤的任何部位，并可以扩散到黏膜。表皮痣的皮损面积可以从数毫米到累及躯干和四肢大部分的泛发性皮损。皮损面积大的婴儿必须进行其他伴随缺陷的评估，包括癫痫、智力发育障碍以及骨骼和眼的缺陷（除外表皮痣综合征）。表皮痣面积小的患儿偶尔也会出现皮肤外的异常。局部使用维生素 A 酸类或角质松解制剂如乳酸、水杨酸和尿素对皮损有效。小的皮损可以用手术或二氧化碳激光去除。

二、皮脂腺痣

皮脂腺痣（nevus sebaceous）的特征是头皮上直径为 1～4 cm 的线状、新月状或圆形的无发的黄色鹅卵石样斑块。尽管皮损常累及头颈部，但偶尔也见于躯干和四肢（图 16-31）。极少数皮损弥散分布于整个体表，并伴有多发的神经外胚层和中胚层缺陷（皮脂腺痣综合征）。伴有良性增生的皮脂腺和汗腺成分的疣状结节和斑块可以在出生时一过性地出现，但在青春期会有进展。通常建议在儿童期手术切除皮损。

三、平滑肌错构瘤

平滑肌错构瘤（smooth muscle hamartoma）包含平滑肌束及突起的毛囊。临床上，这些良性痣以躯干部微小色素沉着及质软的直径为 1.0～5.0 cm 的斑块为特征。皮肤受摩擦后可出现假性 Darier 征或皮纹加

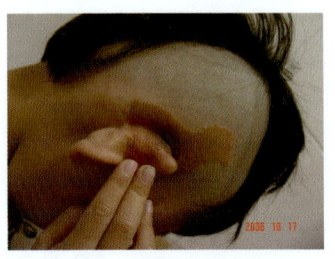

图 16-31 皮脂腺痣 7 岁女童，右耳上方及头皮处橘红色斑块。（首都医科大学附属北京儿童医院提供）

深。色素沉着斑及毛发可以突起。这些皮损不含有痣细胞痣的细胞，并且无恶变危险性。在组织学和临床特征上类似贝克痣，后者称之为色素性毛表皮痣。本病无需治疗。

四、结缔组织痣

结缔组织痣（connective tissue nevus）包括一组真皮胶原不断增加、弹性组织发生各种改变的错构痣。新生儿皮损表现直径为 1.0 ~ 10 cm 大小的斑块，由纤维变性的丘疹及结节组成，使皮肤呈现出橘皮样外观。尽管典型者皮损多位于躯干部，但亦可泛发并累及皮肤任意部位（图16-32）。结缔组织痣可独立存在，或与无症状性骨斑症或具有长骨及手足骨放射线密度改变的 Buschke-Ollen-dorff 综合征相关。结节性硬化症的鲨皮样斑与良性结缔组织痣，不易从临床及组织学相鉴别。因此，所有具有这些错构痣的患儿均需仔细检查以寻找结节性硬化症的其他特征。对于独立存在的结缔组织痣可以无需治疗。

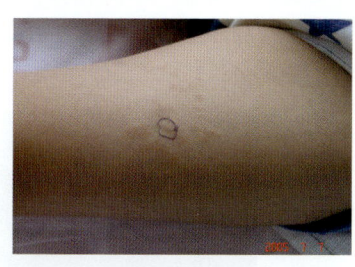

图 16-32　结缔组织痣。5 岁女童。其前臂伸侧可见肤色的皮内结节及斑块，质地韧，边界清楚，无自觉症状（首都医科大学附属北京儿童医院提供）

五、先天性色素痣

先天性黑素细胞痣（congenital pigmented nevus）表现为色素性斑疹或斑块，多于出生时或生后数月出现（图16-33），表面可有浓密毛发生长。色素痣由痣细胞组成，是来源于神经嵴的一种细胞，具有与正常

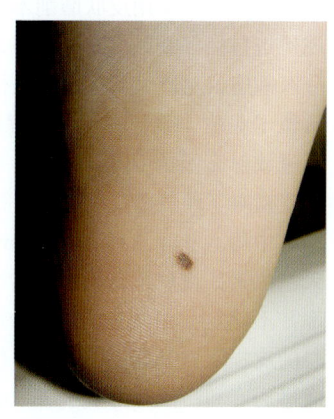

图 16-33　先天性色素痣。表现为足底绿豆大小的黑褐色斑片，色泽均匀，边界清楚（首都医科大学附属北京儿童医院提供）

皮肤黑素细胞同样的产生黑色素的能力。出生时,皮损可表现为浅褐色伴有轻度色素沉着的毳毛生长。婴幼儿时痣颜色加深并且毛发突出。偶尔,色素沉着可在生后1年内变淡,痣的边缘也可以出现小的黑色斑片或结节。先天性巨痣(图16-34)直径可超过20 cm,其中2%~10%有发生黑色素瘤的危险。恶性改变最多发生于生后3~15年内。其他神经嵴来源的肿瘤则很少发生于此类巨大皮损。对不同病人根据其组织扩展程度可选择不同阶段的治疗程序。遗憾的是,大面积痣很难进行外科治疗,因此严密的影像学观察是必要的。

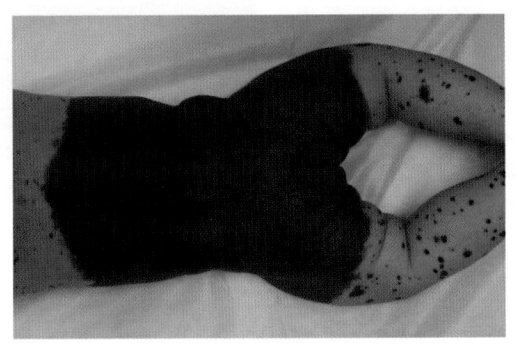

图16-34 先天性巨痣。6个月男童。躯干、腰骶及双股部位弥漫大片黑褐色斑片,表面粗糙,全身可见大量米粒至黄豆大小黑色斑疹,为卫星灶(首都医科大学附属北京儿童医院提供)

对婴幼儿应用皮肤磨削术及激光手术治疗效果并不满意。常规检查包括仔细触诊全部皮损,因为黑素瘤可发生于痣深部,部分医师建议对巨大痣应定期进行MRI或CT检查以随访监测。通常位于头皮、颈部和(或)背部的巨大色素痣可伴发脑膜受累,通过放射影像学可得到证实。有无难以触及的累及中枢神经系统的皮损对于评估恶变危险性和制订外科手术治疗方案非常重要。

中等大小(直径2~10 cm)和较小的(直径小于2 cm)先天性色素痣比后天获得性痣具有更高的恶变率。然而,恶变发生率并不确定,亦没有统一的治疗指导方案。小的以及父母高度担心的皮损可以早期手术切除,但是这些痣的切除通常在儿童晚期通过局麻和门诊外科手术切除最为安全。

第十七章 眼科疾病

第一节 眼部炎症

一、淋球菌性结膜炎

新生儿淋球菌性结膜炎（neonatal genococcal conjunctivitis）是患儿娩出时经患有淋病母亲产道接触感染淋病双球菌导致眼结膜的急性化脓性炎症。淋病双球菌是一种致病性、传染性均很强的细菌，因其对组织破坏力极大导致结膜囊积脓，临床上又称淋菌性结膜炎为脓漏眼，并且淋病双球菌极易侵犯角膜，可于短期内导致角膜溃疡甚至角膜穿孔。

【临床表现】

见图 17-1。

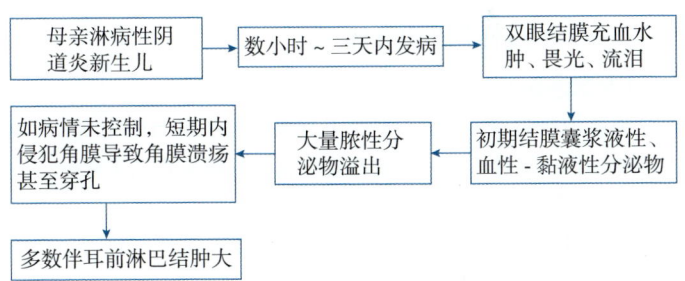

图 17-1　淋菌性结膜炎的临床表现

【诊断】

见图 17-2。

【治疗】

对于所有的新生儿都应常规滴用 1% 硝酸银溶液（Crede 法）或 2000～5000 U/ml 青霉素眼溶液预防。治疗与成人淋病相同，急性阶段用 5000～10 000 U/ml 青霉素每 1～2 h 滴 1 次患眼，全身用药按体重计算，新生儿用青霉素 10 万 U/（kg·d），静脉滴注或分 4 次肌内注射，共 7 天。或用头孢曲松钠（ceftriaxone，0.125 g，肌内注射）、头孢噻肟钠（cefotaxime，25 mg/kg，静脉滴注或肌内注射），每 8 或 12 h 1 次，连续 7 天。

```
                ┌ 娩出数小时——3 天内的新生儿
                │ 其母患淋病性阴道炎
                │ 患儿眼部体征明显，病情进展快，结膜囊积脓
                │                              ┌ 上皮细胞
                │                              │ 中性粒细胞
                └ 结膜囊积脓分泌物涂片检查 ┤ 革兰氏阳性染色
                                               └ 细菌培养+药敏试验
```

图 17-2　淋菌性结膜炎的诊断

二、泪囊炎

新生儿泪囊炎（neonatal dacryocystitis）多继发于新生儿鼻泪管下端发育不全，未完成"管道化"，留有膜状物阻塞鼻泪管下端，导致泪溢，并且眼角时有灰白色分泌物溢出。单眼或双眼发病。

【病因分类】

单纯性新生儿泪囊炎，继发细菌感染新生儿泪囊炎。

（一）单纯性新生儿泪囊炎

【临床表现】

因鼻泪管阻塞不通，导致患儿时有泪溢，并且眼角有较稀薄白色分泌物，泪囊压挤分泌物增多。其他外眼检查均正常。

【治疗】

1. 早期局部滴用抗生素眼药水，如妥布霉素眼液 2~3 次/日，红霉素或金霉素眼膏 1 次/晚。

2. 局部加压按摩，每日沿泪囊鼻泪管向下加压按摩，至分泌物消失，泪溢好转即愈。早发现早治疗效果好，若＞1 岁发现，上述治疗效果不明显时，可在全麻下施行泪管探通术，需眼科专业医师实施手术。

（二）继发细菌感染新生儿泪囊炎

肺炎双球菌是最常见的致病菌，葡萄球菌占第二位，其他少见。

【临床表现】

泪溢、内眦红肿，可见脓性分泌物，有畏光表现。泪囊部皮肤红肿、压痛（+），内眦球结膜充血轻~中度，余外眼大致正常。患儿可有全身低热。

【治疗】

1. 泪囊局部热敷。
2. 结膜囊局部点药：抗生素眼液妥布霉素眼液 3~4 次/日，红霉素眼膏每晚 1 次。
3. 全身肌注抗生素或静脉给抗生素 3~5 天。
4. 待炎症消退后，再行按摩及局部点药治疗。

第二节　先天性眼部疾病

一、白内障

新生儿先天性白内障（neonatal congenital cataract，NCC），NCC 是胎儿发育过程中，晶状体的发育生长障碍导致晶状体产生不同部位及不同形态的混浊，有 8 种之多，以致部分混浊影响患儿的视力，而需要手术摘除晶状体。

病因包括：

1. **内源性**

与染色体基因有关，有遗传性。

2. **外源性**

指母体或胎儿的全身病变对晶状体所造成的损害。如母亲在妊娠 3 个月内患病毒感染（风疹、麻疹、水痘、腮腺炎）、甲状腺功能不全、营养不良、维生素缺乏均可导致 NCC。

【临床表现】

NCC 多为双侧、静止性，少数出生后继续进展。偶有致儿童期或少年期开始影响视力。根据 lens 混浊的部位、形态进行分类，常见以下几种：

1. 前极白内障（anterior polar cataract）、后极白内障（posterior polar cataract）。前极白内障混浊居前极囊下，为小圆形白点状。有时表面稍凸起，称锥形白内障。后极白内障混浊在后囊中央。前、后极白内障对视力影响不明显，多为双侧、静止性。

2. 冠状白内障（coronary cataract）

Lens 皮质深层混浊，几种排列称花冠状，lens 中心近周边透明。双眼、静止性，很少影响视力，与遗传有关。

3. 点状白内障（punctate cataract）

呈细小点状灰白色混浊，有时带有蓝色，位于皮质深层，多在周边部、双眼常见。

4. 绕核性白内障（perinuclear cataract）

又称板层白内障（lamellar 或 zonular cataract）。为乳白色薄层混浊，包绕在透明晶状体核之外，有时层套层混浊，层间有透明皮质间隔，最外层常有短弓形混浊，骑在核的赤道周围。绝大多数为双眼、静止性，为常染色体显性遗传。

5. 核性白内障（nuclear cataract）

核部混浊，皮质完全透明。瞳孔缩小时视力下降，瞳孔散大时视力提高。

6. 全白内障（total cataract）

出生时晶状体全部混浊，有时 cataract 全部液化，时久可被吸收成膜状。

7. 膜性白内障（membrane cataract）

液化 cataract 吸收后，前后囊膜相接触机化，使 membrane cataract 呈薄厚不匀的混浊。

8. 其他少见的白内障

有缝性、纺锤形、珊瑚状等白内障，不多见也不发展，均为静止性。

【治疗】

1. 先天性白内障如为静止性，且对视力影响不大，一般不需要治疗。核性白内障、全白内障等明显影响视力者，应尽早手术治疗。

2. 手术方式

可行全麻下截囊吸取术或囊外摘除术，早前对核性白内障曾做增视性虹膜切除手术，因效果不佳，已不采用。

3. 手术时机

手术愈早，获得良好视力的机会愈大。有些学者主张在婴儿出生后几周内即可手术，多数认为宜在 3～6 个月时手术。

4. 无晶状体眼屈光矫正

儿童无晶状体眼的屈光矫正是为保存和提高视力，预防弱视和促进融合功能的发育。

（1）眼镜矫正：虽然简单易行，但仅适于双眼无晶体眼且年龄较大者。

（2）接触镜：虽然适用于大多数单眼无晶状体眼患儿，但轻戴轻取要求高，且容易发生感染及角膜上皮损伤等并发症，目前很难推广使用。

（3）人工晶体植入术：已被越来越多的人所接受，目前一般认为两岁以上可以植入人工晶体，对小于两岁婴儿应持慎重态度。

二、青光眼

新生儿先天性青光眼（neonatal congenital glaucoma）是胎儿发育过程中前房角发育不全，又名中胚叶发育不全（mesodermal dysgenesis），使前房角的房水引流功能下降，而导致眼压升高。早期视神经发生青光眼性凹陷，若能及时控制眼压，可逆转；晚期造成视功能损害而不可逆，为显性遗传性疾患。

1. 婴幼儿型青光眼（infantile glaucoma）是先天性青光眼中最常见者，见于新生儿或婴幼儿时期。60% 在出生后 6 个月，80% 在一岁以内出现症状。

婴幼儿眼球壁弹性弱，易受压力的作用而扩张，致使整个眼球不断扩大。

【临床表现】

见图 17-3。

畏光、流泪和眼睑痉挛：这是由于角膜水肿，感觉神经末梢受刺激所致，如眼球已扩大，则因下睑睫毛刺激角膜而引起 → 角膜增大：横径>12 mm，角膜上皮水肿，呈雾状混浊，有时甚至发生狄氏膜破裂及条状基质层混浊，在角膜扩大同时也伴有整个眼球扩张变大 → 眼压升高（IOP）：视神经发生青光眼性凹陷，晚期致视神经萎缩

图 17-3 新生儿青光眼的临床表现

【治疗】

先天性青光眼药物疗效多不理想。一经确诊，应尽早全麻下手术治疗为主，行前房角切开术或小梁切开术。重症病例可做小梁切开合并小梁切除术。

在控制眼压的同时，应矫正常同时并存的近视并及早进行弱视治疗。

2. 先天性青光眼伴有其他先天异常

这一类青光眼同时伴有角膜、虹膜、晶状体、视网膜或脉络膜的先天异常，或伴有全身其他器官的先天异常，多表现为综合征。如无虹膜性青光眼、颜面血管瘤青光眼综合征（Sturge-Weber syndrome）、伴有骨骼、心脏及晶状体异常的青光眼（如Marfan syndrome）等。

此组青光眼主要是手术治疗，但因并存其他先天异常，预后常较差。

第三节　早产儿视网膜病

早产儿视网膜病变（retinopathy of prematurity，ROP）早产儿未血管化的视网膜血管异常增殖、收缩，导致瘢痕甚至视网膜脱离。

早产儿视网膜病变发病轻者只遗留发病痕迹，而不影响视力，严重者双眼均为不可逆的增殖性视网膜病变，直至完全失明。

【临床表现】

ROP 国际分类标准。根据患眼病变的部位、范围与严重程度进行分类。

1. 按区域定位将视网膜分为三区

1 区：以视盘为中心，以视盘到黄斑中心凹距离的 2 倍为半径的圆内区域。

2 区：以视盘为中心，以视盘至鼻侧锯齿缘距离为半径，1 区以外的圆内区域。

3 区：2 区以外的颞侧半月形区域，是 ROP 最高发的区域。

2. 按时钟钟点定位病变范围

将视网膜按时钟钟点分为 12 个区域计算病变范围。

3. 按疾病严重程度分为 1~5 期

1 期：视网膜后极部有血管区与周边无血管区之间出现一条白色平坦的细分界线。

2 期：白色分界线进一步变宽且增高，形成高于视网膜表面的嵴形隆起。

3 期：嵴形隆起愈加显著，呈粉红色，此期伴纤维增殖，进入玻璃体。

4 期：部分视网膜脱离，根据是否累及黄斑分为 a、b 两级。4a 为周边视网膜脱离未累及黄斑，4b 为视网膜脱离累及黄斑。

5期：视网膜全脱离，常呈漏斗型，可分为宽、窄、前宽后窄、前窄后宽4种漏斗型。此期有广泛结缔组织增生和机化膜形成，导致晶状体后纤维膜。

4. 一些特殊病变

（1）附加病变（plus）：后极部视网膜血管怒张、扭曲，或前部虹膜血管高度扩张。附加病变是ROP活动期特征，一旦出现提示预后不良。存在plus者在病变分期的期数旁写"+"，如3期+。

（2）阈值病变（threshold ROP）：指3期ROP，位于1区或2区，新生血管连续占据5个时钟范围，或病变虽不连续，但累计达8个时钟范围，同时伴plus，此期是早期治疗的关键时期。

（3）阈值前病变（prethreshold ROP）：包括2种情况。若病变局限于1区，ROP可为1、2、3期。若病变位于2区，则有3种可能：2期ROP伴plus；3期ROP不伴plus；3期ROP伴plus，但新生血管占据不到连续5个时钟范围或不连续累计8个时钟范围。

（4）Rush病变：ROP局限于1区，新生血管行径平直。Rush病变发展迅速，一旦发现应提高警惕。

（5）退行期：大多数患儿随年龄增长ROP自然停止，并进入退行期。此期特征是嵴上血管向前面无血管区继续生长为正常视网膜毛细血管，嵴逐渐消退，周边视网膜逐渐透明。

【诊断与筛查】

国家卫生部于2004年特制订颁布了《早产儿治疗用氧和视网膜病变防治指南》，中国医师协会新生儿科医师分会于2014年发布了《早产儿治疗用氧和视网膜病变防治指南（修订版）》。规定：筛查标准①对出生胎龄≤34周或出生体质量<2000 g的早产儿，应进行眼底病变筛查，随诊直至周边视网膜血管化；②对于患有严重疾病，或有吸氧史的早产儿筛查范围可适当扩大；③首次眼底检查时间应按出生胎龄不同而有所区别（表17-1）；筛查间隔时间应根据第1次检查结果而定。如双眼无病变，可隔周复查1次，直到矫正胎龄44周，视网膜血管长到锯齿缘为止。如有1、2期病变，应每周复查1次，随访过程中若ROP程度下降，可每2周检查1次，直至病变完全退行。若出现3期或阈值前病变Ⅱ型，应每周复查1、2次，如达到阈值前Ⅰ型或阈值病变，应尽快进行激光或冷凝治疗。对考虑为AP-ROP复查间隔时间不能超过3 d，如有进展应尽早手术。如持续观察病变一直未消退，至少应筛查至矫正胎龄50周，且确认无阈值前病变、无进展趋

势,并除外 2、3 区存在可能异常收缩或进展的异常血管组织,方可停止筛查。

表 17-1 不同出生胎龄儿首次筛查时机

出生胎龄(周)	初次筛查矫正胎龄(周)	出生胎龄(周)	初次筛查矫正胎龄(周)
22~27	31	31	35
28	32	32	36
29	33	33	36
30	34	34	36

【治疗原则】

1. 对 3 区的 1 期、2 期病变定期随诊。

2. 对阈值前病变Ⅱ型应密切观察眼底情况,如有进展及时治疗。

3. 对阈值前病变Ⅰ型及阈值病变,应行间接眼底镜下光凝或冷凝治疗。

4. 对 4、5 期病变可以进行巩膜环扎或玻璃体切除等手术治疗。无论 ROP 治疗与否,后期均应注意其还可能出现弱视、斜视、屈光不正、白内障等,并建议眼科随访。

第十八章 耳鼻喉疾病

第一节 先天性耳畸形

先天性外中耳畸形（microtia and atresia，MA）也称小耳畸形，是面部最主要的出生缺陷之一，常涉及耳廓、外耳道、中耳甚至内耳，可单独或联合发生。临床表现多样，包括耳廓畸形如耳廓发育不良、残缺、皱缩、皮赘甚至无耳畸形；外耳道闭锁或狭窄；中耳畸形如听骨链畸形、面神经畸形等；部分伴有颌骨发育畸形（半面短小）。除影响外观之外，通常伴有传导性为主的听力损失。小耳畸形在全球患病率差异很大，从0.83/万~17.4/万，而在中国是3.06/万，且呈逐年上升的趋势。从发病特征来看，先天性耳畸形多为单侧发病，右侧多见，男性好发。

【病因、发病机制】

见图18-1。

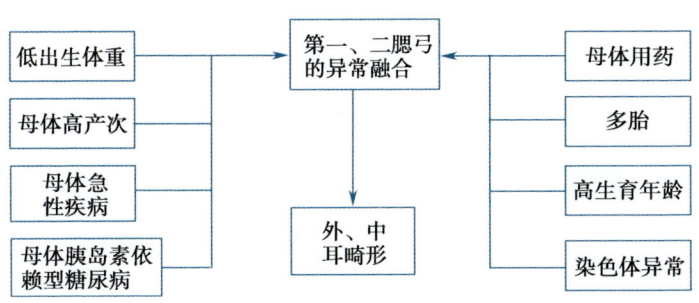

图 18-1 先天性耳畸形的病因和发病机制

【诊断】

耳畸形的患者的临床特征涉及的部位主要是耳廓、外耳道和中耳，内耳往往不受累。按照畸形程度，临床上最常用的分型为四型：

Ⅰ度：正常耳廓结构全部存在，中间纵向长度（median longitudinal length）低于平均值多于2SD（standard deviation）；

Ⅱ度：部分正常耳廓结构存在，中间纵向长度低于平均值多于 2SD；

Ⅲ度：存在的一些耳廓结构不可辨认；

Ⅳ度：无耳畸形。

【治疗】

先天性耳畸形的治疗主要包括外耳廓再造和听功能重建，因为听力重建手术常会破坏耳后皮肤，因此一般先进行外耳廓再造，再行听功能重建。

Ⅰ型：一般采用患侧耳廓畸形矫正，耳廓复合组织片游离移植。从正常侧耳廓切取三角形皮肤-软骨-皮肤复合组织，移植到患者耳廓相应的位置，通过缩小正常侧，增大异常侧的调整策略，从而达到双侧耳廓大小对称。

Ⅱ型：如果耳廓软骨组织量较多，可选择 1 期手术舒展松解卷曲折叠的软骨，形成类似Ⅰ型的耳廓形态，一年或更长的时间再行 2 期手术进行复合组织移植调整双侧耳廓的大小。如果耳廓软骨组织折叠卷曲的组织量较小，无法形成类似Ⅰ型的耳廓形态，且耳廓大小明显不足正常侧耳廓的 3/4，则选用肋软骨采取，耳支架成形耳廓再造的手术方法。

Ⅲ型：由于缺失的耳廓组织量较多，只能采取不同的术式进行耳廓再造术。

Ⅳ型：局部无可供利用的残耳组织，采取全耳再造的方法。

第二节　常见的耳部疾病

一、耵聍栓塞

耵聍栓塞（impacted cerumen）是指外耳道内耵聍分泌过多或排出受阻，使耵聍在外耳道内聚集成团，阻塞外耳道。耵聍栓塞形成后，可影响听力或诱发炎症，是耳鼻喉科常见病之一。刚出生的新生儿，外耳道软骨部皮肤有两种分泌腺：皮脂腺、耵聍腺，二者分泌物混合后形成耵聍。通常在新生儿期以皮脂腺分泌为主。在电耳镜或显微镜下可观察到外耳道内油性分泌物，在此期间，患儿有时感到不适应，摇头擦耳，时有散在的油性分泌物脱落至耳道外。一般不需处理。如患儿不适应较重，可用消毒棉签，轻轻地清除耳道内的分泌物。

二、外耳湿疹

湿疹（eczema）是指由多种内、外因素引起的真皮浅层及表皮炎症。发生在外耳道内称之为外耳道湿疹（eczema of external acoustic meatus）。若不局限于外耳道，还包括耳廓和耳周皮肤则为外耳湿疹（eczema of external ear）。以瘙痒、脱屑等为主要表现，不易治愈，易反复，因抓挠外耳可导致继发感染。

【诊断】

1. 主要诊断依据

根据婴幼儿患处奇痒，多伴烧灼感，挖耳后流出黄色水样分泌物，凝固后形成黄痂等典型临床表现，排除其他外耳道疾病后做出诊断。

2. 鉴别诊断

见表 18-1。

【治疗】

1. 祛除病因，避免致病因素。如因化脓性中耳炎脓液引起者，应保持外耳道干燥，积极抗炎治疗。

2. 局部忌用肥皂或热水清洁，避免刺激性药物。

3. 渗出较多者用 3% 硼酸溶液或 15% 氧化锌油湿敷。渗液较少者用 1%~2% 甲紫液、泼尼松类冷霜或软膏、氧化锌油或糊剂等。

三、外耳道炎

外耳道炎（otitis externa）是指外耳道皮肤和皮下组织的感染，也可能累及鼓膜和耳廓。感染性、变应性和皮肤疾病都可引起外耳道炎，其中急性细菌感染是最常见的病因。新生儿期少见。

【临床表现】

主要表现为急性外耳道炎，患儿早期表现为不适感，摇头擦耳，有少量分泌物在耳道口。电耳镜检查发现，外耳道皮肤轻度充血、肿胀，表面附有少量黏性分泌物，耳道狭窄，鼓膜正常。手指压迫外耳道口，患儿哭吵加重。

【治疗】

外耳炎的主要治疗包括：清洁外耳道、治疗炎症和感染，以

表18-1 外耳湿疹与其他外耳炎性疾病的鉴别

项目	外耳湿疹	外耳道疖	外耳道炎	外耳道真菌病
流行病学	多以儿童为主	免疫力差者	潮湿热带地区	湿热地区
病因、发病机制	变态反应	多为金黄色葡萄球菌感染	外伤等引起感染	滥用抗生素、念珠菌、霉菌为主
症状	急性湿疹：奇痒灼痛，黄色水样分泌物；亚急性湿疹：急性湿疹迁延不愈导致；慢性湿疹：外耳道内剧痒、皮肤增厚脱屑	疼痛剧烈，疖破溃后流脓；耳部淋巴结肿痛；耳后钩痛，口角牵拉时加剧；全身症状失，耳廓耸立；全身症状	疼痛：初灼热感，后逐渐加剧，口角牵拉时加剧；分泌物：初为稀薄分泌物，逐渐变为脓性	可无症状；外耳道不适、潮湿、堵塞感；听力障碍、眩晕；疼痛瘙痒
诊断方法	病史、症状	探针触之有波动感，白细胞数量升高	耳镜检查，取分泌物做细菌培养	真菌培养
治疗	去除过敏原，抗组胺药物，局部治疗	可切开引流，但未成熟的疖禁忌切开，抗生素治疗	清洁外耳道，维持酸化环境，选用敏感抗生素	清洁外耳道，保持干燥，局部应用抗真菌药，严重者静脉用药

及控制疼痛。吸除炎性分泌物,然后在外耳道内滴入抗生素。每天3次、一次1~2滴。严重者全身应用抗生素。

四、新生儿分泌性中耳炎

分泌性中耳炎(secretory otitis media)或渗出性中耳炎(otitis media with effusion)是以中耳(常含乳突腔)积液(包括浆液、黏液、浆黏液,但并非血液或脑脊液),听力下降及鼓膜完整为主要特征的中耳非化脓性炎性疾病。本病很常见。小儿的发病率比成人高,是引起小儿听力下降的重要原因之一。

【临床表现】

1. 全身表现

早期新生儿上呼吸道感染者可有高热、哭闹不安,尤其在晚上睡觉时。

2. 局部表现

早期鼓膜轻度充血、内陷。松弛部或紧张部周边有少数放射性扩张血管,鼓室积液后,鼓膜失去光泽,呈琥珀色。积液未充满鼓室时,可见弧形液平线,凹面向上,有时可见气泡,随头位变动而移动,一般在手术显微镜下观察,比较清晰。

听力学检查:声阻抗测试是反映鼓室功能的客观指标。一般认为,如鼓室导抗图为B型,结合临床可诊断为分泌性中耳炎。耳声发射作为一个客观的新生儿听力评估,当鼓室腔内有积液表现为无耳声发射。当中耳腔为负压时,表现为弱耳声发射。

【治疗】

1. 密切观察和随诊

分泌性中耳炎为自限性疾病,有一定的自愈率。

2. 药物治疗

对于新生儿,药物疗效短暂而有限,副作用多,不推荐使用。

3. 物理治疗

局部红外线及超短波透热,或用He-Ne激光物理治疗,能改善中耳血液循环,促进积液吸收。

五、先天性耳聋

先天性耳聋(congenital hearing loss)是指出生时或出生后不

久即出现的一类听力障碍,由遗传因素或母体妊娠分娩过程中异常所导致,可分为遗传性和非遗传性两大类。有意义的听力损失在新生儿中的发生率为 0.1% ~ 0.2%。

【诊断】

1. 新生儿听力筛查

见图 18-2。

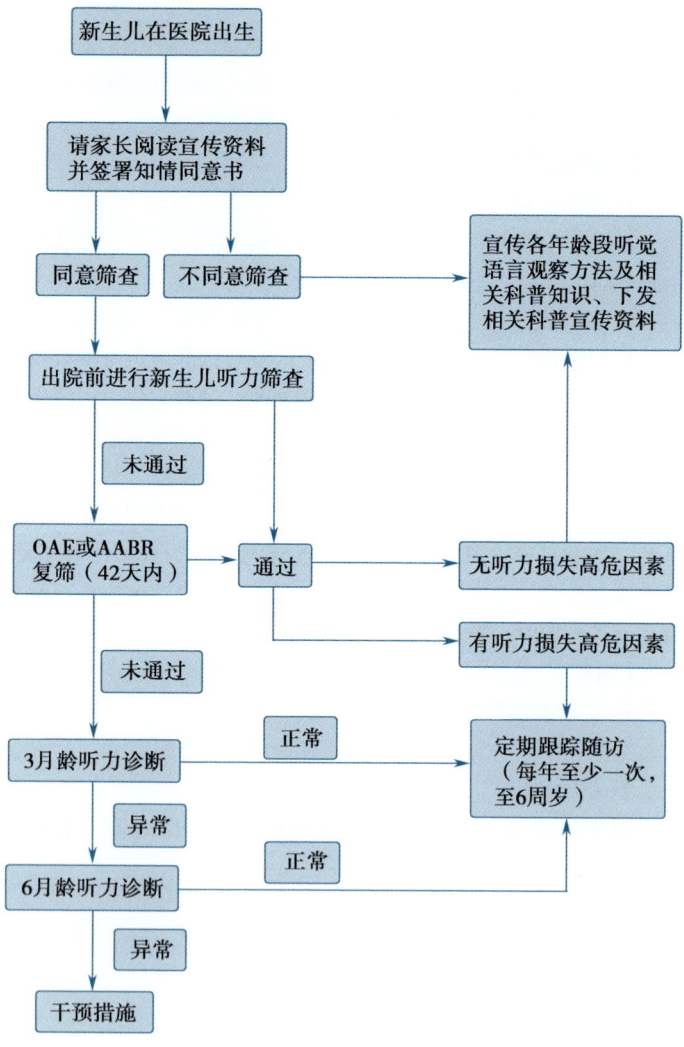

图 18-2 新生儿听力筛查流程图

2. 系统收集患者病史、个人史、家族史，进行全面体检与听力学检查，必要的影像学、血液学、免疫学、遗传学等方面的实验室检测，为确诊先天性耳聋的病因及类型提供依据。

【预防】

预防比治疗更重要，也更有效。

1. 广泛开展遗传学咨询，应用生物芯片、蛋白质组学等现代科学技术，完善耳聋基因检测与筛查，开展遗传性聋的产前诊断。

2. 加强孕产期的妇幼保健，积极防治妊娠期疾病，减少产伤发生；对出生后婴幼儿测听筛选，对听力障碍进行早期预警与防治。

3. 积极防治传染病和营养缺乏疾病，尽量减少与强噪声等有害因素接触，增加机体对致聋因素的抵抗能力。

4. 尽量避免使用可能损害听力的药物。

【治疗】

1. 药物疗法

发病初期及时正确用药是治疗成功的关键，应根据耳聋病因与类型选择适当药物。例如：对已在分子水平查明遗传缺陷的遗传性聋可探索相应的基因疗法，对病毒或细菌感染致聋的早期可试用抗病毒、抗细菌药物，临床较常用的辅助治聋药物有血管扩张剂、降低血液黏稠度和血栓溶解药物、神经营养药物以及能量制剂等。

2. 助听器选配及人工中耳植入

助听器和人工中耳均是提高声音强度的装置，需经耳科医师或听力学家详细检查后才能正确选用，是提高先天性耳聋患者听觉的重要干预工具。助听器主要由微型传音器、放大器、耳机、耳模和电源等组成。人工中耳主要由麦克风、放大器、语音处理器、信号传输线路以及输出传感器等组成。

3. 人工耳蜗植入

人工耳蜗植入是先天性感音神经性耳聋的主要干预手段。主要针对高功率助听器无效，耳内无活动性病变，影像学检查排除内耳严重畸形、听神经缺如的患者。该装置主要由：体外装置（方向性麦克风、言语信号处理器和传送器）和体内装置（接收器、解码器和刺激电极）两部分组成。

4. 听觉言语训练

听觉训练是借助助听器利用残余听力或人工耳蜗植入重建

听力的基础上，通过长期有计划的声响刺激，逐步培养其聆听习惯，提高听觉察觉、听觉注意、听觉定位及识别记忆等方面能力。

言语训练是依据听觉、视觉和触觉等互补功能，借助适当的仪器（音频指示器、言语仪等），以科学的方法训练发声、读唇，进而理解并积累词汇，掌握语法规则，灵活准确地表达思想感情。

先天性重度、极重度聋患儿不经听觉言语训练必然成为聋哑人，即使已有正常言语能力的较大儿童，耳聋发生以后数月，原有的言语能力可逐渐丧失。因此，对经治疗无效的双侧中重度、重度或极重度聋学龄前儿童，应及早借助助听器、人工中耳或人工耳蜗技术等，运用言语仪、音频指示器等适当仪器，进行听觉言语训练，使患儿能听懂（或唇读）他人口头语言，建立接受性与表达性语言能力。

5. 手术干预

一些由于中耳畸形导致的传导性耳聋，可根据病因、病变的部位、性质及范围进行相应的听力重建手术。

第三节　鼻先天性发育异常

一、先天性后鼻孔闭锁

先天性后鼻孔闭锁（congenital atresia of the posterior nares）是在胚胎 6 周时，颊鼻腔内的间质组织较厚，不能吸收穿透和与口腔相通，构成原始后鼻孔而成为闭锁的间隔，此间隔可能为膜性、骨性或混合性，闭锁部间隔可以菲薄如纸，也可厚达 12 mm，但多在 2 mm 左右。其间隔中央亦可形成小孔，但通气不足，称为不完全性闭锁。闭锁间隔的位置分为前缘闭锁和后缘闭锁两种。闭锁间隔上下两面皆覆有鼻腔黏膜。本病为具有家族遗传性疾病，先天性后鼻孔闭锁的发病率在新生儿为 1/50 000 左右。

【临床表现】

双侧先天性后鼻孔闭锁患儿出生后即出现周期性呼吸困难和发绀，直到 1 个月之后逐渐习惯于用口呼吸。但在哺乳时仍有呼吸困难，须再过一段时间约 3 个月才能学会交替呼吸和吸奶的动作。因此出生后有窒息危险和营养不良的严重后果。单侧后鼻孔闭锁患者不影响生命,长大以后只有一侧鼻腔不能通气。

【诊断】

新生儿有周期性呼吸困难、发绀和哺乳困难时,应考虑本病。为了确诊此病可采用下列方法检查。

1. 用细橡胶导尿管自前鼻孔试通入鼻咽部,检查口咽后壁看不到该导尿管,即可诊断后鼻孔闭锁。

2. 鼻内镜检查,用0度纤维光导鼻内镜,放入前鼻孔,边吸引分泌物,边观察后鼻孔情况。

【治疗】

1. 生时紧急措施

新生儿出生后,若确诊为双侧先天性后鼻孔闭锁,应保持呼吸通畅,防止窒息,维持营养。

2. 手术治疗

对于儿童手术方法去除闭锁间隔,有经鼻腔和经腭等途径,应根据患儿年龄、症状程度、间隔性质与厚度,以及全身情况而定。原则是尽可能早期手术。

二、先天性鼻脑膜-脑膨出

在胚胎期间,脑组织生长过度,突入尚未融合的骨缝之外,或在产程中因胎儿颅压增高导致脑膜膨出至鼻部,其中以囟门型脑膜-脑膨出者为最多见。

【分类】

先天性脑膜-脑膨出分:鼻外型和鼻内型。根据程度和膨出的内容物可分为3种:轻者只有脑膜及其中脑脊液,称为脑膜膨出(meningocele);较重者脑组织也膨出,称为脑膜-脑膨出(meningoen-cephalocele);最重者脑室前角也膨出称为脑室-脑膨出(hydrencephalocele)。三者的外层为皮肤或黏膜,向内依次为皮下或黏膜下组织、硬脑膜等,其中包含脑脊液。

【临床表现】

1. 鼻外型

在外鼻正中线或稍偏一侧有圆形柔软包块,随年龄增长而变大,表面光滑,皮肤菲薄或有皱纹和色素沉着。透光试验多呈阳性。患儿哭啼或压迫两侧颈内静脉时,肿块即因张力增加而增大。

2. 鼻内型

新生儿鼻不通气，哺乳困难，鼻腔或鼻咽部有表面光滑的肿物，有时可见其搏动，肿块的根蒂位于鼻腔顶部，若肿块破溃则有脑脊液鼻漏。

【诊断】

头颅部 CT 扫描可以显示骨质缺损的轮廓。

【治疗】

本病一般以手术治疗为主。

第四节　喉先天性发育异常

一、喉蹼

先天性喉蹼：新生儿喉腔间先天性膜状物。大者可占喉腔之大部分则称为喉隔。与胚胎发育异常有关。喉蹼分声门上、声门及声门下三型，声门区者多见。

【临床表现】

症状与喉蹼的大小有关。大的喉蹼，出生后可无哭声，呼吸困难或窒息；中等度大喉蹼，声音嘶哑，伴吸气性呼吸困难；小喉蹼，哭声低哑，无明显呼吸困难。诊断用电子咽喉镜检查，必要时做 CT 和 MRI 进一步明确范围。

【治疗】

发生窒息时，应立即在直接喉镜下硬式气管镜插入气管，建立畅通的呼吸道。有呼吸困难或声嘶患者可喉镜下去除蹼膜，也可采用激光手术治疗喉蹼。

二、先天性喉软骨畸形

（一）会厌畸形

会厌分叉：会厌上端裂开一部分，一般无症状，不需任何治疗。会厌两裂：会厌完全裂开，会厌多很柔软，吸气时易致喉鸣或呼吸困难，饮食时引起呛咳，引起喉鸣或呼吸困难者，可在直接喉镜下做部分会厌切除术。先天性会厌过大畸形：会厌多较柔软并过度向后倾倒，引起喉鸣或呼吸困难，可在直接喉镜下，施行会厌部分切除术。会厌过小一般无症状，可不行任何治疗，但饮食不要过急，防止呛咳。

（二）杓状软骨移位及黏膜肥厚

移位多为向前移位，单侧或双侧性。症状以声嘶为主，严重者可发生呼吸困难。如两侧移位，喉后部为异位的杓状软骨所占据，声门甚小，有呼吸困难者，先行气管切开术，杓状软骨黏膜肥厚，可引起喉鸣，甚至呼吸困难，必要时可行手术治疗，解决呼吸困难。

（三）甲状软骨异常

先天性甲状软骨裂，部分缺如或软骨软化，致吸气时软骨塌陷，引起喉鸣和阻塞性呼吸困难，常需行气管切开术。

（四）环状软骨异常

先天性喉裂，先天性喉狭窄、喉闭锁，呼吸困难或窒息，需行紧急气管切开术。

三、喉气囊肿

喉气囊肿又名喉膨出，为喉室小囊的异常扩张，含气体。按气囊肿的位置分喉内、喉外和喉内外混合三型。

【临床表现】

开始时多无症状，待生长到相当大时出现症状，也有的刚出生时就出现呼吸困难。喉内型常见症状为发声改变、发音不清、声嘶或无声，常伴有咳嗽。气囊肿大者可有喉鸣、呼吸困难。喉外型症状主要为颈部有一圆形突起的肿物，时大时小，触之甚软。混合型具有以上两型的症状。喉外型和混合型的诊断主要根据症状，电子镜检查可明确诊断喉内型，颈部 CT 或 X 线摄片可协助诊断。

【治疗】

喉外型采用颈外途径将囊肿切除。喉内型的治疗如喉镜下切除、电灼或注入硬化剂，或喉裂开切除，但效果均不满意，目前多主张经颈外途径切除法。

四、声带麻痹

先天性声带麻痹是第二常见的先天性喉部异常；可累及单侧或双侧声带，双侧声带麻痹较多见。先天性声带麻痹通常与中枢神经系统损伤相关。

【临床表现】

可以影响呼吸、发音、吞咽这三种喉功能中的任何一种。单侧声带麻痹时，发音小，带有呼气声，除应激状态下病人仍有足够大的气道。所有双侧声带麻痹的患儿有喉喘鸣、哭声微弱及一定程度的呼吸窘迫。如喉返神经麻痹，声带将处于旁中位，会引起气道狭窄。喉喘鸣是双侧声带麻痹的最常见症状。纤维喉镜或直接喉镜可诊断。

【治疗】

如有明显的呼吸窘迫，最好通过气管插管建立气道，再行全面的检查以明确声带麻痹的原因。如神经压迫在 24 h 内解除，声带功能会在 2 周内恢复；否则声带功能可能在一年半内都无法恢复甚至永不恢复。治疗及时，须定期检查评估声带功能。如在 1~2 周内没有出现恢复功能的表现，须行气道造口术以缓解呼吸窘迫。即使给予早期的减压，中枢性呼吸暂停仍会继续出现。

第十九章　口腔疾病

第一节　口腔溃疡

小儿口腔溃疡（口疮）是一种最常见的口腔黏膜疾病，在小儿群体中患病率一般超过10%。新生儿口腔溃疡多为创伤性溃疡，多因局部机械刺激或不良习惯造成；也有全身疾病的局部症状，如白塞病的口腔溃疡表现，但较为罕见。小儿口腔溃疡一般以周期性反复发作，可以自愈。病变位置可遍及口腔黏膜各处，常累及唇、舌、咽、腭等部位，表现为有单个或多个呈圆形或椭圆形分散的溃疡面，中心凹陷，周围有充血红晕。患病时，有不同程度的疼痛和流口水症状，患儿常哭闹不安、拒绝饮食。

【诊断】

1. 李-弗病（Riga-Fede disease）

下颌中切牙萌出过早，切端锐利，吸吮时，舌系带与切端摩擦发生溃疡。若舌系带短，吸吮时不能充分抬起伸出，舌系带和舌腹都发生溃疡。损害位于舌系带两侧，开始时充血、糜烂，随后形成溃疡，表面不平，呈灰白色。长期摩擦后溃疡面扩大可形成肉芽肿，局部质硬，颜色苍白，影响舌的运动。

2. 贝氏口疮（Bednar's aphthae）

好发于上腭黏膜，多因吮指损伤黏膜，玩具和橡胶乳头摩擦，或清洁口腔时护理不当引起。表现为上腭黏膜尤其是翼钩处出现圆形或椭圆形浅在溃疡。

3. 创伤性溃疡

有相应部位的局部机械刺激因素，如乳牙残根残冠持续刺激，这类溃疡也称为"褥疮性溃疡"；幼儿口腔注射麻药尤其是下颌阻滞麻醉，颊舌唇黏膜出现增厚、麻木感，咬伤导致溃疡；自伤性牙龈溃疡，不良习惯导致吮吸唇、颊、舌等或食物嵌塞，牙龈异物感，患儿用手抠或用异物刺激上述部位，导致牙龈糜烂、剥脱；牙髓失活砷剂、硝酸银、塑化液、甲醛甲酚溶液等化学药物造成黏膜损伤。

4. 白塞病（Behcet's disease，BD）

可表现为反复口腔溃疡、生殖器溃疡、皮肤损害（红斑、结节、脓疱等）、葡萄膜炎、关节炎、动脉瘤、静脉血栓、胃肠道炎症及中枢神经系统炎症等。

【治疗】

1. 局部处理

（1）去除病因刺激因素，如调磨牙齿锐利边缘，去除早萌松动乳牙；改变喂养方式，减少吸吮运动；舌系带短缩者行舌系带成形术；拔除残根残冠；自伤行为找出原因，必要时进行心理咨询。

（2）局部涂布消毒防腐药物，如冰硼散、西瓜霜等。

2. 全身用药

（1）必要时可全身使用复合维生素 B 和维生素 C。

（2）白塞病以激素和免疫抑制剂为主，难治型可以应用新型生物制剂。

【预防】

建立科学喂养习惯，注意患儿的口腔卫生和餐具消毒，关注患儿有无不良习惯，及早干预。

第二节 马 牙

马牙又称上皮珠，是由上皮细胞堆积或小唾液腺（黏液腺）分泌物积留形成的黄白色小颗粒，常见于婴儿出生后 4~6 周，多位于口腔上腭中线和牙龈部位，是一种特殊的新生儿生理表现，不是病。"马牙"不影响婴儿吃奶和乳牙的发育，它在出生后的数月内会逐渐脱落，若"马牙"不能及时脱落，也没多大妨碍，不需要医治。

【症状】

一般没有不适症状，可在牙龈或上颚部位发现黄白色、米粒大小的小颗粒。个别婴儿可出现爱摇头、烦躁、咬奶头甚至拒食，这可能由于局部发痒、发胀等暂时不适引起。

【诊断】

1. 临床检查

患儿牙龈部可见白色的粒状分泌物，表面无破溃，周围无红肿，轻拭无法擦洗掉，强力擦洗后可造成皮下黏膜出血。

2. 局部组织检查

将白色的米粒样分泌物进行细胞学活检，可见上皮样细胞堆积，无中性粒细胞以及淋巴细胞的浸润，故说明本病和感染并无任何关系。

3. 马牙需与鹅口疮相鉴别

鹅口疮又称雪口病，是由于白念珠菌感染造成的皮肤损害，通常在牙龈周围形成，有斑片状白膜附着，用棉签可轻轻剥去。剥去白色黏膜后，基底部充血明显。病理学检查可见真菌孢子以及菌丝。故根据临床特点以及病理学检查可进行区分。鹅口疮不痛、不流涎，一般不影响吃奶，多见于新生儿和婴幼儿。

【治疗】

马牙是一种生理现象，一般无需治疗。可在数周或3个月后自然脱落，少部分患儿可能延迟脱落，也无须特殊处理。极少部分可能会合并感染。若影响婴儿进食或发生破损感染等情况时，需及时就医进行相关治疗。如果用力擦拭黏膜或者挑破马牙，可能会导致局部感染，若未能及时控制感染，可发生败血症、脑膜炎等严重并发症。

【预防】

无有效措施进行预防。但注意口腔黏膜卫生，避免损伤，可防止口腔黏膜细菌感染性疾病的发生。由于新生儿口腔黏膜薄嫩，黏膜下血管丰富，且新生儿抵抗力较弱。所以给新生儿清洗口腔时要轻柔，不要挑破马牙，避免发生感染。母亲应注意清洁乳头，防止新生儿哺乳时感染细菌或病毒，用奶瓶喂养的也需注意奶瓶和奶嘴的消毒。

第三节　乳牙早萌

牙齿早萌（early eruption）是指牙齿萌出时间比正常萌出的时间超前，而且牙根发育不足。乳牙早萌指在婴儿出生时或出生后3个月内即有乳牙萌出，最常见于下颌乳中切牙，临床罕见。有两种早萌现象，一种称诞生牙（natal tooth），另一种称新生牙（neonatal teeth）。诞生牙是指婴儿出生时口内已有的牙齿，新生牙是指出生后不久萌出的牙齿。

【病因】

乳牙早萌的原因目前多认为与遗传、内分泌和环境因素相关。一种说法是牙胚距口腔黏膜很近，而过早萌出。也有人认为可能与种族特性有关，如美国黑人比白人的婴儿乳牙早萌的发生率高。

【诊断】

多见于下颌中切牙，偶见上颌切牙及第一乳磨牙。早萌的乳牙多数没有牙根或根发育很少，无牙槽骨支持，松动或极度松动。

【治疗】

早萌乳牙如果极度松动，有脱落并导致误吸的风险，建议拔除。如果松动不严重，哺乳时，婴儿舌系带及舌腹部与下前牙反复摩擦，易导致创伤性溃疡（Riga-Fede disease）。建议改用汤匙喂奶，溃疡处涂抗感染、促愈合的药物。若溃疡难以治疗，影响进食，导致婴儿营养障碍，建议拔除。

【预防】

本病暂无有效预防措施，注意生活细节，早发现早诊断是本病防治的关键。

第四节　舌固连

舌系带俗称舌筋，也就是小孩子张开口之后，翘起舌头时，在舌和口底之间的那一薄条状组织。舌系带过短是指孩子出生后舌系带没有退缩到舌根下，导致舌头不能伸出口外，舌尖不能上翘。患病率为 4%～5%，而男女发病比例为（2.3～2.7）∶1.0。

【病因】

正常情况下新生儿的舌系带是延伸到舌尖的，在舌的发育过程中，系带逐渐向舌根部退缩。正常儿童 2 岁以后舌尖才逐渐远离系带。只有少数发育不正常的儿童才出现舌系带过短，因此，婴幼儿舌系带较短不应立即认为不正常，最好观察到两岁以后。

【诊断】

舌头不能自由地做前伸运动，勉强前伸时，舌尖呈"W"形。

【治疗】

如果宝宝确诊是舌系带过短，家长不必太慌张。如果系带过短影响舌前伸，妨碍语音清晰，一般可简单地把系带薄膜的前部剪开，不需要局部麻醉。如果宝宝的系带发生纤维化，短而粗硬，即舌系带短缩，则应进行手术。

若父母发现婴幼儿有以下几种情况时，需要到医院就诊：

1. 吃奶无力，舌头裹不住奶嘴。
2. 长牙时舌系带处反复发作溃疡。
3. 伸舌伸不出口唇，或伸舌时舌尖呈分叉状或"W"形状。
4. 讲话不清楚。

5. 舌尖外形不好看。

6. 下前牙间隙有时与舌系带有关。

7. "地包天"患儿有正畸科医生建议行舌系带手术。

8. 吃饭时较难保持口唇卫生，不能舔到碎末。

舌系带过短的主要治疗方式为手术治疗，对于功能性构音障碍的舌系带过短患儿，舌系带矫治术后，需结合舌体运动训练及语音治疗才能更好地改善语音功能。

1. 一般来说手术过程痛苦很小，1岁以内孩子手术无须麻醉，直接手术。3~6岁儿童在手术中会在舌系带外进行麻醉。术后只要保持口腔清洁，经常漱口。一般一周后就可拆线。

2. 除了传统手术方式，也可采用激光进行舌系带修整，例如Er：YAG或Nd：YAG激光。且激光修整舌系带过短可以降低术后出血、肿胀和感染的发生，减轻幼儿对于手术的恐惧，减少麻醉药物的使用。

第五节 唇腭裂

唇腭裂是口腔颌面部最常见的先天畸形，平均600~1000个婴儿中就有1个患唇腭裂。唇腭裂不仅严重影响面部美观，还因口、鼻腔相通，直接影响发育，常导致上呼吸道感染，并发中耳炎。小孩因吮奶困难导致明显营养不良，给儿童和家长的心理上造成了严重的创伤。

【病因】

一般来讲，在胎儿发育成形的前12周，主要是在怀孕第4周到第10周期间，某些致病因素导致胎儿面部发育障碍。目前医学认为可能的致病因素有：

1. 遗传因素

部分患儿直系或旁系亲属中有类似畸形发生。大约有20%左右唇腭裂患儿可查询出有遗传史。

2. 感染和损伤

怀孕初期（2个月左右）的母亲感染过病毒，如流感、风疹或受过某种损伤可能成为唇腭裂的致病原因。

3. 母体怀孕期间的慢性疾病

如贫血、糖尿病、严重营养障碍等。

4. 怀孕期间服用某些药物

如镇静药、抗癫痫药及激素类药等。

5. 怀孕期间母体接受过大剂量 X 线照射。

6. 营养因素

怀孕早期因妊娠性呕吐或偏食而有明显的钙、磷、铁等维生素的缺乏。所以妊娠早期的营养缺乏可能是发病诱因之一。

7. 药物和化学因素

与先天性唇腭裂畸形发生有关的药物包括六大类：激素类、抗痉挛药、烷化剂、抗生素类、维生素类和镇静剂。

8. 感染和损伤因素

妊娠初期罹患病毒感染或受某种损伤，可能影响胚胎的发育而发生唇腭裂或面裂畸形。已有研究表明，风疹病毒可导致唇腭裂畸形。

【治疗】

唇腭裂的治疗是一项系列性治疗，缺一不可。治疗目的是为了恢复上唇正常形态和正常的语言功能。为获得满意的手术效果，整复手术的时间选择非常重要。唇腭裂分为：单侧唇腭裂和双侧唇腭裂。目前国内外公认唇裂最佳手术时间为婴儿生后 3 个月。腭裂最佳手术时间为生后 12 个月。唇裂术后常伴有不同程度鼻畸形，应在 8 岁时做鼻畸形矫正术。另外唇腭裂的患儿常伴上颌牙齿排列不齐，出现反𬌗即地包天。应在 12 岁左右进行牙齿正畸治疗。唇腭裂的治疗为综合性治疗，需要口腔科、外科、整形外科、儿科以至心理医师的通力合作。家长在配合治疗的同时，做好患儿的喂养、语音训练以及心理矫治，这三方面的配合对治疗来说缺一不可。

【预防】

唇腭裂的预防关键在于怀孕早期。

1. 营养平衡

妈妈是胎儿唯一的营养来源。怀孕期间，均衡、多元化的饮食是非常重要的，要多吃蔬菜和新鲜的水果，少吃含糖、食盐和经过加工的食物。

2. 情绪稳定

当孕妇出现忧虑、焦急、暴躁、恐惧等不良情绪时，肾上腺皮质激素可能阻碍胚胎某些组织的融汇作用，造成胎儿唇裂或腭裂。

3. 疾病早治

有糖尿病、贫血、妇科病及甲状腺功能减退疾病的孕妇，要尽早治疗。

4. 慎重用药

怀孕期间应用激素或抗肿瘤药物、抗组胺药物，均可能导致胎儿畸形。

5. 避免感冒

调查发现，很多唇腭裂儿母体在孕前期都感冒过，这也是导致唇腭裂的重要因素之一。

6. 防范病毒

孕期妇女应特别注意预防风疹等病毒感染。

7. 远离放射

青年夫妇在决定怀孕前 3 个月，要尽量避免接触放射用品。

8. 戒除烟酒

孕妇长期吸烟和酗酒导致胚胎发育异常是其中一个原因。

9. 生育时机

女性最好在 25 岁至 30 岁之间生育。

10. 重视婚检产检

婚前筛查及胎儿 20 周到 24 周时的超声筛查中可看出胎儿是否存在肢体残缺等较明显的畸形。

第六节　鹅口疮

鹅口疮是由白念珠菌感染引起的口腔黏膜真菌感染，又称口腔念珠菌病、"雪口病 Thrush"。新生儿和 6 个月以内的婴儿易患。好发于唇、舌、腭等黏膜，甚至延伸至咽喉部。开始时黏膜充血水肿，随后表面出现散在凝乳状斑点，逐渐扩大相互融合，形成白色微凸的片状假膜。假膜不易擦去，强行剥离会留下出血创面。患儿全身症状不明显，有的患儿表现为烦躁不安、拒食、啼哭。

【诊断】

1. 根据病史、发病年龄和临床症状。

2. 涂片检查

假膜置于载玻片上加一滴 10% 氢氧化钾，镜下观察到菌丝及孢子即可确诊。

【治疗】

1. 局部处理

（1）用 1%～2% 碳酸氢钠溶液轻轻擦拭患儿口腔，2～3 小时/次，连用 5～7 天。

(2) 0.05% 甲紫（龙胆紫）局部涂布每日 3 次。

(3) 0.1% 醋酸氯己定溶液（洗必泰）擦拭患处，每日 3 次。

(4) 制霉菌素混悬液（10 万 IU/ml）2～3 小时 / 次。

(5) 顽固病例用两性霉素混悬液（100 mg/ml），每日 4 次局部涂布。

2. 全身用药

(1) 重症患儿口服克霉唑 20～60 mg/（kg·d）分 3 次服用。

(2) 必要时可全身使用复合维生素 B 和维生素 C。

【预防】

药物治疗的同时，注意患儿的口腔卫生和餐具消毒。母乳喂养应用碳酸氢钠溶液清洗乳头，勤换内衣，清除感染源。

附 1 面颈部淋巴结炎

面颈部淋巴结炎以继发于牙源性及口腔感染为最多见，也可源于颜面部的损伤、疖、痈等，小儿大多数由上呼吸道感染及扁桃体炎引起。面颈部淋巴循环丰富，由环形链和垂直链两组淋巴结及多数网状淋巴管组成。它能将口腔、颌面部的淋巴回流汇集到所属的区域淋巴结内。淋巴结是面颈部的重要防御系统，可过滤和吞噬进入淋巴液中的细菌和异物，阻止感染扩散。当上呼吸道感染，牙体、牙周组织及颜面、颌骨、口腔黏膜等出现炎症感染时，均可引起所属区域的淋巴结炎。

【诊断】

1. 根据病史、临床表现可以确定诊断。

2. 化脓性淋巴结炎与结核性淋巴结炎形成脓肿后，可借抽吸出的脓液进行鉴别诊断：结核性淋巴结炎的冷脓肿的脓液稀薄污浊，暗灰色似米汤，夹杂有干酪样坏死物；而化脓性淋巴结炎，抽吸物多是蛋黄或桃花样黏稠脓液。

3. 化脓性下颌下淋巴结炎应与化脓性下颌下腺炎相鉴别，双手触诊检查时下颌下腺较下颌下淋巴结的位置深而固定，导管口乳头有红肿炎症，并可挤出脓液。

4. 结核性淋巴结炎应与恶性淋巴瘤、唾液腺多形性腺瘤以及颈部转移性癌相鉴别，必要时可手术摘除淋巴结做病理检查以明确诊断。

【治疗】

淋巴结炎的急性期主要是抗感染治疗，如有脓肿形成及时切开引流,慢性期主要应清除引起淋巴结炎的原发病灶,肿大明显的亦可手术摘除。结核性淋巴结炎则应积极抗结核治疗。

【预防】

1. 接种卡介苗。
2. 健康饮食,增强体质,提高儿童免疫力。
3. 注意口腔卫生,发现扁桃体炎、呼吸道感染、疖和痈等应及时治疗,消除炎症,降低病原灶感染风险。
4. 皮肤不慎发生创伤后,应及时处理伤口。

附2　牙齿受伤

儿童牙齿外伤(dental injuries in children and adolescence):一切机械力造成的损伤都称作外伤,牙齿外伤是指牙齿受到急剧创伤,特别是打击或撞击所引起的牙体、牙髓、牙周组织损伤。

【儿童外伤的发病情况和危害】

1. 乳牙外伤的发生

乳牙外伤多发生在 1~2 岁儿童,占乳牙外伤的 1/2。主要由于 1~2 岁儿童开始学习走路,运动能力、反应等都处在发育阶段,容易摔倒或撞到物体上造成牙外伤。乳牙外伤可造成牙齿缺损或缺失,引起咀嚼功能障碍,继发感染,还可造成继承恒牙胚损伤。

2. 恒牙外伤的发生

8~10 岁儿童是发生恒牙外伤的高峰期。外伤可造成牙齿折断、松动、移位,影响咀嚼功能。可引起牙髓或根周组织炎症,影响牙根的正常发育,甚至导致丧失,对儿童的牙齿、咬合等生长发育产生影响。还可伴支持骨和牙龈黏膜组织的损伤。

【诊断】

在采集牙外伤病史前,首先确认全身状况,若发现有颅脑损伤和严重的肢体骨折等全身损伤,暂缓牙科诊治,首先救治危及生命的全身损伤。

了解外伤的经过及处理、牙齿有无自发疼痛、冷热刺激痛、出血、松动等表现,结合视诊、触诊、叩诊、咬合情况等临床检查以及辅助检查结果,综合做出诊断。

【治疗】

根据牙外伤的类型选择合适的治疗方式。

1. 乳牙牙齿硬组织及牙周组织损伤的类型及治疗（如表 19-1）。

2. 口腔软组织损伤的一般处理原则：每天以 0.2% 醋酸氯己定（洗必泰）溶液用棉签或纱布拭擦相关的软组织损伤两次，直到愈合为止。

表 19-1　乳牙外伤的类型及治疗

乳牙外伤类型	治疗原则
单纯牙釉质折断	一般不必处理。如果边缘较锐利，可磨光锐利边缘。影响美观时，可用复合树脂修复缺损组织
牙釉质牙本质折断	及时覆盖牙本质断面；择期修复外形；定期复查
冠折牙髓暴露	根据外伤牙根发育状况及外伤具体状况可相应选择以下治疗方法：①直接盖髓术；②冠髓切断术；③根尖诱导成形术；④根管治疗术。并择期修复外形，定期复查
乳牙根折	①根尖 1/3 折断，嘱家长，让患儿避免咬合 2～3 周，不需其他处理。②根中 1/3 折断，若冠方极度松动，拔除冠端，避免患儿误吸。若冠部断端没有牙周移位，可复位+钢丝树脂固定 4 周左右。③近冠 1/3 折断，拔除患牙
侧方脱位	若牙冠颊侧移位，牙根将向恒牙胚突出，及时拔除以最大程度地减少对继承恒牙的进一步损害
乳牙震荡和亚脱位	一般不进行临床治疗，嘱患儿避免咬坚硬物 2 周。同时，维护口腔健康，避免牙龈炎症，定期复查
乳牙侧方移位和半脱出	是否保留取决于牙移位的程度和松动度。若极度松动，移位严重，考虑拔除。移位不重，可复位固定
乳牙挫入	是否保留取决于挫入程度和牙根与恒牙胚的关系。若挫入 1/2 以内，X 线片检查没有伤及恒牙胚可不做处理，观察其自动再萌出，并观察其牙髓转归。若乳牙挫入严重，特别是乳牙冠向唇侧移位，根向腭侧移位时，应及时拔除乳牙
乳牙全脱出	一般不再植

3. 恒牙牙体硬组织外伤的治疗原则在于保护牙髓、促进牙根发育，恢复牙齿外形和功能；牙周组织损伤的治疗原则在于复位

固定患牙，同时消除咬合创伤，关注牙髓状态。具体的治疗方法根据外伤的类型不同而有所差别。

【预防】

避免牙齿受剧烈的外力作用可有效地预防牙折的出现，同时日常生活中注意保护牙齿。

1. 进行口腔卫生知识的普及教育，提高人们对口腔科学的重视，了解保护牙齿的重要性。

2. 加强安全教育。家长及儿童的监护者应对小儿精心护理，不能疏忽大意。教师要对体育活动中的儿童加强防护措施，防止意外发生。

3. 进行文明教育。教育儿童团结友爱，礼貌待人，不相互打闹嬉戏，不追逐猛跑。

4. 矫正前突的牙齿，运动中佩戴护齿器来保护牙齿不受损伤。

5. 儿童的牙齿一旦发生牙外伤，家长应尽快带孩子到口腔医院或牙科诊所，找专业的医生帮助治疗，避免更严重的损伤。

附3 牙齿萌出迟缓

牙齿萌出过迟（delayed eruption）又称牙齿迟萌，是牙齿萌出期显著晚于正常萌出期。全部乳、恒牙或个别牙均可发生。婴儿出生后1年，萌出第一颗乳牙，均属正常范围。如果超过1周岁后仍未见第一颗乳牙萌出，超过3周岁乳牙尚未全部萌出为乳牙迟萌，此时需查找原因，排除是否有"无牙畸形"。

有一些乳牙迟萌可能与某种系统性疾病有关，如：佝偻病（rickets）、呆小症（cretinism）和颅骨闭锁发育障碍（cleidocranial dysplasia）等，但大多数的患者仍原因不明。局部因素或外来因素也可能造成迟萌，如牙龈纤维瘤病，致密的结缔组织阻碍牙齿萌出。

恒牙列的迟萌可能与引起乳牙迟萌局部和系统因素相同。由于恒牙萌出时间的变异范围较大，要准确地诊断牙齿迟萌常很困难。

个别恒牙迟萌在临床上很常见，可见乳牙过早脱落，局部牙龈因咀嚼作用而增厚，恒牙不易穿破或乳牙早脱致全部牙移位，使恒牙萌出间隙不够，从而萌出受阻或错位萌出导致迟萌。

【诊断】

根据病史、发病年龄和临床症状。

【治疗】

1. 由于乳切牙过早脱落,坚韧的龈组织阻碍恒切牙萌出导致萌出过迟者,可在局部麻醉下,施行开窗助萌术。

2. 由于牙瘤、多生牙或囊肿等阻碍牙齿萌出者,须手术摘除牙瘤等。必要时需做间隙保持器。

3. 与全身性疾病有关者,应查明原因,针对全身性疾病进行治疗。

【预防】

本病暂无有效预防措施,注意生活细节,早发现早诊断是本病防治的关键。

附4 地包天

地包天又称为前牙反𬌗,是我国儿童中常见的一种错𬌗畸形。多由功能性因素和遗传因素、环境因素导致。

【诊断】

1. 颜貌特征

通过侧貌观察,可全面评估患者水平及垂直高度方面的平衡及不足。

2. 牙列

仔细检查牙列中有无牙的异常,包括形态、位置和数目的异常。

3. 咬合

前牙的轴向关系、咬合关系,磨牙的咬合关系,颌骨的运动,牙弓的形态,上下牙弓的协调。

4. 颌骨形态位置

上下颌骨的矢状关系,上颌骨的长度、位置,下颌骨的形态、位置。

【治疗】

乳牙期:

1. 牙齿因素为主要因素,佩戴上颌𬌗垫。

2. 功能因素为主要因素,佩戴下颌联冠式斜面导板矫治器。

3. 最佳矫治时间在3~5岁,疗程一般为3~5个月。少数骨骼畸形比较明显的病例治疗比较复杂,疗程较长。

替牙期:

1. 功能性反𬌗,可以使用FR-Ⅲ矫治器或2×4矫治器。

2. 上颌发育不足多进行前方牵引，牵引前快速扩开腭中缝有利于牵引的效果。观察期中可使用功能性调节器保持。

3. 下颌生长超过上颌时治疗难度较大，因为很难抑制下颌向前生长。此类患者反𬌗的解除主要通过上、下前牙的代偿，必要时可以向前牵引上颌。

【预防】

地包天属于遗传和获得性因素联合作用的疾病，家族成员中有前牙反𬌗的儿童，要及时检查治疗。尽早戒除不良习惯。

第二十章　新生儿疾病的预防与疫苗接种

一、预防接种时间表

见表 20-1。

表 20-1　新生儿预防接种时间表

接种时间	接种疫苗	次数	可预防的传染病
出生 24 h	乙型肝炎疫苗 卡介苗	第一针 初种	乙型病毒性肝炎 结核病
1 月龄	乙型肝炎疫苗	第二针	乙型病毒性肝炎
2 月龄	脊髓灰质炎疫苗	第一次	脊髓灰质炎（小儿麻痹）
3 月龄	脊髓灰质炎疫苗	第二次	脊髓灰质炎（小儿麻痹）
	百白破疫苗	第一次	百日咳、白喉、破伤风
4 月龄	脊髓灰质炎疫苗	第三次	脊髓灰质炎（小儿麻痹）
	百白破疫苗	第二次	百日咳、白喉、破伤风
6 月龄	百白破疫苗	第三次	百日咳、白喉、破伤风
	乙型肝炎疫苗	第三针	乙型病毒性肝炎
6 月龄	A 群流脑疫苗	第一针	流行性脑脊髓膜炎
8 月龄	麻腮风疫苗	第一针	麻疹、腮腺炎、风疹
9 月龄	A 群流脑疫苗	第二针	流行性脑脊髓膜炎
1 岁	乙脑疫苗	初次免疫打两针	流行性乙型脑炎
1.5~2 岁	百白破疫苗	加强	百日咳、白喉、破伤风
	麻腮风疫苗	加强	麻疹、腮腺炎、风疹
	甲型肝炎疫苗	打一针	甲型病毒性肝炎
	脊髓灰质炎疫苗	加强	脊髓灰质炎（小儿麻痹）
	乙脑疫苗	加强	流行性乙型脑炎

表 20-1 新生儿预防接种时间表（续表）

接种时间	接种疫苗	次数	可预防的传染病
3 岁	A 群流脑疫苗，也可用 A+C 流脑加强	第三针	流行性脑脊髓膜炎
4 岁	脊髓灰质炎疫苗	加强	脊髓灰质炎（小儿麻痹）
6 岁以上	麻疹疫苗	加强	麻疹
	白破二联疫苗	加强	白喉、破伤风
	乙脑疫苗	初次免疫打两针	流行性乙型脑炎
	A 群流脑疫苗	第四针	流行性脑脊髓膜炎

二、阻断 HIV 母婴传播的措施

1. 预防孕妇感染 HIV。
2. 及早发现感染 HIV 的孕妇。
3. 建立有效的卫生保健服务系统。
4. 开展避孕和生殖健康服务。
5. 已怀孕的 HIV 感染者在知情同意的情况下终止妊娠或绝育。
6. 干预性治疗（药物阻断）。
7. 行为干预（减少性伴、使用安全套、戒毒等）。
8. 产科干预（避免侵入性操作）。
9. 改变喂养方式。

三、预防孕妇感染 HIV 和提供自愿咨询检测服务

1. 预防孕妇感染 HIV

婚前体检应做 HIV 抗体检测，尤其是在 HIV 流行率较高的地区和重点人群中。如发现一方感染 HIV，应建议他们避免怀孕。婚后夫妻双方应采取安全性行为，不吸毒。准备怀孕前和围生期也应做 HIV 抗体检测。

2. 及早发现 HIV 感染者，提供 HIV 自愿咨询检测（VCT）服务

对于采取措施减少母婴传播的妇女来说，她们需要了解并接受她们的 HIV 感染状况。

广泛提供能被接受的自愿咨询和 HIV 检测服务，对于识别需要接受抗病毒治疗的妇女来说非常重要。理想状态是每一个人都能够利用这些服务。知道自己已被感染的人们，很可能因此而受到触动而留意自己的健康，从而改变行为和生活方式，早期寻求医疗关怀。对于性行为、生育和婴儿喂养，她们能够做出知情选择；她们能够采取措施，保护可能还未被感染的伴侣。

四、卡介苗的接种

（一）适应证

1. 健康新生儿。
2. 出生 3 个月以内的婴儿。
3. 结核菌素试验阴性的儿童。
4. 部分结核菌素阴性的成人，多为边远地区及特殊地方的人群。

（二）禁忌人群

1. 早产、难产、伴有明显的先天性畸形的新生儿。
2. 发热、腹泻等急性传染病的患儿。
3. 心、肺、肾等慢性疾病、严重皮肤病、过敏性皮肤病、神经系统疾病的患者以及对预防接种有过敏反应者。

（三）接种部位及方法

1. 部位　上臂三角肌外侧，皮内注射 0.1 ml。
2. 方法

（1）口服法：限用于出生后 2 个月以内的婴儿，出生后次日开始服用，隔日 1 次，共服 3 次；或每日 1 次，连服 3 次，每次用量 1 ml。

（2）皮上划痕法：主要用于 1 岁以下健康儿童（1 岁以上也可以用），用 75% 酒精消毒三角肌处皮肤，待干后滴 1～2 滴菌

苗，用针通过菌苗划痕，长 1 ~ 1.5 cm 的"井"字，以划破表皮略有出血为度，划后用针涂抹数次，使菌苗充分渗入划痕处，等 5 ~ 10 min 局部隆起时再穿衣服。

（3）皮内注射法：为目前主要采取的方法。每次注射 0.1 ml。

五、苯丙酮尿症的预防措施

1. 避免近亲结婚，杂合子之间不宜婚配。
2. 产前诊断　有 PKU 家族史的孕妇产前测羊水蝶呤含量；利用 PAH 基因的限制性片段长度多态性与 PKU 连锁分析。
3. 开展新生儿筛查，尽早发现，尽早治疗。

六、乙型肝炎的阻断

1. 孕前　准孕夫妇 HBsAg（-）、HBsAb（-）者，建议接种乙肝疫苗，接种完毕后 3 个月计划妊娠；HBsAg（-）、HBsAb（+）者，无需接种乙肝疫苗。

2. 孕期　孕妇可以进行乙肝疫苗接种，但很少孕妇接受接种；孕妇可以注射乙肝免疫球蛋白，目前不推荐孕期注射。

3. 产后

（1）足月新生儿及早产儿且出生体重 ≥ 2000 g 新生儿

①母亲 HBsAg（-）：出生 24 h 内注射乙肝疫苗 10 μg，行 0、1 个月、6 个月三针方案，无需注射 HBIG，无需随访。

②母亲 HBsAg（+）：出生 12 h（宜尽早）内注射 HBIG 100 U，24 h 内注射乙肝疫苗 10 μg，实行 0、1 个月、6 个月三针方案。

（2）早产儿且出生体重 < 2000 g 新生儿

①母亲 HBsAg（-）：待体重 ≥ 2000 g 时，注射乙肝疫苗 10 μg、1 个月后、6 个月后各注射乙肝疫苗 10 μg，可不随访。

②母亲 HBsAg（+）：出生 12 h 内注射 HBIG 100 U，同时接种乙肝疫苗 10 μg，满 1 月龄、2 月龄、7 月龄时再各接种乙肝疫苗 10 μg。

母亲为 HBsAg 阳性的儿童接种最后一剂乙肝疫苗后 1 ~ 2 个月进行 HBsAg 和乙肝病毒表面抗体（抗 -HBs）检测，若发现 HBsAg 阴性、抗 -HBs 阴性或小于 10 mIU/ml，可再按程序接种 3 剂次乙肝疫苗。

4. 剖宫产不能降低母婴传播率。

5. 乙肝妈妈可以进行母乳喂养,但是乙肝病毒 e 抗原阳性者最好不要母乳喂养。

6. 其他家庭成员乙肝病毒表面抗原阳性的,预防最好的办法就是注射乙肝疫苗,抗体产生之前,最好不要共用牙膏牙刷、餐具、接吻等。

第二十一章 常用新生儿数据

一、新生儿血液学检查

见表 21-1。

表 21-1 新生儿血液学检查

测定项目	早产儿 28 周	早产儿 34 周	足月儿（脐血）	第 1 天	3 天	7 天	14 天
血红蛋白/[g/L (g/dl)]	145 (14.5)	150 (15.0)	168 (16.8) (13.7~21.8)	184 (18.4) (14~22)	178 (17.8) (13.8~21.8)	170 (17.0) (14~20)	168 (16.8) (13.8~19.8)
血细胞比容/%	45	47	53	58	55	54	52
红细胞/(10^{12}/L)	4.0	4.4	5.25	5.8	5.6	5.2	5.1

表 21-1 新生儿血液学检查（续表）

测定项目	早产儿 28周	早产儿 34周	足月儿（脐血）	第1天	3天	7天	14天
MCV / μm^3	120	118	107 (96~118)	108	99	98	96
MCH / pg	40	38	34 (33~41)	35	33	32.5	31.5
MCHC / %	31	32	32 (30~35)	33	33	33	33
网织红细胞 / %	5~10	3~10	3~7	3~7	1~3	0~1	0~1

括号内为旧制（以下同）。换算系数，血红蛋白：10 g/L=1 g/dl。

二、新生儿白细胞值及中性粒细胞计数与分类

见表 21-2、表 21-3。

表 21-2 新生儿白细胞值/(10^9/L)及中性粒细胞计数/(10^9/L)与分类

时龄/h	白细胞总数	中性粒细胞	杆状核细胞	淋巴细胞	单核细胞	嗜酸性粒细胞
0	10.0~26.0	5.0~13.0	0.4~1.8	3.5~8.5	0.7~1.5	0.2~2.0
12	13.5~31.0	9.0~18.0	0.4~2.0	3.0~7.0	1.0~2.0	0.2~2.0
72	5.0~14.5	2.0~7.0	0.2~0.4	2.0~5.0	0.5~1.0	0.2~1.0
144	6.0~14.5	2.0~6.0	0.2~0.5	3.0~6.0	0.7~1.2	0.2~0.8

表 21-3 新生儿白细胞分类及中性粒细胞计数/(10^9/L)与分类

日龄(天)		白细胞	中性粒细胞			嗜酸性粒细胞	嗜碱性粒细胞	淋巴细胞	单核细胞
			总数	分叶核	杆状核				
出生	平均	18.1	11.0	9.4	1.6	0.4	0.1	5.5	1.05
	(范围)	9.0~30.0	6.0~26.0	...	...	0.02~0.85	0~0.64	2.0~11.0	0.4~3.1
	/%	...	61	52	9	2.2	0.6	31	5.8
7	平均	12.2	5.5	4.7	0.83	0.5	0.05	5.0	1.1
	(范围)	5.0~21.0	1.5~10.0	...	...	0.07~1.1	0~0.25	2.0~17.0	0.3~2.7
	/%	...	45	39	6	4.1	0.4	41	9.1
14	平均	11.4	4.5	3.9	0.63	0.35	0.05	5.5	1.0
	(范围)	5.0~20.0	1.0~9.5	...	...	0.07~1.0	0~0.23	2.0~17.0	0.2~2.4
	/%	...	40	34	5.5	3.1	0.4	48	8.8

三、新生儿血液生化正常值

见表 21-4、表 21-5。

表 21-4 足月儿正常血液化学值

测定项目	脐带血	时龄/h			
		1~12	~24	~48	~72
钠平均（范围）/（mmol/L）	147（126~166）	143（124~156）	145（132~159）	148（134~160）	149（139~162）
钾平均（范围）/（mmol/L）	7.8（5.6~12）	6.6（5.3~7.3）	6.3（5.3~8.9）	6.0（5.2~7.3）	5.9（5.0~7.0）
氯平均（范围）/（mmol/L）	103（98~110）	100.7（90~111）	103（87~114）	102（92~114）	103（93~112）
钙钠（范围）/mmol/L（mg/dl）	2.32（9.3）2.05~2.78（8.2~11.1）	2.1（8.4）1.82~2.3（7.3~9.2）	1.95（7.8）1.73~2.35（6.9~9.4）	2（8.0）1.53~2.48（6.1~9.9）	1.98（7.9）1.48~2.43（5.9~9.7）

表 21-4 足月儿正常血液化学值（续表）

测定项目	脐带血	时龄 / h			
		1~12	~24	~48	~72
磷平均（范围）/ [mmol/L（mg/dl）]	1.81 (5.6) 1.2~2.62 (3.7~8.1)	1.97 (6.1) 1.13~2.78 (3.5~8.6)	1.84 (5.7) 0.94~2.62 (2.9~8.1)	1.91 (5.9) 0.97~2.81 (3.0~8.7)	1.87 (5.8) 0.90~245 (2.8~7.6)
血尿素平均（范围）/ [mmol/L（mg/dl）]	4.84 (29) 3.51~6.68 (21~40)	4.51 (27) 1.34~4.01 (8~24)	5.51 (33) 1.50~10.52 (9~63)	5.34 (32) 2.17~12.86 (13~77)	5.18 (31) 2.17~11.36 (13~68)
总蛋白质平均（范围）/ [g/dl（g/dl）]	61 (6.1) 48~73 (4.8~7.3)	66 (6.6) 56~85 (5.6~8.5)	66 (6.6) 58~82 (5.8~8.2)	69 (6.9) 59~82 (5.9~8.2)	72 (7.2) 60~85 (6.0~8.5)
血糖平均（范围）/ [mmol/L（mg/dl）]	4.09 (73) 2.52~5.38 (45~96)	3.53 (63) 2.24~5.43 (40~97)	3.53 (63) 2.35~5.82 (42~104)	3.14 (56) 1.68~5.10 (30~91)	3.30 (59) 2.24~5.04 (40~90)
乳酸平均（范围）/ [mmol/L（mg/dl）]	2.16 (19.5) 1.22~3.33 (11~30)	1.62 (14.6) 1.22~2.66 (11~24)	1.55 (14) 1.11~2.55 (10~23)	1.59 (14.3) 1.0~2.44 (9~22)	1.5 (13.5) 0.78~2.33 (7~21)
乳酸盐 / (mmol/L)	2.0~30	2.0	…	…	…

换算系数：钠、钾、氯 1，钙 0.25，磷 0.323，血尿素 0.167，总蛋白质 10，糖 0.056，乳酸 0.111。

表 21-5 低出生体重儿血液化学值

测定项目	周龄 1 $\bar{X}\pm SD$	1 范围	3 $\bar{X}\pm SD$	3 范围	5 $\bar{X}\pm SD$	5 范围	7 $\bar{X}\pm SD$	7 范围
钠 /（mmol/L）	136.9±3.2	133～146	136.3±2.9	129～142	136.8±2.5	133～148	137.2±1.8	133～142
钾 /（mmol/L）	5.6±0.5	4.6～6.7	5.8±0.6	4.5～7.1	5.5±0.6	4.5～6.6	5.7±0.5	4.6～7.1
氯 /（mmol/L）	108.2±3.7	100～117	108.3±3.9	102～116	107.0±3.5	100～115	107.0±3.3	101～115
CO_2 /（mmol/L）	20.3±2.8	13.8～27.1	18.4±3.5	12.4～26.2	20.4±3.4	12.5～26.1	20.6±3.1	13.7～26.9
钙 /[mmol/L（mg/dl）]	2.3±0.28（9.2±1.1）	1.53～2.9（6.1～11.6）	2.4±0.16（9.6±0.5）	2.03～2.75（8.1～11.0）	2.35±0.16（9.4±0.5）	2.15～2.63（8.6～10.5）	2.38±0.18（9.5±0.7）	2.15～2.7（8.6～10.8）
磷 /[mmol/L（mg/dl）]	2.5±2.4（7.6±1.1）	1.8～3.5（5.4～10.9）	2.5±0.2（7.5±0.7）	2.0～2.8（6.2～8.7）	2.3±0.2（7.0±0.6）	1.8～2.6（5.6～7.9）		
血尿素氮 /[mmol/L（mg/dl）]	3.32±1.86（9.3±5.2）	1.11～9.10（3.1～25.5）	4.75±2.78（13.3±7.8）	0.75～11.21（2.1～31.4）	4.75±2.53（13.3±7.1）	0.71～9.46（2.0～26.5）	4.78±2.39（13.4±6.7）	0.89～10.89（2.5～30.5）

表 21-5 低出生体重儿血液化学值（续表）

测定项目	周龄 1 X̄±SD	周龄 1 范围	周龄 3 X̄±SD	周龄 3 范围	周龄 5 X̄±SD	周龄 5 范围	周龄 7 X̄±SD	周龄 7 范围
总蛋白质/[g/L（g/dl）]	54.9±4.2（5.49±0.42）	44～62.6（4.40～6.26）	53.8±4.8（5.38±0.48）	42.8～67.0（4.28～6.70）	49.8±5.0（4.98±0.05）	41.4～69.0（4.14～6.90）	49.3±6.1（4.93±0.61）	40.2～58.6（4.02～5.86）
白蛋白/[g/L（g/dl）]	38.5±3.0（3.85±0.3）	32.8～45（3.28～4.50）	39.2±4.2（3.92±0.42）	31.6～52.6（3.16～5.26）	37.3±3.4（3.73±0.34）	32～43.4（3.20～4.34）	38.9±5.3（3.89±0.53）	34～46（3.4～4.6）
球蛋白/[g/L（g/dl）]	15.8±3.3（1.58±0.33）	8.8～22（0.88～2.20）	14.4±6.3（1.44±0.63）	6.2～29（0.62～2.90）	11.7±4.9（1.17±0.49）	4.8～14.8（0.48～1.48）	11.2±3.3（1.12±0.33）	5～26（0.5～2.6）
血红蛋白/[g/L（g/dl）]	178±27（17.8±2.7）	114～248（11.4～24.8）	147±21（14.7±2.1）	90～194（9.0～19.4）	115±20（11.5±2.0）	72～186（7.2～18.6）	100±13（10.0±1.3）	75～139（7.5～13.9）

换算系数：钠、钾、氯 1，钙 0.25，磷 0.323，血尿素氮 0.167，总蛋白质 10，糖 0.056。

四、新生儿血气分析值

见表 21-6。

表 21-6 新生儿血气分析值

测定项目	样本来源	出生后时间					
		出生	1 h	3 h	24 h	2 d	3 d
阴道分娩足月儿							
pH	动脉	7.26（脐血，以下同）	7.30	7.30	7.30	7.39	7.39
	静脉	7.29	…	…	…	…	…
PO_2/[kPa（mmHg）]	动脉	1.1~3.2（8~24）	7.3~10.6（55~80）	…	7.2~12.6（54~95）	…	11~14.4（83~108）
PCO_2/[kPa（mmHg）]	动脉	7.29（54.5）	5.16（38.8）	5.09（38.3）	4.47（33.6）	4.52（34）	4.66（35）
	静脉	5.69（42.8）	…	…	…	…	…
SO_2/%	动脉	0.198（19.8）	0.938（93.8）	0.947（94.7）	0.932（93.2）	0.94（94）	0.96（96）
	静脉	0.476（47.6）	…	…	…	…	…

表 21-6 新生儿血气分析值（续表）

测定项目	样本来源	出生后时间					
		出生	1 h	3 h	24 h	2 d	3 d
pH	左心房	…	7.30	7.34	7.41	7.39（颞动脉）	7.38（颞动脉）
HCO_3^-/（mmol/L）	动脉	18.8	18.8	18.8	19.5	20.0	21.4
CO_2 容量/（mmol/L）		…	20.6	21.9	21.4	…	…
早产儿	毛细血管						
<1250 g							
pH		…	…	…	7.36	7.35	7.35
PCO_2/[kPa（mmHg）]		…	…	…	5.05（38）	5.85（44）	4.92（37）
>1250 g							
pH		…	…	…	7.39	7.39	7.38
PCO_2/[kPa（mmHg）]		…	…	…	5.05（38）	5.19（39）	5.05（38）

换算系数：PCO_2 0.133，SO_2 0.01，PO_2 0.133。

五、新生儿凝血因子测定

见表 21-7。

表 21-7 新生儿凝血因子测定

测定项目	正常成人值	28~31 孕周	32~36 孕周	足月儿	达成人时间
Ⅰ/(mg/dl)	150~400	215±28	226±23	246±18	…
Ⅱ/%	100	30±10	35±12	45±15	2~12 个月
Ⅴ/%	100	76±7	84±9	100±5	…
Ⅶ和Ⅹ/%	100	38±14	40±15	56±16	2~12 个月
Ⅷ/%	100	90±15	140±10	168±12	…
Ⅸ/%	100	27±10	…	28±8	3~9 个月
Ⅺ/%	100	5~18	…	29~70	1~2 个月
Ⅻ/%	100	…	30±	51（25~70）	9~14 天
ⅩⅢ/%	100	100	100	100	…

表 21-7 新生儿凝血因子测定（续表）

测定项目	正常成人值	28~31孕周	32~36孕周	足月儿	达成人时间
凝血酶原时间（PT）/s	12~14	23±	17（12~21）	16（13~20）	1周
部分凝血活酶时间（PTT）/s	44	...	70±	55±10	2~9个月
凝血酶时间（TT）/s	10	16~28	14（11~17）	12（10~16）	数日
舒血管素原/%	100	27	...	33±6	不明
激肽原/%	100	28	...	56±12	不明

	正常成人	早产儿			足月儿		
		第1天	第5天	第30天	第1天	第5天	第30天
抗凝血酶Ⅲ（AT Ⅲ）/（U/ml）	1.05±0.13	0.38（0.14~0.62）	0.56（0.30~0.82）	0.59（0.37~0.81）	0.63±0.12	0.67±0.13	0.78±0.15
蛋白C（PC）/（U/ml）	0.96±0.16	0.28（0.12~0.44）	0.31（0.11~0.51）	0.37（0.15~0.59）	0.35+0.09	0.42±0.11	0.43±0.11
蛋白S（PS）/（U/ml）	0.92±0.16	0.26（0.14~0.38）	0.37（0.13~0.61）	0.56（0.22~0.90）	0.36±0.12	0.50±0.14	0.63±0.15

引自：Rennie JM. Rennie & Robertson's Testbook of Neonatology. 5th Edition.Churchill Livingstone：Elsevier，2012：3378-3379.

六、新生儿脑脊液正常值

见表 21-8。

表 21-8 新生儿脑脊液正常值

测定项目	足月儿	早产儿
白细胞 /（10^6/L）		
均值	8	9
SD	7	8
范围	0~32	0~29
±2SD	0~22	0~25
中性粒细胞 /%	61.3	57.2
蛋白质 /［g/L（mg/dl）］		
均值	0.9（90）	1.15（115）
范围	0.02~1.7（20~170）	0.65~1.5（65~150）
葡萄糖［mmol/L（mg/dl）］		
均值	2.912（52）	2.8（50）
范围	1.904~6.664（34~119）	1.344~3.53（24~63）
脑脊液/血葡萄糖百分数		
均值	81	74
范围	44~248	55~105

引自：Volpe JJ. Neurology of the Newborn. 5th ed. Elsevier，2008：155.
注：换算系数：蛋白质 0.01，葡萄糖 0.056。

七、新生儿尿常规检查

见表 21-9。

表 21-9 新生儿尿常规检查

量	出生几天：20~40 ml/d 1 周时：200 ml/d
蛋白	生后 2~4 天可阳性
管型及白细胞	生后 2~4 天可出现
渗透压 /（mOsm/kg·H_2O）	100~600
pH	5~7
比重	1.001~1.020

八、新生儿脉搏、呼吸、血压正常值

见表 21-10。

表 21-10 新生儿脉搏、呼吸、血压正常值

年龄	脉搏/(次/分)	呼吸/(次/分)	血压/[kPa(mmHg)]			血容量/(ml/kg)	心搏出量/[ml/(min·m²)]
			收缩压	舒张压	平均压		
胎儿(足月)	130~140	…	…	…	…	…	
出生	180	…	9.33, 6.67~12.0 (70, 50~90)	6.00 (45)	7.07 (53)	76 (61~92)	
1天	125	20~60	8.80 (66)	…	6.67 (50)	83	35~51
1周	125	30~70	9.73 (73)	…	…	83 (67~100)	
2周	135	35~55	10.0 (75)	…	…	87	
2个月	130		11.2 (84)	8.0 (60)		86	

九、新生儿血压

见表 21-11。

表 21-11 新生儿血压 / mmHg

日龄 / d		胎龄			
		≤28 周	29~32 周	33~36 周	37 周
1	收缩压	38~46	42~52	51~61	57~69
	舒张压	23~29	26~38	32~40	35~45
	平均压	29~35	33~43	39~47	44~52
2	收缩压	38~46	46~56	54~62	58~70
	舒张压	24~32	29~39	34~42	36~46
	平均压	29~37	35~45	42~48	46~54
3	收缩压	40~48	47~59	54~64	58~71
	舒张压	25~33	30~35	35~43	37~47
	平均压	30~38	37~47	42~50	46~54
4	收缩压	41~49	50~62	56~66	61~73
	舒张压	26~36	32~42	36~44	38~48
	平均压	31~41	39~49	44~50	46~56
5	收缩压	42~50	51~65	57~67	62~74
	舒张压	27~37	33~43	37~45	39~49
	平均压	32~42	40~50	44~52	47~57
6	收缩压	44~52	52~66	59~69	64~76
	舒张压	30~38	35~45	37~45	40~50
	平均压	35~43	41~51	45~53	48~58
7	收缩压	47~53	53~67	60~70	66~76
	舒张压	31~39	36~44	37~45	40~50
	平均压	37~45	43~51	45~53	50~58
30	收缩压	59~65	67~75	68~76	72~82
	舒张压	35~49	43~53	45~55	46~54
	平均压	42~56	52~60	53~60	55~63

引自：Pejovie B，Peco-Antic A，Marinkovic-Eric J.Blood pressure in non-critically ill preterm and full-term neonates.Pediatr Nephrol，2007，22：249-257.

十、中国不同胎龄新生儿出生体重百分位数参考值

见表 21-12。

表 21-12 中国不同胎龄新生儿出生体重（g）百分位数参考值

出生胎龄/周	例数	P_3	P_{10}	P_{25}	P_{50}	P_{75}	P_{90}	P_{97}
24	12	339	409	488	588	701	814	938
25	26	427	513	611	732	868	1003	1148
26	76	518	620	735	876	1033	1187	1352
27	146	610	728	860	1020	1196	1368	1550
28	502	706	840	987	1165	1359	1546	1743
29	607	806	955	1118	1312	1522	1723	1933
30	822	914	1078	1256	1467	1692	1906	2128
31	953	1037	1217	1410	1637	1877	2103	2336

表21-12 中国不同胎龄新生儿出生体重（g）百分位数参考值（续表）

出生胎龄/周	例数	P_3	P_{10}	P_{25}	P_{50}	P_{75}	P_{90}	P_{97}
32	1342	1179	1375	1584	1827	2082	2320	2565
33	1160	1346	1557	1781	2039	2308	2559	2813
34	1718	1540	1765	2001	2272	2554	2814	3079
35	2703	1762	1996	2241	2522	2812	3080	3352
36	4545	2007	2245	2495	2780	3075	3347	3622
37	1 1641	2256	2493	2741	3025	3318	3589	3863
38	2 9604	2461	2695	2939	3219	3506	3773	4041
39	4 8324	2589	2821	3063	3340	3624	3887	4152
40	4 0554	2666	2898	3139	3415	3698	3959	4222
41	1 2652	2722	2954	3195	3470	3752	4012	4274
42	1947	2772	3004	3244	3518	3799	4058	4319

引自：朱丽，张蓉，张淑莲，等．中国不同胎龄新生儿出生体重曲线研制．中华儿科杂志，2015，53（2）：97-103．

十一、Fenton 生长曲线

见图 21-1。

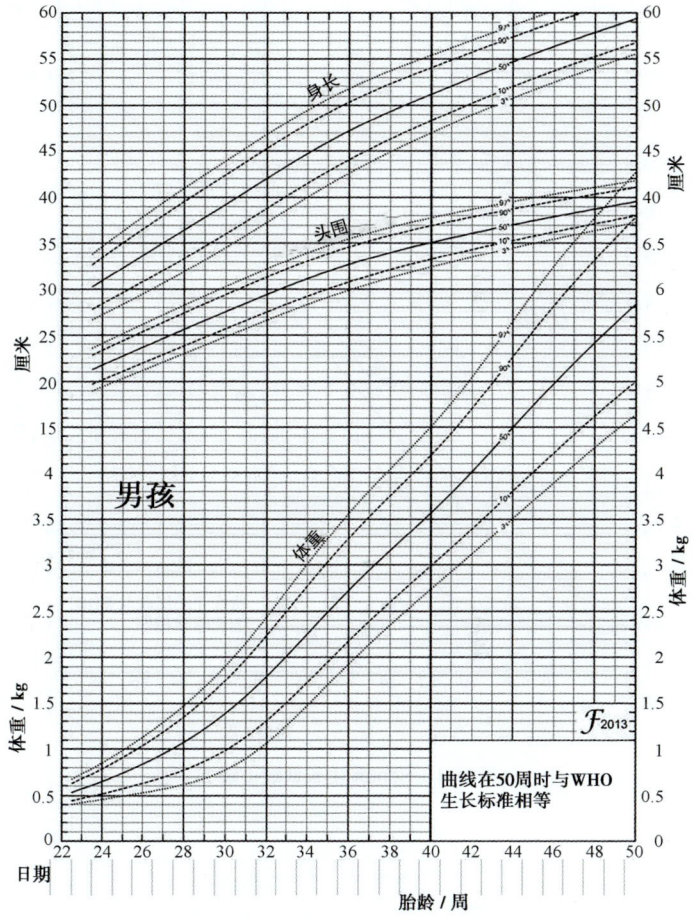

图21-1 Fenton生长曲线

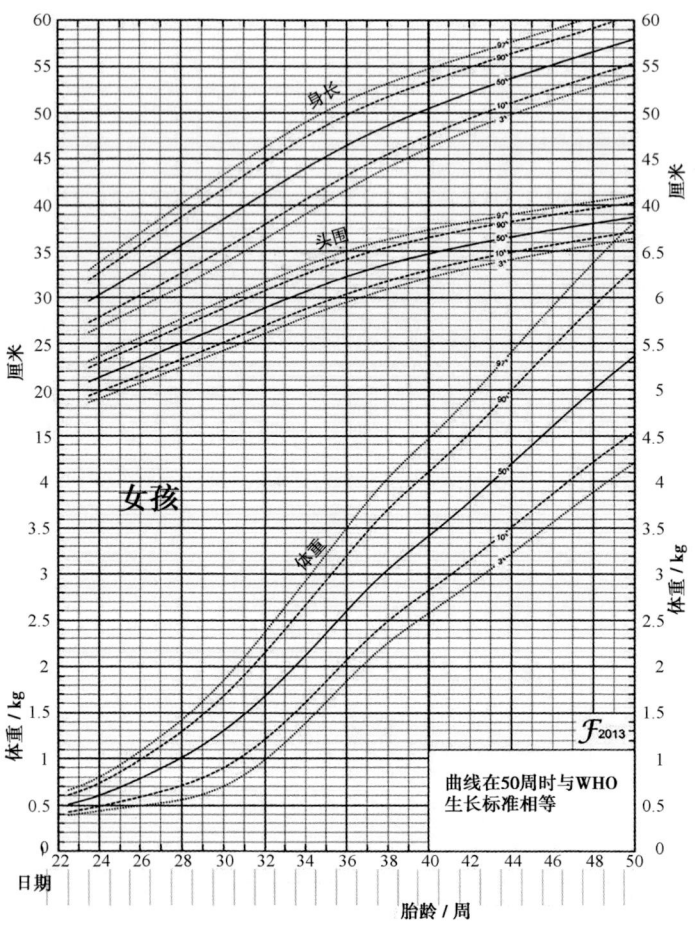

图21-1 Fenton生长曲线(续)

十二、1987—1993 年出生的儿童 72 个月中的体格发育值

见表 21-13。

表 21-13　1987—1993 年出生的儿童 72 个月中的体格发育值 ($\bar{x} \pm s$)

月龄/月	体重/kg 男	体重/kg 女	身高/cm 男	身高/cm 女	头围/cm 男	头围/cm 女
出生	3.39 ± 0.45	3.28 ± 0.35	50.8 ± 2.0	49.8 ± 1.8	34.5 ± 2.8	33.4 ± 1.4
1 周	3.39 ± 0.39	3.18 ± 0.36	51.0 ± 2.0	50.1 ± 1.8	34.7 ± 1.0	33.5 ± 1.1
2 周	3.55 ± 0.43	3.40 ± 0.38	51.8 ± 1.8	51.2 ± 1.8	35.5 ± 1.1	34.2 ± 1.3
3 周	3.87 ± 0.46	3.71 ± 0.40	53.0 ± 2.1	52.3 ± 1.8	36.2 ± 1.2	35.4 ± 1.4
1	4.22 ± 0.50	3.96 ± 0.24	54.4 ± 2.2	53.8 ± 2.3	36.8 ± 1.1	36.1 ± 1.2
2	5.54 ± 0.70	5.17 ± 0.49	57.9 ± 2.2	57.6 ± 2.2	39.2 ± 1.1	38.1 ± 1.2
3	6.65 ± 0.70	6.12 ± 0.50	61.6 ± 2.2	59.9 ± 2.0	41.2 ± 1.1	39.4 ± 1.2

表 21-13 1987—1993 年出生的儿童 72 个月中的体格发育值（$\bar{x} \pm s$）（续表）

月龄/月	体重/kg		身高/cm		头围/cm	
	男	女	男	女	男	女
4	7.43 ± 0.89	6.91 ± 0.64	64.6 ± 2.4	62.6 ± 2.0	42.2 ± 1.0	40.8 ± 1.2
5	8.00 ± 0.93	7.58 ± 0.75	66.9 ± 2.2	65.0 ± 1.8	43.0 ± 1.3	41.8 ± 1.2
6	8.52 ± 0.95	8.06 ± 0.81	69.0 ± 2.3	67.2 ± 1.6	43.8 ± 1.2	42.8 ± 1.3
7	8.91 ± 0.96	8.39 ± 0.81	70.0 ± 3.8	68.6 ± 1.8	44.4 ± 1.2	43.2 ± 1.4
8	9.33 ± 1.01	8.83 ± 0.85	72.3 ± 4.0	69.8 ± 1.8	45.0 ± 1.2	43.8 ± 1.6
9	9.69 ± 1.02	9.13 ± 0.82	72.8 ± 2.3	71.0 ± 2.2	45.4 ± 1.2	44.4 ± 1.2
10	10.09 ± 1.03	9.48 ± 0.86	74.3 ± 2.2	72.0 ± 2.2	45.9 ± 1.2	44.9 ± 1.4
11	10.35 ± 1.06	9.82 ± 0.90	75.2 ± 2.5	73.3 ± 2.2	46.2 ± 1.2	45.2 ± 1.4
12	10.69 ± 1.11	10.29 ± 0.99	76.2 ± 2.4	74.6 ± 2.4	46.7 ± 1.2	45.6 ± 1.4
15	11.23 ± 1.13	10.78 ± 1.15	79.4 ± 2.6	77.8 ± 2.6	47.2 ± 1.2	46.3 ± 1.4

表 21-13　1987—1993 年出生的儿童 72 个月中的体格发育值（$\bar{x} \pm s$）（续表）

月龄/月	体重/kg 男	体重/kg 女	身高/cm 男	身高/cm 女	头围/cm 男	头围/cm 女
18	11.56 ± 1.23	11.02 ± 1.48	82.5 ± 2.8	81.4 ± 2.7	47.7 ± 1.1	47.4 ± 1.6
21	12.34 ± 1.65	11.88 ± 1.66	84.6 ± 2.9	84.0 ± 2.4	47.8 ± 1.4	47.5 ± 1.6
24	13.09 ± 1.40	12.65 ± 1.26	87.2 ± 2.6	86.0 ± 1.4	49.1 ± 1.4	47.8 ± 1.8
27	13.63 ± 1.28	13.43 ± 1.37	90.0 ± 3.6	89.4 ± 3.4	49.4 ± 1.4	48.6 ± 1.6
30	14.28 ± 1.44	13.96 ± 1.44	92.2 ± 3.6	91.7 ± 3.1	49.6 ± 1.6	48.9 ± 1.6
33	14.87 ± 1.55	14.55 ± 1.54	93.9 ± 3.2	93.6 ± 3.0	49.6 ± 1.4	49.8 ± 1.0
36	15.04 ± 1.56	14.83 ± 1.54	96.3 ± 3.4	95.7 ± 3.2	50.1 ± 1.5	49.1 ± 1.6
42	15.40 ± 1.75	15.17 ± 1.55	99.7 ± 4.0	99.0 ± 3.2	50.2 ± 1.2	49.2 ± 1.4
48	16.98 ± 2.15	16.73 ± 1.60	103.4 ± 3.9	102.8 ± 3.0	50.4 ± 1.4	49.4 ± 1.2
54	17.60 ± 2.06	16.93 ± 1.67	107.4 ± 4.8	106.5 ± 3.6	50.7 ± 1.4	49.7 ± 1.2

表 21-13 1987—1993 年出生的儿童 72 个月中的体格发育值（$\bar{x} \pm s$）（续表）

月龄/月	体重/kg		身高/cm		头围/cm	
	男	女	男	女	男	女
60	19.13 ± 2.46	18.49 ± 2.04	110.8 ± 2.6	109.6 ± 3.6	51.4 ± 1.4	50.3 ± 1.2
66	20.66 ± 3.39	19.39 ± 3.05	114.2 ± 3.0	113.7 ± 3.4	51.8 ± 1.4	50.6 ± 1.4
72	22.70 ± 3.39	20.46 ± 3.05	117.2 ± 3.5	116.6 ± 3.5	52.2 ± 1.4	51.2 ± 1.4

引自：丁宗一. 中国 0~72 个月儿童生长纵向研究. 中华儿科杂志，1996，34（2）：93.

十三、小儿体表面积

1. 按体重、身高求体表面积：用尺连接身高（cm）与体重（kg）的数字，连线与体表面积标尺交叉处的数字即为该小儿的体表面积平方米数（图21-2）。

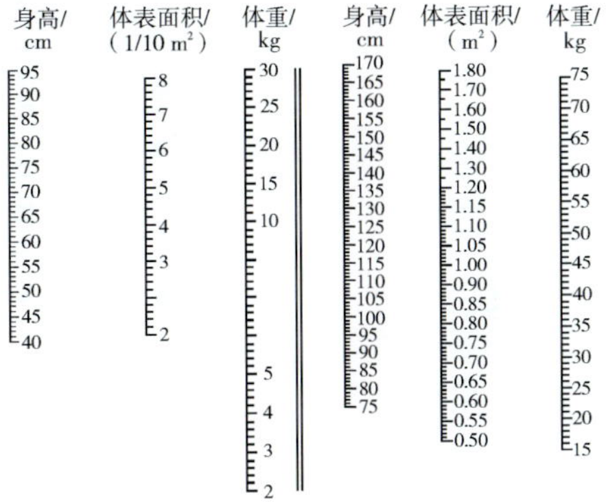

图21-2　小儿体表面积的测算

2. 按体重求体表面积（表21-14）

小儿体表面积计算公式为：如体重≤30 kg，小儿的体表面积（m²）=体重（kg）×0.035+0.1；如体重＞30 kg，小儿体表面积（m²）=［体重（kg）–30］×0.02+1.05。

表 21-14　按体重求体表面积

体重 / kg	体表面积 / m²	体重 / kg	体表面积 / m²
2	0.12	25	0.93
3	0.20	30	1.07
4	0.23	35	1.20
5	0.25	40	1.32
6	0.29	45	1.43
7	0.33	50	1.53
8	0.36	55	1.62
9	0.40	60	1.70
10	0.44	65	1.78
15	0.62	70	1.84
20	0.79		

第二十二章　新生儿常用药物剂量表

新生儿常用药物剂量见表 22-1。

表 22-1　新生儿常用药物剂量表

药名	途径	剂量	用法			备注
			孕周	日龄（d）	间隔（h）	
抗生素类						
青霉素类						
青霉素 G（penicillin G）	IV IM IV gtt	一般感染： 每次 2.5 万～5 万 U/kg 化脓： 每次 7.5 万～10 万 U/kg	≤29 30～36 37～44	0～28 >28 0～14 >14 0～7 >7	q12 q8 q12 q8 q12 q8	• 用于 G⁺ 菌感染，如溶血性链球菌、肺炎链球菌、敏感葡萄球菌等。对梅毒、淋球菌、螺旋体等有效 • 每 100 万 U 约含 1.7 mmol Na⁺ 和 K⁺，肾功能不全和大剂量应用时应检测血 Na⁺ 和 K⁺ • 副作用：骨髓抑制，粒细胞减少，溶血性贫血，间质性肾炎，肠道菌群失调和中枢毒性。偶可发生过敏反应。新生儿尽量避免肌内注射

表 22-1 新生儿常用药物剂量表（续表）

药名	途径	剂量		用法			备注
			孕周	日龄（d）	间隔（h）		
氨苄西林 （ampicillin）	IV IM IV gtt	一般感染： 每次 25～50 mg/kg 化脑： 每次 75 mg/kg，最大量 400 mg/(kg·d) 尿路感染预防用药： 50 mg/(kg·d)，q12 h	≤29 30～36 37～44	0～28 >28 0～14 >14 0～7 >7	q12 q8 q12 q8 q12 q8		• 广谱抗生素，对 G⁺ 和某些 G⁻ 杆菌、GBS、流感杆菌、伤寒杆菌、雷伯杆菌、铜绿假单胞菌、不动杆菌（李斯特菌）敏感，但对克雷伯菌耐药。需快速静脉滴入 • 副作用：皮疹、发热
氨苄西林+舒巴坦（优立新） （unasyn）	IV IM IV gtt	一般感染： 每次 25～50 mg/kg 化脑： 每次 50～75 mg/kg 最大量 400 mg/(kg·d)	孕周 ≤29 30～36 37～44	日龄（d） 0～28 >28 0～14 >14 0～7 >7	间隔（h） q12 q8 q12 q8 q8 q6		同氨苄西林

表 22-1 新生儿常用药物剂量表（续表）

药名	途径	剂量	用法			备注
			孕周	日龄（d）	间隔（h）	
阿莫西林+克拉维甲酸（安美汀，力百汀）（augmentin）	PO IV IV gtt	一般感染： 每次 20～25 mg/kg 严重感染： 每次 40～45 mg/kg	≤29 30～36 37～44	0～28 >28 0～14 >14 0～7 >7	q12 q8 q12 q8 q8 q6	同氨苄西林，口服吸收好
苯唑西林（oxacillin）（新青霉Ⅱ）（P₁₂）	IV IM IV gtt	一般感染： 每次 25 mg/kg 脑膜炎： 每次 50 mg/kg	孕周 ≤29 30～36 37～44	日龄（d） 0～28 >28 0～14 >14 0～7 >7	间隔（h） q12 q8 q12 q8 q8 q6	● 耐青霉素酶，主要用于耐青霉素酶葡萄球菌引起的感染 ● 不良反应：腹泻，呕吐，间质性肾炎，白细胞减少，肝酶升高

表 22-1 新生儿常用药物剂量表（续表）

药名	途径	剂量	用法			备注
			孕周	日龄（d）	间隔（h）	
哌拉西林（piperacillin）（氧哌嗪青霉素）哌拉西林+克拉维酸	IV IM IV gtt	每次 50～100 mg/kg	≤29 30～36 37～44	0～28 ＞28 0～14 ＞14 0～7 ＞7	q12 q8 q12 q8 q8 q6	● 广谱，对 G⁻ 菌敏感，对 B 族链球菌也敏感。增强对铜绿假单胞菌、克雷伯杆菌、沙雷菌、枸橼酸杆菌和变形杆菌的抗菌力；脑膜炎时可进入脑脊液 ● 副作用：皮疹、高胆红素血症、发热等
甲氧西林（meticillin）（新青霉素 I）	IV IV gtt	一般感染： 每次 25 mg/kg 脑膜炎： 每次 50 mg/kg	孕周 ≤29 30～36 37～44	日龄（d） 0～28 ＞28 0～14 ＞14 0～7 ＞7	间隔（h） q12 q8 q12 q8 q8 q6	● 对产生青霉素酶的葡萄球菌有效。葡萄球菌耐药已有报道 ● 副作用：可能产生间质性肾炎而出现血尿、蛋白尿、骨髓抑制、皮疹

表 22-1 新生儿常用药物剂量表（续表）

药名	途径	剂量	用法			备注
氯唑西林 （cloxacillin）	IM IV IV gtt	一般感染： 每次 25 mg/kg 脑膜炎： 每次 50 mg/kg	BW ≤2 kg >2 kg	日龄（d） 0~14 >14 0~14 >14	间隔（h） q12 q8 q8 q6	● 对 G⁺ 球菌和奈瑟菌有抗菌活性，对葡萄球菌属产酶株的抗菌活性较苯唑西林强，治疗产青霉素酶的葡萄球菌感染 ● 不良反应：同青霉素 G
替卡西林（ticarcillin） 特美汀 （替卡西林+克拉维酸）	IV IV gtt	每次 75~100 mg/kg	孕周 ≤29 30~36 37~44	日龄（d） 0~28 >28 0~14 >14 0~7 >7	间隔（h） q12 q8 q12 q8 q8 q6	● 用于产 β-内酰胺酶的敏感菌引起的非中枢神经系统感染 ● 对 G⁺ 菌和 G⁻ 菌均有抗菌活性 ● 不良反应：粒细胞增多、高胆红素血症
羧苄西林（carbenicillin）	IV IV gtt	0~7 天每次 75 mg/kg >7 天每次 100 mg/kg	BW≤2 kg q12 h q6 h	BW>2 kg q8 h q6 h		● 对变形、铜绿假单胞菌、大肠埃希菌有一定疗效 ● 副作用：同青霉素 G

表22-1 新生儿常用药物剂量表（续表）

药名	途径	剂量	用法				备注
				孕周	日龄（d）	间隔（h）	

头孢类

药名	途径	剂量	用法				备注
头孢唑林（cefazolin）（先锋Ⅴ号）	IV IM IV gtt	每次25 mg/kg	≤29	0～28 >28	q12 q8		• 对多种 G^+ 和少数 G^- 细菌敏感，不易进入脑脊液 • 副作用：恶心、呕吐，白细胞和血小板减少，Coombs试验假阳性，肝功能异常，激惹等
			30～36	0～14 >14	q12 q8		
			37～44	0～7 >7	q12 q8		
头孢克洛（cefaclor）（希刻劳）	PO	20～40 mg/(kg·d)	分3次空腹服				• 对 G^- 杆菌优于第一代，对 G^+ 球菌则稍弱，用于呼吸道、中耳炎和泌尿道感染 • 不良反应：胃部不适，嗜酸性粒细胞增加
头孢呋辛（cefuroxime）（西力欣）（zinacef）	IV IM IV gtt	30～50 mg/(kg·d) 50～100 mg/(kg·d)	≤7天，分2次 >7天，分2次				• 对 G^+ 球菌比头孢唑林稍强，但对 G^- 菌及β-内酰胺酶稳定性强，因此对 G^- 菌更有效 • 副作用：BUN、Cr升高，伪膜性肠炎和皮疹

表 22-1 新生儿常用药物剂量表（续表）

药名	途径	剂量	用法			备注
头孢噻肟（cefotaxime）（凯福隆）（头孢氨噻肟）	IV IM IV gtt	每次 50 mg/kg	孕周 ≤29 30～36 37～44	日龄（d） 0～28 >28 0～14 >14 0～7 >7	间隔（h） q12 q8 q12 q8 q12 q8	• 对 G⁻ 杆菌作用强。体内分布广泛，易进入脑脊液 • 副作用：皮疹、腹泻、白细胞减少，嗜酸性粒细胞增多，肝酶升高
		特殊感染： 淋球菌结膜炎：每次 25 mg/kg，q12h，共 7 天 淋球菌脑膜炎：每次 50 mg/kg，IV，q6h，14～21 天				
头孢哌酮（cefoperazone）（先锋必）	IV IM IV gtt	50 mg/(kg·d) 50～100 mg/(kg·d) 100～150 mg/(k·d)	≤7天，分 2～3 次 >7天，分 2～3 次 严重感染，分 2～3 次			• 第三代头孢、广谱，对 G⁻ 杆菌更有效，尤对铜绿假单胞菌 • 副作用：发热、皮疹和腹泻、血小板减少，出血时间延长

表 22-1 新生儿常用药物剂量表（续表）

药名	途径	剂量	用法			备注
头孢他啶 (ceftazidime) (复达欣)	IV IM IV gtt	每次 50 mg/kg	孕周 ≤29 30~36 37~44	日龄（d） 0~28 >28 0~14 >14 0~7 >7	间隔（h） q12 q8 q12 q8 q12 q8	• 第三代头孢，广谱，易进入脑脊液。用于 G⁻ 杆菌，对铜绿假单胞菌尤其好 • 副作用：皮疹、发热、腹泻、转氨酶升高
头孢曲松 (ceftriaxone) (头孢三嗪)	IV IM IV gtt	50 mg/(kg·d)	BW≤2 kg，任何日龄，qd BW>2 kg，生后 0~7 天，qd			• G⁻ 菌和 G⁺ 菌感染。对铜绿假单胞菌无效。治疗淋球菌感染 • 副作用：皮疹、腹泻、出血时间延长、中性粒细胞减少，嗜酸性粒细胞增加和血小板增加等
		75 mg/(kg·d)	BW>2 kg，生后日龄>7 天，qd			
		25~50 mg/kg	早产儿淋病眼炎			
		125 mg/kg	足月儿淋病眼炎，肌注 1 次			
		100 mg/(kg·d)	脑膜炎，q12 h			

表 22-1 新生儿常用药物剂量表（续表）

药名	途径	剂量	用法	备注
头孢哌酮+舒巴坦（舒普深）（sulperazon）	IV IV gtt	40～80 mg/(kg·d)	足月儿生后第一周内，q12 h，一周后可q8 h	同头孢噻酮。Coombs 试验假阳性反应
头孢吡肟（cefepime）	IV IV gtt	>28 天：每次 50 mg/kg ≤28 天：每次 30 mg/kg 脑膜炎：每次 50 mg/kg	q12 h	● 对革兰氏阳性菌、阴性菌包括肠杆菌属、铜绿假单胞菌、嗜血杆菌属、奈瑟淋球菌、葡萄球菌及链球菌（除肠球菌外）有较强抗菌活性。对 β-内酰胺酶稳定 ● 不良反应：过敏，伪膜性肠炎
氨曲南（aztreonam）	IV gtt	每次 30 mg/kg	孕周　　　　日龄（d）　　间隔（h） ≤29　　　　0～28　　　q12 　　　　　　>28　　　　q8 30～36　　 0～14　　　q12 　　　　　　>14　　　　q8 37～44　　 0～7　　　 q12 　　　　　　>7　　　　 q8	● 为单环类 β-内酰胺类抗生素。主要作用于 G⁻菌肠杆菌科和铜绿假单胞菌引起的败血症 ● 副作用：低血糖，腹泻，皮疹，全血细胞减少

表 22-1 新生儿常用药物剂量表（续表）

药名	途径	剂量	用法			备注
			孕周	日龄（d）	间隔（h）	
碳青霉烯类						
亚胺培南/西司他丁（imipenem-cila-statin）泰能（tienam）	IM IV gtt	每次 20 mg/kg	≤29 30~36 37~44	0~28 >28 0~14 >14 0~7 >7	q24 q12 q12 q8 q12 q8	• 对 G⁺ 菌或 G⁻ 菌和厌氧菌有效，对 β-内酰胺酶高度稳定。用于治疗对其他抗生素耐药的细菌（主要是肠杆菌科和厌氧菌）引起的非中枢感染 • 不良反应：恶心呕吐、过敏反应，肝功能损害，中枢神经系统症状
帕尼培南·倍他米隆（panipenem-betamipron）克倍宁（Carbenin）	IM IV gtt	每次 20 mg/kg 脑膜炎：每次 40 mg/kg	孕周 ≤29 30~36 37~44	日龄（d） 0~28 >28 0~14 >14 0~7 >7	间隔（h） q24 q12 q12 q8 q12 q8	没有中枢神经系统不良反应，其他同泰能

表 22-1 新生儿常用药物剂量表（续表）

药名	途径	剂量	用法				备注
			孕周	日龄（d）		间隔（h）	
美罗培南 （meropenem） （美平）（mepem）	IM IV gtt	每次 20 mg/kg 脑膜炎：每次 40 mg/kg	≤29 30～36 37～44	0～28 >28 0～14 >14 0～7 >7		q24 q12 q12 q8 q12 q8	同克倍宁

大环内酯类

药名	途径	剂量	用法	备注
红霉素 （erythromycin）	PO IV gtt	每次 10 mg/kg 每次 5～10 mg/kg	q6～8 h <7 d, q12 h >7 d, q8 h	● 抗菌谱与青霉素相似，对衣原体、支原体、百日咳杆菌有效。很少进入脑脊液 ● 副作用：胃肠不适，肝毒性
阿奇霉素 （azithromycin）	PO IV	每次 10 mg/kg 每次 5 mg/kg	qd 共 5 天 qd（仅用于不能口服者）	同红霉素，但新生儿资料较少

表 22-1 新生儿常用药物剂量表（续表）

药名	途径	剂量	用法			备注
			孕周	日龄（d）	间隔（h）	
克林霉素（clindamycin）（氯洁霉素）	IV gtt	每次 5 ~ 7.5 mg/kg	≤29	0 ~ 28	q12	• 对 G⁺ 菌和厌氧梭状芽孢杆菌、脆弱类杆菌作用强 • 副作用：耐金黄色葡萄球菌的伪膜性肠炎，此时可口服方古霉素，每次 5 ~ 10 mg/kg, q6 h
				>28	q8	
			30 ~ 36	0 ~ 14	q12	
				>14	q8	
			37 ~ 44	0 ~ 7	q8	
				>7	q6	
螺旋霉素（spiramycin）	PO	20 ~ 30 mg/(kg·d)	分 2 次			• 用于治疗先天性弓形虫感染 • 不良反应：恶心、呕吐、食欲缺乏，肝肾功能不全者慎用
氨基糖苷类						
阿米卡星（丁胺卡那霉素）（amikacin）	IV gtt	每次 7.5 mg/kg	≤29	0 ~ 7	q24	• 具有广谱抗菌活性，对铜绿假单胞菌、G⁻ 菌疗效好，不易耐药 • 不良反应：耳、肾毒性，新生儿慎用 • 给予第三剂后需监测血药浓度，峰浓度：25 ~ 35 μg/ml，谷浓度：<10 μg/ml
				>7	q18	
			30 ~ 36	0 ~ 7	q18	
				>7	q12	
			37 ~ 44	0 ~ 7	q12	
				>7	q8	

表 22-1 新生儿常用药物剂量表（续表）

药名	途径	剂量	用法			备注
			孕周	日龄（d）	间隔（h）	
庆大霉素 （gentamycin）	IV gtt	每次 2.5 mg/kg	≤29	0～7 ＞7	q24 q18	• 具有广谱抗菌活性，对铜绿假单胞菌，G⁻菌疗效好，不易耐药 • 不良反应：耳、肾毒性，新生儿慎用 • 给予第三剂后需监测血药浓度，峰浓度：5～10 μg/ml，谷浓度：1～2 μg/ml
			30～36	0～7 ＞7	q18 q12	
			37～44	0～7 ＞7	q12 q8	
妥布霉素 （tobramycin）	IV gtt	每次 2.5 mg/kg	孕周	日龄（d）	间隔（h）	• 氨基糖苷类药物，具有广谱抗菌活性，对铜绿假单胞菌，G⁻菌疗效好，不易耐药 • 不良反应：耳、肾毒性，新生儿慎用 • 给予第三剂后需监测血药浓度，峰浓度：4～8 μg/ml，谷浓度：0.5～2 μg/ml
			≤29	0～7 ＞7	q24 q18	
			30～36	0～7 ＞7	q18 q12	
			37～44	0～7 ＞7	q12 q8	

表22-1 新生儿常用药物剂量表(续表)

药名	途径	剂量	用法			备注
			孕周	日龄(d)	间隔(h)	

其他

药名	途径	剂量	孕周	日龄(d)	间隔(h)	备注
万古霉素 (vancomycin)	IV gtt	脑膜炎: 每次15 mg/kg 一般感染: 每次10 mg/kg	≤29 30~36 37~44 >45	0~14 >14 0~14 >14 0~7 >7	q24 q12 q12 q8 q12 q8 q6	• 仅用于对甲氧西林耐药的葡萄球菌和对青霉素耐药的肺炎球菌引起的严重感染 • 副作用:肾、耳毒性、皮疹、低血压、中性粒细胞减少等 • 给予第五剂后需监测药物血浓度,谷浓度: 5~10 μg/ml,峰浓度:20~40 μg/ml
利奈唑胺 (linezolid)	IV PO	每次10 mg/kg	q8 h,但小于一周的早产儿q12 h			• 仅用于对万古霉素或其他抗生素耐药的阳性球菌导致的严重感染或心内膜炎、骨髓炎等 • 副作用:转氨酶升高、腹泻、血小板减少 • 每周随血常规和肝、肾功能、监测血压

表 22-1 新生儿常用药物剂量表（续表）

药名	途径	剂量	用法			备注
			孕周	日龄（d）	间隔（h）	
甲硝唑 （metronidazole） （灭滴灵）	IV gtt	首剂：15 mg/kg 维持：每次 7.5 mg/kg 在首剂后 1 个间隔时间开始	≤29	0~28 >28	q48 q24	• 用于治疗脆弱类杆菌和其他耐青霉素的厌氧菌引起的感染。治疗艰难梭菌所致的结肠炎，用于 NEC 治疗 • 副作用：食欲缺乏，腹泻，荨麻疹 • 大剂量：共济失调和多发性神经炎
			30~36	0~14 >14	q24 q12	
			37~44	0~7 >7	q24 q12	
乙胺嘧啶 （Pyrimethamine）	PO	每次 1 mg/kg，q 12 h，2~4 天后减半	疗程 4~6 周，用 3~4 个疗程，每疗程间隔 1 个月			• 治疗弓形虫 • 长期服用可因叶酸缺乏致吞咽困难、恶心、呕吐、腹泻、巨细胞性贫血、白细胞减少。超剂量导致惊厥
莫匹罗星软膏 （百多邦）	外用					适用于革兰氏阳性球菌引起的皮肤感染，如脓皮病、毛囊炎、疖肿等原发性感染

表22-1 新生儿常用药物剂量表（续表）

药名	途径	剂量	用法	备注
抗结核类				
利福平 （rifampin）	PO	10 mg/（kg·d）	≤7天，晨顿服	● 用于结核分枝杆菌感染 ● 副作用：皮疹、肝肾功能损害
		15 mg/（kg·d）	>7天，晨顿服	
		奈瑟菌脑膜炎预防	年龄<1个月，10 mg/（kg·d），q12 h，连用2天；年龄>1个月，20 mg/（kg·d），q12 h，连用2天	
异烟肼 （isoniazid）	PO	预防量：10～15 mg/（kg·d）	PO，晨顿服	● 用于结核分枝杆菌感染 ● 副作用：兴奋、皮疹和发热
	IV	治疗量：15～20 mg/（kg·d）	晨顿服或2～3次/天	
抗病毒药				
阿昔洛韦 （acyclovir） （无环鸟苷）	IV gtt	每次20 mg/kg	足月儿q8 h，疗程21天	● 广谱抗病毒药，对巨细胞病毒和疱疹病毒均有效。主要用于HSV感染 ● 副作用：肾毒性
			早产儿q12 h，疗程21天	
			中枢感染q8 h，疗程21天	
		局部用药	q4～6 h，疗程7天	

表 22-1 新生儿常用药物剂量表（续表）

药名	途径	剂量	用法			备注
更昔洛韦（ganciclovir）	IV gtt	10 mg/(kg·d)	q12 h，CMV 感染疗程 6 周			对巨细胞病毒有特效，对单纯疱疹病毒也有效。累积剂量超过 200 mg/kg 可致中性粒细胞减少
齐多呋定（zidovudine）	PO	每次 2 mg/kg	孕周	日龄（d）	间隔（h）	用于新生儿艾滋病的预防和治疗。生后 6～12 h 开始治疗。超过 2 天治疗效果差。可导致贫血和中性粒细胞减少、乳酸酸中毒
			≤29	0～28	q12	
				>28	q8	
			30～34	0～14	q12	
				>14	q8	
	IV	每次 1.5 mg/kg 超过 1 h	>35		q6	

抗真菌类

药名	途径	剂量	用法			备注
氟康唑（fluconazole）（大扶康）	IV gtt PO	治疗量：每次 6～12 mg/kg 预防量：每次 3 mg/kg <1000 g 的早产儿中心静脉置管期间，每次 3 mg/kg，每周 2 次	孕周	日龄（d）	间隔（h）	● 广谱抗真菌药，分布于全身体液，脑脊液浓度高。可治疗隐球菌脑膜炎 ● 副作用：恶心、腹胀、皮疹、腹痛等。长期应用需监测肝、肾功能
			≤29	0～14	q72	
				>14	q48	
			30～36	0～14	q48	
				>14	q24	
			37～44	0～7	q48	
				>7	q24	

表 22-1 新生儿常用药物剂量表（续表）

药名	途径	剂量	用法	备注
制霉菌素 （nystatin）	PO	10万 U/ml	早产儿 0.5 ml，q6 h 足月儿 1 ml，q6 h	肠道吸收少，用于肠道真菌感染。局部应用治疗黏膜皮肤念珠菌感染
	局部	10万 U，甘油 10 ml，加蒸馏水至 100 ml	q6 h	
两性霉素 B （amphotericin B）	IV gtt	试用剂量	0.1 mg/kg，蒸馏水稀释至 0.25 mg/ml，静滴 3～4 h	• 用于深部真菌感染，如隐球菌、白念珠菌。滴时外包黑纸避光 • 不良反应：寒战高热、静脉炎、肾毒性、低血钾，粒细胞减少等
		起始剂量	0.25～0.5 mg/kg，10%GS 稀释至 0.1 mg/10 ml，静滴 2～6 h，q24 h	
		维持剂量	每日增加 0.125～0.25 mg/(kg·d)，至最大剂量 0.5～1 mg/(kg·d)，q24～28 h，静滴 2～6 h	
两性霉素 B 脂质复合物	IV	5 mg/(kg·d)	qd，至少输注 2 h	用于两性霉素 B 耐药或不良反应大者。监测血常规、电解质和肝肾功能。贫血、血小板减少、低钾等不良反应常见

表 22-1 新生儿常用药物剂量表（续表）

药名	途径	剂量	用法	备注
两性霉素 B 脂质体（amphotericin B liposomal）	IV	5～7 mg/(kg·d)	qd，至少输注 2 h	用于两性霉素 B 耐药或不良反应大者。监测血常规、电解质和肝肾功能。贫血、血小板减少、低钾等不良反应常见
氟胞嘧啶（flucytosine）	PO	每次 12.5～37.5 mg/kg	q6 h	联合氟康唑或两性霉素用药，肾功能不全者延长服药间隔。每周 2 次随访常规
米卡芬净（micafungin）	IV	7～10 mg/(kg·d)。胎龄 < 27 周，日龄 < 14 天以及存在脑膜炎的患儿可用最大剂量	qd，至少输注 1 h	真菌感染治疗。新生儿应用的资料较少，可导致肝功能障碍和胆红素升高，腹泻，恶心，呕吐，低钾
卡泊芬净（caspofungin）	IV	25 mg/m²（约 2 mg/kg）	qd，至少输注 1 h	用于耐药的真菌感染。监测血钾、钙和肝功能。可导致血小板减少，高钙，低钾

表 22-1 新生儿常用药物剂量表（续表）

药名	途径	剂量	用法	备注
心血管药物				
肾上腺素 （epinephrine）	IV	1 : 10 000	每次 0.1 ~ 0.3 ml / kg，每 3 ~ 5 min 重复一次	• 用于心搏骤停、急性心血管休克、低血压等 • 副作用：心律不齐、肾缺血、高血压
	气管内	1 : 10 000	每次 0.3 ~ 1 ml / kg，每 3 ~ 5 min 重复一次，至静脉通路建立	
异丙肾上腺素 （isoproterenol）	IV gtt	0.1 μg/（kg·min），至有效量	以 0.05 μg/（kg·min）开始，每 5 ~ 10 分钟增加 0.05 μg/（kg·min），至有效量，最大量 2 μg/（kg·min）	• 增加心排出量、扩张气道、治疗心动过缓、休克等 • 副作用：心律不齐、低血压、低血糖等
	IV gtt	0.05 ~ 0.5 μg/（kg·min）		
	雾化	0.1 ~ 0.25 ml（1 : 200）	加生理盐水 2 ml，q4 ~ 6 h	
地高辛 （digoxin）		负荷量（μg/kg）	≤29周　30 ~ 36周　37 ~ 48周 IV　　15　　　20　　　30 PO　　20　　　25　　　40	• 适用于心肌收缩力降低导致的心力衰竭、非洋地黄类药物导致的室上速、心房扑动、心房颤动 • 副作用：PR 间期延长、窦性心动过缓、窦房阻滞、房室传导阻滞、期前收缩等。其他如拒食、呕吐等
		维持量	洋地黄化量的 1/4 ~ 1/5，分 q12 h	

表 22-1 新生儿常用药物剂量表（续表）

药名	途径	剂量	用法	备注
去乙酰毛花苷（西地兰）（cedilanid ~ D）	IV	每次 10 ~ 15 μg/kg	2 ~ 3 h 后可重复，1 ~ 2 次后改为地高辛洋地黄化	同地高辛，作用快，排泄快，用于急性患者。不良反应：心动过缓、期前收缩、恶心
卡托普利（captopril）（巯甲丙脯酸）（开博通）	PO	早产儿：每次 0.01 ~ 0.05 mg/kg 足月儿：每次 0.05 ~ 0.1 mg/kg 最大量：每次 0.5 mg	q8 ~ 12 h	● 扩张血管，降低血压，肾功能差者慎用 ● 不良反应：嗜酸性粒细胞增多、白细胞减少和低血压
多巴酚丁胺（dobutamine）	IV gtt	2 ~ 10 μg/(kg·min)	连续静脉滴注，从小剂量开始，最大至 40 μg/(kg·min)	● 增强心肌收缩力，较少增快心率 ● 副作用：血容量不足时低血压，大剂量时心律不齐、心动过速、皮肤血管扩张等
多巴胺（dopamine）	IV gtt	小剂量	< 5 μg/(kg·min)	扩张肾、脑、肺血管，增加尿量
		中剂量	5 ~ 10 μg/(kg·min)	增强心肌收缩力，升高血压
		大剂量	10 ~ 20 μg/(kg·min)	● 升高血压，收缩血管 ● 副作用：心律不齐

表 22-1 新生儿常用药物剂量表（续表）

药名	途径	剂量	用法	备注
酚妥拉明（phentolamine）	IV IV gtt		每剂 0.3～0.5 mg/kg 或 2.5～15 μg/(kg·min)，持续静滴	● 降低周围血管阻力，直接扩张小动脉及毛细血管，并增加心肌收缩力 ● 不良反应：血压下降，心动过速，鼻塞，恶心，呕吐，心律失常
盐酸妥拉唑啉（tolazoline hydrochloride）	IV IV gtt	试用量：1～2 mg/kg，IV，10 min 以上。30 min 内有效	维持量：0.2～2 mg/(kg·h) IV gtt	● 扩血管药物，可用于新生儿 PPHN。禁忌证：肾衰竭、低血压、休克和 IVH ● 不良反应：心律失常，肺出血，消化道出血，低血压等，全血细胞减少
吲哚美辛（indomethacin）（消炎痛）	IV PO	<2 天 2～7 天 >7 天	第一剂　　第二剂　　第三剂 0.2 mg/kg　0.1 mg/kg　0.1 mg/kg 0.2 mg/kg　0.2 mg/kg　0.2 mg/kg 0.2 mg/kg　0.25 mg/kg　0.25 mg/kg	● 促进 PDA 关闭（q12 h，连用 3 剂） ● 胃肠和肾血流量减少，出血倾向，低钠血症 ● 监测尿量。口服效果不确定
布洛芬（ibuprofen）	PO IV	每次 10 mg/kg 第一次 10 mg/kg 其余两次 5 mg/kg 每次间隔 24 h	PDA：q24 h，连用 3 天 镇痛：q6～8 h 预防接种前预防用药：同泰诺	● 用于早产儿 PDA 关闭。镇痛和预防接种前预防用药 ● 不良反应：全血细胞减少，应激性溃疡，尿量减少，腹胀等。口服效果不确定

表 22-1 新生儿常用药物剂量表（续表）

药名	途径	剂量	用法	备注
前列腺素 E_1 (prostaglandin E_1)	IV gtt	起始剂量 0.05 ~ 0.1 μg/(kg·min)，起作用后逐渐减量至最低起作用量约 0.01 ~ 0.025 μg/(kg·min) 剂量范围：0.01 ~ 0.4 μg/(kg·min)	需要时增加到 0.4 μg/(kg·min)，根据治疗效果	• 保持动脉导管开放 • 副作用：呼吸暂停、发热、皮肤潮红、心动过缓和低血压等。治疗时需监测呼吸、心率和体温
肼屈嗪 (hydralazine)	PO	每次 0.25 ~ 1 mg/kg，q6 ~ 8 h。喂奶前 1 h 给予。根据治疗效果调节剂量和间隔		• 治疗中度高血压 • 监测血压、便潜血。恶心、呕吐、红斑、体位性低血压等不良反应常见
	IV	开始剂量每次 0.1 ~ 0.5 mg/kg，q6 ~ 8 h，最大量每次 2 mg/kg，q6 h		
二氮嗪 (diazoxide)	IV PO	高血压危象： 每次 1 ~ 3 mg/kg	可每 15 ~ 20 min 重复 1 次，随后 q4 ~ 24 h；或 8 ~ 15 mg/(kg·d)，PO，q8 ~ 12 h	高血糖、酮症酸中毒、钠水潴留
	PO	高胰岛素血糖： 8 ~ 15 mg/(kg·d)	q8 ~ 12 h	
依那普利 (enalapril)	IV	每次 5 ~ 10 μg/kg	q8 ~ 24 h	• 用于治疗新生儿高血压和严重心力衰竭 • 不良反应：暂时性低血压，少尿
	PO	每次 0.04 mg/kg 最大量：每次 0.15 mg/kg	qd	

表 22-1 新生儿常用药物剂量表（续表）

药名	途径	剂量	用法	备注
氨力农 （amrinone）	IV IVgtt	负荷量：5 mg/kg， 30～60 min 缓慢注射	维持量：7～15 μg/（kg·min）	• 磷酸二酯酶抑制剂。适用于对洋地黄、利尿剂、血管扩张剂治疗无效或效果不佳的各种原因引起的急、慢性顽固性充血性心力衰竭 • 禁忌证：严重低血压 • 不良反应：心律失常、低血压、肝肾功能障碍等
米力农 （milrinone）	IV IV gtt	每次 5～10 mg/kg	q12 h	
		负荷量：50 μg/kg，大于 30 min	维持量：0.3～0.75 μg/（kg·min）	
西地那非 （sildenafil）	IV	首剂 0.4 mg/kg，输注 3 h 以上；维持 0.067 mg/（kg·h）		NO 效果不好或不能给予 NO 治疗的新生儿肺动脉高压。连续监测血压和氧合。新生儿资料较少，应严格掌握适应证
	PO	每次 0.5～2 mg/kg，q6～12 h，最大量每次 3 mg/kg		

抗心律失常药

阿托品 （atropine）	PO	每次 0.02～0.09 mg/kg	q4～6 h，生理盐水稀释剂 0.08 mg/ml	• 纠正严重的心动过缓特别是副交感神经影响的慢心率，如地高辛、β 受体阻滞剂。亦用于新斯的明过量。还有松弛支气管平滑肌和减少唾液分泌的作用 • 副作用：心律不齐、兴奋、发热、腹胀
	IV	每次 0.01～0.03 mg/kg	每 10～15 min 重复，2～3 次，最大剂量为 0.04 mg/kg	
	气管内	每次 0.01～0.03 mg/kg	随后给予生理盐水 1 ml	

表22-1 新生儿常用药物剂量表（续表）

药名	途径	剂量	用法	备注
阿托品（atropine）	气管插管前	$10 \sim 20 \ \mu g/kg$		
	雾化吸入	治疗 BPD	$0.05 \sim 0.08$ mg+2.5 ml 生理盐水，q4 $\sim$ 6 h，最小剂量为 0.25 mg，最大剂量为 1 mg	
	IV	麻醉前用药	每次 0.04 mg/kg，手术前 $30 \sim 60$ min	
利多卡因（lidocaine）	IV	首剂：$0.5 \sim 1$ mg/kg	缓慢推注 5 min 以上，可 10 min 重复一次。3 剂总量给予低剂量	• 需要短暂控制的室性心律失常。大剂量用于顽固性惊厥 • 副作用：低血压，惊厥，呼吸停止、心脏停搏
		维持：$10 \sim 50 \ \mu g/(kg \cdot min)$	早产儿应给予低剂量	
普萘洛尔（propranolol）（心得安）	心律失常	PO：每次 $0.5 \sim 1$ mg/kg IV：每次 $0.01 \sim 0.1$ mg/kg	PO：q6 $\sim$ 8 h IV：最大剂量 1 mg/（kg·次）（静脉注射速度小于 1 mg/min）	• 治疗窦性或室上性心动过速、心房颤动或心房扑动，用于甲高血压。也可用于甲亢和法洛四联症的治疗
	高血压	PO：每次 0.25 mg/kg；最大量每次 3.5 mg/kg IV：每次 $0.01 \sim 0.15$ mg/kg	PO：q6 $\sim$ 8 h IV：q6 $\sim$ 8 h	• 不良反应：心率减慢，血压下降，恶心、皮疹

表 22-1 新生儿常用药物剂量表（续表）

药名	途径	剂量	用法	备注
普萘洛尔 （propranolol） （心得安）	甲亢	2 mg/（kg·d）	PO: q6h	
	法洛四联症	IV: 每次 0.15 ~ 0.25mg/kg PO: 每次 1 ~ 2 mg/kg	IV: 必要时可 15 min 重复 PO: q6h	
普罗帕酮 （propafenone） （心律平）	PO IV	PO: 首剂: 5 ~ 7 mg/kg，以后 15 ~ 20 mg/（kg·d），q6 ~ 8 h 维持量: 3 ~ 5 mg/（kg·次），q8 h IV: 每次 1 ~ 2 mg/kg，静脉缓慢推注，1 ~ 2 h 可重复应用		• 各类期前收缩和心动过速 • 副作用: 少，窦性停搏，传导阻滞
艾司洛尔 （esmolol）		室上速: 0.1 mg/（kg·min），IV gtt，每 5 min 增加 0.05 ~ 0.1 mg/（kg·min），直到心律稳定。最大剂量 0.3 mg/（kg·min）		用于治疗暂时性术后高血压、室上速和室性心律失常。监测心电图和血压
		术后高血压: 0.05 mg/（kg·min），IV gtt；每 5 min 增加 0.025 ~ 0.05 mg/（kg·min），直到血压控制。最大剂量 0.3 mg/（kg·min）		
腺苷 （adenosine）	IV	每次 50 μg/kg	快速静推，每 2 min 追加 50 μg/kg，直到恢复窦性心律。最大单次剂量 250 μg/kg	• 阵发性室上性心动过速 • 副作用: 颜面潮红，呼吸困难。通常在 1 min 内缓解。可致房室传导阻滞，支气管痉挛等

表 22-1 新生儿常用药物剂量表（续表）

药名	途径	剂量	用法	备注
中枢神经系统药物				
地西泮（diazepam）（安定）	惊厥	每次 0.1 ~ 0.3 mg/kg	需要时半小时后可重复，不超过 3 次。静注时间不少于 3 min，不能控制的惊厥可 IV gtt, 0.3 mg/(kg·h)	• 小剂量镇静，大剂量抗惊厥 • 副作用：呼吸抑制，心脏停搏，低血压等。静脉注射可发生静脉炎。可导致喉痉挛
	镇静	IV：每次 0.04 ~ 0.3 mg/kg PO：每次 0.12 ~ 0.8 mg/kg	IV：q2 ~ 4 h，最大量 8 h 内 0.6 mg/kg PO：q6 ~ 8 h	
	癫痫持续状态：每次 0.1 ~ 0.3 mg/kg		每 15 ~ 30 min 一次，最大量 2 ~ 5 mg	
	撤药综合征：每次 0.1 ~ 0.8 mg/kg		q6 ~ 8 h	
	高甘氨酸血症：1.5 ~ 3 mg/(kg·d)		q6 ~ 8 h，与苯甲酸钠 125 ~ 200 mg/(kg·d) 同用	
氯硝安定（clonazepam）	IV	每次 0.01 ~ 0.05 mg/kg	根据惊厥控制情况可以重复应用	• 治疗惊厥和癫痫 • 不良反应：嗜睡、共济失调及行为紊乱如激动
劳拉西泮（lorazepam）	IV	每次 0.05 ~ 0.1 mg/kg	根据临床效果可重复应用	• 治疗惊厥和癫痫 • 不良反应：嗜睡、共济失调及行为紊乱如激动

表 22-1 新生儿常用药物剂量表（续表）

药名	途径	剂量	用法	备注
苯妥英钠（phenytoin）	IV PO	镇静： 首剂：20 mg/kg 维持：4～8 mg/（kg·d） 抗心律失常： 负荷量：10 mg/kg 维持量：5～10 mg/（kg·d）	首剂 IV 一次。24 h 后维持，可 IV 或 PO，q12 h，偶尔需要 q8 h 负荷量 IV，30～60 min，负荷量后 24 h 给维持量，q12 h，PO 或 IV	● 抗惊厥，抗心律失常如地高辛中毒或室上性或室性心律失常 ● 不良反应：心律失常、低血压、高血糖、皮疹、肝功能障碍
苯巴比妥（phenobarbital）（鲁米那）	IV IM	抗惊厥： 负荷量：20 mg/kg 最大量 30 mg/kg 维持量：3～5 mg/（kg·d） 镇静：每次 5 mg/kg	维持量在首剂后 12～24 h 给予，每日一次或 q12 h	● 镇静抗惊厥，可能预防高胆红素血症和脑室出血 ● 副作用：皮疹、嗜睡
	PO IV	胆汁淤积	4～5 mg/（kg·d），qd×（4～5）天	

表 22-1 新生儿常用药物剂量表（续表）

药名	途径	剂量	用法			备注
			评分	剂量 [mg/(kg·d)]	间隔（h）	
苯巴比妥 （phenobarbital） （鲁米那）	PO IV	撤药综合征	8～10 11～13 14～16 >17	6 8 10 12	q8 q8 q8 q8	如果评分逐渐降低，每 48 h 减量 10%～20%
咪达唑仑 （midazolam）	IV IV gtt	镇静：每次 0.05～0.15 mg/kg，（kg·h）持续静滴 抗惊厥：负荷量，0.15 mg/kg，静推 5 min 以上 维持量：0.06～0.4 mg/（kg·h）[1～7 μg/（kg·min）]	镇静：每次 0.05～0.15 mg/kg，按需 q2～4 h；或 1～6 μg/（kg·min）]			镇静，抗惊厥
左乙拉西坦 （levetiracetam）	IV PO	每次 10 mg/kg 最大量每次 30 mg/kg	新生儿期：qd；新生儿期后，q12 h；每 1～2 周根据疗效调整剂量			二线抗惊厥药物，新生儿应用资料较少，应逐渐减量停药
水合氯醛 （chloralhydrate）	PO PR	每次 25～50 mg/kg	必要时 q8 h			• 催眠镇静，起效快 • 副作用：刺激黏膜

表 22-1 新生儿常用药物剂量表（续表）

药名	途径	剂量	用法	备注
吗啡 (morphine)	IV	每次 0.05 ~ 0.2 mg/kg	需要重复应用时必须间隔 4 h	• 镇痛、或做药综合征的患儿 • 副作用：呼吸抑制、低血压，可用纳洛酮 0.1 mg/kg 对抗
	IV gtt	0.025 ~ 0.05 mg/(kg·h)	从小剂量开始	
	PO	0.08 ~ 0.2 mg/(kg·d)	q3 ~ 4 h，稀释成 0.4 mg/ml，用于撤药综合征治疗，根据评分每 2 ~ 3 天减量 10% ~ 20%	
泮库溴铵 (pancuronium)（潘龙）	IV	每次 0.04 ~ 0.15 mg/kg	必要时 q1 ~ 2 h	机械通气患儿的骨骼肌松弛。副作用：唾液分泌过多、低血压等
芬太尼 (fentanyl)	IV gtt	镇静：每次 1 ~ 4 μg/kg 0.5 ~ 1 μg/(kg·h)	IV，必要时 q2 ~ 4 h 重复；有效后逐渐减量	用于镇痛和机械通气患儿不良反应：中枢和呼吸抑制
	IV	镇痛：每次 2 μg/kg 1 ~ 5 μg/(kg·h)	IV，必要时 q2 ~ 4 h 重复	

表 22-1 新生儿常用药物剂量表（续表）

药名	途径	剂量	用法	备注
对乙酰氨基酚（acetaminophen）	PO	首剂：20 ~ 25 mg/kg 维持：每次 12 ~ 15 mg/kg	足月儿 q6h GA ≥ 32 周 q8h GA < 32 周 q12h	降温和止疼；监测体温、肝肾功能。目前用于治疗早产儿 PDA 的资料较少
	直肠	首剂：30 mg/kg 维持：每次 12 ~ 18 mg/kg	早产儿 PDA：15 mg/（kg·次），q6h	
甘露醇（mannitol）	IV	利尿 降颅压	每次 0.2 g/kg，IV 0.25 ~ 1 g/kg，2 ~ 6 h 滴注	● 降低颅压，肾衰竭 ● 副作用：滴速过快可致一过性头痛。大剂量损害肾小管及引起血尿

呼吸系统用药

药名	途径	剂量	用法	备注
氨茶碱（aminophylline）	IV	首剂：4 ~ 6 mg/kg 维持：1.5 ~ 3 mg/（kg·d）	首剂后 8 ~ 12 h 维持，q8 ~ 12 h，用于治疗早产儿呼吸暂停	● 适用于早产儿呼吸暂停、支气管扩张 ● 副作用：胃肠道刺激、高血糖、心动过速、兴奋、肢体颤动，严重中毒时可用活性炭 1 mg/kg 制成浆液洗胃，q2 ~ 4 h
	IV gtt	首剂：6 mg/kg，静滴超过 30 min	维持量： 新生儿：0.2 mg/（kg·h） 6 周 ~ 6 个月：0.2 ~ 0.9 mg/（kg·h）（用于支气管扩张）	

表 22-1 新生儿常用药物剂量表（续表）

药名	途径	剂量	用法	备注
咖啡因（caffeine）	PO IV gtt	首剂：10 ~ 20 mg/kg 维持：2.5 ~ 4 mg/(kg·d)	首剂后 12 h 维持，q24 h	● 早产儿呼吸暂停 ● 副作用：少且轻，呕吐，不安。如心率每分钟超过 180 次，不给药
纳洛酮（naloxone）	IM 或 IV	每次 0.1 ~ 0.2 mg/kg	3 ~ 5 min 无效可重复	对抗吗啡导致的呼吸暂停
猪肺磷脂注射液（poractant Alfa injection）（固尔苏）	气管内	每次 100 ~ 200 mg/kg	必要时可间隔 12 h 重复应用	用于新生儿 RDS 的预防和治疗
注射用牛肺表面活性剂（calf pulmonary surfactant for injection）（珂立苏）	气管内	每次 70 ~ 100 mg/kg	必要时可间隔 12 h 重复应用	用于新生儿 RDS 的预防和治疗
沙丁胺醇（saltanol）	雾化 PO	每次 0.1 ~ 0.5 mg/kg 每次 0.1 ~ 0.3 mg/kg	q2 ~ 6 h q6 ~ 8 h	● 支气管扩张剂 ● 监测 EKG。HR > 180 次/分禁用

表 22-1 新生儿常用药物剂量表（续表）

药名	途径	剂量	用法	备注
异丙托溴铵（ipratropium）	雾化	每次 75～150 μg	q6～8 h	抗胆碱能支气管扩张剂，缓解支气管痉挛。不良反应为一过性视力问题
一氧化氮（NO）	吸入	开始剂量 10×10⁻⁶	根据氧分压和吸入氧浓度调整剂量	用于 PPHN 治疗。监测血气、凝血功能等

利尿剂

药名	途径	剂量	用法	备注
呋塞米（furosemide）（速尿）	PO IV IM	每次 1～2 mg/kg	早产儿 24 h 1 次，足月儿 12 h 1 次	● 适用于体内水分过多、心力衰竭和 RDS、肺水肿和脑水肿、PDA 等，注射＞4 mg/min，可致暂时性耳聋 ● 副作用：水电解质紊乱，需监测钾和氯。不与毒性抗生素合用
氢氯噻嗪（hydrochlorothiazide）（双氢克尿噻）	PO IV	2～5 mg/(kg·d)	q12 h，与牛奶同服效果更好	● 中效利尿剂，用于轻中度水肿、高血压和尿崩症的辅助治疗 ● 副作用：恶心呕吐、腹胀、低血钾、高血糖、高尿酸
螺内酯（spironolactone）（安体舒通）	PO	1～3 mg/(kg·d)	qd 或 q12 h 氢氯噻嗪每次 2 mg/kg，PO，q12 h×8 W，加用安体舒通每次 1.5 mg/kg，PO，q12 h×8 W，治疗支气管肺发育不良（BPD）	● 与双氢克尿噻合用，减少低血钾的发生。利尿作用弱，用于与醛固酮分泌增多有关的顽固性水肿 ● 不良作用：高钾血症、胃肠道反应、久用导致低钠血症

表22-1 新生儿常用药物剂量表（续表）

药名	途径	剂量	用法	备注
布美他尼 （bumetanide）	IV PO IM	每次 0.005~0.1 mg/kg 肾功能正常的肺部疾病，开始给予小剂量；心力衰竭或肾功能异常开始高剂量	GA<34周，生后2个月内q24 h 2个月后q12 h GA≥34周，生后1个月内，q24 h 1个月后q12 h	利尿，监测电解质

内分泌制剂

药名	途径	剂量	用法	备注
氢化可的松 （hydrocortisone）	IV gtt	急性肾上腺皮质功能不全	1~2 mg/kg，IV，然后 25~50 mg/（kg·d）维持，分q4~6 h	● 用于肾上腺皮质功能不全、肾上腺皮质增生替代治疗。用于抗炎症介质和免疫抑制剂。也可用于治疗难以纠正的低血压和低血糖 ● 不良反应：高血压、水肿、低血钾、高血糖、皮炎、应激性溃疡、皮肤增生、Cushing综合征等
		肾上腺皮质增生症	治疗剂量：0.5~0.7 mg/（kg·d），维持剂量：0.3~0.4 mg/（kg·d）。分三次给予，早晨和中午各给1/4量，余晚上给予。也可以口服，剂量相同	
		抗炎症介质和免疫抑制	0.8~4 mg/（kg·d），q6 h	
		G⁻杆菌休克治疗	每次 1~2 mg/kg q12 h×（48~72）h	
		低血糖	10 mg/（kg·d），q12 h	

表 22-1 新生儿常用药物剂量表（续表）

药名	途径	剂量	用法	备注
地塞米松（dexamethasone）		气管插管拔管	每次 0.25 ~ 1 mg/kg，q6h，拔管前 24 h 开始给予，拔管后给予 3 ~ 4 次	同氢化可的松，但是对糖代谢作用强，对电解质作用弱
		低血糖	每次 0.25 mg/kg，q12h	
		支气管肺发育不良	0.15 mg/(kg·d)，q12h×3 天~ 0.1 mg/(kg·d)，q12h×3 天~ 0.05 mg/(kg·d)，q12h×2 天， 0.02 mg/(kg·d)。必要时此剂量维持，总疗程约 10 天	
氟氢可的松（fludrocortisone）	PO	0.05 ~ 0.2 mg/d	qd	• 用于急慢性肾上腺皮质功能减退症 • 不良反应：钠潴留，易出现水肿。大剂量出现糖尿利肌肉麻痹
胰岛素（insulin）	IV IV gtt 皮下	高血糖	首剂：每次 0.1 U/kg 维持量：0.02 ~ 0.1 U/(kg·h)，皮下注射 0.1 ~ 0.2 U/kg，q6 ~ 12 h	• 用于高血糖及高血钾的治疗 • 副作用：低血糖，监测血糖
		极低体重儿高血糖	0.02 ~ 0.4 U/(kg·h)，滴注速度 0.1 ml/h	
		高血钾	葡萄糖每次 0.3 ~ 0.6 g/kg 加胰岛素每次 0.2 U/kg	

表 22-1 新生儿常用药物剂量表（续表）

药名	途径	剂量	用法	备注
胰高血糖素（glucagon）	IV 皮下 IV gtt	每次 0.025～0.3 mg/kg 10～20 μg/(kg·h)	必要时可每 20min 1 次，最大剂量 1 mg	● 用于顽固性低血糖 ● 副作用：恶心、呕吐、心动过速
左旋甲状腺素（levothyroxine，T_4）（优甲乐）	PO	10～14 μg/(kg·d)	qd，调整剂量每两周增加 12.5 μg，渐增至 37.5～50 μg/d，维持 T_4 于 10～15 μg/dl，TSH 低于 15 μU/ml	● 治疗甲状腺功能减退 ● 副作用：颅缝早闭，骨龄生长过快。监测血 T_4 和 TSH，大剂量致心悸、多汗
	IV	5～10 μg/(kg·d)	q24h，每两周增加 5～10 μg	
精氨酸（arginine）	IV gtt	100～200 mg/(kg·d) （1 ml/kg+5% GS 5 ml/kg）	最大量 600 mg/(kg·d)，24 h 静滴。	治疗高氨血症。监测血氨，主要不良反应为高氯性酸中毒
左卡尼汀（L-carnitine）	IV gtt PO	100～300 mg/(kg·d)	qd，IV gtt	治疗肉碱缺乏，高氨血症辅助治疗。不良反应主要为胃肠道症状
苯基乙酸钠（sodium phenylacetate）	IV	250～400 mg/kg	首剂 90～120 min 输注，维持量 24 h 给予	用于疑似或明确的高氨血症，与精氨酸和苯甲酸钠一起输注。必须中心静脉给药。监测血氨

表 22-1 新生儿常用药物剂量表（续表）

药名	途径	剂量	用法	备注
苯甲酸钠（sodium benzoate）	IV	250~400 mg/kg	首剂 90~120 min 输注，维持量 24 h 给予	用于疑似或明确的高氨血症，与精氨酸和苯甲酸钠一起输注。必须中心静脉给药。监测血氨
奥曲肽（octreotide）	IV 或皮下	起始剂量：每次 1 μg/mg 根据疗效调整，最大量每次 10 μg/kg	q6h	治疗高胰岛素血症导致的低血糖和乳糜胸。监测血糖。恶心、腹泻、腹胀为主要不良反应
	IV gtt	1 μg/(kg·h)，最大量 7 μg/(kg·h)	治疗乳糜胸	
维生素
维生素 A（vitamin A）	PO IM	预防量：1000~1500 U 治疗量：2.5 万~5 万 U	qd	油剂注射吸收慢，口服吸收较快，眼角膜软化时宜口服。预防和治疗维生素 A 缺乏症

表 22-1 新生儿常用药物剂量表（续表）

药名	途径	剂量	用法	备注
维生素 B$_6$（pyridoxine）	IV IM PO	生理需要量 维生素 B$_6$ 缺乏 维生素 B$_6$ 依赖性惊厥 铁粒幼细胞性贫血	足月儿：35 μg/d 早产儿：400 μg/d 2～5 mg/d，q6h 首剂：50～100 mg，IV，有效 维持量：50～100 mg/d，qd 200～600 mg/d，应用 1～2 个月	● 诊断和治疗维生素 B$_6$ 缺乏、维生素 B$_6$ 依赖性惊厥、铁幼粒细胞性贫血 ● 偶见过敏反应
维生素 K$_1$（vitamin K$_1$）	IM IV	预防量 治疗量	体重＜1500 g，(0.5～1) mg/d×1 次 体重＞1500 g，(1～2) mg/d×1 次 2.5～5 mg/d，qd×3 天	预防和治疗新生儿出血性疾病。静脉注射过快可引起面色潮红，出汗
维生素 D$_3$（胆骨化醇）（cholecalciferol）	PO IM		早产儿：500～1000 IU/d 足月儿：400～500 IU/d	● 促进钙磷在肠道的吸收 ● 长期大量可导致中毒
维生素 E（生育酚）（tocopherol）	PO IM	治疗量 预防量 体重＜1500 g	25～50 mg/(kg·d)，qd，共两周 20～25 mg/d，qd，共 2～3 个月 20～30 mg/kg，qd，共 6 次	● 用于溶血性贫血、硬肿症、早产儿氧中毒等 ● 不良反应：降低白细胞和血小板，易发生败血症和 NEC，故剂量宜小

表 22-1 新生儿常用药物剂量表(续表)

药名	途径	剂量	用法	备注
骨化三醇(calcitriol)(1α,25-二羟胆骨化醇)(罗钙全)	PO		0.05 μg/kg,qd,至血钙值正常	• 用于治疗低钙血症。活化维生素 D_3 • 不良反应:同维生素 D_3

消化系统药物

药名	途径	剂量	用法	备注
多潘立酮(吗丁啉)(domperidone)	PO	每次 0.3 mg/kg	PO,q6~8 h,餐前 15~30 min 服用	• 治疗胃食管反流,促进胃排空 • 副作用:腹泻、尿量减少、嗜睡、便秘等
10% 葡萄糖酸钙(calcium gluconate)	IV(缓推)	低钙血症	首剂每次 1~2ml/kg,维持量 2~8ml/(kg·d)可分数次	• 治疗低钙血症,交换输血时补充钙 • 副作用:快速注射导致心动过缓或心搏骤停。漏出导致皮下坏死
		交换输血	1 ml/100 ml	
		高血钾	每次 0.5 ml/kg	
西咪替丁(cimetidine)(甲氰咪胍)	PO IV	每次 2.5~5 mg/kg	q6~12 h(配制成 6 mg/ml)	• 预防和治疗应激性溃疡 • 副作用:肝肾功能不全、惊厥、黄疸、粒细胞减少等

表 22-1 新生儿常用药物剂量表（续表）

药名	途径	剂量	用法	备注
法莫替丁（famotidine）	IV	每次 0.25 ~ 0.5 mg/kg	q24 h	● 预防和治疗应激性溃疡 ● 副作用：肝肾功能不全、惊厥、黄疸、粒细胞减少等
雷尼替丁（ranitidine）	PO	每次 2 ~ 4 mg/kg	q8 ~ 12 h	● 同西咪替丁，但作用强 5 ~ 8 倍 ● 不良反应：便秘、嗜睡、腹泻、偶有血小板减少
	IV	每次 0.1 ~ 0.8 mg/kg	q6 ~ 8 h	
	IV gtt	0.6 mg/(kg·h)	逐渐减至 0.1 mg/(kg·h)（胃液 pH > 4）	
奥美拉唑（omeprazole）	PO	每次 0.5 ~ 1.5 mg/kg	qd	治疗胃食管反流，抑酸剂。转氨酶增高
熊去氧胆酸（ursodiol）	PO	每次 10 ~ 15 mg/kg	q12 h	TPN 相关的胆汁淤积的治疗。恶心、呕吐、便秘

其他用药

药名	途径	剂量	用法	备注
硫酸镁溶液（magnesium sulfate）	IV	低镁血症	10% 液每次 0.25 ~ 0.5 ml，q6 h	不良反应：呼吸抑制，注射葡萄糖酸钙解救，2 ml/kg
	IV gtt	PPHN	首剂 0.2 g/kg，维持 20 ~ 50 mg/(kg·h)	

表 22-1 新生儿常用药物剂量表（续表）

药名	途径	剂量	用法	备注
肝素（heparin）	IV	插管或冲洗试管	0.5 ~ 1 U/ml	• 抗血栓，DIC，硬肿 • 副作用：自发性出血，血小板减少 • 应用时应维持 PTT 小于正常的 1.5 ~ 2.5 倍
	IV gtt	全身应用	起始剂量：每次 50 U/kg，IV 维持：5 ~ 35 U/（kg·h） 间断用药每次 50 ~ 100 U/kg，q4 h	
		DIC	<1.5 kg，20 ~ 25 U/（kg·h）， >1.5 kg，25 ~ 30 U/（kg·h）	
	小剂量 IV	DIC 相关的缺血或坏死	10 ~ 15 U/（kg·h）	
低分子肝素（enoxaparin）	皮下	血栓治疗： 足月儿每次 1.7 mg/kg； 早产儿每次 2 mg/kg	q12 h，根据抗 Xa 水平调节，维持抗 Xa 在 0.5 ~ 1.0 U/ml，每次剂量范围一般为 0.3 ~ 3 mg/kg	抗凝治疗。可以皮下注射。出血并发症较肝素少。监测抗 Xa 水平。主要并发症为出血
		预防：每次 0.75 mg/kg	q12 h，根据抗 Xa 水平调节，维持抗 Xa 在 0.1 ~ 0.4 U/ml	
硫酸鱼精蛋白（protamine sulfate）	IV IM	抗肝素过量	根据最后一次应用肝素的时间决定剂量 • 2 h 前：0.25 ~ 0.375 mg/100 U 肝素 • 30 ~ 60 min：0.5 ~ 0.75 mg/100 U • <30 min：1 mg/100 U	• 治疗肝素过量 • 本品过量也可发生出血，因本品与血小板和血浆纤维蛋白结合

表22-1 新生儿常用药物剂量表（续表）

药名	途径	剂量	用法	备注
亚甲蓝（methylene blue）	IV	每次 0.1 ~ 0.2 mg/kg	不少于 5 min，必要时可 1 h 内重复一次	• 治疗高铁血红蛋白病 • 禁忌证：肾功能不全和 G-6-PD 缺乏 • 不良反应：呕吐、高血压、蓝色尿
破伤风抗毒素（TAT）	IM	预防量：每次 1500 U	治疗量 1 万 ~ 2 万 U/d	• 用于预防和治疗破伤风 • 不良反应：过敏反应包括休克和血清病
乙肝疫苗	IM	每次 10 μg	出生时，生后 1 个月，6 个月各一次	用于乙肝预防
乙肝免疫球蛋白	IM	每次 100 IU	出生时	用于孕母 HBsAg 阳性的患儿
抗 RhD 免疫球蛋白	IM	200 ~ 300 μg	孕母剂量	对 Rh 阴性孕妇分娩出 Rh 阳性婴儿后 0 ~ 72 小时内对孕妇肌注
人血静脉丙种球蛋白（IVIG）	IV gtt	败血症	每次 500 ~ 750 mg/kg，qd，3 次	偶有过敏反应
		免疫性溶血或血小板减少	400 mg ~ 1 g/(kg·d)，2 ~ 5 天	
		低丙种球蛋白血症	每次 0.15 ~ 0.4 g/kg，每 2 ~ 4 周一次	
重组人红细胞生成素（HuEPO）	皮下给药或 IV	每次 200 U/kg	每天或隔天一次，疗程 2 ~ 6 周	• 刺激红细胞生成，必须同时给予铁剂 • 副作用：粒细胞减少

表22-1 新生儿常用药物剂量表（续表）

药名	途径	剂量	用法	备注
人血白蛋白（human serum albumin）	IV gtt	低蛋白血症	每次0.5～1 g/kg，滴注q2～6 h，每1～2天重复一次。最大剂量6 g/（kg·d）	不良反应：寒战、高热，快速注射可致心功能不全、肺水肿等
	IV	低血容量	每次0.5～1 g/kg，必要时重复，最大剂量6 g/（kg·d）	
小儿氨基酸（pediatric aminoacids）	IV gtt	起始剂量1 g/（kg·d）	生后第一天给予，以后每日增加1 g/kg，最大剂量3.5 g/（kg·d）	● 肠道外营养 ● 氨基酸代谢障碍患者、氮质血症患儿禁用，肝肾功能不全者慎用
脂肪乳剂（fat emulsion）	IV gtt	起始剂量1 g/（kg·d）	生后第二天开始，每天增加1 g/kg，最大量4 g/（kg·d）	● 肠道外营养 ● 脂肪代谢障碍患者禁用，肝肾功能不全者慎用
多种微量元素注射液（multi-trace elements injection）[派达益儿（Ped~el）]	IV gtt	BW＜1.5 kg：1 ml/（kg·d） BW＞1.5 kg：0.5 ml/（kg·d）	与肠道外营养液一起静滴	主要补充脂溶性维生素
甘油磷酸钠（sodium glycerophosphate）	IV gtt	0.5～1 ml/（kg·d），低磷血症可增加到2 ml/（kg·d）	与肠道外营养一起应用	预防或纠正低磷血症

表 22-1 新生儿常用药物剂量表（续表）

药名	途径	剂量	用法	备注
注射用水溶性维生素（water-soluble vitamin for injection）[水乐维他（soluvit）]	IV gtt	0.5 ml/(kg·d)	与肠道外营养一起应用	补充水溶性维生素
多种微量元素注射液Ⅱ[multi-trace elements injection（Ⅱ）][安达美（adda-mel）]	IV gtt	0.5 ml/(kg·d) 胆汁淤积时： 0.3 ml/(kg·d)	与肠道外营养一起应用	补充矿物质，一般全静脉营养超过一周后使用
5%碳酸氢钠（sodium bicarbonate）	IV	心肺复苏	首剂 1～2 ml/kg，1：1稀释，可重复 0.5 ml/kg，每 10 min 1 次或根据 pH 调整	• 纠正酸中毒 • 不良反应：高钠、低钙、低钾、颅内出血、漏出血管外可致组织坏死
	IV	代谢性酸中毒	5%碳酸氢钠毫升数=BE（mmol/L）× 0.6 × 体重（kg）	
	IV PO	肾小管酸中毒	远端肾小管酸中毒 2～3 ml/(kg·d) 远端肾小管酸中毒 5～10 ml/(kg·d)	

表 22-1 新生儿常用药物剂量表(续表)

药名	途径	剂量	用法	备注
尿激酶 (urokinase)	IV IV gtt	负荷量 维持量	每次 4000 IU/kg，静推 20 min 以上 每次 4000 ~ 6000 IU/(kg·h)	• 治疗血栓。维持 APTT 延长 1.5 ~ 2 倍以下。有出血禁用 • 不良反应：过敏，皮疹，发热，支气管痉挛等
链激酶 (streptokinase)	IV IV gtt	负荷量 维持量	每次 1500 ~ 2000 IU/(kg·h)，30 ~ 60 min 每次 1000 IU/(kg·h) × 24 ~ 72 h	• 治疗血栓。维持 APTT 延长 1.5 ~ 2 倍以下。有出血禁用 • 不良反应：出血
透明质酸酶 (hyaluronidase)	皮下注射	150 U/ml，1 ml 分 5 份在渗出周围皮下注射	一般在渗出后 1 h	用于静脉外渗

参考文献

[1] 中华医学会围产医学分会,中华医学会儿科学分会,中华医学会医学病毒学分会,中国优生科学协会.先天性巨细胞病毒感染筛查与临床干预指南.中国实用妇科与产科杂志,2019,35(4):417-423.

[2] 张小娇,姜毅.2017国际孕妇及新生儿先天性巨细胞病毒感染预防、诊断与治疗专家共识.中华新生儿科杂志,2018,33(2):159-160.

[3] 陈超,杜立中,封志纯.新生儿学.北京:人民卫生出版社,2020:289-290,284-289,235-238,280-281,224-228,96-100.

[4] 邵肖梅,叶鸿瑁,丘小汕.实用新生儿学.5版,北京:人民卫生出版社,2019,481-483,485-488,510-520,520-523,526-528,528-529,531-535,535-537,596-602,848-855,437-442.

[5] 中华医学会儿科学分会新生儿学组,中国医师协会新生儿科医师分会感染专业委员会.新生儿败血症诊断及治疗专家共识(2019年版).中华儿科杂志,2019,57(4):252-257.

[6] 夏世文,彭斯聪.新生儿先天性结核的诊断与治疗.中华实用儿科临床杂志,2020,35(23):1766-1769.

[7] 陈超.新生儿真菌感染的诊治.中国实用儿科杂志,2011,26(1):3-6.

[8] 中国疾病预防控制中心性病控制中心,中华医学会皮肤性病学分会性病学组,中国医师协会皮肤科医师分会性病亚专业委员会.梅毒、淋病和生殖道沙眼衣原体感染诊疗指南(2020年).中华皮肤科杂志,2020,53(3):168-179.

[9] 中华医学会儿科学分会新生儿学组.早产儿支气管肺发育不良临床管理专家共识.中华儿科杂志,2020,58(5):358-365.

[10] 张蓉,林新祝,常艳美,等.早产儿支气管肺发育不良营养管理专家共识.中国当代儿科杂志,2020,22(8):1-10.

[11] 倪鑫.新生儿诊疗常规.2版,北京:人民卫生出版社,2016:36-40.

[12] 张金哲.张金哲小儿外科学.北京:人民卫生出版社,2016:1358-1369.

[13] Langer JC.Hirschsprung disease.Pediatrics in Review,2013,25(3):368-374.

[14] 中华医学会小儿外科学分会肛肠学组、新生儿学组.先天性巨结

肠的诊断及治疗专家共识.中华小儿外科杂志,2017,38(11):805-815.

[15] Baerg JE, Thorpe DL, Sharp NE, et al. Pulmonary hypertension predicts mortality in infants with omphalocele. Journal of neonatal-perinatal medicine, 2016, 8(4): 333.

[16] 蔡纯.新生儿腹裂的诊治进展.国际儿科学杂志,2020,47(08):544-547.

[17] Deugarte DA, Calkins KL, Guner Y, et al. Adherence to and outcomes of a university-consortium gastroschisis pathway. Journal of Pediatric Surgery, 2019, 55(1): 45-48.

[18] 张金哲,潘少川,黄澄如.实用小儿外科学·下册.杭州:浙江科学技术出版社,2003:914-818.

[19](英)戈德博尔.小儿泌尿外科腔镜手术学.童强松,汤绍涛,等译.武汉:华中科技大学出版社,2013:16-20.

[20] 施诚仁,金先庆,李仲智.小儿外科学.4版.北京:人民卫生出版社,2009:378-384,393-397,387-389,250-255,

[21] 施诚仁,蔡威,吴晔明,等.新生儿外科学.2版.上海:上海世界图书出版公司,2019:928-934,861-866.

[22] 孙宁,郑珊.小儿外科学.北京:人民卫生出版社,2015:449-452.

[23] 张金哲.张金哲小儿腹部外科学.杭州:浙江科学技术出版社,2008:879-891,907-911,955-973,973-978.

[24] 施诚仁.新生儿外科学.上海:上海科学普及出版社,2002:636-638,638-642.

[25] 孙宁,郑珊,冯杰雄.小儿外科学.北京:人民卫生出版社,2015:105-107,436-440,469-471.

[26] 刘钧澄,李桂生.现代小儿外科治疗学.广州:广东科技出版社,2003:262-268.

[27] 薛辛东,杜立中,毛萌.儿科学.2版.北京:人民卫生出版社,2012,12:113-116.

[28] GRADE工作组中国中心.足月儿缺氧缺血性脑病循证治疗指南(2011标准版).中国循证儿科杂志,2011,6(5):327-335.

[29] 陈小娜,姜毅.2018昆士兰临床指南:缺氧缺血性脑病介绍.中华新生儿科杂志,2019,34(1):77-78.

[30] 薛辛东,杜立中,毛萌.儿科学.2版.北京:人民卫生出版社,2012:113-116.

[31] 刘敬,杨于嘉,封志纯."早产儿脑损伤诊断与防治专家共识"解读.中国当代儿科杂志,2012,14(12):885-887.

[32] 新生儿神经病学论坛专家组.早产儿脑白质损伤诊断防治与综合管

理的专家组意见.中国新生儿科杂志, 2015, 30（3）: 175-177.

[33] 中国医师协会新生儿科医师分会神经专业委员会.新生儿动脉缺血性脑卒中临床诊治专家共识. 2017, 19（6）: 611-613.

[34] Raju TN, Nelson KB, Ferriero D, et al. Ischemic perinatal stroke: Summary of a workshop sponsored by the National Institute of Child Health and Human Development and the National Institute of Neurological Disorders and Stroke. Pediatrics, 2007, 120（3）: 609-616.

[35] Whitelaw A, Aquilina K. Management of post-hemorrhagic ventricular dilation. Arch Dis Child Fetal Neonatal Ed, 2012, 97（3）: 229-233.

[36] 邵肖梅, 叶鸿瑁, 丘小汕.实用新生儿学.5版, 北京: 人民卫生出版社, 2019: 848-855.

[37] 刘俐, 姜忒.早产儿甲状腺功能减退.中华新生儿科杂志, 2019, 34（2）: 151-154.

[38] 刘燕, 姜红.早产儿暂时性低甲状腺素血症的研究进展.中国新生儿科杂志, 2015, 30（4）: 306-308.

[39] Cavarzere P, Camilot M, Popa FI, et al. Congenital hypothyroidism with delayed TSH elevation in low-birth-weight infants: Incidence, diagnosis and management. Eur J Endocrinol, 2016, 175（5）: 395-402.

[40]. Lomenick JP, Jackson WA, Backeljauw PF. Amiodarone- induced neonatal hypothyroidism: A unique form of transient early-onset hypothyroidism. J Perinatol, 2004, 24（6）: 397-399.

[41] 赵正言, 顾学范.新生儿遗传代谢病筛查.北京: 人民卫生出版社, 2015.

[42]《妊娠和产后甲状腺疾病诊治指南》(第2版) 编撰委员会, 中华医学会内分泌学分会, 中华医学会围产医学分会.妊娠和产后甲状腺疾病诊治指南（第2版）.中华围产医学杂志, 2019, 22（8）: 505-506.

[43] 宋阳, 尹弘霁.新生儿甲状腺功能亢进诊治进展.国际儿科学杂志, 2019, 46（2）: 116-118.

[44] 叶娟, 罗小平.新生儿期甲状腺功能异常相关诊疗问题.中华围产医学杂志, 2012, 15（2）: 65-68.

[45] Gidlöf S, Wedell A, Guthenberg C, et al. Nationwide neonatal screening for congenital adrenal hyperplasia in Sweden a 26-year longitudinal prospective population-based study. JAMA Pediatr, 2014, 168（6）: 567-574. DOI: 10. 1001/jamapediatrice. 2013.5321.

[46] 叶军.先天性肾上腺皮质增生症//曾畿生, 王德芬.现代儿科内分

泌学. 上海：上海科学技术文献出版社，2001：231-251.

[47] 杨茹莱，童凡等. 新生儿半乳糖筛查及基因分析. 中华儿科杂志，2017，55（2）：104-108.

[48] 刘璐，孙梅. 肝糖原累积病研究进展. 国际儿科学杂志，2011，38（1）：62-64.

[49] 顾学范. 临床遗传代谢病. 北京：人民卫生出版社，2015.

[50] 中华医学会医学遗传学分会遗传病临床实践指南偏写组，高尚志，宋昉. 苯丙酮尿症的临床实践指南. 中华医学遗传学杂志，2020，37（3）：226-234.

[51] 马琳，刘盈. 皮肤金黄色葡萄球菌感染的抗菌药物选择. 中国皮肤性病学杂志，2013，27（3）：225.

[52] 张霞，马琳，刘盈. 葡萄球菌烫伤样皮肤综合征208例临床分析. 中国皮肤性病学杂志，2010，24（6）：525.

[53] Moure C, Reynaert G, Lehmman P, et al. Classification of vascular tumors and malformations: Basis for classification and clinical purpose. Rev Stomatol Chir, 2007, 108（3）：201.

[54] Luu M, Frieden IJ. Haemangioma: Clinical course, complications and management. Br J Dermatol, 2013, 169（1）：20.

[55] Kasabach HH, Merritt KK. Capillary hemangioma with extensive purpurra: report of a case. Am J Dis Child, 1940, 59（5）：1063.

[56] 李克雷，姚伟，秦中平，等. Kasabach-Merritt 现象诊断与治疗中国专家共识. 中国口腔颌面外科杂志，2019，17（2）：97-105.

[57] Amy SP, Anthony JM. Hurwitz Clinical Pediatric dermatology: A textbook of skin disorders of childhood and adolescence. 4th ed. London: Elsevier Saunders, 2011: 20.

[58] James G. Diaper Dermatitis//Schachner LA, Hansen RC. Pediatric Dermatology. 4th ed (volume two). London: Mosby, 2011: 878.

[59] Heelan K, Watson R, Collins SM. Neonatal lupus syndrome associated with ribonucleoprotein antibodies. Pediatric Dermatology, 2013, 30（4）：416-423.

[60] Ma LJ, Shi XD, Wang TY, et al. Clinical significance and relationship between traditional classification and Lavin-Osband criteria in Langerhans cell histiocytosis. Zhonghua Er Ke Za Zhi, 2004, 42（1）：58-61.

[61] Mourad Ali P, Marie Shella De Robles, Robert Winn Dr. Behcet's syndrome resembling complex perianal Crohn's Disease. SAGE Open Med Case Rep, 2021, 9: 1-4.

[62] Gonca Mumcu, Ümit Karacayli, Meral Yay, et al. Oral ulcer activity

assessment with the composite index according to different treatment modalities in Behçet's syndrome: A multicentre study. Clin Exp Rheumatol, 2019, 37 Suppl 121 (6): 98-104.

[63] Fariñas Salto M, Menéndez Hernando C, Martín Molina R, et al. Recién nacido con úlcera de Bednar [Bednar's aphthae in newborn]. Arch Argent Pediatr. 2017 Feb 1; 115 (1): e28-e30.

[64] Mariom Saori T, Igarashi Y, Yoshitake K, et al.Gene expression profiles at different stages for formation of pearl sac and pearl in the pearl oyster *Pinctada fucata*.BMC Genomics. 2019, 20: 240.

[65] Oïhana Latchere, Vincent Mehn, Nabila Gaertner-Mazouni, et al. Influence of water temperature and food on the last stages of cultured pearl mineralization from the black-lip pearl oyster Pinctada margaritifera.PLos One, 2018, 13 (3): e0193863.

[66] Spinelli G, Mannelli G. Surgical treatment for chronic cervical lymphadenitis in children. Experience from a tertiary care paediatric centre on non-tuberculous mycobacterial infections. Int J Pediatr Otorhinolaryngol, 2018: 8 (1): 27-41.

[67] Denise L. Jackson. Evaluation and management of pediatric neck masses an otolaryngology perspective.Physician Assist Clin, 2018, 3 (2): 245-269.

[68] Gozes I, Dijck A Van, et al. Premature primary tooth eruption in cognitive/motor-delayed ADNP-mutated children. Transl Psychiatry, 2017, 7 (7): e1166.

[69] Larsen E, Menashe I, Ziats MN, et al. A systematic variant annotation approach for ranking genes associated with autism spectrum disorders. Mol Autism, 2016, 7: 44.

[70] Walsh J.Diagnosis and treatment of ankyloglossia in newborns and infants: A review .JAMA Otolaryngol Head Neck Surg,2017,143(10): 1032-1139.

[71] Varadan M, Chopra A, Sanghavi AD, et al.Etiology and clinical recom- mendations to manage the complications following lingual frenectomy: A critical review. J Stomatol Oral Maxillofac Surg, 2019, 120 (6): 549-553.

[72] Matsuda E.Sucrose for analgesia in newborn infants undergoing painful procedure.Nursing Standard, 2017, 31 (30): 61-63.

[73] Khan S, Sharma S, Sharma VK.Ankyloglossia: Surgical management and functional rehabilitation of tongue.Indian J Dent Res, 2017, 28 (5): 585-587.

［74］Hale M, Mills N, Edmonds L, et al.Complications following frenotomy for ankyloglossia: A 24-month prospective New Zealand Paediatric Surveillance Unit study. J Paedia Child Health, 2020, 56 (4): 557-562.

［75］Polytrauma Guideline Update Group.Level 3 guideline on the treatment of patients with severe/multiple injuries.Eur J Trauma Emerg Surg, 2018, 44 (Suppl 1): 3-271.

［76］Flores MT, Andersson L, Andreasen JO, et al.Guidelines for the mana- gement of traumatic dental injuries. I. Fractures and luxations of permanent teeth. Dent Traumatol, 2007, 23 (2): 66-71.

［77］许耕, 王向荣. 婴幼儿乳牙萌出延迟的相关因素分析. 安徽医学杂志, 2017, (8): 1039-1041.

［78］Choukroune C.Tooth eruption disorders associated with systemic and genetic diseases: Clinical guide. Journal of Dento facial Anomalies and Orthodontics, 2017, 20 (4): 402.

［79］Tse RW, Mercan E, Fisher DM, et al. Unilateral Cleft Lip Nasal Defo- rmity: Foundation-Based Approach to Primary Rhinoplasty. Plast Reconstr Surg, 2019, 144: 1138-1149.

［80］Doganozu E, Seckin P. Maxillary protraction in patients with unilateral cleft lip and palate: Evaluation of soft and hard tissues using the Alt-RAMEC protocol. J Orofac Orthop, 2020, 81: 209-219.